老年流行病学

U0245801

主　审　李立明

主　编　吕　筠

副主编　司佳卉　韩雨廷

编　委（按姓氏笔画排序）

尹鹏滨（中国人民解放军总医院）　　金恩忠（北京大学人民医院）

司佳卉（北京大学）　　　　　　　　郑树国（北京大学口腔医院）

吕　筠（北京大学）　　　　　　　　赵方辉（中国医学科学院肿瘤医院）

刘肇瑞（北京大学第六医院）　　　　段蕾蕾（中国疾病预防控制中心慢性

孙秋芬（北京大学）　　　　　　　　　　　　非传染性疾病预防控制中心）

孙点剑一（北京大学）　　　　　　　秦雪英（北京大学）

杨　汀（中日友好医院）　　　　　　高文静（北京大学）

吴　涛（北京大学）　　　　　　　　唐　迅（北京大学）

余灿清（北京大学）　　　　　　　　黄　涛（北京大学）

张里程（中国人民解放军总医院）　　韩雨廷（北京大学）

张路霞（北京大学第一医院）

人民卫生出版社

·北　京·

图书在版编目（CIP）数据

老年流行病学 / 吕筠主编 . —北京：人民卫生出版社，2023.11

ISBN 978-7-117-34993-2

Ⅰ.①老… Ⅱ.①吕… Ⅲ.①老年病学－流行病学 Ⅳ.①R181.3 ②R592

中国国家版本馆 CIP 数据核字（2023）第 114114 号

人卫智网	**www.ipmph.com**	医学教育、学术、考试、健康，购书智慧智能综合服务平台
人卫官网	**www.pmph.com**	人卫官方资讯发布平台

老年流行病学

Laonian Liuxingbingxue

主　　编：吕　筠
出版发行：人民卫生出版社（中继线 010-59780011）
地　　址：北京市朝阳区潘家园南里 19 号
邮　　编：100021
E - mail：pmph @ pmph.com
购书热线：010-59787592　010-59787584　010-65264830
印　　刷：鸿博睿特（天津）印刷科技有限公司
经　　销：新华书店
开　　本：787×1092　1/16　　印张：20
字　　数：487 千字
版　　次：2023 年 11 月第 1 版
印　　次：2023 年 12 月第 1 次印刷
标准书号：ISBN 978-7-117-34993-2
定　　价：79.00 元

打击盗版举报电话：**010-59787491**　　E-mail：WQ @ pmph.com
质量问题联系电话：**010-59787234**　　E-mail：zhiliang @ pmph.com
数字融合服务电话：**4001118166**　　E-mail：zengzhi @ pmph.com

编者（按姓氏笔画排序）

刁　婧（北京大学口腔医院）

于　涛（中日友好医院）

王思斯（北京大学口腔医院）

王晋伟（北京大学第一医院）

王雪珩（北京大学）

牛宏涛（中日友好医院）

乌汗娜（中日友好医院）

尹鹏滨（中国人民解放军总医院）

邓　晓（中国疾病预防控制中心慢性非传染性疾病预防控制中心）

邓咏妍（北京大学第六医院）

叶鹏鹏（中国疾病预防控制中心慢性非传染性疾病预防控制中心）

司佳卉（北京大学）

耳玉亮（中国疾病预防控制中心慢性非传染性疾病预防控制中心）

吕　筠（北京大学）

刘肇瑞（北京大学第六医院）

孙秋芬（北京大学）

孙点剑一（北京大学）

李渊宸（北京大学）

杨　汀（中日友好医院）

杨　欢（中国医学科学院肿瘤医院）

吴　涛（北京大学）

余灿清（北京大学）

汪　媛（中国疾病预防控制中心慢性非传染性疾病预防控制中心）

张里程（中国人民解放军总医院）

张雨诗（中日友好医院）

张路霞（北京大学第一医院）

陈媛媛（北京大学）

金恩忠（北京大学人民医院）

郑树国（北京大学口腔医院）

赵方辉（中国医学科学院肿瘤医院）

段蕾蕾（中国疾病预防控制中心慢性非传染性疾病预防控制中心）

姜裔恒（中国人民解放军总医院）

秦雪英（北京大学）

高文静（北京大学）

唐　迅（北京大学）

黄　涛（北京大学）

常非凡（中国人民解放军总医院）

董　芬（中日友好医院）

韩雨廷（北京大学）

3

序　言

2002 年我国 65 岁及以上的老年人口占总人口的比例突破 7%，我国正式迈入老龄化社会。2020 年第七次全国人口普查显示我国 65 岁及以上的老年人口总量已达 1.9 亿，占总人口的比例达 13.5%，不到 20 年的时间这一比例近乎翻倍，而多数发达国家完成这一增长都经历了 50 年以上。老龄化是全球共同面对的人口与健康问题，而中国的老龄化问题更为严峻，加速进入老龄化社会带来的最大挑战就是"未富先老"，我们的社会尚未准备好。

1987 年，我第一次到美国夏威夷大学公共卫生学院进修，在那里开始接触老年保健的相关课程并意识到人口老龄化将成为我国重要的公共卫生问题，20 世纪 90 年代初在约翰霍普金斯大学做博士后训练期间，我又有幸参加了美国国立卫生研究院的老年医学研究所组织的老年保健学术会，更加坚定了中国人口老龄化和老年保健的学术方向。回国后，在北京医科大学公共卫生学院李天霖、李秀琹两位老教授高瞻远瞩的指导下，我有幸主编了《老年保健流行病学》一书，从人口动力学角度和公共卫生角度介绍老年保健流行病的内容。随着该领域研究的不断深入，2015 年我又主编了《老年保健流行病学》第 2 版，邀请老中青结合的编写团队为这本教材添砖加瓦。如今，距离第 2 版《老年保健流行病学》的出版又过去了 8 年，老年流行病学研究日新月异，而且在积极应对人口老龄化的大背景下老年流行病学这个研究方向也备受重视，相关内容亟待更新。2021 年底接到人民卫生出版社关于编写《老年流行病学》的约稿，恰逢其时，欣然接受，希望借这本书让更多的人关注老年人的健康，共同努力促进实现健康老龄化。

为了更好地传承与创新，我把主编接力棒传给了团队中的吕筠教授，由她带领更多的中青年学者编写这本书。本书编者中有多位临床一线的专家，体现了解决老年健康问题时预防医学与临床医学的密不可分，并为医防融合助力。我国的老年健康事业正在蓬勃发展，希望本书的出版能够让更多的同仁关注老年人的健康问题，并投身健康老龄化事业，携手打造一个充满活力的老龄化社会。

主审　李立明
2023 年 5 月

前　言

　　2000 年开始，有幸师从于李立明教授，开启了我的慢性病流行病学研究之路。老师的学术思想和科研轨迹对我的学术生涯有着深刻的影响，早在 20 世纪 90 年代，老师就开始关注老年保健流行病学这个研究方向。他常说，中国是跑步进入老龄化社会的，必然面临着"未富先老"带来的一系列挑战。他还半开玩笑地说，"四二一"这样的家庭结构长期存在，未来一段时间社会养老服务体系尚不健全，提早动手研究，也为自己的退休生活保驾护航。近年来，我对老年人要面临的健康和养老问题有了越来越多的感触，也愈加佩服老师的学术前瞻性。

　　感谢老师能将这本书的主编重任交给我，并对本书的定位和内容、编者的选择等都给予中肯的建议。通过分析国内外相关教材、专著的编写内容和充分的讨论，我们将本书定位为围绕影响老年人的主要健康问题，从流行分布、危险因素到防治策略与措施展开介绍。全书内容分为两大部分。第一部分包括 4 章，主要介绍老年流行病学研究常用指标和研究方法，以及老年人生活质量及其评价方法。第二部分包括 15 章，介绍了老年人中常见慢性病和健康问题以及伤害的国内外最新流行病学研究进展。考虑到神经系统疾病和精神障碍对老年健康和生活质量的影响越发凸显，在章节顺序上，我们先安排了这类疾病的介绍，然后是心脑血管疾病、恶性肿瘤等重要慢性病，伤害，骨骼、肌肉和关节问题，感官系统问题和睡眠问题。

　　该书写作历时一年，衷心感谢主审李立明教授和各位编者的信任和支持，你们的辛勤笔耕和认真负责是本书顺利面世的重要保证。我们还特别邀请了代敏（中国医学科学院北京协和医院）、方向华（首都医科大学宣武医院）、管宇宙（中国医学科学院北京协和医院）、何耀（中国人民解放军总医院老年医学研究所）、胡国清（中南大学湘雅公共卫生学院）、李航（中国医学科学院北京协和医院）、潘慧（中国医学科学院北京协和医院）、施小明（中国疾病预防控制中心环境与健康相关产品安全所）、王华丽（北京大学第六医院）、于欣（北京大学第六医院）、于普林（北京医院）、袁涛（中国医学科学院北京协和医院）、钟勇（中国医学科学院北京协和医院）、周炼（中国医学科学院北京协和医院）等权威专家对相关章节进行审阅，他们的专业性和严谨的态度是书稿质量的保证。特别感谢司佳卉兼作本书秘书，在组织协调和统稿过程中付出的辛勤劳动，为本书高效规范的写作奠定了基础。在此一并致谢。

主编　吕　筠

2023 年 5 月

目　录

第一章

绪　论

　　人口生育率的明显下降和期望寿命的延长导致全球人口老龄化进程加速,已经成为包括我国在内的全球许多国家面临的重大挑战。期望寿命的延长并不一定意味着健康期望寿命的延长,越来越多的老年人带病生存。老年群体用于药物治疗、门诊和住院、慢性病管理和康复的费用以及医疗资源消耗远高于中青年人群,他们对长期照护的需求也是巨大的。老年是全生命周期中一个重要的阶段,老年人口所占比例越来越大,老年人的健康问题以及如何实现从"老有所医"向"无疾而终"转变的健康老龄化目标,已经成为越来越受到医学界和全社会关注的热点问题。重视疾病预防和健康促进,降低老年人中的疾病负担对于减轻人口老龄化带来的经济负担、确保卫生系统可持续性发展至关重要。

第一节　人口老龄化的现状

一、全球人口老龄化现状

　　生育率降低和 / 或期望寿命延长导致总人口中老年人口比例增加的动态过程即为人口老龄化。根据联合国发布的《世界人口展望》报告,2018 年全球 65 岁及以上老年人口总量首次超过了 5 岁以下儿童总量,达到全球人口总量的 9.1%。以 65 岁及以上老年人口占比达到 7% 为老龄化社会的判定标准,当前全球多数国家或地区已迈入老龄化社会阶段。然而,不同国家或地区间老龄化水平各不一致,发展水平越高的地区人口老龄化问题越为严重。以老龄化水平最高的日本为例,2020 年 65 岁及以上老年人口占日本总人口的 28.7%,而在撒哈拉以南的非洲地区老年人口所占比重仅为 3.0%。

　　在全球范围内,高龄老年人口的增速超过了老年人口整体的增速。1990—2019 年,全球 65 岁及以上老年人口增长了 0.85 倍,而 80 岁及以上老年人口总量增长了 1.65 倍。老年人口中高龄老年人口的比重进一步增加,意味着全球人口的长寿水平在不断提高。由于相对稳定的社会环境和先进的医疗技术,高收入国家高龄老年人口比重明显高于低收入国家,但同时也要面对日益增加的社会养老负担。根据联合国的统计数字,2020 年,欧洲和北美地区 65 岁及以上人口与 15~64 岁人口数之比为 28.3%,这意味着每 4 名 15~64 岁的劳动力人口就要负担 1 名 65 岁及以上老年人口的养老问题,而在撒哈拉以南的非洲地区,这一比值仅为 5.5%,1 名老年人口对应的劳动力人口数为 18 人。

二、我国人口老龄化现状

根据 2020 年第七次全国人口普查结果,我国 65 岁及以上老年人口总量为 1.9 亿,占总人口的 13.5%,远超老龄化社会的判定标准。与发达国家相比,我国人口老龄化的速度明显更快。2020 年我国 65 岁及以上老年人口比例较 2010 年上升了 5.48%,年平均增长率为 0.55%,以该速度发展,预计 2021 年该比例可达到 14%,距离 2002 年突破 7% 仅间隔了 19 年,而多数发达国家完成这一增长都经历了 50 年以上。分省份来看,辽宁、重庆和四川地区老龄化水平最为严重,65 岁及以上老年人口占比均在 17% 以上;相比之下,西藏(5.7%)和新疆(7.8%)地区老龄化水平最低。分城乡来看,我国乡村地区 65 岁及以上老年人口的比重为 17.7%,高于城镇地区的 11.1%。上述城乡、地区间的老龄化差异部分地区与大规模的人口流动有关。

近年来,我国高龄老年人口的总量也在不断上升。2019 年,80 岁及以上老年人口总量达到 2 661 万,在 60 岁及以上老年人口中占 10.7%,相对 1990 年增长了 3.2%。人口长寿水平的不断提升导致社会养老负担的逐渐加重。根据《中国卫生统计年鉴(2020 年)》中的统计数字,2018 年,我国 65 岁及以上人口与 15~64 岁人口数之比为 16.8%,其中山东、四川、重庆和辽宁 4 省(市)的该比值均在 20% 以上。预计到 2050 年,在全国水平上该比值将会达到 43.6%,超过英国和瑞典等多数发达国家,意味着我国未来将面临沉重的养老负担。

第二节 衰 老

衰老(aging)指生物发育成熟后,随着年龄增长,机体中分子、细胞、组织和器官损伤逐步累积,导致结构与功能发生渐进退行性改变的不可逆过程,亦可称之为"增龄"。个体衰老受遗传因素和环境暴露的共同影响,表现出复杂的分子生物特征(如基因组失稳、端粒损耗、表观遗传学改变、蛋白质稳态丧失等),这些也是主要慢性病发生发展的共有生物学基础。

衰老是一种复杂的表型,而最简单直接地反映人体衰老的指标是年龄。目前,年龄又被区分为实足年龄、心理年龄和生物学年龄。实足年龄是在人体出生后按照日历计算的年龄。60 岁后,机体的生理功能随实足年龄增加而逐渐下降,一定程度上可以反映机体的衰老状况。实足年龄容易受到个体基因、生活习惯、成长环境等多方面的影响,会出现实际衰老状态与年龄不相符的现象。心理年龄是对个体认知发展的估计,通过对智力、神经心理等方面的评估获得,可以较好地反映机体认知功能变化情况,但对衰老的其他方面反映不全,可能受职业、脑力活动等影响,导致与实足年龄存在差异。生物学年龄是通过与年龄相关的生物学指标或组分构建所得,可以较准确全面地反映机体的衰老情况,但是构建方法较为复杂。

衰老可分为正常衰老、病理性衰老和健康衰老。正常衰老是指与基因相关的生理功能和生理过程的衰退,包括感觉变化(视力、听力损失),身体机能下降(肌肉无力),心肺功能下降,机体认知功能下降,以及一些重要脏器结构的改变等。病理性衰老指生命过程中发生的各种疾病导致的机体加速衰老。加速衰老概念始于对罕见遗传学疾病如早衰症、沃纳综合征、唐氏综合征(21-三体综合征)等的观察,后来发现心血管疾病、糖尿病、阿尔茨海默病、恶性肿瘤等慢性病也可以导致衰老加速。衰老与疾病之间的关系是双向的,衰老也是人类主要慢性病的主要危险因素。健康衰老目前尚无统一的定义,较为被认可的是由 Rowe 和 Kahn 在 1997 年提出的"个体在没有疾病和残疾的情况下,身体和认知功能较高,并能够持续地参加社会生产活动",强调的是在老年时仍可保持健康和活力。

第三节 影响老年人的主要健康问题

老年人面临的最直接的困扰就是健康问题。随着年龄增长,机体的衰老进程不可逆转,全身各器官系统功能减退,加之从生命早期的各个阶段开始积累的危险因素暴露,步入老年,各种疾病纷至沓来。心血管疾病(如缺血性心脏病、卒中)、恶性肿瘤(如肺癌、结直肠癌、前列腺癌、乳腺癌等)、2 型糖尿病、慢性阻塞性肺疾病(chronic obstructive pulmonary disease,COPD)、慢性肾脏病等慢性病的发生风险显著增加,是造成老年人群死亡和疾病负担的主要原因。全球疾病负担(global burden of disease,GBD)2019 衰老协作组利用 GBD 1990—2019 年的数据分析了全球 ≥ 70 岁老年群体的死亡和残疾负担的长期变化趋势情况。结果显示,自 1990 年以来,全球老年人群的总死亡率呈下降趋势,主要归因于心血管疾病、部分恶性肿瘤以及慢性呼吸系统疾病的死亡率的下降;而同期,神经系统疾病、糖尿病、慢性肾脏病、某些类型的恶性肿瘤、跌倒等导致的死亡率却在增加。2019 年,导致死亡的前 10 位疾病为:缺血性心脏病、卒中、COPD、阿尔茨海默病和其他痴呆、下呼吸道感染、肺癌、糖尿病、高血压心脏病、慢性肾脏病、结直肠癌。

同时,神经系统疾病、感官系统衰退、疼痛等问题对老年人生命质量的影响也越来越突出,导致重要的残疾负担。2019 年的 GBD 数据分析显示,全球老年人群的残疾负担主要来自功能减退相关疾病(如阿尔茨海默病和其他痴呆、卒中)、长期疼痛症状相关的疾病(如腰痛、颈痛、骨关节炎、道路伤害)、感觉器官功能障碍(如年龄相关的听力丧失、失明和视力丧失)、口腔疾病。导致伤残损失健康寿命年(years lived with disability,YLD)的前 10 位疾病为:年龄相关的听力丧失、糖尿病、腰痛、失明和视力丧失、COPD、卒中、阿尔茨海默病和其他痴呆、跌倒、骨关节炎、口腔疾病。

在老年人中,除心血管疾病、COPD、恶性肿瘤等主要慢性病以外,更多健康问题值得关注。例如,痴呆严重影响老年人的日常活动、社会功能以及职业功能;视觉和听觉障碍不仅影响老年人日常活动能力,增加跌倒的风险,还可以诱发老年人沮丧、愤怒、孤独、自卑等负面情绪,妨碍社交活动,引起社会隔离,增加抑郁等心理疾病的风险,也会导致认知功能下降;骨质疏松、关节炎、肌肉减少症、颈痛和腰痛等肌肉骨骼疾患可影响老年人的日常活动能力和平衡协调功能,骨质疏松性骨折常常遗留慢性疼痛和残疾,各种疾患导致的长期、持续性的疼痛还可引起睡眠障碍、焦虑或抑郁;跌倒是老年人高发的伤害类型,往往会导致擦伤、挫伤、骨折及头部受伤,约 20% 的老年人跌倒后需要医疗护理,更加严重的后果是导致残疾甚至是死亡。

精神障碍的负担随着年龄的增长而增加,最常见的老年精神卫生问题是抑郁症,严重影响日常生活功能和生活质量,甚至还可能引起自杀。另外,老年人比青年人更常经历负性生活事件,如亲人好友的重病或死亡,退休等因素造成的社会角色丧失和社会参与的减少,以及经济资源的减少、家庭支持的减少或子女的冷落,使得老年人更容易感到孤独、社会隔离。而有孤独感或社会隔离的老年人,过早死亡的风险以及痴呆、心脏病、卒中、抑郁、焦虑、自杀的风险相应增加。

第四节　老年流行病学研究展望

老年流行病学是流行病学学科针对老年人健康问题的具体应用,即研究老年人群中疾病与健康状况的分布及其影响因素,并研究防治疾病及促进健康的策略和措施。全球人口老龄化态势不可逆转,围绕着老年人的健康问题和需求,很多问题亟待解决,老年流行病学研究充满了发展机遇。

老年人的健康问题更为复杂,认知、运动、感官功能下降,营养、心理等健康问题突出,78% 以上的老年人患有一种及以上慢性病,失能人数增加。对于老年人来说,健康目标不只是不得病、活得更长,还包括活得更有质量,压缩疾病、虚弱和生活不能自理的阶段。因此,老年流行病学的研究内容大大拓展,一些优先发展方向概述如下。

1. **开发针对老年人特有健康问题和生活质量的测量工具**　开展研究离不开测量工具。针对老年人特有的健康问题的评价量表亟须构建或完善,例如衰弱状态、认知功能、心理健康状况等。除评价总体生活质量的普适性量表外,针对某些特定疾病、特定功能或特定健康问题的特异性量表仍非常有限。这些是开展相关流行病学研究的基础。

2. **关注影响老年人身心健康和生活质量的主要问题**　除了恶性肿瘤、心脑血管疾病、呼吸和代谢系统的常见慢性病以外,神经系统疾病、感官功能障碍、口腔疾病、各种疾病导致的慢性疼痛,以及精神障碍也都严重影响老年人的生活质量。而且老年人中共病现象普遍存在,进一步增加了治疗难度及发生不良结局的风险。另外,老年人往往同时需要服用多种药物,而老年人的药物吸收、组织分布、代谢、排泄和耐受性发生了不同程度的改变,加之记忆、认知等问题,还会出现误用药物的情况,这些不仅影响疾病治疗,也会增加药物不良反应的发生风险。疾病会增加发生残疾的风险,包括身体残损、活动受限,以及参与日常角色活动和社会活动的能力受限。而有残疾的人也更容易患某些身心疾病。上述这些都是影响老年人的重要问题,亟待加强研究。

3. **开展长寿的影响因素和衰老机制研究**　鼓励基于长期随访的人群队列研究分析长寿的遗传和环境影响因素及其交互作用。依托多组学检测和分析技术的发展,深入开展以人群为基础的衰老机制研究,发现衰老的生物标志物,为衰老的早期识别和促进健康长寿的干预提供科学基础。

4. **确定适合老年人的干预策略和措施**　在药物的随机临床试验中,老年研究对象往往只占很小的比例,还经常会排除合并用药者,导致这类研究结果难以直接外推到老年人。成人疫苗效果的评价也有类似的问题。与老年人直接相关的干预措施的临床试验证据十分缺乏,亟待加强这方面的研究,并辅以真实世界数据的挖掘分析,以支持为老年人特别是共病患者制订更为有效且安全的治疗方案。而老年人疾病的治疗目标(如高血压降压治疗的目标)是否与中年人相同,也是一个值得探索的问题,需要综合考虑治疗的健康收益、药物不良反应和经济成本等。

　　针对个体营养状况、体育锻炼、伤害预防等制定的公共卫生干预措施也应符合老年人生理、心理和认知水平。同时,对于老年人这一脆弱群体,支持性的环境工程措施、政策和经济措施尤为重要,使老年人健康生活的社会环境更加友善。相应地,这些干预策略和措施也需要在人群中开展效果评价和进一步的实施性研究。

(吕　筠)

参考文献

[1] 李立明. 老年保健流行病学 [M]. 2 版. 北京:北京大学医学出版社, 2015.

[2] United Nations. World Population Prospects 2019-Volume Ⅱ: Demographic Profiles [M]. 2020.

[3] 国务院第七次人口普查领导小组办公室. 2020 中国人口普查年鉴 [M]. 北京:中国统计出版社, 2022.

[4] 国家卫生健康委员会. 中国卫生健康统计年鉴 (2020)[M]. 北京:中国协和医科大学出版社, 2020.

[5] United Nations Department of Economic and Social Affairs. World Population Prospects 2019 [M]. 2020.

[6] G. B. D. Ageing Collaborators. Global, regional, and national burden of diseases and injuries for adults 70 years and older: systematic analysis for the Global Burden of Disease 2019 Study [J]. BMJ, 2022, 376: e068208.

[7] National Academies of Sciences, Engineering, and Medicine, et al. Social Isolation and Loneliness in Older Adults: Opportunities for the Health Care System [M]. Washington (DC): National Academies Press (US), 2020.

[8] 国家卫生健康委, 教育部, 科技部, 等. "十四五"健康老龄化规划 [A/OL].(2022-02-01)[2023-05-01]. http://www.gov.cn/zhengce/zhengceku/2022-03/01/content_5676342.htm.

第二章

老年流行病学研究常用指标

选取合理的指标是开展老年流行病学研究的关键,通过对不同指标的综合分析比较,及时掌握老年人口健康相关问题的时间、空间和人群分布特征,可为老年人口相关政策的制定提供科学依据。本章对老年流行病学研究中常用的指标进行系统梳理,介绍各指标的概念和意义,并举例说明指标的应用,方便读者理解和选择评价指标。

第一节 人口学指标

从全生命周期来看,年龄可以表示个体的实足年龄(chronological age),即已生存的年数,也可以表示给定年龄时的期望寿命(life expectancy,LE),即群体水平上平均还能够继续生存的年数。在老年人口学相关研究中,前者主要用于衡量老龄化水平,后者主要用于描述社会老年人口的生存状况。

一、基于实足年龄的指标

(一)老年人口比例

1. **定义** 目前,国际上关于老年人年龄界定的标准有两个:一是 1956 年联合国(United Nations,UN)推荐的 65 岁;二是 1982 年世界老龄问题大会上推荐的 60 岁。前者一般为发达国家所采纳,后者则被大多数发展中国家所接受。在 1964 年第一届全国老年学与老年医学学术研讨会上,我国将 60 岁及以上定义为老年期,并一直沿用至今。

老年人口比例指的是老年人口占总人口的比例,是国际上最常用的老龄化水平评估指标。根据不同的老年人定义,联合国提出老龄化社会的判定标准相应分为以下两种:一是某国家或地区 65 岁及以上老年人口数量占总人口的 7% 以上为老龄化社会;二是 60 岁及以上人口占总人口的 10% 以上即为老龄化社会,我国采用该标准。

2. **全球及我国现状** 根据联合国最新发布的世界人口展望报告,2019 年,全球 65 岁及以上老年人口已达 7.3 亿,占世界总人口的 9.1%。该指标存在地区差异。以洲际分布为例,2019 年,65 岁及以上人口比例在全球范围内由高到低依次为欧洲(19.1%)、北美洲(16.8%)、大洋洲(12.8%)、拉丁美洲和加勒比海地区(9.0%)、亚洲(8.9%)和非洲(3.5%)。预计到 2050

年,65 岁及以上老年人口比例最高的欧洲将达到 28.1%,其次为北美洲(22.6%)、拉丁美洲和加勒比海地区(19.0%)、亚洲(18.0%)、大洋洲(17.9%)和非洲(5.7%)。

在我国,根据 2020 年第七次全国人口普查结果,当前我国 60 岁及以上人口已达 2.6 亿,占全国人口的 18.7%,其中 65 岁及以上人口为 1.9 亿,占全国人口的 13.5%,均远超老龄化社会的界定标准。此外,乡村地区 60 岁、65 岁及以上老年人口的比重分别为 23.8% 和 17.7%,高于城镇地区的 15.8% 和 11.1%。早期乡村人口生育率相对城镇更高,是导致当今乡村老年人口数较多的社会原因。除此以外,老龄化水平的城乡差异与人口流动也有密切关系。

(二) 年龄中位数

1. 定义　人口年龄中位数(median age)是指将总人口按年龄大小排序后居于中间位置的年龄数值。根据联合国人口类型的划分标准,年龄中位数在 20 岁及以下为青年人口型,介于 >20~30 岁为成年人口型,大于 30 岁为老年人口型。

上述老年人口比例指标仅关注老年人口的比重,而年龄中位数反映的是总人口的年龄结构特点,有时两者会出现不一致的评价结果。例如,当老年人口比例与生育率同时上升时,总人口年龄中位数可能被拉低。虽然社会老年人口比例在加重,但总人口却是在向年轻化的方向发展。

2. 全球及我国现状　根据联合国的统计数据,2000—2019 年,全球人口的年龄中位数由 26.3 岁增至 30.9 岁,总人口呈现老龄化的发展态势。其中,年龄中位数最高的国家为日本,2019 年已达到 48.4 岁;年龄中位数最低的为尼日尔,2019 年为 15.2 岁。整体来看,发达国家年龄中位数高于发展中国家,这与发展中国家生育率水平和人口死亡率水平均相对较高有关。

2019 年,我国人口年龄中位数为 38.4 岁,在全球范围内处于较高水平,接近澳大利亚(37.9 岁)、新西兰(38 岁)和美国(38.3 岁)等部分发达国家水平。据预测,2050 年我国人口年龄中位数将会增至 47.6 岁,超过澳大利亚(41.8 岁)、美国(42.7 岁)和英国(44.5 岁)等多数发达国家。

(三) 老龄化指数

1. 定义　老龄化指数(aging index),俗称"老少比(elder-child ratio)",指的是 60 岁(或 65 岁)及以上老年人口数与 15 岁以下人口数之比,见公式 2-1。

$$老龄化指数 = \frac{60\ 岁(或\ 65\ 岁)及以上人口数}{15\ 岁以下人口数} \times 100 \qquad (公式\ 2\text{-}1)$$

联合国推荐使用 60 岁及以上老龄化指数,而多数发达国家采用 65 岁及以上老龄化指数。根据 60 岁及以上老龄化指数,小于 15 为青年人口型,介于 15~30 为成年人口型,大于 30 为老年人口型。

2. 全球及我国现状　根据 60 岁及以上老龄化指数,2019 年,全球 201 个国家或地区中老龄化指数超过 100 的有 61 个,以经济发达地区为主。日本是全球老龄化指数最高的国家,2019 年达到 275.7,意味着 60 岁以上老年人口是 15 岁以下儿童人口的 2.8 倍,属于高度老年人口型社会。发展中国家老龄化指数普遍低于发达国家,但预计未来发展中国家老龄化指数的增长速度会高于发达国家。

根据 2020 年第七次全国人口普查数据,我国 60 岁及以上老龄化指数为 98.3,但各省份之间存在差异。全国范围内老龄化指数最高的前五个省份依次为上海(228.5)、辽宁(215.6)、黑龙江(206.6)、吉林(182.3)和北京(159.9)。此外,联合国发布的数据显示,2019 年,我国香港、台湾以及澳门地区的 60 岁及以上老龄化指数分别为 205.6、180.2 和 131.5,均属于老年人口型社会。

(四) 老年抚养比

1. **定义** 老年抚养比(old-age dependency ratio,OADR),又称社会老年人口负担系数,是人群中 60 岁(或 65 岁)及以上老年人口数与 15~59 岁(或 15~64 岁)的劳动年龄人口数之比,反映了劳动力人口的养老负担大小,见公式 2-2。

$$老年抚养比 = \frac{60\ 岁(或\ 65\ 岁)及以上人口数}{15\sim59\ 岁(或\ 15\sim64\ 岁)人口数} \times 100\% \qquad (公式\ 2\text{-}2)$$

另有研究者提出,在社会人口期望寿命不断延长的背景下,人口发生健康状态衰退的时间可能也会相应延迟,或者说实足年龄为 60 岁(或 65 岁)者可能依然具备工作的能力,若仍以 60 岁(或 65 岁)作为界值可能会高估社会的老年人口负担。因此,2010 年,Sanderson 和 Scherbov 提出潜在老年抚养比(prospective old age dependency ratio,POADR)的概念,它使用动态的界值,以剩余期望寿命为 15 岁时对应的年龄作为老年人口的界定标准,如 2018 年我国人口期望寿命为 77.2 岁,则相应的老年人口的界定标准即为 62.2 岁。此外,该指标将劳动力人口的年龄下限提高至 20 岁,见公式 2-3。

$$潜在老年抚养比 = \frac{特定年龄及以上人口数}{20\ 岁至特定年龄的人口数} \times 100\% \qquad (公式\ 2\text{-}3)$$

▼ 注:特定年龄指的是该时期人群剩余期望寿命为 15 岁时对应的年龄。

2. **全球及我国现状** 老年抚养比在不同国家或地区间存在差异。以 65 岁及以上人口数与 15~64 岁人口数之比的指标为例,2021 年全球老年抚养比为 14.6%,其中日本的该指标水平最高,为 48.6%,水平最低的为阿拉伯联合酋长国,仅为 1.7%。根据联合国公布的长期数据,从 1950 年至今,发展水平较低的地区老年抚养比始终低于发展水平较高的地区,并且后者增速明显快于前者(图 2-1),其中以欧洲和北美地区的增速最快,撒哈拉以南非洲地区的老年抚养比水平则相对稳定,近年来甚至表现出小幅下降的态势。

潜在老年抚养比低于传统老年抚养比指标,2019 年,全球潜在老年抚养比为 11.6%,比传统老年抚养比指标低 3%。潜在老年抚养比的地区间差异与传统老年抚养比指标类似,即发展水平高的地区抚养比更高。在潜在老年抚养比水平最高的前 10 个国家中,前 9 位均位于欧洲,以保加利亚(30%)水平为最高;西亚地区整体水平较低,其中卡塔尔的潜在老年抚养比低于 1%。需要注意的是,未来 30 年内(到 2050 年),潜在老年抚养比在东亚和东南亚地区可能会呈现最快的增长态势,预计将由 12% 增长至 25%。

根据《中国卫生健康统计年鉴(2020)》发布的数据,2018 年,我国老年人口抚养比为 16.8%。分省来看,全国 4 个省份老年抚养比超过 20%,由高到低依次为山东(22.7%)、四川(21.8%)、重庆(21.1%)和辽宁(20.0%),排名靠后的 5 个省份依次为西藏(8.0%)、新疆(10.2%)、青海(10.4%)、广东(11.0%)和海南(11.3%)。依据联合国的预测,到 2050 年,我国老年人口抚养比将会达到 43.6%,超过英国(42.9%)、瑞典(41.5%)和加拿大(41.3%)等发达国家,由此提示我国应及早采取合理措施应对老龄化,如释放老年劳动力,积极培育银发经济,完善退休养老保障制度等。

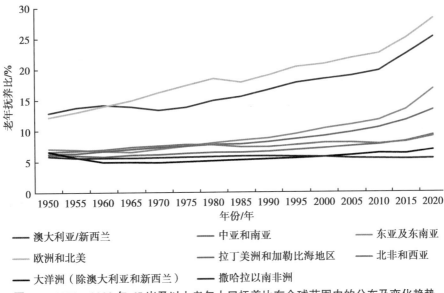

图 2-1　1950—2020 年 65 岁及以上老年人口抚养比在全球范围内的分布及变化趋势

资料来源：UNITED NATIONS.World Population Prospects 2019［R］. New York：Department of Economic and Social Affairs Population Division，2019.

（五）长寿水平

1. **定义**　世界卫生组织（World Health Organization，WHO）将 80 岁及以上老年人视为长寿人口，即老老年（oldest old），通常以某个国家或地区的长寿人口在 60 岁及以上老年人口中所占的比重来衡量其长寿水平，见公式 2-4。

$$长寿水平 = \frac{80 \text{ 岁及以上人口数}}{60 \text{ 岁及以上人口数}} \times 100\% \qquad （公式 2-4）$$

一个国家或地区的长寿水平直接反映了老年人口达到长寿的可能性，同时也能间接反映其老年保健服务水平。通常老年保健服务水平越高，长寿水平越高，但社会面临的养老负担压力也会随之增加。一般认为长寿水平达到 20% 及以上属于高长寿水平。

2. **全球及我国现状**　长寿人口在全球范围内的增长速率较快，增速超过了总人口和老年人口。从 2020 年到 2100 年，全球长寿人口预计将增长 5.1 倍，而总人口和 60 岁及以上老年人口分别预计增长 0.4 倍和 1.9 倍。高收入国家长寿人口占 60 岁及以上老年人口的比例高于低收入国家，2019 年高收入国家为 20.5%，低收入国家为 8.2%。希腊、日本和意大利是全球长寿水平最高的三个国家，长寿人口占 60 岁及以上老年人口的比重分别为 26.2%、26.1% 和 25.1%。

我国长寿人口总数呈上升趋势，且随着医疗水平的进步，近年来增长速度逐渐加快（图 2-2）。2019 年，我国长寿人口已达到 2 661 万，占总人口的 1.8%，在 60 岁及以上老年人口中占 10.7%，预计到 2050 年我国长寿人口占 60 岁及以上老年人口的比例将达到 23.7%，达到高长寿水平。

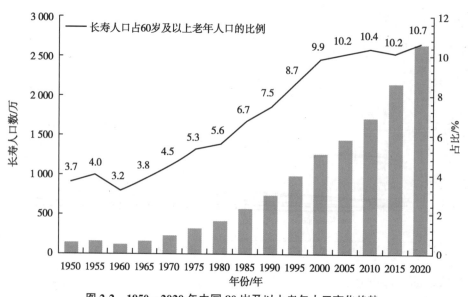

图 2-2 1950—2020 年中国 80 岁及以上老年人口变化趋势

资料来源：UNITED NATIONS.World Population Prospects 2019［R］. New York：
Department of Economic and Social Affairs Population Division, 2019.

（六）老年人口增长速度

1. **定义** 某国家或地区 65 岁及以上老年人口比例从 7% 翻番达到 14% 所用的时间是衡量老年人口增长速度的重要指标，所用时间越长表示老龄化速度越慢，反之则表示老龄化速度越快。

2. **全球及我国现状** 19 世纪末，工业革命的发展推动了多数西方国家医疗水平的进步，死亡率因此降低，65 岁及以上老年人口占比达到 7%，这些国家开始进入老龄化社会。但在 20 世纪，战争导致生育率降低，死亡率增高，使得有些国家老年人口比例翻倍所经历的时间较长。以法国为例，法国 65 岁及以上人口比例从 7% 上升到 14% 经历了 115 年（1865—1980 年）。除日本和波兰以外，多数发达国家的老年人口由 7% 增长至 14% 都经历了 50 年以上（图 2-3）。但进入 21 世纪以后，国际环境相对稳定、医疗技术高速发展使得老年人口增长速度加快，尤其在发展中国家。

我国 65 岁及以上老年人口的比例在 2002 年达到了 7%，而 2020 年第七次全国人口普查数据显示该比例已经达到 13.5%。将第七次全国人口普查数据同 2010 年第六次全国人口普查数据相比，65 岁及以上老年人口比例上升了 5.48%，年平均增长率为 0.55%，若以该速度发展，预计 2021 年该比例就会达到 14%。在短短 20 年内老年人口比例翻倍会导致养老、医疗等社会支持系统压力快速增加，在短时间内解决有限的社会支持资源在不同年龄人口间的合理分配将成为我国应对老龄化趋势的巨大挑战。

二、基于期望寿命的指标

（一）期望寿命

1. **定义** 期望寿命（life expectancy）是指在各年龄组死亡率保持现有水平不变的情况下，同时期出生的一批人平均可以存活的年数。在无特指时，期望寿命指的是出生时的期望

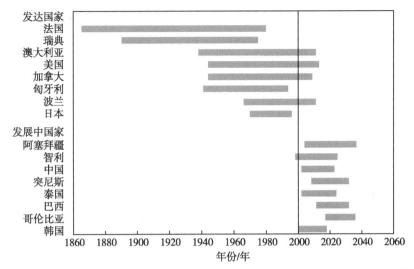

图 2-3　发达国家与发展中国家 65 岁及以上老年人口比例从 7% 增长到 14% 所需的年数
资料来源:联合国 . 老龄化世界的发展:2007 年世界经济和社会概览［R］.纽约:经济和社会事务部,2008.

寿命。当从某一特定年龄算起时,期望寿命也称剩余期望寿命(residual life expectancy,RLE),通常以 65 岁(或 60 岁)时的期望寿命来评价老年人口的死亡水平。由于期望寿命是基于年龄别死亡率计算的,不受实际人口年龄构成的影响,不同国家、地区或时期的期望寿命可直接比较,该指标是评价人群健康状况,反映社会经济水平、医疗卫生服务质量的重要指标。

2. **全球及我国现状**

根据全球疾病负担研究(Global Burden of Diseases,Injuries,and Risk Factors Study, GBD)的报告,1990 年全球平均期望寿命为 65.4 岁,之后一直在平稳增长,2019 年达到 73.5 岁,其中男性为 71.0 岁,女性为 76.1 岁。北美洲地区平均期望寿命最高,为 79.3 岁;非洲地区平均期望寿命最低,为 65.1 岁。此外,全球 65 岁及以上老年人口的剩余期望寿命在 1990—2019 年也有明显改善,由 13.4 岁增长至 16.1 岁。但值得注意的是,北美洲地区 65 岁及以上老年人口的期望寿命近年来有小幅降低,可能与流感病毒持续流行而老年人口中流感疫苗接种率较低或是疫苗效力不足相关。

2018 年全国及各省份测算结果表明我国人口平均期望寿命为 77.2 岁,男性为 74.8 岁,女性为 79.9 岁。与 2010 年第六次全国人口普查结果相比,我国男性、女性期望寿命在此期间分别延长了 2.4 岁和 2.5 岁。期望寿命在各省份间存在差异,其中上海(82.5 岁)和北京(81.6 岁)的期望寿命已达到 80 岁,而西藏(70.1 岁)、新疆(74.2 岁)和青海(74.3 岁)等地区的期望寿命却仍低于 75 岁。虽然我国人口出生期望寿命高于全球平均水平,但 65 岁及以上老年人口的剩余期望寿命(2019 年为 17.2 岁)略低于全球平均水平(2019 年为 17.6 岁),提示我国应多关注老年人口健康,提高老年人群体的基本医疗卫生服务可及性,从而全方位改善人民健康水平。

(二)健康期望寿命

1. **定　义**　某一特定年龄时能活在完全健康状态下的平均年数称为健康期望寿命(healthy life expectancy,HLE)。其中,健康可以从多个维度进行定义,如无疾病、残疾或活动能力受限等。WHO以患病、失能和死亡对应的生存曲线来阐明健康期望寿命与期望寿命间的关系(图2-4):死亡曲线下面积为期望寿命,患病和失能对应的曲线下面积分别为无疾病和无失能期望寿命。

相对期望寿命指标,健康期望寿命将评价关口由死亡前移至发病,更侧重全生命周期中人群的生存质量。

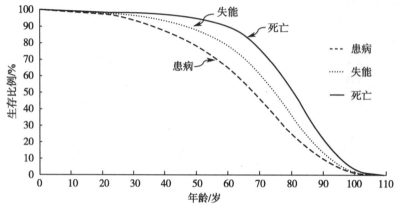

图2-4　患病、失能和死亡对应的生存曲线示意图

Sanders最先在1964年提出健康期望寿命的概念,并根据疾病谱对这一指标作了详尽阐述,但并未阐明具体计算方法。1971年,Sullivan提出将寿命表算法与功能障碍率指标相结合计算健康期望寿命,具体的算法步骤如下:

(1)$x\sim x+n$ 岁功能障碍率 $_nd_x$:

$$_nd_x=\frac{_nI_x+(_nP_x-_nI_x)\times 人群调查中功能障碍率}{_nP_x}$$

其中,$_nP_x$ 表示 $x\sim x+n$ 岁的总人口数,$_nI_x$ 为依赖社会保健机构生活的人数。

(2)$x\sim x+n$ 岁生存人年数 $_nL_x$:$_nL_x=e_x\times l_x-e_{x+n}\times l_{x+n}$

其中,e_x 表示 x 岁时期望寿命,l_x 表示寿命表中 x 岁时的尚存人数。

(3)$x\sim x+n$ 岁健康生存人年数 $_nLWD_x$:$_nLWD_x=_nL_x\times(1-_nd_x)$

(4)x 岁时的健康期望寿命 HLE_x:$HLE_x=\sum _nLWD_x/l_x$

1983年,美国首先利用该算法,以日常活动能力(activity of daily life,ADL)为健康评价指标计算了65岁及以上老年人的健康期望寿命。由于该方法使用相对易获得的横断面数据,且算法简单,目前为国际上普遍采用。

2. 全球及我国现状　根据GBD的数据,1990—2019年全球健康期望寿命由57.0岁延长至63.7岁,其中男性、女性健康期望寿命分别达到62.6岁和64.9岁。与期望寿命的性别差异相比,健康期望寿命的性别差异明显更小,即女性的期望寿命虽然更长,但健康期望寿命并无明显优势,提示女性延长的期望寿命并非完全健康状态下的期望寿命,老年女性的健康状况应受到更多的关注。此外,健康期望寿命在全球范围内的地区差异依然显著,其中日本是目前全球健康期望寿命最长的国家,为73.8岁,健康期望寿命最低的是中非共和国,仅为45.7岁。

我国人口健康期望寿命的变化趋势和性别差异与全球情况类似。2019年,我国人口健康期望寿命为 68.5 岁,相比 1990 年延长了 8 岁,其中男性和女性的健康期望寿命分别为 67.1 岁和 70.1 岁。需要注意的是,GBD 在测算健康期望寿命时考虑的维度更侧重疾病和残疾的影响,而有国内研究表明,当以自评健康作为健康评价维度时,老年人口的健康期望寿命明显低于以自理能力为评价维度时对应的健康期望寿命,表现出心理状态的早衰。因此,对老年人健康状态的关注应兼顾机体功能与心理层面。

第二节　流行病学指标

一、发病频率测量指标

(一)发病率

1. **定义**　发病率(incidence rate),也可以更宽泛地表述为发生率,是指一定时期内,一定范围人群中新发生某病(或伤害等事件)的频率,见公式 2-5。

$$发病率 = \frac{一定时期内某人群中某病(或伤害)的新发生数}{同时期该人群暴露人口数} \times 100\% \qquad (公式\ 2\text{-}5)$$

当计算某地区人群某种疾病的发病率时,分母多用该地区观察期内的平均人口数。如以年为观察时间单位时,平均人口为年初与年末人口的均值,或以年中(7 月 1 日零时)人口数表示。对于流感、腹泻等在一年内可多次发生的疾病,在观察期内一个人的多次发病应计为多个新发病例数。

上面公式计算得到的是粗发病率(crude incidence rate)。发病率也可以按不同特征(如年龄、性别、地区、疾病种类等)分别计算,即发病专率。如果年龄、性别等特征构成对发病率有较大影响,在比较不同人群的发病率时,应进行发病率的标准化处理。

2. **应用**　近年来,跌倒已成为导致老年人残疾的主要原因。2019 年,我国大陆地区 60 岁及以上老年人的跌倒发生率为 38.0‰。女性跌倒发生率(42.6‰)较男性(32.9‰)更高;随年龄增加,跌倒的发生率逐步增加(图 2-5)。1990—2019 年,我国老年人口跌倒发生率逐步上升,个别省份如四川、云南和湖北的增幅较为明显,该期间跌倒发生率分别增加了 148.5%、128.1% 和 123.3%。虽然多数跌倒事件不会致命,但跌倒相关的治疗成本高,且严重影响老年人后续生活质量,因此应考虑采取多项措施以降低老年人群中跌倒的发生率。

(二)罹患率

1. **定义**　罹患率(attack rate)与发病率一样,也是测量某病新发频率的指标。其计算公式与发病率相同,但它的观察时间较短,可以日、周、旬、月等为单位,可理解为是小范围短时期内的发病率,使用起来比较灵活。它的优点是可根据暴露程度较精确地测量发病概率,在急性事件如食物中毒、职业中毒或传染病的暴发及流行中经常使用该指标。

2. **应用**　根据武汉市疾病预防控制中心发布的统计数据,2019 年 12 月 12 日至 2020 年 3 月 17 日期间,武汉市>65 岁的老年人中共 14 238 人被诊断罹患新型冠状病毒肺炎(COVID-19),总罹患率为 11.5‰,其中 ≥ 85 岁组罹患率最高,为 15.0‰(图 2-6)。除 65~69 岁年龄组以外,老年人中 COVID-19 罹患率整体表现为男性大于女性。

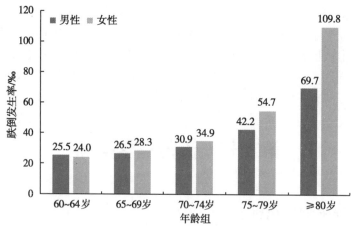

图 2-5 2019 年中国大陆地区 60 岁及以上老年人跌倒发生率

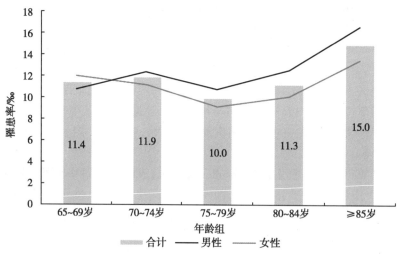

图 2-6 武汉市 ≥ 65 岁老年人新型冠状病毒肺炎罹患率

资料来源：GUO Y，LIU X，DENG M，et al. Epidemiology of COVID-19 in older persons，Wuhan，China［J］. Age Ageing，2020，49（5）：706-712.

二、患病频率测量指标

（一）患病率

1. **定义** 患病率（prevalence rate）也称现患率或流行率，是指在某特定时间内总人口中某病新旧病例总数所占的比例。根据观察时间的不同可以分为时点患病率（point prevalence rate）和期间患病率（period prevalence rate），见公式 2-6、公式 2-7。时点患病率的观察时间一般不超过 1 个月，而期间患病率指的是特定的一段时间，通常为几个月，但调查时间应尽可能短，以免季节或是温度等影响患病率的因素发生变化。

$$时点患病率 = \frac{某一时点某人群中某病新旧病例数}{该时点人口数} \times 100\% \qquad （公式 2-6）$$

$$期间患病率 = \frac{某观察期间某人群中某病的新旧病例数}{同期的平均人口数} \times 100\% \qquad (公式\ 2\text{-}7)$$

2. 应用　根据 2013 年中国慢性病及其危险因素监测调查结果,我国 60 岁及以上居民的高血压患病率为 58.3%,糖尿病患病率为 19.4%,血脂异常患病率为 37.2%。心肌梗死、脑卒中、慢性阻塞性肺疾病和癌症等重大疾病的自报患病率分别为 2.1%、4.8%、6.5% 和 2.5%(表 2-1)。除慢性阻塞性肺疾病和脑卒中以外,其他疾病的自报患病率均为女性高于男性。值得注意的一点是,人群中同时患有 ≥2 种上述疾病的现象,即共病现象相当普遍。60 岁及以上人群的共病患病率为 35.2%,女性(37.0%)高于男性(33.2%),城市(40.2%)高于农村(31.3%),70~79 岁年龄组共病患病率最高(37.2%)。

表 2-1　中国 60 岁及以上老年人口慢性病患病率情况　　　　单位:%

	高血压	糖尿病	血脂异常	心肌梗死	脑卒中	慢性阻塞性肺疾病	癌症	共病
性别								
男性	56.3	18.4	33.9	2.0	5.3	7.6	2.4	33.2
女性	60.2	20.3	40.4	2.2	4.2	5.5	2.6	37.0
年龄组 / 岁								
60~69	54.7	19.0	39.7	1.7	4.2	5.2	2.6	34.0
70~79	63.2	20.2	35.0	2.7	5.6	7.9	2.4	37.2
≥80	61.6	18.5	30.4	2.1	5.1	9.1	2.2	35.2
城乡								
城市	59.8	23.7	44.2	2.5	5.7	6.5	2.9	40.2
农村	57.1	16.0	31.8	1.8	4.1	6.5	2.1	31.3
合计	58.3	19.4	37.2	2.1	4.8	6.5	2.5	35.2

资料来源:王丽敏、陈志华、张梅、等.中国老年人群慢性病患病状况和疾病负担研究[J].中华流行病学杂志,2019,40(3):277-283.

(二)感染率

1. 定义　感染率(prevalence of infection)是指在某时间内被检人群中某病原体现有感染者人数所占的比例,通常用百分率表示,其性质与患病率相似,见公式 2-8。

$$感染率 = \frac{受检者中感染人数}{受检人数} \times 100\% \qquad (公式\ 2\text{-}8)$$

2. 应用　感染率指标常用于隐性感染、病原携带者及轻型和不典型病例的调查,通过病原学、血清学、分子生物学等方法检出感染者。由于老年人是院内感染的高危人群,因此该指标可在老年人群中特异地用于研究院内感染的发生情况。2013 年 4—5 月,欧洲疾病预防控制中心（European Centre for Disease Prevention and Control，ECDC）针对众多长期看护机构组织开展了可能院内感染的时点患病率调查。调查覆盖了 19 个成员国的 77 264 名研究对象，以 ≥ 85 岁的老年人为主（占 49.1%）。结果表明，总人群可能院内感染率为 3.4%，其中感染率最低的为克罗地亚（0.4%），而最高的为葡萄牙（9.5%）。从感染部位来看，呼吸道感染和尿路感染的构成比最高，均占全部感染病例的 31.2%，其次为皮肤感染（22.8%）和眼、耳、鼻、口等感官感染（6.1%）。

三、死亡与生存频率测量指标

（一）死亡率

1. **定义**　死亡率（mortality rate）表示在一定期间内，某人群中死于某病或伤害等事件（或因任何原因死亡）的人数在该人群中所占的比例，是测量人群死亡危险最常用的指标。其分子为死亡人数，分母为该人群同期平均人口数，观察时间常以年为单位，见公式 2-9。

$$死亡率 = \frac{某人群中某期间内（因某病或伤害等事件）死亡总人数}{同期平均人口数} \times 100\% \qquad （公式 2\text{-}9）$$

根据公式 2-9 计算得出的死亡率称为粗死亡率（crude death rate）。与发病率一样，死亡率也可按不同特征分别计算，即死亡专率。死亡专率指标可以提供某病死亡在人群、时间和地区上变化的信息，并用于探讨病因和评价防治措施。对不同人群的死亡率进行比较时需对死亡率进行标化处理，标化后的死亡率称为标化死亡率或调整死亡率。

2. **应用**　以 2010 年第六次全国人口普查数据为标化权重，2020 年，我国 ≥ 60 岁老年人口 4 类重大慢性病的合计标化死亡率为 3 612.82/10 万，比 2005 年下降了 21.07%（表 2-2）。除糖尿病以外，其他疾病的标化死亡率均为男性高于女性。心脑血管疾病、肿瘤和慢性呼吸系统疾病的标化死亡率在 2020 年均有所降低，但糖尿病的标化死亡率相对 2005 年增加了 15.82%，其中男性增加幅度更大。

（二）病死率

1. **定义**　病死率（case fatality rate）表示一定时期内因某病死亡者占该病患者的比例，表示某病患者因该病死亡的危险性，见公式 2-10。

$$病死率 = \frac{某时期内因某病死亡人数}{同期某病的患者人数} \times 100\% \qquad （公式 2\text{-}10）$$

2. **应用**　病死率表示确诊某病者的死亡概率，可反映疾病的严重程度，也可用于衡量不同医院的诊疗水平。由于病死率受多种因素影响，如疾病严重程度，是否获得早期诊断并及时治疗，病原体的毒力，致病因子、环境和宿主之间的平衡变化等，用病死率衡量各医院的医疗水平时应注意其可比性。

一项研究描述了 2001 年和 2010 年英国脑卒中患者 30 天内病死率水平及其变化情况，结果见图 2-7。脑卒中患者的 30 天内病死率随年龄增加而增加，其中 ≥ 85 岁年龄组 30 天内病死率最高，2001 年半数以上患者在 30 天内死亡，2010 年病死率在男、女性中分别降低至 34.4% 和 38.3%。2001—2010 年，英国 65~84 岁的脑卒中患者 30 天内病死率的年降低率基本稳定在 5% 左右。

单位：1/10 万

表 2-2　2005 年和 2020 年中国 ≥60 岁老年人四类重大慢性病分病种死亡率情况

| | | 心脑血管疾病 | | 肿瘤 | | 慢性呼吸系统疾病 | | 糖尿病 | | 所有慢性病合计 | |
		死亡率	标化死亡率	死亡率	标化死亡率	死亡率	标化死亡率	死亡率	标化死亡率	死亡率	标化死亡率
男性	2005 年	1 810.43	2 120.32	1 184.29	1 273.07	714.17	861.84	67.96	75.63	4 660.7	5 367.14
	2020 年	1 699.74	1 845.63	1 029.56	1 075.8	461.87	508.07	86.24	92.18	4 081.2	4 394.3
	变化率 /%[*]	−6.11	−12.96	−13.07	−15.5	−35.33	−41.05	26.90	21.88	−12.43	−18.13
女性	2005 年	1 719.06	1 693.89	627.15	621.2	644.94	634.77	79.44	78.61	3 910.01	3 855.36
	2020 年	1 537.68	1 415.89	502.14	482.68	307.7	281.17	91.80	86.76	3 159.61	2 927.41
	变化率 /%[*]	−10.55	−16.41	−19.93	−22.3	−52.29	−55.71	15.56	10.37	−19.19	−24.07
全人群	2005 年	1 763.68	1 901.49	899.19	929.2	678.75	739.82	73.83	77.22	4 276.56	4 577.39
	2020 年	1 615.68	1 619.61	755.98	759.4	381.9	383.27	89.12	89.44	3 603.16	3 612.82
	变化率 /%[*]	−8.39	−14.82	−15.93	−18.27	−43.73	−48.19	20.71	15.82	−15.75	−21.07

资料来源：孟诗迪，王薇，殷鹏，等．2005 年与 2020 年中国 60 岁及以上老年人 4 类重大慢性病疾病负担分析 [J]．中国慢性病预防与控制，2022,30(5):321-326.

注：[*]变化率（%）=（$R_{2020}-R_{2005}$）/R_{2005}×100%，其中 R 表示死亡率或标化死亡率。

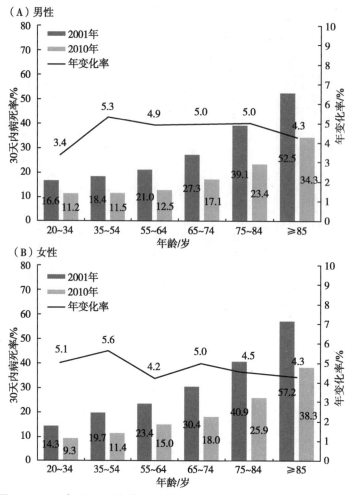

图 2-7　2001 年和 2010 年英国脑卒中患者 30 天内病死率及其变化情况

资料来源：SEMINOG O O，SCARBOROUGH P，WRIGHT F L，et al. Determinants of the decline in mortality from acute stroke in England：linked national database study of 795 869 adults［J］. BMJ，2019，365：l1778.

（三）生存率

1. **定义**　生存率（survival rate）指接受某种治疗的患者或某病患者中，经 n 年随访尚存活的患者数所占的比例（公式 2-11）。

$$生存率 = \frac{随访满\ n\ 年尚存活的病例数}{随访满\ n\ 年的病例数} \times 100\% \qquad （公式\ 2\text{-}11）$$

2. **应用**　生存率反映疾病对生命的危害程度，可用于评价某些病程较长疾病的远期疗效，多用于癌症、心血管疾病、结核病等慢性疾病的研究，常见的相关指标有 5 年生存率、10 年生存率等。根据英国癌症研究院（Cancer Research UK）的数据，英国 2009—2013 年诊断的白血病患者的 5 年生存率随年龄增加而降低（图 2-8）。在男性中，40~49 岁年龄组 5 年生存率最高（74.0%），80~99 岁年龄组最低（28.8%）。类似地，女性中 50 岁以下白血病患者 5 年生存率最高（70.2%），80~99 岁年龄组最低（23.3%）。

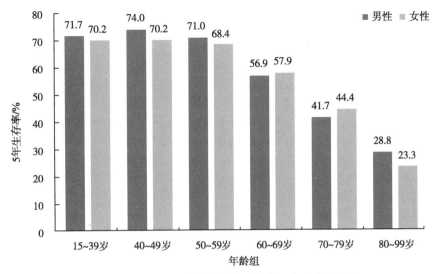

图 2-8 2009—2013 年英国白血病患者 5 年生存率情况

资料来源：CANCER RESEARCH UK. Leukaemia（all subtypes combined）statistics［Z］.
London：Cancer Research UK，2019.

四、疾病负担指标

（一）潜在减寿年数

1. **定义** 潜在减寿年数（potential years of life lost，PYLL）是某年龄组人群死亡者的期望寿命与实际死亡年龄之差的总和，即死亡造成的寿命损失，见公式 2-12。

$$PYLL = \sum_{i=1}^{e} a_i \times d_i \qquad （公式 2\text{-}12）$$

式中 e 为当前人群的平均期望寿命（岁），i 表示年龄组（通常计算其年龄组中值），a_i 为各年龄组的剩余期望寿命。当每 1 岁作为一个年龄组时，$a_i = e - (i + 0.5)$，其意义为当死亡发生于某年龄（组）i 时，至活到 e 岁还剩余的年龄。由于死亡年龄通常以上一个生日计算，所以应加上一个平均值 0.5 岁，d_i 为某一年龄组的死亡人数。

2. **应用** 潜在减寿年数是人群中疾病负担测量的指标之一，也是评价人群健康水平的一个重要指标，是在考虑死亡数量的基础上，以期望寿命为基准，衡量死亡造成的寿命损失，强调了早死对人群健康的危害。目前，该指标多用于综合估计导致某人群早死的各种死因的相对重要性，为确定不同年龄组重点疾病提供依据。需要注意的是，该指标存在一定的局限性，一方面，它只反映疾病负担的一种结局，即死亡；另一方面，该指标未考虑超出期望寿命以上的老年人的死亡对寿命损失的积极影响。

一项研究分析了 2006—2010 年我国居民由自杀导致的潜在寿命损失情况。为抵消人数差异对组间结果对比的影响，该研究采用 PYLL 率为指标，PYLL 率等于 PYLL 除以人口数。2006—2010 年，我国人群由自杀导致的 PYLL 率为 167.6/10 万，占全死因 PYLL 率的3.1%。在 45 岁及以上人群中，男性由自杀导致的 PYLL 率高于女性，同时农村地区明显高于城市地区（图 2-9）。在 55~59 岁年龄组人口中，自杀导致的 PYLL 率达到峰值，并且在其随后的年龄组中一直处于较高的水平，这提示自杀在我国是一项重要的公共卫生问题，尤其是农村老年人口的心理健康状态需要受到关注。

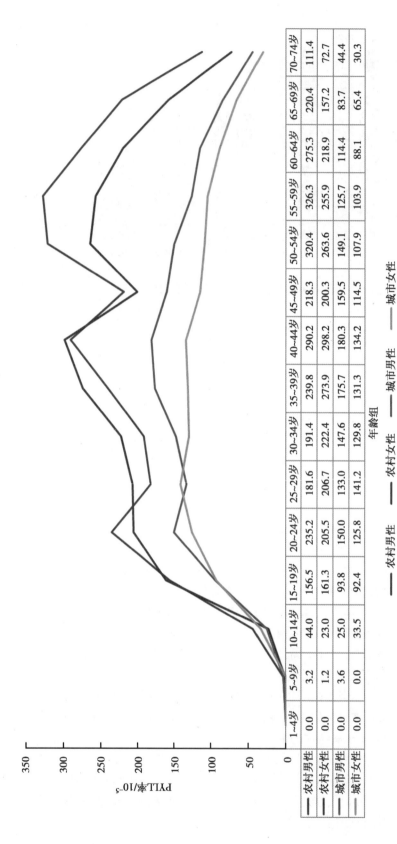

	1~4岁	5~9岁	10~14岁	15~19岁	20~24岁	25~29岁	30~34岁	35~39岁	40~44岁	45~49岁	50~54岁	55~59岁	60~64岁	65~69岁	70~74岁
农村男性	0.0	3.2	44.0	156.5	235.2	181.6	191.4	239.8	290.2	218.3	320.4	326.3	275.3	220.4	111.4
农村女性	0.0	1.2	23.0	161.3	205.5	206.7	222.4	273.9	298.2	200.3	263.6	255.9	218.9	157.2	72.7
城市男性	0.0	3.6	25.0	93.8	150.0	133.0	147.6	175.7	180.3	159.5	149.1	125.7	114.4	83.7	44.4
城市女性	0.0	0.0	33.5	92.4	125.8	141.2	129.8	131.3	134.2	114.5	107.9	103.9	88.1	65.4	30.3

年龄组

—— 农村男性　　—— 农村女性　　—— 城市男性　　—— 城市女性

图 2-9　2006—2010 年中国城乡居民自杀导致的 PYLL 率变化情况

资料来源：SUN L, ZHANG J. Potential years of life lost due to suicide in China, 2006—2010 [J]. Public Health, 2015, 129 (5): 555-560.

（二）伤残调整寿命年

1. **定义**　伤残调整寿命年（disability adjusted life years，DALYs）是指从发病到死亡或康复所损失的全部健康生命年，包括因早死导致的寿命损失年（years of life lost，YLL）和疾病所致的伤残或失能引起的健康寿命损失年（years lived with disability，YLD）两部分。其中，由早死导致的YLL与PYLL的计算思路相似；由疾病所致伤残或失能所致的YLD需根据疾病引起伤残发生的年龄、发生率、持续时间和伤残或失能权重计算。

相对于PYLL指标，DALYs综合考虑了疾病导致的早死和伤残或是失能，能更全面地评价人群的疾病负担。但是，在计算YLD时，对疾病、伤残或失能等非健康状态赋予的健康权重会具有一定主观性，目前国际上广泛采用WHO定义的健康权重标准。

2. **应用**　如图2-10所示，2013年江苏省≥60岁老年人群的缺血性脑卒中相关DALYs为77.6万人年，出血性脑卒中DALYs为40.4万人年，整体表现为缺血性脑卒中的疾病负担更重。随着年龄的增加，脑卒中所致DALYs逐渐增加，在≥80岁年龄组达到高峰，尤其是在≥80岁的女性中，相比75~79岁年龄组，脑卒中相关的疾病负担增加了一倍多。

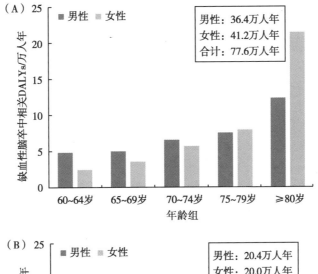

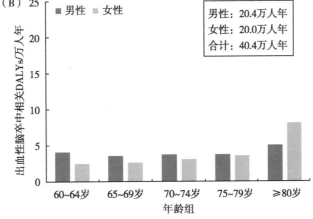

（A）缺血性脑卒中；（B）出血性脑卒中

图 2-10　2013 年江苏省≥60 岁老年人缺血性和出血性脑卒中相关疾病负担情况

资料来源：汪荃,李莹,范周全,等．江苏省2013年60岁及以上人群被动吸烟与脑卒中疾病负担关系研究［J］.中华流行病学杂志,2019,40(9):1089-1094.

第三节　综合性指标

老年流行病学研究的最终目的是推动积极老龄化,激发老龄社会的活力。WHO将积极老龄化定义为:为改善老年人的生活质量,尽可能优化其健康、社会参与和保障其享有高质量生活的机会的过程。该定义表明促进积极老龄化需要多部门的协作,以确保老年人始终是其家庭、所在社区和经济体的有益资源。因此,在相应的老年流行病学研究和政策制定实践中,应对老年人健康状态、社会参与水平及社会支持性环境等因素进行综合分析,为全面获取老年人生活质量相关信息、确定主要影响因素和制定相关政策提供依据。

由欧盟在2012年提出的积极老龄化指数(active ageing index,AAI)是对老年人生活状态及其环境进行综合描述的一个典型指标。该指数由欧盟与联合国人口机构的专家合作,依据WHO对积极老龄化内涵的界定,从就业(employment),社会参与(participation in society),独立、健康和安全的生活(independent,healthy and secure living),积极老龄化的能力和有利环境(capacity and enabling environment for active ageing)四个维度选取了22项具体指标并分别确定权重而构建。积极老龄化指数的构建框架及各项具体指标的赋值权重如图2-11所示。

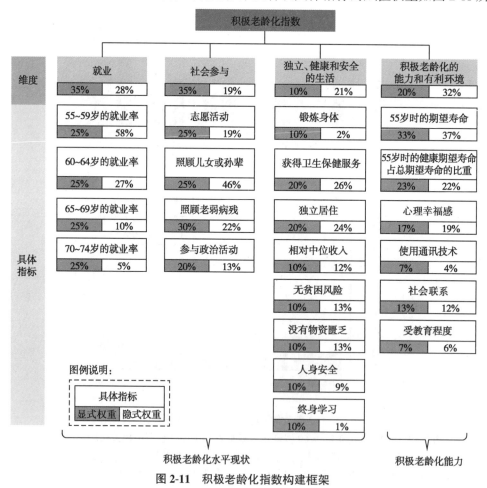

图 2-11　积极老龄化指数构建框架

除欧盟以外,其他国家和地区也可以构建与应用积极老龄化指数。由于各国家或地区的数据资源及其质量可能存在不同,构建积极老龄化指数时需要进行一定的调整,如指标的选取及其权重的确定。而无论其应用背景如何,积极老龄化指数的构建均需遵循以下原则:①纳入的指标应该能反映老年人对社会经济发展作出的贡献,同时也能够反映老年人所处的大环境给予他们的支持力度;②各项具体指标应与积极老龄化指数的最终得分呈正相关,即各项指标的数值越高,积极老龄化指数的整体得分越高;③纳入的各具体指标可在欧盟原版的基础上进行删减,或采用替代指标,但任何与原版构建策略的不同均需附以详细的说明,阐明其必要性及意义。

积极老龄化指数的计算分两步进行:第一步,各指标的数值乘以各自的权重并取和得到对应维度的总得分;第二步,各维度的总得分乘以对应的维度权重并相加,四个维度的加权得分之和即为积极老龄化指数。见公式 2-13 和公式 2-14。

$$维度总得分 = \sum 指标数值 \times 指标权重 \qquad (公式\ 2\text{-}13)$$

$$积极老龄化指数 = \sum 维度总得分 \times 维度权重 \qquad (公式\ 2\text{-}14)$$

在积极老龄化指数的计算体系中,各指标及维度均对应两种类型的权重,分别为显式权重(explicit weight)和隐式权重(implicit weight)。隐式权重由专家依据对各项指标及维度的相对重要性的主观评估而定,但由于各指标的数值范围可能相差悬殊,若采取隐式权重进行赋权可能会导致权重相近的不同指标的加权得分在指数整体得分中的占比相差较大。以2016 年欧盟的数据为例,该时期欧盟 70~74 岁年龄组人口的就业率为 6.1%,同期该年龄组具有高中及以上学历者占 65.3%,而二者各自及对应维度的隐式权重相近,因此受教育程度这一单项指标的加权得分便会在整体指数得分中占过高比重。为了降低指标数值范围的影响,以隐式权重为基础,对数值较大的指标适当减小权重,反之增加其权重,由此得到的权重称为显式权重,并代入积极老龄化指数的计算。

在对积极老龄化指数相关结果进行解读时,需要注意以下两点:①积极老龄化指数更侧重反映老年人对社会经济发展的贡献,而非老年人自身的良好生活状态或心理幸福感,因此对该指数的相关结果不应过度解读;②不同的人口结构背景会影响各国家与地区间指数结果的比较。以俄罗斯和西欧国家为例,俄罗斯人口相对西欧国家更年轻化,且女性占较大比重;而由于年轻人口和女性的社会活跃度更高,俄罗斯的整体积极老龄化指数水平相对于西欧国家更高,但不能因此说明俄罗斯老年人口的健康状态或社会参与度和社会的支持性环境更佳。

从 2008—2018 年,欧盟整体积极老龄化指数有所上升,由 32.1 增加至 35.7。不同国家和地区间存在一定差异,其中瑞典的积极老龄化水平最高,总体得分为 47.2 分,最低的为希腊,得分为 27.7 分(图 2-12)。此外,在此期间得分更高的国家增幅更大,因此,国家间的积极老龄化水平的差距进一步扩大。需要注意的是,除了爱沙尼亚、芬兰和法国等国家,其余25 个成员国均表现为男性的积极老龄化指数得分高于女性,其中,就业率的性别分布差异是导致积极老龄化指数水平性别差异的主要原因。

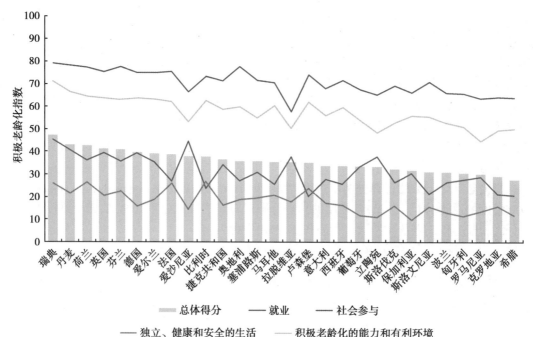

图 2-12　2018 年欧盟 28 个成员国积极老龄化指数及其各维度的得分情况

资料来源：UNITED NATIONS. Active Ageing Index Analytical report［R］. Geneva：United Nations，2019.

　　为了加强对发展中国家积极老龄化进程的了解以及促进积极老龄化指数的应用，2018年，在中国 - 欧盟社会保障改革项目（EU-China Social Protection Reform Project）的资助下，Zaidi 和 Xiong 等多位国内外学者共同构建了适用于我国人群的积极老龄化指数。除去掉了"社会参与"维度下的"参与政治活动"指标以外，指数涵盖的各具体指标与欧盟一致，相关数据来源于在我国人群中开展的 4 项调查，分别为中国健康与养老追踪调查（China Health and Retirement Longitudinal Study，CHARLS）、中国家庭追踪调查（China Family Panel Studies，CFPS）、中国综合社会调查（China General Social Survey，CGSS）和中国家庭收入调查（Chinese Household Income Project，CHIP）。各具体指标及维度的权重均与欧盟一致，去掉指标的权重被均匀分配给对应维度下的其余指标。

　　在确保调查问题与欧盟基本可比的前提下，积极老龄化指数的计算尽可能采用的是各项调查的最新数据结果，调查时间范围在 2013—2016 年。在此期间，我国人群积极老龄化指数为 37.3，高于上述欧盟国家平均水平。男性的积极老龄化指数为 40.9，高于女性的 33.8，这一性别差异与欧盟多数成员国一致。对四项维度的逐一对比分析表明，老年人口中较高的就业率是我国人群积极老龄化指数更高的主要原因，即使是在 70~74 岁老年人口中，男性、女性就业率仍分别达到 34.2% 和 31.7%，而在其余维度，尤其是使用通信技术、终身学习和获得充足退休金等方面，我国人群的得分远低于欧盟人口，提示我国可进一步注重提高老年人终身学习的能力并落实对其经济补助，使他们更好地融入不断发展的社会，最终全面提升我国人群的积极老龄化水平。

（孙秋芬）

参考文献

［1］顾大男.老年人年龄界定和重新界定的思考 [J].中国人口科学,2000,(3):42-51.

［2］UNITED NATIONS. World Population Prospects 2019 [R]. New York: Department of Economic and Social Affairs Population Division, 2019.

［3］国家统计局.2020年中国人口普查年鉴 [M].北京:中国统计出版社,2020.

［4］曲海波.论老年人口学的基本范畴及其理论框架 [J].中国人口科学,1988,(1):7.

［5］陈长香,余昌妹.老年护理学 [M].北京:清华大学出版社,2006.

［6］SPIJKER J, MACINNES J, RIFFE T. Population Aging: How Should It Be Measured? [C] Boston, United Kingdom: 2014.

［7］UNITED NATIONS. World Population Ageing 2019: Highlights [R]. New York: Department of Economic and Social Affairs Population Division, 2020.

［8］李立明.老年保健流行病学 [M].北京:北京大学医学出版社,2015.

［9］联合国.老龄化世界的发展:2007年世界经济和社会概览 [R].纽约:经济和社会事务部,2008.

［10］HO J Y, HENDI A S. Recent trends in life expectancy across high income countries: retrospective observational study [J]. Bmj, 2018, 362: k2562.

［11］王薇,殷鹏,王黎君,等.2005—2018年中国分省死亡率及期望寿命分析 [J].中华流行病学杂志,2021, 42 (08): 1420-1428.

［12］WORLD HEALTH ORGANIZATION. The uses of epidemiology in the study of the elderly: report of a WHO Scientific Group on the Epidemiology of Aging [M]. Geneva: World Health Organization, 1984.

［13］SANDERS B S. Measuring community health levels [J]. American Journal of Public Health and the Nations Health, 1964, 54 (7): 1063-1070.

［14］SULLIVAN D F. A single index of mortality and morbidity [J]. HSMHA health reports, 1971, 86 (4): 347-354.

［15］高向阳,康晓平.基于多状态生命表对中国高龄老人健康期望寿命分析 [J].中国卫生统计,2010, 27 (5): 455-458.

［16］GUO Y, LIU X, DENG M, et al. Epidemiology of COVID-19 in older persons, Wuhan, China [J]. Age Ageing, 2020, 49 (5): 706-712.

［17］王丽敏,陈志华,张梅,等.中国老年人群慢性病患病状况和疾病负担研究 [J].中华流行病学杂志,2019, 40 (3): 277-283.

［18］EUROPEAN CENTRE FOR DISEASE PREVENTION AND CONTROL. Point prevalence survey of healthcare-associated infections and antimicrobial use in European long-term care facilities [R]. Stockholm: ECDC, 2014.

［19］孟诗迪,王薇,殷鹏,等.2005年与2020年中国60岁及以上老年人4类重大慢性病疾病负担分析 [J].中国慢性病预防与控制,2022, 30 (5): 321-326.

［20］SEMINOG O O, SCARBOROUGH P, WRIGHT F L, et al. Determinants of the decline in mortality from acute stroke in England: linked national database study of 795 869 adults [J]. Bmj, 2019, 365:l1778.

［21］CANCER RESEARCH UK. Leukaemia (all subtypes combined) statistics [Z]. London: Cancer Research UK, 2019.

［22］SUN L, ZHANG J. Potential years of life lost due to suicide in China, 2006-2010 [J]. Public Health, 2015, 129 (5): 555-560.

［23］WORLD HEALTH ORGNIZATION. WHO methods and data sources for global burden of disease estimates 2000-2019 [Z]. Geneva: Department of Data and Analytics Division of Data, Analytics and Delivery for Impact WHO, 2020.

［24］汪荃,李莹,范周全,等.江苏省2013年60岁及以上人群被动吸烟与脑卒中疾病负担关系研究 [J].

中华流行病学杂志 , 2019, 40 (9): 1089-1094.

［25］世界卫生组织 . 关于老龄化与健康的全球报告 [R]. 日内瓦 : 世界卫生组织 , 2015.

［26］UNITED NATIONS. Active Ageing Index Analytical report [R]. Geneva: United Nations, 2019.

［27］ZAIDI A, UM J, XIONG Q, et al. Active ageing index for China: Comparative analysis with EU member states and the Republic of Korea [R]. Beijing: EU-China Social Protection Reform Project, 2019.

第三章

老年流行病学研究方法

老年流行病学是以老年群体为研究对象,运用流行病学原理和方法,明确老年人群疾病与健康状况的分布及其影响因素,并基于此制定预防老年人疾病、促进健康、提高生活质量的策略和措施。随着人口老龄化的不断发展,老年人群的健康问题已经成为医学界和社会关注的热点问题。围绕老年人的健康问题和需求,老年流行病学充满了发展机遇。老年人有其生理特性,健康问题更复杂,下文将针对在老年人群中实现科学高效的各类流行病学调查需要注意的问题予以详述。

第一节 描述性研究

描述性研究主要目的是描述疾病或健康状况在老年人中的人群、时间和地区分布,了解老年人疾病发生、现患、致残和死亡等情况及其变化趋势。这一类研究可以发现造成重大疾病负担的公共卫生问题,指导分配有限的社会资源;也为病因研究提供线索,为后续分析性研究奠定工作基础。描述性研究又可细分为现况研究(横断面研究)、公共卫生监测、历史资料分析和生态学研究等。在老年人中开展研究需要注意以下一些情况。

(一)研究对象的选择

如研究目的是了解某种疾病或健康状况的流行特征,应选择有代表性的老年人样本。确定目标研究对象时要注意机构养老、居家养老等多种形式的存在,避免遗漏或剔除其中某种居住形式的老年人而给调查引入选择偏倚。

(二)样本量和抽样设计

在计算研究所需样本量时,所需的一些参数(如期望的现患率、期望均值和方差、无应答率等)可从文献、预试验、专家经验或合理假设得到。若参考文献为中青年人群中开展的研究,由于许多临床和生化参数的方差随年龄而增加,因此需要将其适当增大后再使用,相应地所需样本量也会增加。

随着年龄增加,因为男女期望寿命不同,人群中性别构成愈加不均衡。在抽样调查中,如果采用简单随机抽样,研究对象中老年男性占比更低。如果研究目的中需要分性别回答科学问题,不同性别都需要保证足够的样本量,则建议分性别确定所需样本量并实施抽样。

后续分析采用整合每层权重的专门统计方法处理即可。

（三）信息采集

首先确定拟收集资料的内容，如个人基本情况、既往职业情况、生活习惯、疾病情况、妇女生育情况、环境暴露资料等。选择适合老年人的测量工具和检测方法，包括调查表的编制等，以提高研究对象的依从性和受检率，比如足够大的印刷字体。老年人认知功能下降，易出现记忆受损、痴呆等病症，在采集信息时应优先使用可及的登记报告、历史资料或文件等。比如调查日常服用药品情况时，可叮嘱研究对象携带药盒等。对自报的信息需注意其可靠性。老年人易出现耳聋、视力受损、注意力难以长时间集中等问题，调查前需对调查员进行严格培训，保证收集资料准确、一致。

（四）偏倚控制

受老年人生理和心理特性影响，老年流行病学研究易受到多种偏倚的影响。其中在描述性研究中较为常见的是：①选择偏倚：老年人群更可能因生理及心理原因不能或不愿意参加调查，从而降低了应答率。如果应答率低于70%，产生的无应答偏倚可能会影响调查结果对研究总体的推论。②信息偏倚：老年人更可能对过去的暴露史或疾病史回忆不清（回忆偏倚）；调查员对耳聋、认知功能下降的老年人马虎对待（调查偏倚）；老年人无法规范配合体格测量等（测量偏倚）。针对可能出现的选择偏倚和信息偏倚，研究设计阶段应充分考虑老年人的特殊情况，采取必要的措施减少偏倚的产生。

（五）现场调查组织

针对无法知情同意的老年研究对象，比如认知受损、无行为能力、限制行为能力等，需要在伦理委员会的审核同意下，由其法定监护人或法定代理人进行代理签署知情同意。此外，研究者还特别需要注意老年人因健康状况导致的无应答问题。比如调查常见老年病患病率时，不适宜采取集中调查的组织方式，患有基础疾病而行动受限的老年人很难参与，建议采用调查员入户调查的方式。调查员一定要经过培训，针对老年人调查中常见问题制订预案。

第二节 分析性研究

分析流行病学研究，又称"检验假设的研究"，指在描述性研究的基础上，分析疾病或健康状态与可能的影响因素之间的关系，从而进行致病或保护因素的筛选并形成病因假说和检验病因假说。相比描述性研究，分析性研究最重要的特点就是在研究设计阶段设立了可供对比分析的比较组。分析性研究包括病例对照研究和队列研究。

一、病例对照研究

病例对照研究是以当前已经确诊的患有某种特定疾病的一组患者作为病例组，以不患有该病但具有可比性的一组个体作为对照组，通过询问、实验室检查或复查病史，搜集研究对象既往各种可能的危险因素的暴露史，经统计学检验，比较病例组与对照组各因素暴露水平的差异。病例对照研究特别适用于频率不高的疾病或疾病预后的影响因素的探索。

针对老年人开展的各类流行病学调查，在研究设计、调查实施、数据分析和结果解读的过程中有一定的共同之处。除前文提到的注意事项外，下文将重点介绍在老年人群中开展病例对照研究时需考虑的问题。

（一）病例的选择

某些老年疾病尚缺乏明确的临床或流行病学诊断标准，导致不同研究结果缺乏可比性。如 Erkinjuntti 等研究发现，不同研究所报道的老年期痴呆患病率 3%~30% 不等，除人群实际差异外，很大原因即在于此。对于这类疾病，为了增强不同研究之间的可比性，还是要尽量考虑使用国际上常用的或达成一定共识的疾病定义，据此来确认病例和对照。

病例对照研究中首选的病例类型是新发病例。在确诊不久即被调查，对有关暴露信息的回忆相对准确。对于发病频率较低的疾病，可能需要应用现患病例弥补样本量的不足，但由于是长期存活病例，现患病例 - 新发病例偏倚（也称奈曼偏倚）难以避免，由于患病时间较长，对疾病诊断前的暴露史回忆的可靠程度较差，更有可能因为时间顺序混淆而出现因果倒置。这些问题在老年人中尤为常见。

（二）对照的选择

原则上，对照应该能够代表产生病例的源人群，具体地说，对照的暴露分布应该与病例源人群的暴露分布一致。对照可以来自同一或多个医疗机构中诊断的除研究疾病以外的其他疾病的患者。需要注意的是，因已知与所研究的暴露因素有关的病种入院的患者不能作为对照。这里的排除标准只针对此次就诊的疾病而非疾病史。然而，越来越多的研究显示，很多常见危险因素（如吸烟、过量饮酒、肥胖等）是很多慢性病的共同危险因素，相关的病种还在不断增加中，这给排除病种的确定带来挑战。虽然纳入尽可能多的病种的患者作为对照，可一定程度避免其中某种病种与所研究疾病具有共同危险因素对结果带来的影响，但是对于某些危险因素的研究，可以用来选择对照的病种可能不是很多。

选择社区人群中未患研究疾病的个体作为对照不易出现上述选择偏倚问题。虽然相比从医疗机构选择对照的实施难度更大一些，但是如果研究关注老年疾病，无论病例组或对照组，研究对象主要是老年人，到社区组织调查的时间灵活度和应答率可能好于劳动力人口。

（三）信息采集

如研究的是某疾病的预后，结局为死亡，病例组的暴露信息由家属或知情人提供，信息准确性与对照组由本人提供的情况不可比，可能出现差异性错分。这种情况下，可以考虑在对照组也由知情代理人提供，控制信息偏倚。

二、队列研究

队列研究是在一个特定人群中选择所需的研究对象，根据目前或过去某个时期是否暴露于某个待研究因素（危险因素或保护因素），或其不同的暴露水平而将研究对象分成不同的组（如暴露组和非暴露组，高剂量暴露组和低剂量暴露组等），随访观察一段时间，追踪并登记各组人群待研究的预期结局的发生情况（如疾病、死亡或其他健康状况），比较各组结局的发生率或某些指标的变化，从而评价和检验研究因素与结局的关系。在老年人群中组织队列研究适用于各种老年常见病的病因假设检验、评价预防措施效果、研究疾病的自然史及新药的上市后监测。

（一）研究对象的选择

原则上，队列研究在基线时，所有研究对象尚未出现待研究的结局，需要前瞻性地观察一段时间以确定新发生的结局。然而，许多老年期慢性病（比如阿尔茨海默病）在出现临床症状前可能有长达数年的临床前期,难以诊断。对于这类疾病,如果基线时纳入了部分处于临床前期尚未诊断的研究对象,这些个体因为潜在的疾病状态改变了待研究的暴露状态,则会出现因果倒置,引入偏倚。如果可能存在这种情况,统计分析时可先剔除随访前几年诊断的病例以减少因果倒置的影响。新的疾病早期诊断标志物的发展有望更好地解决这个问题。

如果研究的暴露因素(如生活方式等)可能因为除研究结局以外的其他某些重大慢性病的患病状态而改变,影响基线暴露状态的确定,导致错分,分析前可把有这类情况的研究对象剔除。

(二) 统计分析

采用传统的 Cox 比例风险模型分析纵向随访数据时,其前提是结局不存在竞争风险。实际上在队列的随访中,个体可发生的其他事件会影响研究结局发生的概率,或者使个体没有机会再发生研究结局,即存在竞争风险。比如在老年人队列的随访过程中,研究结局为心血管疾病,那么其他原因导致的死亡即为竞争风险事件。如果竞争风险事件比例较高,采用传统方法进行统计分析就可能会引入偏倚,高估预测的疾病风险,建议使用竞争风险模型进行生存分析。当存在竞争风险时,可以使用两种模型:原因别风险函数(cause-specific hazard function,CS)和部分分布风险函数(subdistribution hazard function,SD),后者又称累计发生率函数(cumulative incidences function,CIF)回归模型、Fine & Gray 模型。研究者认为 CS 模型更适用于病因学研究,SD 模型更适用于建立临床预测模型及风险评分。另外,老年人各类基础疾病的患病率较高,这些疾病状态可能在某些分析中产生混杂作用,在统计分析时可考虑进行分组分析或者多因素分析。

第三节　临　床　试　验

实验性流行病学研究是将研究对象随机分为两组或多组,分别接受不同的干预措施,随访观察一段时间,比较各组的某(些)结局或效应。相比观察性研究,实验性研究在严格遵循对照组设置(control)、随机化分组(randomization)和分组隐匿(allocation concealment)、盲法试验(blind)等基本原则,且保证足够样本量的情况下,可以有效平衡已知或未知的混杂因素,最大程度地减少偏倚。根据研究目的和研究对象的不同,实验性研究可分为临床试验、现场试验和社区试验。本节重点介绍临床试验,又称随机对照试验(randomized controlled trial,RCT),通常用来评价药物或治疗方法的效果。

老年人是接受药物治疗或各类干预措施的主要人群。但是出于保证评价真实性(即减少干扰因素)和试验安全性等多方面的考虑,已有临床试验中纳入老年研究对象的比例往往不高。以心血管病为例,65% 的确诊患者的年龄超过 65 岁,但在心血管病相关临床试验中研究对象年龄超过 65 岁的仅占 43%,年龄超过 75 岁的仅占 12%。老年人在癌症、阿尔茨海默病、关节炎、癫痫等相关临床试验的参与度也很低。在近期注册药物的临床试验中,仅 9% 的研究对象年龄在 65 岁以上,1% 年龄在 75 岁以上。有研究者分析 1965—2015 年开展的 623 项 Ⅲ 期临床试验发现,约 33% 的临床试验在纳入排除标准中规定了研究对象的年龄上限,其中约 1/4 的研究排除了 65 岁及以上个体。除了以年龄作为排除标准外,老年人还常常因合并 / 伴随用药(37%)或心脏病(30%)等隐形原因被排除。这种情况导致很多临床试验的研究结果难以直接外推到老年人。

但是,在临床试验中增加纳入老年人也面临挑战,老年人共病状态普遍,意味着采集到的信息"噪声"更大。如果想了解各种不同特征人群(中年 vs. 老年,无共病 vs. 有共病)中治疗效果的差异,则需要更大的样本量。更多需要克服的问题如下介绍。

（一）研究对象的招募和保留

老年人的药代动力学发生改变,且很多人同时患有多种疾病,药物 - 药物、药物 - 疾病的相互作用增加,发生不良药物事件的风险更大。这是很多药物临床试验中不愿意纳入老年研究对象的重要考虑之一(表 3-1)。例如,Ⅰ期临床试验的主要目的是确定药物耐受性(即安全剂量范围),通常是在健康人或普通患者中进行,特别会避免在衰弱、有功能损伤、患病或共病,以及服药的人群中开展,而这些特征在老年人中较为常见。

表 3-1　临床试验不同阶段与老年研究对象的纳入

临床试验	目的	一般纳入研究对象的数量 / 人	老年研究对象的选择
Ⅰ 期	探索毒性作用并确定干预措施的耐受性(如是药物研究,即为耐受剂量)	20~100	一般不纳入
Ⅱ 期	确定干预措施的有效性及潜在的健康收益	几百	较少纳入
Ⅲ 期	比较新的治疗方法(试验组)与标准治疗方法(对照组 / 安慰剂)	300~3 000	较少纳入
Ⅳ 期	获取不良反应相关信息,进一步监测安全性及疗效(上市后研究)	几千	可考虑纳入一定比例

招募和保留老年研究对象是临床试验中面临的特别挑战。成功招募需要多种渠道,特别是虚弱、多病和残疾的老年人需要外部支持才能参与。认知能力下降很常见,通常需要在伦理委员会的同意下,由代理人(如亲属、陪护等)来签署知情同意书。老年人可能会在试验期间生病或感到疲劳,因此需要外部给予其身体和心理上的额外支持和帮助,这些是最大限度地保留研究对象的关键。表 3-2 列举了临床试验招募和保留老年研究对象时可能遇到的挑战及解决方案。

（二）研究结局的确定

确定衡量临床试验效应的结局变量时应考虑到老年人的特点和相关性,比如与老年人相关的一些结局包括生活质量、生活自理能力等。应该根据老年人的身体状况选择适合的评价工具或量表。一般优先选择连续型指标,容易捕捉到机体变化。参考以前纳入有老年研究对象的临床试验对当前试验的设计更有价值。

（三）信息采集

老年人在接受调查或评估时,如果时间过长,可能难以坚持,或者不愿意接受某些评估项目(如认知测试),导致数据不完整。可以先开展预调查,估计现场调查或评估所需的时间;评估老年人如果接受类似时长和内容的调查,可能因中途停止或拒答而导致缺失的数据量大概有多少。如果这个问题比较严重,研究者应该明确调查内容中哪些更加优先,把这类调查内容设置在最开始进行,把敏感的、容易引起研究对象反感不适的内容挪到后面。根据研究的要求和实际情况,也可以考虑采用其他调查方式,比如邮寄调查问卷、入户访问、电话调查、代理人应答等。

表 3-2 将老年人纳入临床试验的挑战和解决方案

问题/挑战	限制因素	后果	克服相关问题的策略建议
临床试验，特别是药物试验常会排除老年人	1. 研究者和实施者等对老年人约定俗成的刻板印象限制了老年人的参与 2. 考虑到潜在的不良反应和药物-药物交互作用，一些研究对象排除标准（例如年龄、共病、多药治疗、功能限制）将更多的老年人排除在外 3. 对老年人需要花更多的时间来进行评估 4. 老年人需要额外的交通支持，且调查重点需要方便可及 5. 老年人中途退出（如失访、不依从）的概率更高 6. 认知功能下降可能会影响知情同意书的理解和签署	1. 研究对象更局限于年轻患者或者仅有一种疾病或功能障碍的患者，健康状态更好，受教育水平更高 2. 研究结果的外部真实性较差，结论难以外推到最高年龄的老年人群中 3. 认知能力下降的老年人不在其中	1. 老年医学的专科医生或专科医生站出来为老年人参加临床试验进行呼吁 2. 邀请老年人参与到试验的规划阶段 3. 尽可能减少排除标准，可以对老年人开展预试验 4. 应该在老年人中开展新药的药代动力学研究，有灵活剂量的新药资源可考虑在最低剂量组纳入部分老年研究对象 5. 考虑增加最高年龄的研究对象的样本量 6. 对于认知能力下降的老年人，在参加现场调查、进行陪同，代理人可将必要的信息转述给研究对象，并签署知情同意书
对象招募	老年人拒绝参加 RCT 邀请的原因包括： 1. 存在读写、视觉或听觉方面的障碍 2. 老年人对参与 RCT 的意义认识不足，考虑到参与 RCT 后自身健康状况和其他实际问题，犹豫不决 3. 老年人的亲属认为老年人参与 RCT 有危险或困难	1. 招募到的老年人过少 2. 招募的时间过长	1. 设计多种招募策略，开展试点并留足招募时间 2. 与当地医务工作者保持良好的关系，确保他们高质量地完成项目工作 3. 在招募广告上使用通俗易懂的语言和大号字体 4. 随时掌握招募进展情况，并相应地进行必要的调整 5. 招募工作人员与符合招募条件的老年人建立良好的个人关系，帮助老年人及其亲属认识到参与 RCT 的意义，积极展示试验组织者为便于老年人参与所做的准备和可以提供的支持
保留	1. 老年人在随访过程中会感到疲劳 2. 对照组的研究对象对被分配对照组感到失望，往往会退出 3. 在研究过程中，老年人因各种原因生病、住院或死亡	1. 老年人中途退出或失访的情况增加 2. 可能会影响研究结果的真实性	1. 对于有中途退出风险的研究对象，提前制定有针对性的应对策略 2. 确保所有研究对象都有一个愉快的参与体验 3. 为控制霍桑效应的影响，除严格实施盲法外，研究者应当考虑给予对照组相同干预组相同的关注 4. 在整个试验过程中尽量保持护士和研究者的稳定性，并培养与研究对象的融洽关系 5. 灵活地安排评估时间 6. 考虑多种调查访谈形式，如入户访问、电话联系，代理人回复等 7. 利用同伴支持或团队干预策略帮助巩固研究对象全程参与试验的决心 8. 通过定期电话联系、寄送明信片或小礼物等方式保留研究对象

　　另外,老年人在随访过程中更容易发生死亡或其他原因导致的失访,使得试验后期的评估数据缺失。研究者可以使用适当的统计方法进行缺失填补,但是对于不同填补方法的适用性和可能存在的问题,研究者应该有充分的了解。同时,研究者还需要对存在缺失数据的个体的基本特征进行调查和比较分析。

第四节　观察性研究代表性资源简介

　　在观察性研究中,那些非一次性实施、通过多次重复调查或链接其他数据来源长期跟踪一组研究对象健康状况及其影响因素的研究,实施成本高且难度大,但产生的数据价值更高。可在此基础上采用多种观察性研究设计,开展一系列专题研究,如描述性分析、病例队列或巢式病例对照研究、队列研究等,回答不同类型的科学问题。越来越多的这类研究数据被研究者公开共享给全球的研究者,让宝贵的数据资源得到最充分的利用。

　　"The Gateway to Global Aging Data"是一个汇集全球开展衰老研究的人群调查数据的平台(https://g2aging.org/)。目前平台中已纳入 11 项研究,涉及超过 30 个国家的 40 余轮调查数据(表 3-3)。11 项研究所收集的信息从简单的人口统计数据到身心健康,再到医疗保健支出和工作经历等社会经济因素,以及来自家庭/社交网络的支持。该平台由美国南加州大学"全球老龄化、健康和政策项目"建设和维护,旨在推动跨国老龄化研究数据资源的共享。

表 3-3　全球衰老研究数据平台 11 项研究基本情况

项目名称	国家/地区	起始时间/年	基线样本量/人	入选年龄/岁	调查次数/次	入户调查对象选择	调查方法
HRS	美国	1992	12 652	≥51	15	1人/户	面对面/电话/自填
MHAS	墨西哥	2000	15 402	≥50	5	1人/户	面对面
ELSA	英格兰	2002	12 099	≥50	9	户内全部研究对象	面对面/自填
SHARE	欧洲20余个国家及以色列	2004	30 779	≥50	8	1人/户	面对面/自填
CRELES队列1	哥斯达黎加	2004	2 827	≥60	5	1人/户	面对面
CRELES队列2	哥斯达黎加	2004	2 798	55~65	5	1人/户	面对面
KLoSA	韩国	2006	10 254	≥45	7	户内全部研究对象	面对面
JSTAR	日本	2007	3 742	50~75	4	1人/户	面对面/自填
TILDA	爱尔兰	2010	8 504	≥50	4	户内全部研究对象	面对面/自填

续表

项目名称	国家/地区	起始 时间/年	基线 样本量/人	入选 年龄/岁	调查 次数/次	入户调查 对象选择	调查方法
CHARLS	中国	2011	17 705	≥45	4	1人/户	面对面
LASI	印度	2016	72 262	≥45	1	户内全部 研究对象	面对面
MARS	马来西亚	2018	6 672	≥40	1	户内年龄 最长的3人	面对面

(一) 美国健康与退休调查

美国健康与退休调查(health and retirement study, HRS)由密歇根大学主持,从1992年开始,随机抽取2万余名50岁以上的中老年人,近1.3万人应答,每两年追踪一次。HRS通过深度访谈完成,收集信息包括收入、工作、财产、退休金计划、健康保险、残疾、躯体健康和功能、认知功能、医疗保健支出等。研究主要关注劳动力人口退休前后的健康变化并随访至死亡终点。项目经费主要来自美国老年研究所(National Institute on Aging, NIA)、社会安全局(Social Security Administration)。该数据可免费共享,具体信息见项目网站 http://hrsonline.isr.umich.edu/#9980。

(二) 英国老年追踪调查

英国老年追踪调查(English longitudinal study of ageing, ELSA)由伦敦大学学院(London's global university, UCL)、曼彻斯特大学(The University of Manchester)等4家机构联合主持,从2002年开始,随机抽取1万余名50岁及以上的中老年人,每两年追踪一次。ELSA收集信息包括人口学特征、收入、工作、消费、残疾、躯体健康和功能、认知功能、体格检查及血生化指标等。研究主要目的在于为明确探索多种因果关联,提供高质量、多维度、多学科的数据基础。作为HRS的姊妹篇,ELSA除由英国政府资助外,同时得到美国NIA的扶持。该数据可免费共享,具体信息见项目网站 https://www.elsa-project.ac.uk/。

(三) 欧洲健康、衰老与退休调查

欧洲健康、衰老与退休调查(survey of health, ageing and retirement in europe, SHARE)是响应欧盟"关于合作共建欧洲纵向老龄化调查可能性的号召"而启动的项目,基线调查始于2004年,已从丹麦、德国、意大利、荷兰、西班牙、瑞典、奥地利、法国、希腊和瑞士共10个欧洲国家(第一次调查),扩展至28个欧洲国家和以色列,项目起始时基线纳入研究对象3万余人,目前已合计纳入超过85 000名50岁及以上的中老年人。SHARE同样作为HRS的姊妹篇,除由欧盟及参与国资助外,也得到美国NIA的扶持。该数据可免费共享,具体信息见项目网站 http://www.share-project.org/。

(四) 韩国老龄纵向调查研究

韩国老龄纵向调查研究(Korean longitudinal study of ageing, KLoSA)由韩国劳工研究所(Korea Labor Institute, KLI)主持,始于2006年,共从全国(除济州岛)随机抽取1万余名45岁及以上的中老年人,每个奇数年追踪一次。调查收集信息参考HRS和SHARE,包括人口学特征、收入、工作、资产、家庭、健康、主观期望和满意度等。研究旨在为制定老龄化相关社会、经济政策提供基础性数据。项目由韩国政府资助,数据可免费共享,具体信息见项目网

站 http://www.kli.re.kr/klosa/en/about/introduce.jsp。

（五）日本老龄化与退休研究

日本老龄化与退休研究（Japanese study of aging and retirement, JSTAR）由日本经济产业研究所（Research Institute of Economy, Trade and Industry, RIETI）、一桥大学（Hitotsubashi University）和东京大学（The University of Tokyo）联合主持，正式调查始于 2007 年，在日本东部北海道、仙台、东京足立区、金泽、白川町五城市开展，3 786 名年龄 50~75 岁中老年人参与调查，后每两年追踪一次。调查收集信息包括人口学特征、经济、健康和社会指标等。研究目的与 KLoSA 相同。项目由日本政府资助，数据可免费共享，具体信息见项目网站 http://www.rieti.go.jp/en/projects/jstar/。

（六）中国健康与养老追踪调查

中国健康与养老追踪调查（China health and retirement longitudinal study, CHARLS）由北京大学等机构联合主持，正式调查始于 2011 年，覆盖 150 个县、450 个社区（村），约 1.24 万户家庭中的 1.9 万名 45 岁及以上中老年人，每两年追踪一次。调查收集内容包括个人基本信息、家庭结构和经济支持，健康状况，体格测量，医疗服务利用和医疗保险，工作、退休和养老金、收入、消费、资产，以及社区基本情况等。CHARLS 旨在收集一套代表中国 45 岁及以上中老年人家庭和个人的高质量微观数据，用以分析我国人口老龄化问题，推动老龄化问题的跨学科研究。项目得到中国政府、美国 NIA、世界银行的资助，数据也可免费共享，具体信息见项目网站 http://charls.pku.edu.cn/gy/gyxm.htm。

（七）其他

除上面介绍的这些研究外，现有一些仍在持续随访中的超大型成人队列研究中也包括了相当数量的老年人，可成为老年流行病学研究的重要资源。例如，中国慢性病前瞻性研究（China kadoorie biobank, CKB）于 2004—2008 年在我国十个项目地区招募 30~79 岁成人研究对象 51 万余人，其中 60 岁以上的研究对象约 12.5 万人。项目目标是研究成年人慢性病的流行规律和影响因素，但是随着研究对象年龄的增长，在近期的部分队列成员的重复调查中已经增加了与老龄化相关的健康问题的调查和体检项目，通过长期监测随访确定的结局事件中，除常见慢性病外，困扰老年人的更多疾病类型的数量也越来越多，为更多老年流行病学研究提供了机会。具体信息见项目网站 https://www.ckbiobank.org/。

英国生物银行（UK Biobank, UKB）于 2006 年开始在英国招募研究对象 49 万余人，其中 60 岁以上研究对象近 20 万人，具体信息见项目网站 https://www.ukbiobank.ac.uk/。美国百万退伍军人项目（million veteran program, MVP）于 2011—2015 年纳入退伍军人近 40 万人，其中 60 岁以上研究对象为 14 万人；截至 2023 年初该计划已募集近 90 万退伍军人，具体信息见项目网站 https://www.mvp.va.gov/pwa/。

（孙点剑一　司佳卉）

参考文献

［1］詹思延. 流行病学 [M]. 8 版. 北京：人民卫生出版社，2017.
［2］李立明. 老年保健流行病学 [M]. 2 版. 北京：北京大学医学出版社，2015.

［3］WALLACE RB, WOOLSON RF. The Epidemiological Study of the Elderly [M]. New York Oxford: Oxford University Press, 1992.

［4］EBRAHIM S, KALACHE A. Epidemiology in old age [M]. London: BMJ Publishing Group, 1996.

［5］LEE J, PHILLIPS D, WILKENS J. Gateway to Global Aging Data Team. Gateway to Global Aging Data: Resources for Cross-National Comparisons of Family, Social Environment, and Healthy Aging [J]. J Gerontol B Psychol Sci Soc Sci, 2021, 76 (Suppl 1): S5-S16.

［6］聂志强, 欧艳秋, 曲艳吉, 等. 临床生存数据新视角：竞争风险模型 [J]. 中华流行病学杂志, 2017, 38 (8): 1127-1131.

［7］van MARUM RJ. Underrepresentation of the elderly in clinical trials, time for action [J]. Br J Clin Pharmacol, 2020, 86 (10): 2014-2016.

［8］BEERS E, MOERKERKEN DC, LEUFKENS HGM, EGBERTS TCG, JANSEN PAF. Participation of older people in preauthorization trials of recently approved medicines [J]. J Am Geriatr Soc, 2014, 62 (10): 1883-1890.

［9］LOCKETT J, SAUMA S, RADZISZEWSKA B, et al. Adequacy of Inclusion of Older Adults in NIH-Funded Phase III Clinical Trials [J]. J Am Geriatr Soc, 2019, 67 (2): 218-222.

［10］STANLEY K. Design of randomized controlled trials [J]. Circulation, 2007, 115 (9): 1164-1169.

［11］BOURGEOIS FT, ORENSTEIN L, BALLAKUR S, et al. Exclusion of Elderly People from Randomized Clinical Trials of Drugs for Ischemic Heart Disease [J]. J Am Geriatr Soc, 2017, 65 (11): 2354-2361.

［12］LEWIS JH, KILGORE ML, GOLDMAN DP, et al. Participation of patients 65 years of age or older in cancer clinical trials [J]. J Clin Oncol, 2003, 21 (7): 1383-1389.

［13］HUTCHINS LF, UNGER JM, CROWLEY JJ, et al. Underrepresentation of patients 65 years of age or older in cancer-treatment trials [J]. N Engl J Med, 1999, 341 (27): 2061-2067.

［14］LUDMIR EB, MAINWARING W, LIN TA, et al. Factors Associated With Age Disparities Among Cancer Clinical Trial Participants [J]. JAMA Oncol, 2019, 5 (12): 1769-1773.

［15］HERRERA AP, SNIPES SA, KING DW, et al. Disparate inclusion of older adults in clinical trials: priorities and opportunities for policy and practice change [J]. Am J Public Health, 2010, 100 Suppl 1 (Suppl 1): S105-S112.

［16］PITKALA KH, STRANDBERG TE. Clinical trials in older people [J]. Age Ageing, 2022, 51 (5): afab282.

［17］FDA. The Drug Development Process [A/OL].(2023-02-01)[2023-05-01]. https://www. fda. gov/patients/ learn-about-drug-and-device-approvals/drug-development-process.

第四章

老年人生活质量及其评价方法

第一节 生活质量评价的产生背景、定义和特点

一、老年人生活质量评价产生的历史背景

伴随人群生育率下降和预期寿命延长,人口老龄化已成为当前不可逆转的世界性趋势。我国人口老龄化程度正在不断加深,第七次全国人口普查数据显示,我国 65 岁及以上人口已达到 1.9 亿,占总人口的 13.5%。WHO 在报告中指出,至 2050 年全世界每 6 人中就有 1人年龄在 65 岁及以上(17%)。另外,据《中国发展报告(2020)》预测,至 2050 年我国人口老龄化将达到峰值,65 岁及以上人口将占总人口的 27.9%。因此,面对当今世界的老龄化趋势,世界各国如何在现有条件下延长老年人生活自理的年限,提高其生命质量,已成为全球学者共同关注的社会问题。

随着科学技术、社会经济的发展,人们对健康的认识不断深化,对健康的需求也日益提高。WHO 将健康定义为不仅仅是没有疾病或虚弱,而是身体、心理和社会适应的完好状态。相对于人们对健康的传统认识,该定义明确指出身体、心理、社会适应等多方面的完满状态亦是健康的重要组成部分,而并非仅强调不患有生理疾病。尤其对于老年人群而言,共患多种慢疾病的风险增加,应综合考虑疾病、心理及社会适应等方面对健康状态的影响。基于这种综合性的功能评价,WHO 提出了"健康老龄化"的概念,并以此作为应对老龄社会的战略目标之一。WHO 将健康老龄化定义为发展和维护老年健康生活所需的功能发挥过程。功能发挥是指个体能够按照自身观念和偏好来生活和行动的健康相关因素,由个人内在能力与相关环境特征以及两者间的相互作用构成。内在能力指个体在任何时候都能动用的全部身体功能和脑力的组合,如走路、思考、看、听以及识记等能力。环境则包括组成个体生活背景的所有外界因素,包括从微观到宏观层面的外界因素,如家庭、社区和广大社会。

我国在 1995 年首次引入了"健康老龄化"概念,而后随着 20 世纪末我国人口年龄结构进入老龄化阶段,国家在 2000 年制定下发了《中共中央、国务院关于加强老龄工作的决定》和重点开展的 4 项工作标志着"健康老龄化"已在我国上升到国家战略高度。随着我国老龄人口的规模不断加大,社会老龄化速度不断加快,我国人口老龄化造成的问题逐渐增多,

因此实现"健康老龄化"是我国应对老龄化社会的关键议题,而提高老年人生活质量更是实现"健康老龄化"的工作重点。

　　1958 年,美国经济学家 John Kenneth Galbraith 在《富裕社会》一书中将"生命质量"作为一个社会学概念首次提出。20 世纪 80 年代后,生命质量被广泛应用于临床医学、预防医学、药学、卫生管理学、社会学、伦理学、经济学等领域。自 1985 年起,美国食品药品监督管理局在接收新药审批申请时,要求同时递交药品对患者生命质量和生存时间影响的资料。1991 年,法国、德国、意大利、荷兰和瑞典等国家的学者发起国际生活质量评价(international quality of life assessment,IQOLA)计划。1995 年比利时布鲁塞尔自由大学的教授倡导成立了国际生命质量研究协会,并建立了一系列实用理论和测量评价方法。20 世纪 80 年代中期,我国开始开展生命质量的研究工作,起初主要应用于社会经济学领域,并主要依靠翻译和综述国外有关生命质量的文献、量表来进行生活质量的测量和评价,而后伴随国内外学者的大量研究探索,近年来我国的相关研究广泛应用于临床医学、预防医学、卫生经济学等众多领域,形成了关于生活质量的研究热潮。目前,我国的生活质量研究大多针对特定人群、特定疾病、特定功能进行深入的探索。

二、生活质量的概念

　　生活质量(quality of life,QOL)又称为生命质量、生存质量,最初起源于社会学领域,并可划分为宏观和微观两个层次。宏观层次多关注不同国家以及不同地区人群的生活质量;微观层次则多研究个体和家庭的生活质量。而后学者们将 QOL 理论和医学实践进行了结合,形成了健康相关生活质量(health related quality of life,HRQOL)这一概念。HRQOL 是基于生物-心理-社会医学模式产生的一种全新的健康视角。与传统"生活水平"不同的是,HRQOL 更强调人们在精神、文化等高级需求中的满足程度以及对周围环境的评价。HRQOL 可以同时对个体的生理、心理和社会功能状态三方面进行评估,已成为现代医学中医疗卫生服务有效性评价的重要指标之一。

　　QOL 涉及心理、社会、文化、经济以及精神状态等不同层面,因此在不同文化背景、生活环境、道德价值观以及对生活的不同感受下,会产生不同的 QOL 的定义。目前比较公认的是 1993 年 WHO 生活质量研讨大会上提出的定义:QOL 是个体在其所在的文化、风俗习惯的背景下,由其生活的标准、理想追求的目标所决定的,对其目前社会地位、生活状态的认识和满意程度。在老年医学中认为 HRQOL 是 QOL 的一个分类,并将其定义为在病伤、医疗干预、老化和社会环境改变影响下个人的健康状态(包括生理功能、心理能力、社会功能),以及与其经济、文化背景和价值取向相联系的主观满意度。2019 年发布的《中国老年人生活质量发展报告》对老年人生活质量也进行了相关定义,认为老年人生活质量是指人的老年期客观生活条件、生活行为及其主观感受的总和。因此,HRQOL 是一个多维度且具有主观性的评价指标,更加专注于老年人群的健康、疾病以及治疗的效果,其水平的高低对老年人群的医疗服务提供和临床决策具有重要意义。

　　HRQOL 评价方法作为一种健康测量和评价技术,有其独特的优越性,主要体现在以下几个方面。

　　1. HRQOL 能够从多个维度对人群的健康状态进行评价　其在评价躯体健康的基础上,还对人群的心理健康、社会适应能力,甚至包括其生存环境的状况,如经济收入情况、住房情况、邻里关系、工作情况、卫生服务可及性、社会服务利用情况等方面进行了评价。

2. HRQOL 能够同时测量个体的健康和疾病状况　传统的医学诊断原则是简单地将所有人分为两类：患病和未患病。这种简单的疾病模式在医学思想中一直占据主导地位,几乎从未受到质疑。直到 1954 年,George Pickering 提出了具有创新性的意见：将健康和疾病截然区分的想法是一个人为的假象。HRQOL 则可以对所有个体的生活质量状况进行评估,避免了简单的疾病二维思想。

3. HRQOL 更关注疾病带来的负担和后果　既往的健康测量指标往往仅关注发病或患病本身,而忽视疾病给躯体功能、心理状态带来的影响以及疾病对社会适应能力的改变。这并不足以了解疾病给老年人健康状态带来的影响。HRQOL 评价能在一定程度上克服上述缺点,关注疾病对个体社会功能和心理健康的影响,并能为卫生服务和社会服务需求提供间接的指导证据。

4. HRQOL 的评价主体是被测量者,并收集被测量者的主观感受资料　传统健康评价中,医生、护士和流行病学家是健康测量的主体,通过体格检查、生化检测等客观指标来确定被测量者躯体和心理疾病的存在。而在 HRQOL 评价中,更加重视被测量者的切身感受,在现场调查和自填式问卷调查中,患者或被调查者的回答成为健康评价的主要来源。HRQOL 评价中的主观指标也具有自身的特点：①可获得其他检查方法不能得到的信息,比如疼痛、情绪、满意度、幸福感、对自身健康状况的认识等；②获得资料的方式简单、便利、费用低,很少给受试者躯体造成痛苦；③主观感觉提供了卫生服务需求的信息,因为主观感觉会决定和影响被测量者利用卫生服务的可能性。

5. HRQOL 评价既可以反映群体健康,又可以揭示个体生活质量的差距　生活质量指标从多维角度评价健康,不仅可反映特定人群总的健康水平,而且可以对个体健康状况进行测定。

6. HRQOL 测量的终点不同　反映健康的传统指标建立在生存和是否发病的基础上,以生存时间长短和是否患病作为衡量标准,测量终点定义为死亡或发病的时点。而生活质量测量任何时点乃至患病若干年后的躯体功能、心理状况及社会适应能力,因此测量终点可以距离诊断时间更远。

第二节　生活质量测量的内容和指标

根据 HRQOL 的基本概念,HRQOL 评价包括躯体健康、心理健康、社会健康、认知功能4 个方面的内容。

一、躯体健康

躯体健康(physical health)是生活质量评价中最基本也是非常重要的内容之一,包括老年人群自身的各种生理活动是否受到限制、休息和睡眠情况是否正常、肢体残疾缺陷情况等,具体可分为以下 4 类。

1. 疾病的躯体症状　由于老年人健康受损和患各种慢性疾病的比例较高,因此对老年人群进行 HRQOL 评价,应重点突出疼痛、眩晕、身体不适等相关症状。

2. **日常活动能力**　应包括正常人日常生活中必须完成的动作,如洗澡、穿衣、吃饭、上下床、室内移动、控制大小便等,丧失这些功能即失去生活自理能力。

3. **社会适应能力**　包括老年人群日常进行购物、处理金钱、做饭、做家务、旅游等内容,失去相关功能,则不能进行正常的社会活动,其活动范围将被限制在家庭狭小的区域内。

4. **主观身体健康**　也称为自我评价的健康,是健康测量和生活质量评价中广泛应用的指标,可以反映躯体功能、心理健康、患病情况等生活质量总体状况,是测量者对自身健康状况进行的综合评价。

二、心理健康

心理健康(psychological health)是老年人 HRQOL 评估的重要维度,而对其进行准确评估具有一定难度。首先,由于心理健康的范围很难确定,难以完全区分心理健康者和心理疾病患者。其次,由于心理状态异常具有多种表现形式,如抑郁、焦虑、躁狂等,这些心理状态变化常常并不体现在患者的外在行为上,因此难以通过全面的心理测试进行评价,导致老年人群的心理异常状态难以被发现。

所以,对心理健康的测量通常包括行为失调和心理应激症状的频率和强度等内容。获得这些信息最有效的方法是直接询问,这也导致评价的结果受文化程度影响较大,调查对象可能会误解或不能理解。同时,在老年人的心理健康评估中,应重点评估反映焦虑、抑郁、行为和感情控制的健康指标,同时还应关注能够反映老年人正向健康的指标,如幸福感、生活满意度等。

三、社会健康

WHO 对“社会功能(social function)良好”的定义是一个人的外显行为和内在行为都能适应复杂的社会环境变化,能为他人所理解,为社会所接受,行为符合社会身份,与他人保持正常协调的人际关系。WHO 强调保证个体与社会环境间的和谐作用是实现健康老龄化的关键。

社会功能包括社会交往(比如走访亲戚、朋友等)和社会支持(即社会关系对自身的支持程度)。由于社会交往只片面强调了交往的范围和数量,即社会资源的充分程度,未强调社会支持的效果和质量,故对于个人交往质量的评价更为重要。社会支持包括情感性支持和实质性支持,前者指当需要帮助时,感知到支持的可获得性,后者则是实际可得到的。社会支持不能够直接观察得到,只能通过个人的判断和直接询问获得。社会支持的测量结果代表了个人对相互关系充分性的评价,包括可信赖并能倾诉心里话的人以及提供社会支持的数量。如果某人受到别人的关心照顾、爱意并感到自己有存在的必要性,并且能够投身到丰富的社会生活中去,则可以说这个人的社会健康状况较好。

四、认知功能

老年人认知障碍是指老年人的注意力、记忆力、语言功能、执行能力、计算能力、推理和定向力等一项或多项受损。认知障碍会不同程度地影响老年人的社会功能及生活质量,严重时可能导致死亡的出现。在临床上认知功能障碍包括轻度认知损害和痴呆,其中轻度认知损害是正常衰老向痴呆的过渡阶段,轻度认知损害人群也是痴呆的高危人群。出现认知障碍的老年人,其生活质量会出现明显下降,同时也会对家庭和社会造成一定负担,因此积极评估老年人群的认知功能水平也是 HRQOL 评价中的重要部分。

认知功能评估是发现认知功能障碍的第一步,通常以神经心理学测验作为评估工具,其评估内容主要涉及老年人的定向力、注意力、记忆力、语言能力、视空间能力等方面。在进行问卷评估初筛的基础上,完整的认知功能评估还应包括病史、神经心理学测验、实验室检查、影像学检查、生物标志物等多方面内容。

第三节　生活质量的评价工具

经过学者们多年不懈地努力,目前 HRQOL 测定领域已经发展出许多具有良好信度和效度的量表,既可普遍应用于单项调查研究,又可用于综合分析研究。HRQOL 量表一般可分为普适性量表和特异性量表。普适性量表适用于疾病人群和健康人群,同时也可以针对全年龄段人群进行评价。普适性量表主要包括躯体健康、社会和心理健康等方面,评价普遍意义上的 HRQOL,不具疾病特异性,能够评价人群总体的 HRQOL 情况。特异性量表多关注 HRQOL 的特定方面,常针对某种特定疾病、特定功能或特定的健康问题而制定,具备一定的针对性和疾病特异性。现有针对老年人群制定的 HRQOL 量表仍较为有限,且由于国外对于生活质量的研究起步较早,故目前较为成熟的中文版生活质量测定量表多由原国外经典量表经过翻译所得。现将有关老年人生活质量部分的测量量表介绍如下。

一、适用于老年人群的普适性 HRQOL 量表

(一) WHO 生存质量量表及其简表

目前应用较多的有关老年人群 HRQOL 评价的普适性量表包括 WHO 生存质量量表(the World Health Organization quality of life assessment,WHOQOL-100)及其简表(the World Health Organization quality of life brief version,WHOQOL-BREF)。该量表依据 WHO 在 1998 年对生活质量的定义进行编制,来自不同文化背景的 20 多个地区的专家参与了量表的制定,目前该量表已在数十个地区进行了验证。量表覆盖了个体的生理、心理、独立性、社会关系、环境、精神支柱/宗教/个人信仰 6 个部分,涉及生活质量的 24 个方面,每个方面包含 4 个问题,以及 4 个关于总体健康状况和生存质量的问题,共包含 100 道题目。该量表能够评价不同国家、不同文化背景下人群的生活质量,已被翻译成 29 种不同语言的版本,应用范围非常广泛。然而,尽管 WHOQOL-100 详细地评估了生活质量的各个维度,但该量表的题目总体偏多,会耗费较多的调查时间。而这种较为冗长的问卷难以适用于老年人群的流行病学研究,因此 WHO 研发了 WHOQOL-BREF 这一简化版本的 QOL 评价量表。

WHOQOL-BREF 量表包括生理、心理、社会关系和环境 4 个领域,共 26 个条目。该量表与 WHOQOL-100 具有可比性和等价性。除上述 4 个领域的条目以外,还有 2 个询问个体关于自身生活质量和自身健康状况主观感受的独立条目,共 26 个条目。上述两个量表均采用 1~5 分评分,根据不同条目进行正反向赋分并对题目的原始得分进行换算和累加,而后计算平均数以得到所在领域的得分,最终进行百分制转换来综合分析评价目标人群生理、心理、独立性、社会关系、环境等不同领域的状态。研究对象每部分得分越高,说明生活质量越

好。研究发现 WHOQOL-BREF 与 WHOQOL-100 量表相应领域的得分具有较高的相关性。有关 WHOQOL-100 量表的结构见表 4-1。

表 4-1　WHOQOL-100 量表结构

Ⅰ. 生理领域（physical）

　1. 疼痛与不适

　2. 精力与疲倦

　3. 睡眠与休息

Ⅱ. 心理领域（psychological）

　4. 积极感受

　5. 思想、学习、记忆和注意力

　6. 自尊

　7. 身材与相貌

　8. 消极感受

Ⅲ. 独立性领域（level of independence）

　9. 行动能力

　10. 日常生活能力

　11. 对药物及医疗手段的依赖性

　12. 工作能力

Ⅳ. 社会关系领域（social relationships）

　13. 个人关系

　14. 所需社会支持的满足程度

　15. 性生活

Ⅴ. 环境领域（environment）

　16. 社会安全保障

　17. 住房环境

　18. 经济来源

　19. 医疗服务与社会保障：获取途径与质量

　20. 获取新信息知识技能的机会

　21. 休闲娱乐活动的参与机会与参与程度

　22. 环境条件（污染/噪声/交通/气候）

　23. 交通条件

Ⅵ. 精神支柱/宗教/个人信仰（spirituality/religion/personal beliefs）

　24. 精神支柱/宗教/个人信仰

（二）简明健康状况量表

简明健康状况量表（medical outcomes study 36-item short-form health survey, SF-36）是由美国波士顿健康研究所建立的用于监测人群健康状况、评价治疗效果、监测慢性病患者的健康状态及评估疾病相对负担的量表。该量表能够比较直观、全面地反映人群的健康状况。目前该量表的中文版已更新至第二版，包括与健康有关的 8 个维度，包括生理功能、生理职能、躯体疼痛、总体健康、活力、社会功能、情绪职能、心理功能。其中前 4 个维度属于生理健康范畴，后 4 个维度则归属于心理健康范畴。相对于针对特定年龄、疾病的特异性量表而言，SF-36 多为主观题且内容简明扼要，覆盖面较广，能够更加全面地研究人群的 HRQOL 问题。且参与该调查的被试者也几乎可以自行完成所有问题，所消耗时间仅为 15~20 分钟，操作更加快速高效，是一个具有良好信度和效度的 HRQOL 量表。

（三）CASP-19 量表

CASP-19（control, autonomy, self-realization and pleasure, CASP-19）量表最初是由英国学者编制而成，该量表最初应用于 264 位 65~75 周岁的英国老年人样本。量表由 19 个条目组成，包含控制力、自主性、自我实现和愉悦 4 个维度。其中控制力指个体对环境产生影响的能力，自主性是研究对象个体行为不被外界所干扰的能力，而自我实现的内涵则是人类主动性的表现，愉悦感则代表是否会对周围环境进行积极正向的反应。目前 CASP-19 量表也被翻译成了 12 种语言，学者们将该量表标准化以评估其在不同文化背景下的有效性。既往大量研究表明该量表的效度和信度良好，是能够评估不同文化背景下老年人 HRQOL 的有效、可靠的工具。

（四）EuroQol-5D（EQ-5D）量表

EQ-5D 量表是由欧洲生命质量组织开发的评价人群生活质量的普适性量表。该量表由两个部分构成，第一部分为五维度健康描述系统，包括行动、自我照顾、日常生活、疼痛/不适和焦虑/抑郁 5 个维度方面的能力，每个维度只含 1 个问题，每个问题可以用三水平或五水平来进行评分，分别为 EQ-5D-3L 和 EQ-5D-5L 表示。EQ-5D 量表的第二部分是单项的"直观式健康测评量尺"，是一个 20cm 长的垂直视觉刻度尺。该视觉刻度尺的最顶端被赋值为 100 分作为"心目中最理想的健康状态"，最底端被赋值为 0 分以表示"心目中最差的健康状态"，研究对象通过在刻度尺上画线来评价最适合自己当前的健康状态。该量表所含问题条目较少，对受试者文化程度要求较低，简明易懂且便于实际操作。同时，EQ-5D 量表的中文版也具备良好的信度和效度，因此该量表常被用于大样本的人群健康状态测量和疾病负担研究。

上述普适性量表是针对一般人群生活质量评估而设计的，因此亦可用于评价除老年人群外一般人群的 HRQOL。

二、适用于老年人群的特异性 HRQOL 量表

与普适性量表不同的是，特异性 HRQOL 评价量表更侧重于某一具体疾病或具体条件。若研究目标为评价老年人群患某一慢性病后的 HRQOL，研究者可在选择普适性量表的基础上特异性选择针对这一特定性疾病的 HRQOL 量表。目前已有针对脑卒中、糖尿病、冠心病、心肌梗死、癌症等疾病的特异性 HRQOL 测评量表。

第四节 生活质量评价的步骤和方法

一、确定研究目的和研究对象

1. **第一步** 根据研究问题,确认评价 HRQOL 是否可回答该研究问题。

2. **第二步** 确认需要评估的 HRQOL 领域,比如功能、心理健康、社会健康或主观生活健康等。同时明确该方面的研究能够解决哪些具体的问题,比如探索疾病的影响因素、发现高危人群、评价干预措施效果等。

3. **第三步** 根据研究目的确定研究对象或者选择适当的人群。

二、样本量估计

HRQOL 一般包含多个维度和条目,可根据多变量分析的经验和方法来估算样本量。Kendall 认为,作为一个简略的工作原则,样本量可以取变量数的 10 倍。一般认为,至少是变量数的 5~10 倍。生活质量测定的条目数一般在 20 个以上,若以每个条目作为分析变量,则至少应纳入 100 例调查对象。必要时可以用多变量多组比较的样本量估算方法,但需要获得生活质量的变异大小。若以综合指标作为分析对象,则所需的样本量相对较小。另外,如果需要按某些因素(比如性别、年龄、民族等)进行分层分析,需要保证每一层均有足够的样本量。

三、成立研究工作组

研究工作组应包括与测评研究对象生活质量相关的所有人员,包括医学研究专家、方法学专家、临床医生、护士等。

四、选择测量工具

HRQOL 是一个内涵非常广泛但又很抽象的概念,很多指标难以被直接测定,在实际评价中多使用现有量表,以调查问卷的形式进行测定,因此在选择量表时应充分根据研究对象的不同特点、可能存在的问题及所涉及的内容选择相应的测量工具。测量工具的选择主要考虑量表的效度和信度,同时在效度和信度一定的情况下,还应从量表长度、受试者年龄、文化等角度进行综合考虑,具体如下。

1. **效度** 效度(validity)是指测量结果有效性或正确性,传统上定义为能测量到所测对象的程度。根据测验问卷调查目的和效度评估方法不同分为内容效度、效标关联效度和结构效度。

(1)内容效度:内容效度是指通过测量内容的系统检查,确定该问卷条目是否能够代表所要研究的具体内容。编制测定量表不可能包含所测量的全部内容,只能选择其中具有代表性的题目,通过观察被测量者在部分题目的反应来推测在总体中的表现。所以在构造生活质量指标体系时应十分注意量表的总体结构和量表的内容选择。

(2)效标关联效度:亦称作标准效度,反映的是量表预测个体行为表现有效性的程度,被测者在量表上的表现应与某种外在的标准进行比较,此即效标。标准效度考虑测试分数或结果与效标之间的关联程度。

（3）结构效度：结构效度是指量表能够测量到理论上结构或特质的程度,也就是问卷所测量的概念能显示出实际意义并符合理论上的假设。

2. **信度**　信度（reliability）是指测量结果的一致性和可靠性,只有量表具有良好的稳定性、一致性和可重复性,才能保证测量结果的真实可靠。根据测量误差来源的不同,信度可分为重测信度、副本信度、内部一致性信度、评分者信度、分半信度等,具体定义如下：

（1）重测信度：同一批受试者间隔一定时间前后 2 次测定结果的相关系数。

（2）副本信度：编制同样性质的题目 2 份,对同一批受试者测定结果的相关系数。

（3）内部一致性信度：采用量表中各题目得分的相关系数表示题目间的一致性。

（4）评分者信度：同一批受试不同测试或评分者间测定结果的相关系数。

（5）分半信度：将一份量表分为对等的两半,受试者在这两半测试测定结果的相关系数。

3. **量表长度**　在实际操作过程中,除了需要考虑量表的效度和信度,问卷的长度和评价的时间也需要给予适当的考虑。问卷的内容多、范围广,可以增加收集到的信息,但与此同时,受试者可能会因为调查时间过长而反感,导致信度下降。因此,恰当地选择问题、评价的领域、条目数和评价的时间,也是保证调查质量的重要方面。

4. **受试者因素**　在针对不同年龄、文化水平受试者时,研究者还需要考虑量表内容的复杂程度,避免因为受试者不理解量表内容而造成误填,比如针对文化水平较低的受试者,研究者应尽量选择难度较低、自填内容较少的量表。

五、量表条目的标准化解读

在研究工作组以及测量工具选定后,研究者需要对量表的各个条目的概念和内容给出标准化的解读,从而在正式调查过程中能够统一提问方式,使研究结果具有可比性。

六、质量控制

质量控制工作包括选择调查员、培训、制定调查员手册以及监督调查过程。由于生活质量本身就是一个抽象的概念,个人对于概念的不同理解,甚至表达方式的不同都有可能造成调查对象的回答不同,因此应特别重视质量控制环节。

七、资料的整理和分析

在资料收集完成后对数据进行双人双录入。按照研究目的进行数据分析,一方面可以利用生活质量分指标分别进行分析,但其缺点是过于烦琐,难以直观地反映生活质量的优劣;另一方面可以通过综合分析法构建综合指标,综合直观地反映生活质量水平,常用的方法包括健康指数法、主成分分析法、层次分析法、综合评分法、标准化评分法等。

第五节　生活质量研究需要注意的问题

随着当今社会的不断发展,生活质量研究从 20 世纪中期开始进入快速发展的新阶段。

我国自 20 世纪 70 年代末开始的改革开放,引发了各个学科对于生活质量问题的关注和探索。随着当前我国老龄化进程的不断加快,人们更加注重老年人群的 HRQOL 评价,为推进健康老龄化奠定新的基础。随着生活质量理论体系的逐步建立,HRQOL 的指标体系也日趋完善并出现了许多具有良好效度、信度的测量工具,使得生活质量研究更加具有操作性,这也促进了生活质量评价在患者以及在一般人群和老年人群中的广泛应用。然而,在生活质量的研究中生活质量的测量工具还存在许多问题有待解决,以下列举未来仍待解决的主要问题。

1. **测量工具修订**　生活质量的测量工具多由国外学者开发制定,通过一系列信效度的评价,形成了特定经济、文化、人群等背景下具有良好信度、效度的生活质量测定量表。尽管大多普适性量表已具有中文版且在中国人群中经检测具备良好的信度、效度,但这些量表的某些维度可能仍存在不适于我国人群的问题,例如生活环境和文化背景问题等。因此我们亟须基于我国独有的情况制定适用于我国人群的 HRQOL 评价量表,进而更加简便高效地评价我国人群 HRQOL 的状态,为我国的卫生政策、卫生服务提供指导和科学依据。

2. **量表的质量控制**　目前大多数量表是由英文翻译而来,在这一过程中应进行严格的质量控制。例如可通过正反翻译法来反复进行校对,保证翻译的准确性。同时也应由专家针对不同的 HRQOL 量表制定适用于我国的使用规范。若在量表翻译时出现错误和差异则可能会导致调查结果的可信性和可比性大幅下降。除此之外,原始量表经过翻译修订后,应进一步对汉化后的量表进行信度和效度的再评价。而信度较低的量表应再行修订,直至量表的信度和效度达到满意的范围。

3. **量表的合理选择**　如前所述,目前适用于评价老年人群的 HRQOL 量表包括普适性量表和特异性量表。对于普适性量表而言,尽管其信度和效度均得到了一般人群的检验,但研究者还是应该结合自身的研究目的,结合研究对象的特点和调查时间的长短来选择最适用于研究的评价量表。若评价老年人群患某疾病后的 HRQOL,则更应谨慎选择评价量表以获得研究者最关注的信息。

4. **HRQOL 研究可能存在地区差异**　据 HRQOL 的定义可以发现,生活质量评价既包括主观生活感受,还包括研究对象的客观生活条件。然而在实际研究中,研究对象的客观生活条件可能与社会的经济发展密不可分,同时处于不同经济发展水平的人们的主观感受可能存在差异。这一点对于指导我国人群的生活质量研究具有重要的意义。

5. **HRQOL 研究全程的质量控制**　相较于其他研究,HRQOL 研究更为抽象。因此如何保证 HRQOL 研究全程高质量完成,使研究结果能够真实反映受试者生活质量的水平是研究者在实施研究前需要考虑的重要内容,更是研究进行过程中需要严格把关的重要问题。从确定研究目的、选择研究对象和测量工具、调查员培训、调查过程中的质量控制、数据录入到最后的数据分析阶段,研究者均应制定严格的质量控制并保证在整个研究过程中的高效执行。

（王雪珩　吴　涛）

参考文献

［1］姚远. 我国老年人生活质量研究的创新性成果 : 读老龄蓝皮书《中国老年人生活质量发展报告 (2019)》[J]. 老龄科学研究 , 2020, 8 (1): 13-17.

［2］沈洪兵. 流行病学 : 第三卷[M]. 3 版 . 北京 : 人民卫生出版社 , 2015.

［3］WHO. World report on ageing and health [M]. Geneva: World Health Organization, 2015.

［4］何耀 , 杨姗姗 . 健康老龄化与老年流行病学研究进展 [J]. 中华流行病学 , 2018, 39 (3): 253-257.

［5］李雁楠 , 李镒冲 , 张梅 , 等 . 健康相关生命质量的研究进展 [J]. 中华流行病学 , 2016, 37 (9): 1311-1317.

［6］GROUP W. Development of the WHOQOL: Rationale and Current Status [J]. Int J Ment Health, 1994, 23 (3): 24-56.

［7］罗晓晖 . 老龄蓝皮书 : 中国老年人生活质量发展报告 (2019)[M]. 北京 : 社会科学文献出版社 , 2019.

［8］ROSE G A, KHAW K-T, MARMOT M G. Rose's strategy of preventive medicine: the complete original text [M]. New ed. New York, Oxford: Oxford University Press, 2008.

［9］WHO. Decade of healthy ageing: baseline report [M]. Geneva: World Health Organization, 2020.

［10］李宗姗 , 魏丽丽 , 桂雅星 , 等 . 认知功能评估量表研发与应用进展 [J]. 中国现代神经疾病 , 2021, 21 (11): 927-933.

［11］BULAMU N B, KAAMBWA B, RATCLIFFE J. A systematic review of instruments for measuring outcomes in economic evaluation within aged care [J]. Health Qual Life Outcomes, 2015, 13: 179.

［12］郝元涛 , 方积乾 . 世界卫生组织生存质量测定量表中文版介绍及其使用说明 [J]. 现代康复 , 2000, 4 (8): 1127-1129.

第五章

老年精神障碍流行病学

第一节 概　　述

从 20 世纪 70 年代起,流行病学的概念、原则、调查途径及方法被应用于对各种精神障碍的广泛探索中,因此精神障碍流行病学开始发展。精神障碍流行病学的研究范畴包括研究精神障碍与精神健康有关的状态的发生、发展及分布特征,同时以此提出相应的防治策略与措施,进行疾病管理,并评价其效果。老年期精神障碍流行病学作为精神障碍流行病学的一个特殊分支,研究的范畴集中在对老年人频发或特殊的精神障碍,以及与精神心理健康有关的状态进行流行病学调查,描述老年精神障碍在不同人群、不同地区、不同时间中的分布规律,探讨疾病的危险因素,以做出保障、促进人群精神心理健康的计划,制定预防疾病发生、发展、复发、恶化和疾病治疗的策略与措施,并进行效果评价。

在老年人群中较为常见的精神障碍包括认知障碍、抑郁障碍、焦虑障碍以及睡眠障碍。老年人群由于躯体疾病、外伤等原因也会出现脑器质性精神障碍,进而导致遗忘综合征、精神病性症状或者人格改变等精神行为异常。还有一类精神障碍,起病于中青年,老年期较为少见,即便出现也是早年精神障碍的延续或残留,比如物质使用障碍、精神分裂症和各种偏执型精神障碍、心境障碍、人格障碍等。本章将重点描述老年期抑郁障碍和焦虑障碍的流行病学特征、危险因素及防治策略与措施。认知障碍和睡眠障碍将在其他章节专门介绍,而脑器质性精神障碍成因及表现较为复杂,读者可参阅老年精神病学专业书籍。

目前,老年期抑郁障碍、焦虑障碍等精神障碍流行病学研究结果之间存在不同程度的差异,这与评估工具的选择、研究设计、样本选取和文化的差异有关。在开展精神障碍流行病学调查时,一部分研究者采用严格的诊断标准或诊断工具,比如由专业人员开展的精神障碍诊断与统计手册定式临床检查(Structured Clinical Interview for DSM-Ⅳ, SCID)或简明国际神经精神障碍交谈检查表(Mini International Neuropsychiatric Interview, MINI),或非专业人员使用的复合性国际诊断交谈检查表(Composite International Diagnostic Interview, CIDI)进行疾病分类学诊断,对于此类研究获得的结果,本章将采用患病率或发病率对精神障碍的流行强度进行描述,这也是本章介绍老年精神障碍流行强度时首选的研究证据。也有一部分研究采用心理测验或心理量表,对精神症状进行描述或记录,比如采用流调中心用抑郁量表（Center for Epidemiologic Studies-Depression Scale，CES-D）或老年抑郁量表（Geriatric Depression Scale，GDS）评价抑郁及抑郁症状的程度，采用广泛性焦虑障碍筛查量表（Generalized Anxiety Disorder-7，GAD-7）或焦虑自评量表（Self-Rating Anxiety Scale，SAS）评价焦虑及焦虑症状的程度，对于这些通过症状评估获得的结果，本章将采用检出率或发生率描述其流行强度。因缺少诊断相关的研究证据，本章将采用症状学评估的结果进行综述。同时症状学评估证据作为诊断结果的补充，也将在本章中有所体现。

第二节　流　行　特　征

一、人群分布

（一）年龄

1. 抑郁障碍　有系统综述表明，老年期抑郁障碍的患病率未发现有年龄组间差异。老年期抑郁障碍发病率则可见随年龄增长而增加的分布特点。瑞典一项随访了15年的调查研究发现，在70岁及以上老年人中，70~79岁年龄组的老年期抑郁障碍发病率为1.7%，而79~85岁年龄组的抑郁障碍发病率则增加到4.4%，另一项来自维也纳的研究也报告了类似的规律。

老年期抑郁症状发生率和检出率随年龄的增长而增加。德国70岁以上老年人中，80~98岁年龄组的抑郁症状发生率为4.78%，高于70~79岁年龄组的老年期抑郁症状发生率（3.3%）。老年期抑郁症状的检出率普遍随年龄的增长而增加，85~89岁以及90岁及以上的最高年龄组抑郁症状的检出率随年龄显著增长。但也有研究发现检出率随年龄增长而下降或与年龄无关。

2. 焦虑障碍　老年期焦虑障碍的患病率可能会随年龄的增长而下降。Byers等研究结果显示随着年龄的增长，焦虑障碍的患病率普遍呈下降趋势。但也有研究发现，焦虑障碍的患病率无特殊的年龄分布规律。这可能与焦虑障碍的类型和在调查过程中使用的诊断工具有关，仅使用ICD-10诊断的广泛性焦虑症患病率有随年龄增长而下降的趋势。

老年期焦虑症状的检出率和发生率有一定的年龄分布特点。Boehlen等基于德国社区大样本队列研究，采用GAD-7进行评估，调查了老年期焦虑症状的检出率，结果显示，最年轻年龄组（55~64岁）老年人的焦虑症状检出率最高。老年期焦虑症状发生率随年龄增长呈下降趋势，81~85岁组的发生率为5.74%，86~90岁组的发生率为5.20%，91岁及以上年龄组的发生率则为2.01%。

（二）性别

1. 抑郁障碍　老年期抑郁障碍患病率存在性别差异，女性的患病率普遍高于男性。Andreas等对欧洲65~84岁老年人的精神疾病开展流行病学调查，老年女性抑郁障碍年患病率为13.06%，明显高于老年男性的抑郁障碍患病率（7.09%）。Luppa等对1999—2010年的相关文献进行系统综述，结果发现女性老年期抑郁障碍的终身患病率为4.8%~15.4%，显著高于男性患病率（4.6%~6.9%）。国内多个研究发现老年期抑郁障碍发病率也呈现出此特点。

不同性别的老年期抑郁症状检出率也有所差异，一般来说女性的检出率高于男性。一项调查了加拿大、欧洲和美国 3 个以人口为基础的队列的研究显示,在 60~70 岁以上的人群中,女性的抑郁症状检出率显著高于男性,且年龄越大,差异越明显。国内纳入 2010—2019 年相关文献的系统综述也显示,60 岁以上的老年女性抑郁检出率为 26.4%,男性为 20.47%。老年期抑郁症状也呈现这一分布特点。Maier 等调查了 2 436 名德国 75 岁以上老年人,于 2003—2016 年进行随访,发现老年期抑郁症状年发生率为 3.88%,其中女性发生率为 4.3%,男性发生率为 3.12%。一项纳入了 1985—2011 年相关研究的系统综述显示,大部分研究表明老年女性的抑郁症状发生率高于男性,仅少数研究报告无性别差异。

2. 焦虑障碍　老年女性的焦虑患病率和发病率一般高于男性。一项研究性别与老年人焦虑障碍患病率关系的系统综述发现,老年女性广泛性焦虑障碍患病率远高于老年男性(OR=6.10)。Kang 等研究显示老年女性焦虑的患病率为 44.8%,男性为 28.9%,女性患病率显著高于男性(OR=1.99)。加拿大一项社区发病率的研究显示,老年男性 12 个月的焦虑障碍发病率为 1.1%,女性为 3.1%,高于男性。美国一项随访了 3 年的全国性调查中,老年男性和女性惊恐障碍、特殊恐怖症和社交恐怖症的发病率相似,但广泛性焦虑障碍的发病率存在差异,男性发病率为 1.1%,女性为 2.3%。

老年女性焦虑症状发生率一般也高于男性。来自德国的研究调查了 81~97 岁的老年人,在随访期间,女性的发生率为 5.85%,男性发生率为 3.73%。其他研究也发现了这一差异。

（三）种族

1. 抑郁障碍　美国一项对社区老年居民随访了 3 年的全国性调查报告,未发现老年期抑郁障碍发病率存在显著的种族间分布差异。尚未发现报告老年期抑郁障碍患病率在种族间分布差异的研究。

但有研究发现,老年期抑郁症状检出率存在种族差异,主要发生在美国和加拿大等多移民国家。Karen Hooker 等在 2022 年发表的研究显示,在美国 65 岁及以上的老年人中,少数族裔的抑郁症状检出率,西班牙裔人群(16.33%~25.06%)最高,其次为黑人或非裔美国人(16.15%),印度裔(16.09%),华裔(10.92%),检出率最低为日裔(6.34%)。一项综述显示 55 岁以上的加拿大华裔及南亚裔的抑郁症状检出率高于白种老年人。国内研究尚未发现老年期抑郁检出率存在民族差异。

2. 焦虑障碍　老年期焦虑障碍在不同种族间的患病率有差异。美国一项对 55 岁及以上成年人的全国性调查发现,过去一年内美国印第安或阿拉斯加原住民的焦虑障碍患病率(15.86%)高于白人(11.1%)、黑人(12.59%)、西班牙裔(13.59%),亚裔等其他族裔焦虑患病率(7.74%)最低。另有一项研究显示,美国老年白人的社交恐怖症、广泛性焦虑障碍、惊恐障碍患病率最高。老年期焦虑障碍的发病率也有一定种族间的分布差异。美国另一项对 60 岁及以上社区老年居民的全国性调查显示,西班牙裔的社交恐怖症的发病率显著高于白人、黑人等其他种族。

老年期焦虑症状检出率未见种族分布差异。一项美国全国性研究调查了 65 岁及以上老年人的精神状况,结果显示黑人、西班牙裔和白人的检出率未见统计学差异,另一项来自美国的研究也显示,未见老年白人和黑人的焦虑症状检出率存在差异。暂未见老年期焦虑症状发生率的相关研究。

（四）其他

1. 抑郁障碍　老年期抑郁障碍患病率受躯体状况的影响。Verhaak 等对荷兰多个地区的 60 岁及以上的老年人进行调查,结果发现残疾评分高的老年人抑郁患病率高于一般老年人。一项来自中国台湾的研究显示,老年期抑郁障碍患病率与慢性疾病、疼痛症状和睡眠障碍有关。老年期抑郁障碍的患病率也与孤独有关,且经历慢性孤独的老年人比仅有短暂孤独感体验的老年人更容易患病。居住状况也会影响老年期抑郁状态的患病率。2020 年的系统综述定量分析显示,中国空巢老人合并的抑郁症状检出率为 38.6%,高于非空巢老人(26.3%)。老年期抑郁障碍发病率则受生活事件影响,有研究发现,经历负性事件的老年人比未经历负性事件的老年人发病率高 2~6 倍。同时,慢性病也会影响老年期抑郁检出率和发生率。患慢性病的老年人的抑郁检出率远高于一般老年人抑郁检出率。患有慢性病的老年人,尤其是患有脑卒中、短暂性脑缺血发作和听力障碍,其抑郁症状发生率也会比未患同种疾病的老年人高。

2. **焦虑障碍**　尚未发现患病率和发病率的相关研究。睡眠质量会影响老年期焦虑症状的检出率,老年失眠患者中焦虑症状检出率为 54.42%,且老年患者睡眠障碍程度越重,焦虑、抑郁检出率就越高。居住状况也会影响检出率,有研究显示,空巢老人焦虑症状的检出率较高。一项系统综述研究了中国空巢老人的焦虑症状的检出率,发现空巢老人焦虑症状的检出率高达 41.0%(95% *CI*:26%~56%),与其他研究一致,高于社区普通老年人的检出率。

二、地区分布

(一) 国家和地区

1. **抑郁障碍**　老年期抑郁障碍的患病率在不同的国家和地区有一定的差异。一项对 1999—2010 年相关文章进行系统综述的研究显示,老年期抑郁障碍患病率在北美最低,在英国最高。荷兰一项纳入了 3 个 55~64 岁居民队列的基于人口学的纵向研究显示,老年期抑郁障碍患病率为 2.1%~3.8%,而来自瑞典的全国性研究则显示,在 60~104 岁老年人中,抑郁障碍的患病率为 4.2%~9.3%。Lotfaliany 等基于 10/66 项目,关注了 6 个中低收入国家 50 岁及以上的老年人的抑郁障碍患病率,结果显示标化后总体患病率为 7.8%,不同国家间差异较大,患病率最低的是中国(1.6%),最高为印度(16.6%)。而国内对精神疾病的全国性大范围调查发现,在 65 岁以上的老年人中,老年期抑郁障碍过去 12 个月内患病率为 3.8%。Guerra 等基于 10/66 项目,关注了秘鲁、墨西哥、中国、委内瑞拉等 9 个中低收入国家 65 岁以上老年人的抑郁障碍患病率,结果显示老年期抑郁障碍患病率为 0.3%~13.8%,其中多米尼加共和国患病率最高,中国城市患病率最低。聂晓璐等系统综述了我国 2000—2012 年的相关研究,结果显示使用诊断工具诊断的老年期抑郁障碍患病率为 17.2%(95% *CI*:10.6%~23.8%)。在不同国家、地区抑郁障碍发病率也有所差异。一项纳入所有瑞典南部的 67 岁居民以 ICD-10 为诊断标准的调查显示,从 1969 年起随访的 34 年间,老年期抑郁障碍的累积发病率为 8%。美国一项以 DSM-Ⅳ 为诊断标准的调查指出,60 岁以上的老年人在随访 3 年内的抑郁障碍发病率为 3.28%。一项韩国全国性的调查发现,以 DSM-Ⅳ 为诊断标准,在随机抽取的 60 岁以上老年人中阈下抑郁障碍的发病率为 9.24%,高于来自欧美研究的发病率。

老年期抑郁症状检出率在不同的国家和地区分布存在差异。2022 年发表的系统综述显示,全球范围内老年期抑郁症状检出率为 13.3%(95% *CI*:8.4%~20.3%),不同大洲的检出率有一定差异,大洋洲的检出率最高,其次为欧洲,亚洲的检出率最低。一项以 19 114 名来自美国和澳大利亚 70 岁以上的老年人为对象的调查,结果显示抑郁症状检出率为 9.8%。一项对

60 岁以上中国老年居民的抑郁调查显示,抑郁症状检出率为 30.7%。国内不同城市之间也有抑郁症状检出率的差异,国内研究显示,2000—2012 年中国 60 周岁及以上老年人抑郁症状检出率为 22.8%(95% CI:19.5%~26.2%),西部地区高于中、东部地区,农村高于城市。中国健康与养老追踪调查显示,45 岁以上的中老年人抑郁症状检出率北京最低为 4.3%,青海最高为 56.8%,全国平均检出率为 31.2%。也有系统综述显示,在国内 60 岁以上的老年人群体中,中国北方抑郁症状检出率高于南方,分别为 27.39% 和 19.7%。老年期抑郁发生率存在地区相关的分布差异。一项调查了欧洲 65 周岁老年人的纵向研究显示,欧洲老年期抑郁症状发生率为 6.62%(95% CI:6.61%~6.63%),存在一定地区差异,欧洲南部最高,北部最低。

2. 焦虑障碍　调查老年期焦虑障碍患病率和发病率的研究数量较少,且多集中在欧洲国家和地区,目前国内未有相关研究。法国一项以 65 岁及以上社区老年人为对象进行的老年期焦虑障碍的研究,采用 DSM-Ⅳ 为诊断标准,结果显示广泛性焦虑障碍患病率为 4.6%,且年长者占比高。另有研究显示,1980—2007 年北美和欧洲 60 周岁及以上社区人群老年期焦虑障碍患病率为 1.2%~15%。不同地区焦虑障碍发病率差异较大。一项包含英国、瑞士、西班牙等 6 个不同欧洲国家的研究调查了 2 592 位 65 岁及以上的老年人精神障碍发病率,该研究发现焦虑障碍的发病率为 5.18%,其中西班牙最高,德国次之。Kang 等在韩国对 65 岁及以上的居民进行调查,结果显示焦虑障碍的患病率为 29.3%。

老年期焦虑症状检出率的分布也存在国家与地区的差异。Smith 等基于 WHO 全球老龄化和成人健康研究(study on global ageing and adult health,SAGE),分析了 2007—2010 年 6 个中低收入国家(中国、加纳、印度、墨西哥、俄罗斯和南非)32 715 名 50 周岁及以上老年人的焦虑症状检出率,结果显示总体的焦虑症状检出率为 7%,各国之间差异较大,印度最高,检出率为 16%,中国最低,为 0.6%。一项随访研究调查了德国 6 个城市 75 岁老年人的焦虑症状发生率,结果为 5.13%。苏亮等系统综述了 1982—2010 年中国老年期焦虑障碍相关研究,结果显示检出率为 6.79%(95% CI:5.61%~7.96%)。

(二)城乡

1. 抑郁障碍　老年期抑郁患病率可见农村高于城市的特点。国内一项研究显示,农村老年期抑郁患病率为 8%,而城市则为 5%。老年期抑郁症状的检出率和发生率存在城乡差异。杨婷等对 60 岁及以上的全国老年居民进行的调查显示,农村老年居民抑郁检出率为 35.1%,城镇居民检出率则为 20.1%,差异有统计学意义,提示农村抑郁症状检出率高于城镇。Tang 等定量综述了建库起始截至 2020 年关于中国老年期抑郁检出率的文献发现,农村地区的老年期抑郁症状合并检出率为 24%,高于城市的合并检出率(18.7%),差异有统计学意义。一项针对安徽省农村社区的调查显示抑郁症状发生率为 7.2%,高于其他国内研究中报道的城市发生率,提示国内农村老年人抑郁症状发生率普遍高于城市老年人。

2. 焦虑障碍　老年期焦虑障碍患病率在城乡分布上尚未证实有统计学意义上的差异。例如杨振东等调查了上海 60 岁及以上老年人的焦虑障碍患病率,结果显示城市患病率为 1.54%,高于农村患病率(0.72%),但未见统计学意义。老年期焦虑症状检出率也未发现城乡统计学差异。一项来自瑞典的研究发现老年期焦虑症状检出率在农村样本和城市样本之间差异无统计学意义。暂未见老年期焦虑障碍发病率的相关研究。

(三)居住地

1. 抑郁障碍　暂未发现有研究报告老年期抑郁障碍患病率和发病率相关分布差异。

但有研究显示,养老机构的老年人抑郁症状检出率较高。一项研究 2010—2019 年中国养老机构的老年人抑郁症状检出率的系统综述显示,60 岁以上的老年人合并检出率为 41%,高于荣健等在定量系统综述中显示的我国 60 岁以上的一般老年人的抑郁症状检出率(25.5%)。

2. 焦虑障碍 暂未发现报告老年期焦虑障碍患病率和发病率相关分布差异的研究。

三、时间分布

1. 抑郁障碍 有研究显示老年期抑郁障碍的患病率有所下降。一项研究调查了瑞典 85 岁以上老年人在 1986—2017 年几个不同时间段的抑郁障碍患病率,发现在过去的 30 年间患病率有所下降。另一项来自美国的全国研究也显示,50 岁及以上居民的老年期抑郁障碍患病率在 2005—2015 年有所下降。

而国内则有研究发现老年期抑郁障碍的发病率有上升趋势。一项基于全球疾病负担研究数据分析了 1990—2019 年中国抑郁障碍发病率的研究显示,中国老年期抑郁障碍的发病率在过去 30 年有所上升。

老年期抑郁症状的检出率也有一定规律。国内一项研究了建库起始截至 2020 年以前的文献的定量系统综述显示,中国老年人抑郁症状检出率在 1990—2000 年呈上升趋势,但在 2000—2010 年略有下降。

2. 焦虑障碍 研究显示,老年期焦虑障碍的患病率可见随时间下降趋势,一项加拿大全国性调查报告了 2003—2009 年国民焦虑障碍的患病率随时间的变化趋势,结果显示 70 岁及以上的老年人焦虑障碍患病率呈稳定下降的趋势。尚未发现老年期焦虑障碍发病率有时间分布规律。

有研究报道老年人的焦虑症状检出率随时间有变化趋势。来自英国的研究发现,50 岁及以上的老年人焦虑症状检出率由 2019 年的 9.3% 上升至 2020 年的 12.6%,而在 2015—2019 年人群焦虑症状评分都较为稳定,推测与 2020 年间新型冠状病毒感染大流行有关。

第三节 影响因素研究及进展

一、抑郁障碍

(一)生理因素

1. 遗传与基因 遗传风险在老年期抑郁障碍中作用不明显。Kendler 等调查了瑞典 42 岁及以上双胞胎的抑郁障碍遗传率,发现女性的遗传率为 42%,男性为 29%,遗传效应不明显,且当双胞胎其中一人首发年龄大于 35 岁时,另一人患抑郁风险与普通人无异。与老年期抑郁障碍相关的基因识别多关注在已知与血管风险相关的基因上,其中研究最多的是影响脂质代谢的载脂蛋白 Eε4(*APOE4*)等位基因,该基因是公认的阿尔茨海默病的遗传危险因素之一。一项随访 9 年的研究发现,在入组时无抑郁症状,随访时未出现痴呆的老年人中,*APOE4* 基因与其随访期间出现的严重抑郁或其他形式的抑郁相关,提示该基因是老年期抑郁障碍的独立危险因素。但也有研究发现 *APOE4* 基因的状态与老年期抑郁障碍相关性不大。

2. **内分泌** 老年期抑郁障碍可能与内分泌水平改变有关,目前最常见的是下丘脑-垂体-肾上腺轴(hypothalamic-pituitary-adrenal axis,HPA)和下丘脑-垂体-甲状腺轴(hypothalamic-pituitary-thyroid axis,HPT)的失调。抑郁障碍与 HPA 的过度活跃有关。Otte 等的系统综述发现,衰老会使 HPA 过度活跃,从而增加皮质醇的分泌。一项调查了 881 名 65 岁以上老年患者的皮质醇水平和抑郁症状的研究发现,皮质醇水平与抑郁症状之间存在非线性关联,尿游离皮质醇处于较低或较高水平的老年人出现显著抑郁症状的风险分别是其他老年人的 2.2 倍和 1.9 倍,这一现象可能与 HPA 过度活跃导致功能减退有关。另有研究发现,亚临床甲状腺功能减退会让老年人患抑郁障碍的风险增加 4 倍以上,这表明 HPT 的失调可能增加老年期抑郁障碍的患病风险。

3. **性别** 女性作为老年期抑郁障碍的危险因素已经得到大部分文献的支持。一项纳入了 85 篇分析老年期抑郁障碍与性别关系的文献综述显示,老年女性更容易出现患慢性病或身体健康状况不佳的情况,在作为看护者的时候有更高的主观负担和感知压力,这些因素都与老年女性有更高的抑郁障碍患病风险有关。

4. **年龄** 有研究表明高龄可以作为老年期抑郁障碍的危险因素,但有研究并不支持这一理论。Bramajo 等分析了 2004—2016 年的丹麦、挪威、法国等 6 个欧洲国家老年人的抑郁症状检出率,发现 60~70 岁时下降,70 岁后显著增加,推测可能由于随着退休生活开始,抑郁患病风险暂时降低,之后随着年龄增加抑郁患病风险又会升高,可能与老年人经历身体老化及疾病恶化的过程有关,也可能与老年人退休后被边缘化、经历社会孤立有关。

5. **睡眠障碍** 一项包含 23 000 多名研究对象的系统综述发现,在老年期抑郁所有类别的危险因素中,睡眠障碍是其中显著的危险因素之一。在一项涉及 147 名既往无精神病史的老年人的研究中,与未出现睡眠障碍的老年人相比,随访期间持续失眠的老年人更容易出现第一次抑郁发作(*OR*=6.9,95% *CI*:1.3~36.1)。在对 524 名老年人进行的一项更大规模的纵向研究中,调整其他危险因素后,有持续性睡眠障碍的老年人患抑郁障碍风险更高。

(二)心理行为因素

人格属性与老年期抑郁障碍有关。在一项对 1 511 名非抑郁老年人的随访调查中,17% 的人在 6 年的随访期内出现了与临床相关的抑郁症状。研究发现,参与者的人格属性是老年期抑郁障碍发病的重要危险因素,其中以神经质人格最为显著(*RR*=3.6)。除此之外,与没有人格障碍的人相比,有人格障碍的老年患者持续或再次出现严重抑郁症状的可能性是没有人格障碍者的 4 倍。

(三)疾病因素

1. **慢性病** 慢性病是老年期抑郁障碍较为明确的危险因素。一项系统综述发现,与无慢性病的老年人相比,有慢性病的老年人患抑郁障碍的风险更高(*RR*=1.53;95% *CI*:1.20~1.97)。一项系统综述研究了所有心血管危险因素,发现糖尿病(*OR*=1.51;95% *CI*:1.30~1.76)、心血管疾病(*OR*=1.76;95% *CI*:1.52~2.04)和脑卒中(*OR*=2.11;95% *CI*:1.61~2.77)与老年期抑郁障碍的患病率呈正相关。阿尔茨海默病患者的抑郁障碍患病率为 10%~20%。

2. **残疾** 残疾是明确的老年期抑郁障碍危险因素之一。残疾指的是一系列可能限制个人参与广泛的身体、社会、娱乐和就业活动的障碍,是身体、感觉和认知领域的身体功能改变。残疾会影响独立性、降低自尊、限制有价值的活动和减少社会接触,从而导致和加重抑郁症状。一项调查了 32 193 名 50 岁及以上成年人的研究发现,相对于没有残疾的参与者来说,认知障碍(*OR*=5.55)、行动障碍(*OR*=1.92)、视力障碍(*OR*=1.91)、听力障碍(*OR*=1.88)和自我护理障碍(*OR*=1.66)的老年人更容易感到抑郁。

(四) 社会经济环境因素

1. 生活压力源　生活压力源包括生活负性事件和持续的困难。近期生活负性事件比如配偶或其他亲人死亡,遭遇疾病和伤害,残疾和功能衰退,以及缺乏社会联系是老年期抑郁障碍的重要危险因素。其中失去配偶或其他亲人是最重要的危险因素。而童年创伤和负性事件这类远期生活负性事件,包括童年战争经历、童年经济困难、身体虐待、情感虐待,也使老年人更容易感受到压力,增加抑郁发生风险。由于老年人不愿透露痛苦的回忆,可能会出现漏报的情况,导致远期负性事件对老年期抑郁障碍的影响被低估。一些持续的困难也会作为慢性压力源增加老年期抑郁障碍患病风险。研究显示,年收入最低的参与者比年收入最高的参与者更容易出现更严重的抑郁症状(*OR*=1.63)。与受教育程度较高的老年人相比,受教育程度较低的老年人患抑郁障碍的风险较高,相对风险为 1.49。生活压力源可以在许多方面引起老年人的消极情绪,它们可能具有深刻的心理意义,并可能极大地扰乱老年人的生活。

2. 社会支持　有研究发现,社会孤立和社会支持受损与老年人出现中度和重度抑郁症状有关。目前社会支持的来源与老年期抑郁关系的研究结果不尽相同。社会支持作为一个复杂的系统,来源包括家庭支持、朋友支持和组织支持。有研究显示朋友支持比家庭支持更能预测老年人的心理健康状况。也有学者认为抑郁障碍的发病率与家属对老年人日常事务的关心和重视程度有关。唐丹等发现这取决于老年人的自理能力,对于生活完全自理的老年人,感知到的朋友支持越多,其抑郁风险越低;而家庭支持影响并不显著。对于生活不可自理的老年人,对家庭和朋友支持的感知与抑郁风险呈显著负相关,且家庭支持比朋友支持作用更大。

二、焦虑障碍

(一) 生理因素

1. 遗传与基因　老年期焦虑障碍有一定的遗传效应。瑞典一项基于 1 482 名年龄大于 50 岁的双胞胎研究调查了 11 年间焦虑症状轨迹,发现遗传变异的影响从大约 60 岁开始加速增加。有研究显示,当父亲有焦虑病史时,大于 50 周岁的老年人焦虑患病风险增加,当兄弟姐妹患焦虑障碍时,老年女性的焦虑患病风险会增加,男性则无显著变化。基因方面,雌激素受体相关的单倍型基因会增加老年女性焦虑的患病风险,而对老年男性则无影响。

2. 性别　老年女性的焦虑障碍患病风险普遍大于男性。相对于老年男性,老年女性患广泛性焦虑症(*OR*=6.10)、社交恐怖症(*OR*=2.07)的风险都较大。另外,老年人对跌倒的恐惧也有性别差异,老年女性发生恐惧的风险较男性高 2.5 倍,而这种恐惧与广泛性焦虑有关。

3. 睡眠障碍　睡眠障碍是老年期焦虑障碍的危险因素之一。一项对 60 岁以上的老年人的睡眠与焦虑关系的研究发现,睡眠时间短(*OR*=2.09)和睡眠质量差(*OR*=5.12)都会增加老年期焦虑障碍的患病风险。也有研究发现,睡眠时间过长(*OR*=2.68)的老年人,焦虑患病风险也会增加。

（二）心理行为因素

性格特点与老年期焦虑障碍的患病风险相关。研究发现拥有认为个人的未来和境遇受命运、运气等外部因素控制的人格特质，即持有外在控制观的老年人患焦虑障碍的风险更大。

（三）疾病因素

1. **慢性病**　慢性病与老年期焦虑障碍的患病风险相关，慢性病的患病数越多，老年患者的焦虑患病率和患病风险越高，这可能是由于老年人的生活能力随患病数的增多而下降，而日常生活能力越低，老年期焦虑的患病率越高。同时，由于慢性病带来的身体功能受限和主观健康状况不佳也是焦虑障碍的危险因素。

2. **焦虑或抑郁病史**　老年人过去的焦虑或抑郁的发作史可能与患者原本的遗传易感性有关，同时多次发作也会增加焦虑的易感性，在长期易感性的作用下，患者的老年期焦虑的患病风险增加。

（四）社会经济环境因素

1. **社会交往**　老年人社交活动减少，社交网络过小，造成社会脱节，增加焦虑的患病风险。而社会的脱节会增加老年人的孤独感、社会孤立感，这种孤独感继而又增加老年期焦虑的患病风险。同时，老年期焦虑患病风险的增加，会增加孤立感，形成恶性循环。另外，空巢、无子女陪伴也会增加老年期焦虑障碍的患病风险。

2. **生活负性事件**　童年创伤和早期生活压力等远期负性生活事件与老年期焦虑障碍有关。早年生活压力中又以早年经济低下与高焦虑水平相关，是独立于童年创伤事件的危险因素；而童年创伤中童年的情感忽视和身体伤害都与老年高焦虑水平相关。童年创伤可能造成不安全依恋和高度依恋焦虑，间接增加了老年期焦虑的患病风险。近期负性事件如丧亲，也与老年期焦虑患病风险有关，但也有研究显示两者不存在显著相关。

第四节　防治策略与措施

一、预防策略

（一）一级预防

1. **抑郁障碍**　一级预防为病因预防，其干预措施可分为普遍性、选择性或指向性干预，主要预防老年人临床显著抑郁症状的发生。普遍性干预措施针对的是所有面临抑郁风险的人群，如针对某社区全体老年人进行预防干预，这种干预措施成本高昂，效益较低。选择性干预则针对抑郁高危人群，如老年女性、卒中等慢性病患者、面临生活压力源的老年人。指向性干预用于出现抑郁症状但不符合诊断的人群，即阈下抑郁患者。由于阈下抑郁在老年人群中发生率更高，且发生阈下抑郁的人群转化为抑郁症的风险更高，针对阈下抑郁人群的预防干预措施比普遍性预防措施更经济。

2. **焦虑障碍**　目前证实比较有效的预防老年期焦虑障碍发生的干预策略为分级护理方案，即在资源有限的环境中，仅为焦虑障碍高危的老年人群提供必要的专业知识及一定程度的时间和关注，以保证资源利用最大化，包括在药物干预之前先使用健康教育、观察等待、体育活动等方法。同时,对风险的识别也是重要的环节之一。有研究表明,可建立多危险因素结合的风险识别模型,包括阈下焦虑症状、阈下抑郁症状、低自我掌控感、自我健康评价低及受过初等教育 5 种因素,采用对多高危因素的小规模人群进行重点干预的策略,提高干预效益。

（二）二级预防

1. 抑郁障碍　二级预防的重点是早发现、早诊断和早治疗。老年期抑郁障碍早期的发现和诊断有一定难度,老年人抑郁心境长期存在但往往不如青壮年患者典型,兴趣减退和精力下降比情绪低落明显,常被误认为是正常老化过程中躯体机能自然衰退的结果,难以被察觉。另外,老年患者可能由于病耻感等因素,倾向于寻求非精神卫生专业的初级卫生保健服务。而老年患者又多伴有认知障碍、痴呆和其他慢性病,以及丧亲经历、作为照顾者的压力等复杂社会因素,常被误诊,2/3 以上的老年期抑郁患者得不到充分的治疗。因此,提高初级卫生保健机构筛查老年期抑郁的检测准确率,可作为二级预防的策略。同时,有效地治疗患有抑郁障碍的老年人,缓解症状,预防抑郁复发也是二级预防的策略之一。

2. 焦虑障碍　老年人群可能由于对自身患有焦虑障碍感知能力低、可及的精神卫生服务资源少且质量一般、求医动机低等原因,极少寻求专业帮助,90% 患焦虑障碍的老年人没有利用精神卫生服务资源。因此,提升患者及家属对疾病的认识,改善初级精神卫生服务质量,增添数量,以及扫除患者求医障碍是早发现、早诊断的关键,也对早治疗有积极作用。

（三）三级预防

1. 抑郁障碍　三级预防主要是预防抑郁加重恶化以及相关的并发症和不良结局的发生。对作为危险因素的不良事件应进行预防干预,跌倒、心血管事件、认知障碍、痴呆和死亡的风险增加都与老年期抑郁障碍有关。其中,老年期抑郁障碍患者后续患阿尔茨海默病的风险比一般老年人增加 2.02 倍。此外,在老年期抑郁障碍的死亡风险中也需要侧重注意对自杀风险的预防,老年人常有更坚定、更有计划的自我毁灭行为以及更隐匿的自杀意念,更容易出现自杀死亡。三级预防也包括控制抑郁症状的维持治疗。维持治疗已被证明可以降低复发的风险,并可能延迟、减弱或防止老年人抑郁障碍产生的后果,其中包括痴呆和死亡（包括自杀和其他非自杀死亡）。

2. 焦虑障碍　及时的心理干预和建立医院 - 社区 - 家庭治疗联盟是让老年期焦虑障碍患者坚持治疗的重要环节。同时,老年期焦虑障碍会增加老年人跌倒风险和患痴呆的风险,在保持治疗、稳定症状的同时,还应注意相关风险的评估。

二、常见老年期精神障碍的防治措施

（一）抑郁障碍

1. 药物治疗　药物治疗是老年期抑郁障碍重要的治疗手段之一,目前一线药物主要包括选择性 5- 羟色胺再摄取抑制剂（selective serotonin reuptake inhibitor,SSRI）、5- 羟色胺和去甲肾上腺素再摄取抑制剂（selective serotonin and norepinephrine reuptake inhibitors,SNRI）、去甲肾上腺素能与特异性 5- 羟色胺能抗抑郁药（noradrenergic and specific serotonergic antidepressant,NaSSA）和去甲肾上腺素与多巴胺再摄取抑制剂（noradrenalin-dopamine re-uptakeinhibitor,NDRI）。SSRI 类抗抑郁药可作为长期用药,常与一种或多种其他精神科药物联用。SNRI 类疗效与耐受性良好,其中度洛西汀的疗效更佳,但有心血管不良反应,需注意防跌倒。

NaSSA 类多用米氮平,有一定疗效,助眠效果好,但会导致体重增加。安非他酮是 NDRI 类,安全且疗效相对较好,较少出现心血管及胆碱能不良反应。对于老年难治型抑郁,可使用利培酮、哌甲酯等药物增效进行联合治疗。

2. **心理治疗**　老年患者常伴有慢性病,有复杂社会因素,心理治疗是老年期抑郁障碍患者较为安全的选择,也是重要的治疗方法之一。认知行为疗法(cognitive behavioral therapy,CBT)是目前比较认可的心理治疗方法,老年期抑郁障碍患者联用 CBT 和药物治疗时疗效比单纯的药物治疗或心理治疗疗效更好。但实际疗效会受老年患者的身体状态、认知、受疾病的影响程度以及治疗师的水平等多种因素的影响。

3. **物理治疗**　物理治疗是一种新型的治疗方式,在临床中使用较多的有无抽搐电休克治疗(modified electro-convulsive therapy,MECT)和重复经颅磁刺激治疗(repeat transcranial magnetic stimulation,rTMS)。MECT 适用于难治型抑郁症、精神病性抑郁症等老年患者。MECT 治疗老年期抑郁障碍见效快,且缓解率达 60%~80%,可降低复发率,但可能会出现严重认知损害的风险。rTMS 是一种非侵入性的抗抑郁治疗方法,可有效调节与抑郁症状有关的神经回路,治疗靶点多为背外侧前额叶皮质。rTMS 对于老年期抑郁障碍患者较为安全,可明显缓解抑郁症状。

4. **预防干预**　老年期抑郁障碍的初期预防主要是通过控制危险因素来预防抑郁发作。具体措施有:对于患有慢性病的高危老年人,可进行健康宣教、社会支持心理治疗等社会心理干预,提高自我效能感,对心理健康有正向影响,缓解抑郁症状。对共患其他疾病又有阈下抑郁或出现抑郁症状的高危人群,可适当采用抗抑郁药进行治疗,有研究表明对发生脑卒中的患者使用 SSRI 类药物可以降低卒中后抑郁发生的风险。

非精神卫生专业的初级卫生保健机构多是老年患者初次诊治的场所,而此类机构的医生往往缺乏相关经验。可培训初级卫生保健的精神病防治医生、开展临床及心理专家线上远程联合诊治、实行病例管理护理模式定时定点为患者提供教育和支持并跟踪其依从性及治疗反应。此外,向患者说明治疗方案,消除患者对抑郁障碍的病耻感,可促进老年患者求医和坚持治疗。对于有过抑郁发作的患者,抗抑郁药和心理治疗单独或联合使用以及维持治疗可降低老年期抑郁障碍复发的风险。

针对抑郁症状的综合临床管理可以减少自杀意念,甚至降低自杀风险。监测和控制抑郁障碍可预防后续阿尔茨海默病的发生。同时,可采用协助护理模式,培训护士、社会工作者及心理咨询师进行合作,定期对患者进行随访,监督患者的服药与治疗,并给予社会心理干预。这些措施有利于患者坚持维持治疗,控制抑郁症状,以延迟、减弱或防止老年人抑郁障碍产生的后果。

(二)焦虑障碍

1. **药物治疗**　苯二氮䓬类一直是老年期焦虑障碍最常见的处方用药,短期内使用有较好的疗效,多用于急性期治疗,但长期使用会产生严重的不良反应,增加跌倒、骨折和认知障碍的风险。老年患者最好不要长期使用。治疗老年期焦虑症的一线药物包括 SSRI 和 SNRI。与安慰剂相比,西酞普兰、艾司西酞普兰、帕罗西汀、舍曲林、文拉法辛和度洛西汀对老年广泛性焦虑及其他焦虑障碍,如惊恐障碍和混合焦虑障碍的治疗都有积极的疗效。尽管这些药物在老年人中通常耐受性良好,但仍需要注意潜在的步态障碍以及非胃肠道出血和胃肠道出血等不良反应。此外,非苯二氮䓬类抗抑郁药也可用于治疗老年期焦虑障碍。

丁螺环酮特别适合广泛性焦虑障碍患者及合并抑郁的老年患者,但药物起效时间较长,不适合用于急性期治疗,且在老年人群中有恶心、头晕、头痛等潜在副作用。

2. **心理治疗**　心理治疗是老年期焦虑障碍的重要治疗手段。CBT 是目前最常用于老年期焦虑治疗的心理治疗方法。针对老年期焦虑症的 CBT 通常包括心理教育、放松、认知治疗、暴露疗法,以及在必要时对失眠进行睡眠治疗。对老年患者,CBT 中最有效的是放松训练。老年患者可能伴有认知功能下降,认知重组可能存在困难。认知完整、积极治疗的老年患者能够在 CBT 治疗中学习并使用应对焦虑的技能,可能具有很好的疗效。值得注意的是,心理治疗不适用于急性焦虑障碍,在急性期,药物治疗比心理治疗更有效。

3. **预防干预**　对于患有慢性病的高危人群,体育运动可以显著降低老年人的焦虑症状。另外,初级卫生保健机构仍然是老年期焦虑障碍筛查、诊断和治疗的最常见环境。因此,可在初级卫生保健机构增加对精神卫生服务的关注。在筛查老年人的焦虑症状时,应注意评估抑郁障碍和认知障碍(如痴呆)等常见的合并症,并排除谵妄、药物引起的焦虑,与躯体疾病继发的焦虑症状鉴别,包括但不限于甲状腺疾病、维生素 B_{12} 缺乏症、心脏疾病和代谢变化,提高诊断的全面性和准确率。同时,提高老年期焦虑障碍患者的依从性,使其坚持治疗,预防复发。医生可对患者及家属进行疾病教育,提高家庭参与度,消除患者耻辱感、误解,提升依从性。治疗过程中,必要时可考虑药物联合心理治疗,注意随访,密切关注患者药物不良反应,应及时向患者说明并在必要时调整药物治疗方案。进入维持期后,可减少随访次数,但建议长期随访评估复发、痴呆和跌倒的风险,用药剂量应与积极治疗时相同,患者可尝试在指导下逐量减药或停药。

(刘肇瑞　邓咏妍)

参考文献

［1］LUPPA M, SIKORSKI C, LUCK T, et al. Age-and gender-specific prevalence of depression in latest-life: systematic review and meta-analysis [J]. J Affect Disord, 2012, 136 (3): 212-221.

［2］MAIER A, DURRANT-FINN C, PABST A, et al. Incidence and risk factors of depressive symptoms in the highest age groups and competing mortality risk. Evidence from the AgeCoDe-AqeQualiDe prospective cohort study [J]. J Affect Disord, 2022, 308: 494-501.

［3］聂晓璐, 王红英, 孙凤, 等. 2000—2012 年中国社区人群老年期抑郁情绪检出率:系统综述和更新的 meta 分析 [J]. 中国心理卫生杂志, 2013, 27 (11): 805-814.

［4］BYERS A L, YAFFE K, COVINSKY K E, et al. High occurrence of mood and anxiety disorders among older adults: The National Comorbidity Survey Replication [J]. Arch Gen Psychiatry, 2010, 67 (5): 489-496.

［5］BOEHLEN F H, HERZOG W, SCHELLBERG D, et al. Gender-specific predictors of generalized anxiety disorder symptoms in older adults: Results of a large population-based study [J]. J Affect Disord, 2020, 262: 174-181.

［6］ANDREAS S, DEHOUST M, VOLKERT J, et al. Affective disorders in the elderly in different European countries: Results from the MentDis_ICF65+ study [J]. PLoS One, 2019, 14 (11): e0224871.

［7］BEST J R, GAN D R Y, WISTER A V, et al. Age and sex trends in depressive symptoms across middle and older adulthood: Comparison of the Canadian Longitudinal Study on Aging to American and European cohorts [J]. J Affect Disord, 2021, 295: 1169-1176.

［8］ BüCHTEMANN D, LUPPA M, BRAMESFELD A, et al. Incidence of late-life depression: a systematic review [J]. J Affect Disord, 2012, 142 (1-3): 172-179.

［9］ KANG H J, BAE K Y, KIM S W, et al. Anxiety symptoms in Korean elderly individuals: a two-year longitudinal community study [J]. Int Psychogeriatr, 2016, 28 (3): 423-433.

［10］ CHOU K L, MACKENZIE C S, LIANG K, et al. Three-year incidence and predictors of first-onset of DSM-IV mood, anxiety, and substance use disorders in older adults: results from Wave 2 of the National Epidemiologic Survey on Alcohol and Related Conditions [J]. J Clin Psychiatry, 2011, 72 (2): 144-155.

［11］ HOOKER K, PHIBBS S, IRVIN V L, et al. Depression Among Older Adults in the United States by Disaggregated Race and Ethnicity [J]. Gerontologist, 2019, 59 (5): 886-891.

［12］ HANSSON E K, TUCK A, LURIE S, et al. Rates of mental illness and suicidality in immigrant, refugee, ethnocultural, and racialized groups in Canada: a review of the literature [J]. Can J Psychiatry, 2012, 57 (2): 111-121.

［13］ REYNOLDS K, PIETRZAK R H, EL-GABALAWY R, et al. Prevalence of psychiatric disorders in U. S. older adults: findings from a nationally representative survey [J]. World Psychiatry, 2015, 14 (1): 74-81.

［14］ SIMNING A, KITTEL J, CONWELL Y. Late-Life Depressive and Anxiety Symptoms Following Rehabilitation Services in Medicare Beneficiaries [J]. Am J Geriatr Psychiatry, 2019, 27 (4): 381-390.

［15］ VERHAAK P F, DEKKER J H, DE WAAL M W, et al. Depression, disability and somatic diseases among elderly [J]. J Affect Disord, 2014, 167: 187-191.

［16］ ZHANG H H, JIANG Y Y, RAO W W, et al. Prevalence of Depression Among Empty-Nest Elderly in China: A Meta-Analysis of Observational Studies [J]. Front Psychiatry, 2020, 11: 608.

［17］ 戴悦, 张宝泉, 李映兰, 等. 中国老年人睡眠质量与抑郁、焦虑相关性的 Meta 分析 [J]. 中华护理杂志, 2016, 51 (4): 488-493.

［18］ WANG L, SHENTU Q, XU B,et al. The prevalence of anxiety on the empty-nest elders in China [J]. J Health Psychol, 2020, 25 (2): 152-160.

［19］ JEURING H W, COMIJS H C, DEEG D J H, et al. Secular trends in the prevalence of major and subthreshold depression among 55-64-year olds over 20 years [J]. Psychol Med, 2018, 48 (11): 1824-1134.

［20］ SJöBERG L, KARLSSON B, ATTI A R, et al. Prevalence of depression: Comparisons of different depression definitions in population-based samples of older adults [J]. J Affect Disord, 2017, 221: 123-131.

［21］ LOTFALIANY M, HOARE E, JACKA F N, et al. Variation in the prevalence of depression and patterns of association, sociodemographic and lifestyle factors in community-dwelling older adults in six low-and middle-income countries [J]. J Affect Disord, 2019, 251: 218-226.

［22］ LU J, XU X, HUANG Y, et al. Prevalence of depressive disorders and treatment in China: a cross-sectional epidemiological study [J]. Lancet Psychiatry, 2021, 8 (11): 981-990.

［23］ GUERRA M, PRINA A M, FERRI C P, et al. A comparative cross-cultural study of the prevalence of late life depression in low and middle income countries [J]. J Affect Disord, 2016, 190: 362-368.

［24］ SAMUELSSON G, MCCAMISH-SVENSSON C, HAGBERG B, et al. Incidence and risk factors for depression and anxiety disorders: results from a 34-year longitudinal Swedish cohort study [J]. Aging Ment Health, 2005, 9 (6): 571-575.

［25］ OH D J, HAN J W, KIM T H, et al. Epidemiological characteristics of subsyndromal depression in late life [J]. Aust N Z J Psychiatry, 2020, 54 (2): 150-158.

［26］ ABDOLI N, SALARI N, DARVISHI N, et al. The global prevalence of major depressive disorder (MDD) among the elderly: A systematic review and meta-analysis [J]. Neurosci Biobehav Rev, 2022, 132: 1067-1073.

［27］ MOHEBBI M, AGUSTINI B, WOODS R L, et al. Prevalence of depressive symptoms and its associated factors among healthy community-dwelling older adults living in Australia and the United States [J]. Int J

Geriatr Psychiatry, 2019, 34 (8): 1208-1216.

［28］杨婷, 汪敬轩, 谢志豪, 等. 中国老年居民抑郁症状现状及其影响因素分析 [J]. 现代预防医学, 2021, 48 (19): 3461-3465.

［29］ZHANG L, XU Y, NIE H, et al. The prevalence of depressive symptoms among the older in China: a meta-analysis [J]. Int J Geriatr Psychiatry, 2012, 27 (9): 900-906.

［30］CONDE-SALA J L, GARRE-OLMO J, CALVÓ-PERXAS L, et al. Course of depressive symptoms and associated factors in people aged 65+ in Europe: A two-year follow-up [J]. J Affect Disord, 2019, 245: 440-450.

［31］ZHANG X, NORTON J, CARRIÈRE I, et al. Generalized anxiety in community-dwelling elderly: Prevalence and clinical characteristics [J]. J Affect Disord, 2015, 172: 24-29.

［32］WOLITZKY-TAYLOR K B, CASTRIOTTA N, LENZE E J, et al. Anxiety disorders in older adults: a comprehensive review [J]. Depress Anxiety, 2010, 27 (2): 190-211.

［33］ANDREAS S, SCHULZ H, VOLKERT J, et al. Incidence and risk factors of mental disorders in the elderly: The European MentDis_ICF65+ study [J]. Aust N Z J Psychiatry, 2022, 56 (5): 551-559.

［34］SMITH L, JACOB L, LÓPEZ-SÁNCHEZ G F, et al. Anxiety symptoms and mild cognitive impairment among community-dwelling older adults from low-and middle-income countries [J]. J Affect Disord, 2021, 291: 57-64.

［35］苏亮, 蔡亦蕴, 施慎逊, 等. 中国老年焦虑障碍患病率 Meta 分析 [J]. 临床精神医学杂志, 2011, 21 (2): 87-90.

［36］杨振东, 瞿正万, 江琦, 等. 浦东新区社区老年焦虑症流行病学调查 [J]. 中华行为医学与脑科学杂志, 2011,(2): 172-173.

［37］JONSON M, SIGSTRÖM R, HEDNA K, et al. Time trends in depression prevalence among Swedish 85-year-olds: repeated cross-sectional population-based studies in 1986, 2008, and 2015 [J]. Psychol Med, 2021: 1-10.

［38］WEINBERGER A H, GBEDEMAH M, MARTINEZ A M, et al. Trends in depression prevalence in the USA from 2005 to 2015: widening disparities in vulnerable groups [J]. Psychol Med, 2018, 48 (8): 1308-1315.

［39］BAI R, DONG W, PENG Q, et al. Trends in depression incidence in China, 1990—2019 [J]. J Affect Disord, 2022, 296: 291-297.

［40］O'DONNELL S, VANDERLOO S, MCRAE L, et al. Comparison of the estimated prevalence of mood and/or anxiety disorders in Canada between self-report and administrative data [J]. Epidemiol Psychiatr Sci, 2016, 25 (4): 360-369.

［41］CREESE B, KHAN Z, HENLEY W, et al. Loneliness, physical activity, and mental health during COVID-19: a longitudinal analysis of depression and anxiety in adults over the age of 50 between 2015 and 2020 [J]. Int Psychogeriatr, 2021, 33 (5): 505-514.

［42］KENDLER K S, GATZ M, GARDNER C O, et al. Age at onset and familial risk for major depression in a Swedish national twin sample [J]. Psychol Med, 2005, 35 (11): 1573-1579.

［43］OTTE C, HART S, NEYLAN T C, et al. A meta-analysis of cortisol response to challenge in human aging: importance of gender [J]. Psychoneuroendocrinology, 2005, 30 (1): 80-91.

［44］GIRGUS J S, YANG K, FERRI C V. The Gender Difference in Depression: Are Elderly Women at Greater Risk for Depression Than Elderly Men？[J]. Geriatrics (Basel), 2017, 2 (4): 35.

［45］BRAMAJO O N. An Age-Period-Cohort Approach to Analyse Late-Life Depression Prevalence in Six European Countries, 2004—2016 [J]. Eur J Popul, 2022, 38 (2): 223-245.

［46］COLE M G, DENDUKURI N. Risk factors for depression among elderly community subjects: a systematic review and meta-analysis [J]. Am J Psychiatry, 2003, 160 (6): 1147-1156.

［47］ PERLIS M L, SMITH L J, LYNESS J M, et al. Insomnia as a risk factor for onset of depression in the elderly [J]. Behav Sleep Med, 2006, 4 (2): 104-113.

［48］ LIVINGSTON G, BLIZARD B, MANN A. Does sleep disturbance predict depression in elderly people？ A study in inner London [J]. Br J Gen Pract, 1993, 43 (376): 445-448.

［49］ STEUNENBERG B, BEEKMAN A T, DEEG D J, et al. Personality and the onset of depression in late life [J]. J Affect Disord, 2006, 92 (2-3): 243-251.

［50］ VALKANOVA V, EBMEIER K P. Vascular risk factors and depression in later life: a systematic review and meta-analysis [J]. Biol Psychiatry, 2013, 73 (5): 406-413.

［51］ BRUCE M L, MCAVAY G J, RAUE P J, et al. Major depression in elderly home health care patients [J]. Am J Psychiatry, 2002, 159 (8): 1367-1374.

［52］ BRILMAN E I, ORMEL J. Life events, difficulties and onset of depressive episodes in later life [J]. Psychol Med, 2001, 31 (5): 859-869.

［53］ FANG M, MIRUTSE G, GUO L, et al. Role of socioeconomic status and housing conditions in geriatric depression in rural China: a cross-sectional study [J]. BMJ Open, 2019, 9 (5): e024046.

［54］ 孙忠国，李吉柱，王立钢，等. 失独者自杀观念与社会支持、生活质量的相关性 [J]. 中华行为医学与脑科学杂志, 2018, 27 (3): 212-215.

［55］ 唐丹，姜凯迪. 家庭支持与朋友支持对不同自理能力老年人抑郁水平的影响 [J]. 心理与行为研究, 2015, 13 (1): 65-69.

［56］ LEE L O, GATZ M, PEDERSEN N L, et al. Anxiety trajectories in the second half of life: Genetic and environmental contributions over age [J]. Psychol Aging, 2016, 31 (1): 101-113.

［57］ POHL P, AHLGREN C, NORDIN E, et al. Gender perspective on fear of falling using the classification of functioning as the model [J]. Disabil Rehabil, 2015, 37 (3): 214-222.

［58］ ZHOU L, ZHANG H, LUO Z, et al. Abnormal night sleep duration and inappropriate sleep initiation time are associated with elevated anxiety symptoms in Chinese rural adults: the Henan Rural Cohort [J]. Psychiatry Res, 2020, 291: 113232.

［59］ 石婉荧，郭明昊，杜鹏，等. 中国 60 岁及以上老年人睡眠与焦虑的关联研究 [J]. 中华流行病学杂志, 2020,(1): 9-13.

［60］ BEEKMAN A T, DE BEURS E, VAN BALKOM A J, et al. Anxiety and depression in later life: Co-occurrence and communality of risk factors [J]. Am J Psychiatry, 2000, 157 (1): 89-95.

［61］ SANTINI Z I, JOSE P E, CORNWELL E Y, et al. Social disconnectedness, perceived isolation, and symptoms of depression and anxiety among older Americans (NSHAP): a longitudinal mediation analysis [J]. Lancet Public Health, 2020, 5 (1): e62-e70.

［62］ DOMÈNECH-ABELLA J, MUNDÓ J, HARO J M, et al. Anxiety, depression, loneliness and social network in the elderly: Longitudinal associations from The Irish Longitudinal Study on Ageing (TILDA)[J]. J Affect Disord, 2019, 246: 82-88.

［63］ PAN A, SUN Q, OKEREKE O I, et al. Depression and risk of stroke morbidity and mortality: a meta-analysis and systematic review [J]. JAMA, 2011, 306 (11): 1241-1249.

［64］ SANTABÁRBARA J, LOPEZ-ANTON R, DE LA CÁMARA C, et al. Clinically significant anxiety as a risk factor for dementia in the elderly community [J]. Acta Psychiatr Scand, 2019, 139 (1): 6-14.

［65］ MAUST D T, BLOW F C, WIECHERS I R, et al. National Trends in Antidepressant, Benzodiazepine, and Other Sedative-Hypnotic Treatment of Older Adults in Psychiatric and Primary Care [J]. J Clin Psychiatry, 2017, 78 (4): e363-e371.

［66］ SOBIERAJ D M, MARTINEZ B K, HERNANDEZ A V, et al. Adverse Effects of Pharmacologic Treatments of Major Depression in Older Adults [J]. J Am Geriatr Soc, 2019, 67 (8): 1571-1581.

［67］ ALEXOPOULOS G S. Depression in the elderly [J]. Lancet, 2005, 365 (9475): 1961-1970.

［68］LAVRETSKY H, REINLIEB M, ST CYR N, et al. Citalopram, methylphenidate, or their combination in geriatric depression: a randomized, double-blind, placebo-controlled trial [J]. Am J Psychiatry, 2015, 172 (6): 561-569.

［69］GREENBERG R M. ECT in the elderly [J]. New Dir Ment Health Serv, 1997,(76): 85-96.

［70］WAGENMAKERS M J, OUDEGA M L, VANSTEELANDT K, et al. Psychotic late-life depression less likely to relapse after electroconvulsive therapy [J]. J Affect Disord, 2020, 276: 984-990.

［71］CASH R F H, COCCHI L, ANDERSON R, et al. A multivariate neuroimaging biomarker of individual outcome to transcranial magnetic stimulation in depression [J]. Hum Brain Mapp, 2019, 40 (16): 4618-4629.

［72］SABESAN P, LANKAPPA S, KHALIFA N, et al. Transcranial magnetic stimulation for geriatric depression: Promises and pitfalls [J]. World J Psychiatry, 2015, 5 (2): 170-181.

［73］ROBINSON R G, JORGE R E, MOSER D J, et al. Escitalopram and problem-solving therapy for prevention of poststroke depression: a randomized controlled trial [J]. JAMA, 2008, 299 (20): 2391-2400.

［74］PATERNITI S, DUFOUIL C, ALPéROVITCH A. Long-term benzodiazepine use and cognitive decline in the elderly: the Epidemiology of Vascular Aging Study [J]. J Clin Psychopharmacol, 2002, 22 (3): 285-293.

［75］HOFMANN S G, SMITS J A. Cognitive-behavioral therapy for adult anxiety disorders: a meta-analysis of randomized placebo-controlled trials [J]. J Clin Psychiatry, 2008, 69 (4): 621-632.

［76］SCHUURMANS J, COMIJS H, EMMELKAMP P M, et al. A randomized, controlled trial of the effectiveness of cognitive-behavioral therapy and sertraline versus a waitlist control group for anxiety disorders in older adults [J]. Am J Geriatr Psychiatry, 2006, 14 (3): 255-263.

［77］HERRING M P, O'CONNOR P J, DISHMAN R K. The effect of exercise training on anxiety symptoms among patients: a systematic review [J]. Arch Intern Med, 2010, 170 (4): 321-331.

［78］RAMOS K, STANLEY M A. Anxiety Disorders in Late Life [J]. Clin Geriatr Med, 2020, 36 (2): 237-246.

［79］WETHERELL J L, PETKUS A J, WHITE K S, et al. Antidepressant medication augmented with cognitive-behavioral therapy for generalized anxiety disorder in older adults [J]. Am J Psychiatry, 2013, 170 (7): 782-789.

第六章

老年期痴呆流行病学

第一节 概　　述

一、痴呆的概念

WHO 定义痴呆（dementia）是一种慢性或进行性综合征，通常表现为认知功能（即处理思维的能力）比正常衰老过程更加严重地衰退，认知功能损伤通常与情绪、情感控制、行为或动机的改变伴随发生，偶尔也会晚于这几种症状出现。痴呆会影响患者的记忆、思考、定向、理解、计算、学习、语言和判断能力，但不会影响意识。痴呆是由影响大脑的多种主要或次要疾病和损伤引起的，例如阿尔茨海默病（Alzheimer's disease，AD）和脑卒中等。痴呆可发生在任何年龄段，但以老年人居多。

全球全人群死因顺位中，痴呆列居第七位，它也是导致全球老年人残疾和生活依赖的主要原因之一。全世界约有 5 000 万痴呆患者，预计到 2050 年这一数字将增加到 1.52 亿，特别是低收入和中等收入国家（low-and middle-income countries，LMICs）的患者数占到总患者人数的 2/3。痴呆不仅对患者本人的身体、心理及社会经济状况造成影响，而且对他们的照顾者、家庭，甚至整个社会都有影响，据统计，全球由痴呆造成的经济损失每年约为 1 万亿美元。

痴呆在老年医学和老年精神病学中的地位和重要性日益引起人们的关注，随着人口老龄化程度的不断加深，它已然成为世界各国均需面对的重要公共卫生问题。WHO 将痴呆确定为公共卫生重点问题，同时还将其列为精神卫生差距行动规划（WHO Mental Health Gap Action Programme，mhGAP）的一项重点工作。各国各地区均在痴呆的危险因素、诊疗照护、预防保健等方面做了很多的努力。

2017 年 5 月，世界卫生大会批准了《2017—2025 年公共卫生领域应对痴呆症全球行动计划》。该计划为各方，包括政策制定者，区域间和国家间的合作伙伴以及 WHO，在痴呆的诊疗和护理、降低疾病风险、构建信息系统、创建包容社会、科学研究和创新等领域提供了全面的行动蓝图。此外，WHO 还为政策制定者和研究人员建立了一个痴呆的国际监测平台，即全球痴呆观察站（Global Dementia Observatory，GDO），以促进监测和共享痴呆政策、服务提供、流行病学和研究方面的信息。作为 GDO 的补充,WHO 启动了 GDO 知识交流平台,为痴呆提供最佳医学研究证据,促进区域、国家和个人的多方交流,促进全球行动。此外,WHO 还制定了《迈向痴呆计划:世界卫生组织指南》,为会员国制定和实施痴呆计划提供指导。

二、痴呆的临床表现

痴呆的临床表现有很强的个体异质性,因导致痴呆的原因、其他健康状况和患病前的认知功能不同而不同。与痴呆相关的临床症状和体征可以大体分为早期、中期和晚期三个阶段。早期阶段,痴呆的临床症状往往被忽视,这一时期的常见症状包括健忘、忘记时间、在熟悉的地方迷路等。中期,随着痴呆的发展,症状和体征趋于明显,可能包括忘记最近发生的事情和人的名字、在家里迷路、沟通日益困难、在个人起居方面需要他人帮助、一些行为改变如反复问同一个问题。到了痴呆晚期,患者几乎完全不能自理,这时记忆障碍变得很严重,症状和体征也变得越来越明显,常见症状包括无法感知时间和地点、不能辨认亲友、生活方面需要别人照顾、行动困难、行为异常升级,甚至包括一些攻击性行为。

三、痴呆的诊断标准

痴呆已经在医学著作中被描述了几个世纪,最初描述痴呆时,它的概念仅涉及行为和认知症状,并且强调是非退行性原因(例如神经性梅毒)。随着时间的推移,痴呆的核心部分转变为认知症状,可能的病因也从非退行性疾病演变为动脉粥样硬化再到神经退行性疾病,并更好地阐释了痴呆的各种病理。

痴呆的诊断主要是由《精神障碍诊断和统计手册》(*Diagnostic and Statistical Manual of Mental Disorders*,DSM)提出的标准驱动的。在 2013 年 DSM-5 发布之前,对于痴呆的诊断必须有记忆损害和一个额外的认知领域障碍。这些认知缺陷会导致社交功能的显著损害,并且与之前的功能水平相比显著下降。国际疾病分类第十版(ICD-10)对痴呆有更严格的定义,要求记忆力和抽象思维、判断力和解决问题的能力都受损,以及一个额外的认知领域障碍。尽管这些标准对痴呆具有很高的特异性,但它们的敏感性较低,容易漏诊轻度疾病的病例。2013 年发布的 DSM-5 用"神经认知障碍"替代了"痴呆"这一术语,并且列出了轻度、重度神经认知障碍等一系列反映疾病变化过程的概念。

ICD-10 和 DSM-Ⅳ 是目前最广泛使用的诊断标准,将痴呆分为若干种亚型,AD 是痴呆最常见的形式,占全部痴呆的 60%~80%,其他主要形式包括血管性痴呆、路易体痴呆和一组导致额颞叶痴呆的疾病,不同形式的痴呆之间界线并不分明,多种形式的痴呆常同时存在。在 ICD-10 中,根据 AD 的发病年龄和临床特点,又将其分为早发性和晚发性两种,另外把多发性梗死性痴呆归为血管性痴呆。

四、痴呆的流行病学研究概述

老年期痴呆的流行病学研究工作是从 20 世纪 50 年代开始的。当时一些发达国家由于人口老龄化开始注意到老年人的精神卫生问题,相继开展了一些老年精神障碍的流行病学研究工作。自 20 世纪 90 年代中期开始,关于痴呆的流行病学研究在 LMICs 迅速增加,痴呆的研究已遍布全球各个国家和地区,并形成了痴呆的协作组开展科学研究,积累了大量的数据,证据质量也不断提高。

我国自 20 世纪 80 年代以来开展了一定数量的痴呆流行病学调查研究,开始阶段的研究质量参差不齐,结果差异也较大,但最近几年,不断有高水平的研究发表,为了解我国痴呆的流行特征、危险因素和预防控制提供了很好的证据基础。本章第二节将分别从国外和国内两个维度介绍痴呆的患病情况和发病情况调查结果,第三节将介绍目前关于痴呆危险因素的主要研究证据,第四节将简要介绍痴呆的预防和照护。

第二节　流　行　特　征

一、患病情况

下面将从国外和国内两方面分别阐述痴呆的患病情况。

(一) 国外患病情况

2020 年痴呆委员会报告指出,截至 2020 年左右,世界范围内约有 5 000 万痴呆患者,中低收入国家的痴呆患者人数占总数的 2/3,到 2050 年,这一数量将增至 1.52 亿,而增幅最大的地区也分布在中低收入国家。根据《全球疾病、伤害和风险因素负担研究》,1990—2016年,全球痴呆年龄标准化患病率相对稳定,但随着老龄化和人口的增加,痴呆患者人数自1990 年以来增加了一倍多。

由于预期寿命延长和危险因素负担增加,中低收入国家痴呆患者人数的增长速度快于高收入国家。据统计,痴呆在高收入国家中归因于以下 9 个可改变危险因素的人群,归因危险度为 35%:教育程度低、高血压、肥胖、听力损失、抑郁、糖尿病、缺乏体育锻炼、吸烟和社交孤立;受危险因素暴露率的影响,由这 9 个因素在其他国家和地区导致的人群归因危险度可能更高,例如在中国为 40%,印度为 41%,拉丁美洲为 56%。

(二) 我国患病情况

据《2015 年世界阿尔茨海默病报告》(*The World Alzheimer Report* 2015)统计,我国 60岁以上人群的痴呆患病率(6.19%)与世界上大部分地区的患病率(5.50%~7.00%)处于同一水平,但高于撒哈拉以南非洲地区(5.47%)和中欧(5.18%),低于拉丁美洲(8.41%)和东南亚(7.64%)。患病率的差异主要是由不同痴呆的生存时间、环境和遗传危险因素、痴呆发病前的死亡率不同所致,此外,诊断标准、研究人群的年龄范围、人口规模、抽样方法的异质性也是造成研究结果存在差异的原因。

我国的痴呆患病率也存在地域差异。例如一项最近的 Meta 分析共纳入了 1980—2017年发表的有关痴呆患病率的 96 篇研究,分析我国不同性别、地区的痴呆患病率差异和随年份的变化趋势。结果显示,50 岁以上人群的痴呆总体患病率为 4.4%(95% *CI*:0.6%~22.0%),异质性非常高(I^2=98.6%);男性患病率为 3.7%(95% *CI*:3.2%~4.1%),女性为 5.6%(95% *CI*:5.0%~6.2%);痴呆的年龄分层患病率每 5 年增加 1 倍。我国北方地区(包括北京、河北、黑龙江、河南、辽宁、陕西、山东、山西、天津)的患病率为 5.4%(95% *CI*:4.3%~6.4%),高于中部地区(包括安徽、重庆、湖北、湖南、江苏、江西、上海、四川和浙江)(3.8%;95% *CI*:3.1%~4.4%)、南部地区(福建、广东、广西和海南)(3.7%;95% *CI*:3.0%~4.4%)、香港和台湾地区(两地区的合并患病率为4.0%;95% *CI*:2.7%~5.4%)的患病率,但低于西部地区(包括新疆和甘肃)(9.6%;95% *CI*:4.5%~14.8%)。在调整了研究设计、分析方法因素和调查年份后,不同地区的痴呆患病率存在差异。我国北方地区与中部地区的绝对差异约为1%(−1.0%;95% *CI*:−2.2%~0.3%),与南部地区的差异为2%(−1.7%;95% *CI*:−3.1%~−0.3%),与香港和台湾地区的差异为3%(−3.0%;95% *CI*:−5.0%~−1.0%),与西部地区差异为3%(2.8%;95% *CI*:0.1%~5.5%)。

痴呆的粗患病率从1990年前的1.9%(95% *CI*:1.0%~2.9%)上升到2010—2015年的6.4%(95% *CI*:5.2%~7.7%)。在调整了分析方法因素和地理区域因素后,明显上升的趋势减弱。尽管2010—2015年的调整后估计值(4.9%;95% *CI*:2.8%~7.0%)几乎是1990年之前5项研究报告的汇总患病率(2.8%;95% *CI*:0.4%~5.2%)的2倍,但1990年之后的痴呆患病率的波动规律尚不清楚,区域趋势显示不同时期的波动很大,特别是北京和上海这两个地区。与此同时,2016年全球疾病负担研究发现,我国的年龄标化痴呆的患病率从1990年到2016年增加了5.6%,而同期全球范围的平均患病率增加了1.7%,表明我国的痴呆患病率增加幅度明显高于全球平均水平,部分原因可能是预期寿命的延长和诊断标准的提高。

根据DSM-Ⅳ/DSM-Ⅳ-TR的标准,中国60岁及以上的痴呆患者估计数为950万(5.3%,95% *CI*:4.3%~6.3%),其中350万在中国北方(5.5%;95% *CI*:4.3%~6.7%)。

二、发病情况

(一)国外发病情况

痴呆发病率调查的研究相比患病率研究而言,数量相对偏少。Sujuan Gao等的Meta分析显示,在所有3个年龄组(65~74岁、75~84岁和85岁及以上)中,晚出生年与痴呆发病率降低之间存在显著关联。西方国家报告的AD发病率在所有年龄组均保持稳定,而非西方国家的研究显示,65~74岁年龄组的AD发病率显著升高。在许多高收入国家,如美国、英国和法国,与使用类似方法和目标人群建立的几十年前的队列相比,较新的队列中的痴呆年龄别发病率有所下降。S Ahmadi-Abhari等的模型研究显示,在英国,2010年男性50岁及以上痴呆发病率估计为14.3/1 000人年,女性的痴呆发病率为17.0/1 000人年,此外,该地区2002—2013年痴呆发病率以2.7%/年的相对速度下降(95% *CI*:2.4%~2.9%),来自美国的Framingham心脏研究也显示了同样的下降趋势。这些地区近些年的出生人群的痴呆发病率呈现下降趋势,可能与受教育程度、社会经济条件、卫生保健措施和生活方式改变有关。但在这些地区,肥胖率和糖尿病发病率不断上升,以及体力活动的持续下降,可能会扭转痴呆的下降趋势。

(二)我国发病情况

我国65岁以上老年人群痴呆的发病率在17.7/1 000人年和24.0/1 000人年之间。2013年,一项系统综述纳入了13个痴呆发病率的研究,报告了我国60岁以上人群痴呆的发病率为9.87/1 000人年,AD的发病率为6.25/1 000人年,血管性痴呆的发病率为2.42/1 000人年。在2016年完成的一项多地区研究中(使用DSM-Ⅳ痴呆诊断标准、NINCDS-ADRDA阿尔茨海默病标准和NINDS-AIREN血管性痴呆诊断标准)发现,65岁以上老年人群痴呆的发病率为12.14/1 000人年,AD的发病率为8.15/1 000人年,血管性痴呆的发病率为

3.13/1 000 人年,在调整了社会人口学因素、年龄、受教育程度之后,血管性痴呆和 AD 的发病率存在地域差异,特别是北方地区血管性痴呆的发病率高于南方地区,东部地区 AD 的发病率高于西部地区。多项研究表明,痴呆的年龄别发病率从 65 岁开始增加趋势明显,并且女性发病率高于男性。总的来说,这些关于痴呆发病率的调查大多数是 2010 年以前的研究,由于我国老龄化程度日益加剧,痴呆的发病率可能更高。

第三节　影响因素研究及进展

痴呆的危险因素按照是否可以干预分为不可改变的危险因素和可改变的危险因素。不可改变的危险因素包括遗传、年龄、性别、种族/民族和家族史。年龄增加被认为是与痴呆关联最强的危险因素,但痴呆并不是衰老的必然结果。可改变的危险因素包括认知储备、行为生活方式、心血管危险因素等。生命周期不同阶段痴呆的危险因素特征有所不同,这些危险因素均有很好的循证医学证据。以下将对这些危险因素进行详述。

一、认知相关的危险因素

(一)受教育程度

儿童期较高的受教育水平和终身的高教育程度可降低痴呆风险。研究表明,整体认知能力随着受教育程度增加而增加,然后在青春期后期达到一个平台期,此时大脑达到最大的可塑性;而在 20 岁以后,教育对于认知能力的进一步提升作用很小,这表明教育对认知功能的刺激作用在生命早期更为明显,而教育对生命后期认知能力的影响可能主要是通过受教育程度高的人的自我再教育实现的。

(二)认知能力维持和认知能力下降

一项来自香港研究者的研究(样本量 15 882)发现,65 岁以上人群如果经常阅读、玩游戏,会降低痴呆的发病风险,OR 为 0.71(95% CI:0.60~0.84)。一些小样本量研究也支持上述发现,例如对 205 名 30~64 岁的研究对象随访 20 年左右发现,旅行、社交活动、演奏音乐、参加艺术和体育活动、阅读和说第二语言,与成年期的认知能力维持相关,而这种关联独立于受教育程度、职业因素、晚年活动和当前的大脑健康状况。

退休是认知能力下降的重要转折点,研究发现从事对认知要求较高的工作者在退休前和退休后的认知恶化程度往往低于从事要求较低的工作者。一项针对 1 658 名退休人员的 12 年随访研究发现,退休年龄与痴呆风险呈负相关。因健康状况不佳而退休的人的言语记忆和言语流利度得分低于因其他原因退休者。

二、听力因素

2017 年痴呆研究报告的 Meta 分析发现,听力受损与痴呆的相对危险度为 1.9,听力受损对痴呆的人群归因分值最高。随后 David G.Loughrey 等于 2018 年发表的 Meta 分析结果显示,年龄相关性听力损失与痴呆发生风险的关联在横断面研究中的 OR 为 2.42(95% CI:1.24~4.72),在前瞻性研究中的效应值为 1.28(95% CI:1.02~1.59)。一项对 3 777 名 65 岁及以上老年人开展的为期 25 年的前瞻性研究发现,自述有听力问题的人痴呆发病率增加,而这一关联并未在使用助听器的人群中发现,其他研究也有类似报道。因此,这些前瞻性研究提示,听力损失可能会通过减少认知刺激而导致认知能力下降,而助听器的使用可能是防止认知能力衰退的保护因素。

三、创伤性脑损伤

ICD-10 将轻度的创伤性脑损伤(traumatic brain injury,TBI)定义为脑震荡,将严重的TBI 定义为颅骨骨折、水肿、脑损伤或出血。一项基于丹麦国家登记系统开展的大型队列研究对全国 50 岁及以上的 300 万人群所做的调查显示,TBI 与痴呆的 10 年发病风险存在关联(HR=1.16;95% CI:1.21~1.27),与 AD 风险的关联 HR 为 1.16(95% CI:1.12~1.22)。痴呆风险在 TBI 发生后 6 个月最高(HR=4.06;95% CI:3.79~4.34),并且随着受伤次数的增加而增加:1 次 TBI 的关联强度为 1.22(95% CI:1.19~1.25); ≥ 5 次的关联强度为 2.83(95% CI:2.14~3.75)。

另一项在瑞典样本量超过 300 万的 50 岁及以上一般人群队列研究中发现,TBI 可以增加痴呆的发病风险,尤其是在 TBI 发生后 1 年的关联最强(OR=3.52;95% CI:3.23~3.84),此后的 30 年,痴呆的发病风险仍然较高(OR=1.25;95% CI:1.11~1.41)。此外,该研究还发现,单次的轻度的 TBI 与痴呆的关联(OR=1.63;95% CI:1.57~1.70)低于严重的 TBI(OR=2.06;95% CI:1.95~2.19)和多次 TBI(OR=2.81;95% CI:2.51~3.15)与痴呆的关联。

此外,一些特殊职业会导致 TBI 发生风险增加,也会进一步增加痴呆的发生风险,例如来自美国退伍军人的研究、苏格兰足球运动员的研究等。

四、高血压

持续的中年高血压与晚年痴呆的风险增加有关。在 Framingham 心脏研究的子代队列研究中发现,在约 18 年的随访期内,中年收缩期高血压(中年时收缩压 ≥ 140mmHg;平均年龄 55 岁)与患痴呆的风险增加相关(HR=1.57;95% CI:1.05~2.35),如果收缩期高血压持续到晚年,风险会进一步增加(平均年龄 69 岁;HR=1.96;95% CI:1.25~3.09)。基于该人群队列,研究者还发现,中年晚期(平均年龄 62 岁)具有理想心血管参数 [例如,当前不吸烟、体重指数(body mass index,BMI)18.5~25kg/m^2、定期体育锻炼、健康饮食、最佳血压 <120/80mmHg、正常胆固醇水平和正常空腹血糖] 的人与至少有其中一种风险的人进行比较,那些心血管参数理想的人患全因痴呆(HR=0.8,95% CI:0.67~0.97)、血管性痴呆(HR=0.49;95% CI:0.30~0.81)和临床诊断的阿尔茨海默病(HR=0.79;95% CI:0.64~0.98)的 10 年风险较低。此外,降压药的使用也被发现能够降低认知障碍的发生风险,从另一角度支持血压与痴呆的关联。考虑到可能的机制,有研究提示中年期高血压可能与脑容量减少和脑白质高信号量增加有关,而与淀粉样蛋白沉积无关。

五、体力活动

体力活动的模式随着年龄、时代和疾病发病率变化而变化,并且在不同性别、社会阶层和文化中有所不同。不同的研究显示体力活动与痴呆可能呈现双向的关联关系。一项纳入随访期 1~21 年不等的队列研究的 Meta 分析表明,运动与痴呆风险降低有关。以后的系统综述进一步得出结论,体力活动可以预防 AD 的发生。

由 28 916 名 30~60 岁研究对象参与的 HUNT 研究发现,每周至少有一次中等强度到剧烈体力活动的研究对象在随访到 25 年时的痴呆风险有所降低(HR=0.81;95% CI:0.62~1.06),但关联没有统计学意义。英国 Whitehall 研究报告了对 10 308 人进行了 28 年的随访调查,结果发现每周 2.5 小时以上的中等到剧烈体力活动可以降低 10 年以上的痴呆风险。随访期很长的队列研究并不多见,一项在瑞典开展的随访时间为 44 年的研究招募了 191 名女性,平均年龄 50 岁,该研究对研究对象进行了渐进的最大测力计循环测试以评估心血管适能(cardiovascular fitness),结果发现,与中等水平者相比,高水平者与低水平者的全因痴呆调整风险比分别为 0.12(95% CI:0.03~0.54)和 1.41(95% CI:0.72~2.79)。与中等水平者相比,高水平者的痴呆发病年龄推迟了 11 岁,高水平者从基线到痴呆发病的平均时间推迟了 5 年。评价运动干预对认知能力改善效果的随机对照试验的 Meta 分析发现,体育锻炼组的整体认知能力有所改善,有氧运动的效果更好。另一项基于随机对照试验的 Meta 分析显示,长期参加体育锻炼者(规律参加体育锻炼 1 年及以上)和不参加锻炼者痴呆的发病率分别为 3.7% 和 6.1%。

六、糖尿病

糖尿病是痴呆的危险因素。在对来自 14 个队列的超过 230 万名 2 型糖尿病患者(包括 102 174 例痴呆)的 Meta 分析发现,糖尿病与所有痴呆的风险增加相关(女性 RR=1.62,95% CI:1.45~1.80;男性 RR=1.58,95% CI:1.38~1.81)。女性血管性痴呆的糖尿病相关 RR 为 2.34(95% CI:1.86~2.94),男性为 1.73(95% CI:1.61~1.85),非血管性痴呆的 RR 女性为 1.53(95% CI:1.35~1.73),男性为 1.49(95% CI:1.31~1.69)。总体而言,女性糖尿病患者的血管性痴呆的风险比男性高 19%(95% CI:8%~30%;P<0.001)。痴呆的发病风险随着糖尿病的持续时间和严重程度增加而增加,不同的糖尿病药物对认知或痴呆结果的影响仍不清楚,该领域研究非常少见。一项关于二甲双胍使用与糖尿病患者痴呆发生风险的 Meta 分析发现,与服用其他药物或不服用药物的患者相比,服用二甲双胍的糖尿病患者认知障碍的患病率较低(OR=0.55;95% CI:0.38~0.78),痴呆的发病率也降低(HR=0.76;95% CI:0.39~0.88)。然而,另一项分析并未发现二甲双胍对痴呆的保护作用(RR=1.01;95% CI:0.93~1.10),但该研究没有考虑 2 型糖尿病患者的糖尿病严重程度。一项 Cochrane 评价报告说,与标准糖尿病治疗方案相比,加强治疗方案对随访 5 年的认知能力下降(HR=1.0;95% CI:0.9~1.1)和痴呆发生(HR=1.3;95% CI:0.9~1.9)均没有影响。总体而言,2 型糖尿病是痴呆的明确的危险因素,但是,尚不清楚是否有任何特定药物可以降低这种风险。强化糖尿病控制不会降低患痴呆的风险。

七、过量饮酒

酒精摄入与认知和痴呆结果的关联研究有很多证据。例如法国的一项对超过 3 100 万人的 5 年入院记录的调查发现,酒精使用障碍(ICD 中定义为酒精有害使用或酒精依赖)与痴呆风险增加相关,在男性和女性中的风险比分别为 3.36(95% CI:3.31~3.41)和 3.34(95% CI:3.28~3.41)。痴呆与酒精使用障碍的关联在精神分裂症(早发性痴呆)(年龄小于 65 岁)中更加明显,其中 56.6% 的精神分裂症(早发性痴呆)患者在他们的医疗记录中记录存在酒精使用障碍。一项系统综述分析了轻度至中度饮酒与痴呆的关联关系,研究发现,与不饮酒相比,轻度与中度饮酒可以降低痴呆的发病风险(RR=0.74;95% CI:0.61~0.91)。类似研究也报道,每周饮酒少于 21 个单位(1 个单位酒精 =10ml 或 8g 纯酒精)可能与痴呆风险降低有关。来自英国的 Whitehall 研究表明,经过 23 年的随访,与饮酒少于 14 个单位者相比,每周饮酒超过 21 个单位者的痴呆发病风险增加 17%(95% CI:4%~32%);此外,饮酒超过 14 个单位还与右侧海马萎缩有关。

八、肥胖和体重控制

目前的研究证据支持 BMI 增加与痴呆之间的关系。一项对 19 个纵向研究的系统综述(589 649 名 35~65 岁的研究对象,随访时间为 42 年)报告,肥胖(BMI ≥ 30kg/m^2)与痴呆存在正关联(RR=1.33;95% CI:1.08~1.63),但超重(BMI 25~30kg/m^2)与痴呆不存在关联(RR=1.07;95% CI:0.96~1.20)。在对来自 130 万成年人(年龄 ≥ 18 岁)的个体数据的进一步 Meta 分析结果表明,BMI 每升高 5kg/m^2,且 BMI 测量与痴呆诊断时间相隔 20 年及以上,痴呆发病风险增加 16%(HR=1.16;95% CI:1.05~1.27)。对 7 项随机对照试验(468 名参与者)和 13 项纵向研究(551 名参与者)的 Meta 分析发现,BMI>25kg/m^2 的个体体重减轻 2kg 及更多能明显改善无痴呆成年人的相关注意力和记忆力。

九、吸烟

与不吸烟者相比,吸烟者患痴呆的风险更高。同时,吸烟者在他们可能患痴呆的年龄之前过早死亡的风险更高,这在吸烟与痴呆风险的关联研究中引入了一些偏倚和不确定性。Daein Choi 等的研究报道,在 46 140 名 60 岁以上的男性中,戒烟 4 年以上者与在随后的 8 年中持续吸烟者相比,痴呆风险显著降低(HR=0.86;95% CI:0.75~0.99),从未吸烟者的风险更低(HR=0.81;95% CI:0.71~0.91)。接触二手烟暴露对痴呆风险影响的文献非常少见,但有研究报告,在 55~64 岁的女性中,二手烟暴露与更多的记忆力恶化有关,即使在控制了其他混杂因素后,风险也会随着暴露时间的增加而增加。

十、抑郁

抑郁症与痴呆的发生风险有关,这有许多可能的心理或生理机制。抑郁症是痴呆的前驱症状和早期症状的一部分,此外,反向因果关联也是可能的,即抑郁症症状是由临床痴呆发作前数年发生的痴呆神经病理学引起的。一项包含 62 598 名参与者的 32 项研究的 Meta 分析发现,在 2~17 年的随访期间,抑郁发作是痴呆的危险因素(HR=2.0;95% CI:1.7~2.3),进一步的 Meta 回归分析显示,抑郁与痴呆发病风险的关联随着随访时间的延长而减弱。挪威 HUNT 研究表明,心理困扰的症状有可能预测 25 年后的痴呆发生(HR=1.30;95% CI:0.99~1.70)。接下来的两项研究进一步区分了晚年和早年的抑郁症状对于痴呆发病风险的影响。英国的 Whitehall 研究发现,这些抑郁症状在晚年会增加痴呆风险,但在年轻时不会增加(随访 11 年,HR=1.72,95% CI:1.21~2.44;随访 22 年,HR=1.02,95% CI:0.72~1.44)。一项为期 14 年的纵向研究对 4 922 名年龄在 71~89 岁之间且最初认知健康的男性进行了研究,发现抑郁症与痴呆发病风险的关联为 1.5(95% CI:1.2~2.0),但这种关联仅在随访开始后的 5 年内存在,且抗抑郁药物的使用并没有降低这种风险。

十一、社会接触

社会接触(social contact)是公认的痴呆的保护因素。一项包括全球 81.2 万人的系统综述和 Meta 分析发现,与已婚人士相比,终身单身者($RR=1.42$;95% CI:1.07~1.90)和丧偶者($RR=1.20$;95% CI:1.02~1.41)的痴呆风险升高,这种关联在不同的社会文化环境中是一致的。另一项系统综述和 Meta 分析对 51 个纵向队列的 102 035 名基线年龄在 50 岁及以上的参与者进行了研究,随访时间为 2~21 年,结果发现,社会接触度高与老年期的认知功能提高呈正相关关系($r=0.054$;95% CI:0.043~0.065),且这一关联在不同性别和不同随访时间上无差别。一项较新的 Meta 分析发现,在随访期较长的研究中(≥ 10 年),良好的社会参与对于痴呆风险具有保护作用($n=8 876$,$RR=0.88$,95% CI:0.80~0.96),但孤独与痴呆风险无关。

英国一项针对 10 308 人的 28 年随访研究发现,在 15 年的随访中,60 岁时社会接触频繁与较低的痴呆风险存在关联(每一个标准差社会接触频率对应的 $HR=0.88$;95% CI:0.79~0.98)。这一发现表明,中年后期更频繁的社会接触与痴呆风险的适度降低相关,与社会经济和其他生活方式因素无关。日本一项纵向队列研究对 13 984 名 65 岁以上的老年人进行了平均 10 年的随访,基于"婚姻状况、与家人交换支持、与朋友联系、参加社区团体、从事有偿工作"的五分制社会接触量表进行评价,结果发现,该分数与痴呆风险降低呈线性相关;与得分最低的人相比,五分制得分最高的人患痴呆的可能性降低了 46%。

尽管社会隔离(social isolation)的含义和感知存在明显的文化差异,但更多社会接触具有保护作用的研究结果在不同地区、不同性别间基本一致。

十二、睡眠

两项 Meta 分析报告了睡眠与痴呆的关联关系。第一项研究是对纵向研究的汇总分析,平均随访时间为 9.5 年,第二项研究汇总了不同睡眠测量方法的横断面和前瞻性队列研究。睡眠障碍的定义很广泛,通常是自我报告的,包括睡眠时间短、睡眠时间长、睡眠质量差、昼夜节律异常、失眠和阻塞性睡眠呼吸暂停。与无睡眠障碍相比,所有这些睡眠障碍都与更高的全因痴呆和 AD 风险相关。Tomoyuki Ohara 等报道,睡眠持续时间与轻度认知障碍或痴呆风险之间存在 U 形关联,与 5~7 小时睡眠时间相比,少于 5 小时($HR=2.64$;95% CI:1.38~5.05)和超过 10 小时的睡眠($HR=2.23$;95% CI:1.42~3.49)均表现出全因痴呆的风险升高。然而,催眠药的使用与痴呆的关联并不十分清楚,有研究发现催眠使用苯二氮草类药物可能会增加风险,但这种关联可能是由反向因果关系和混杂因素所致。

十三、空气污染

空气污染和颗粒污染物与很多不良健康结局相关,目前已有学者开始关注空气污染对大脑的潜在影响。动物模型结果显示,空气中的颗粒污染物通过心脑血管疾病、Aβ 沉积和淀粉样前体蛋白加工等过程加速神经退行性改变。高二氧化氮(NO_2)浓度(>41.5μg/m³ vs.<31.9μg/m³;$HR=1.40$,95% CI:1.12~1.74),来自交通尾气的细小环境颗粒物 $PM_{2.5}$(每增加 1μg/m³,$HR=1.43$,95% CI:0.998~2.05)和来自住宅木材燃烧的 $PM_{2.5}$($HR=1.55$;95% CI:1.00~2.41)与痴呆发病风险相关。对截至 2018 年的 13 项关于空气污染物暴露与痴呆事件研究的系统综述研究发现,暴露于 $PM_{2.5}$、NO_2 和一氧化碳都与痴呆风险增加有关。美国一

项为期 10 年的大型研究发现,PM$_{2.5}$ 与痴呆造成的超额死亡显著相关。

十四、饮食

对于微量营养素和痴呆的关联仍存在争议。观察性研究目前主要集中在叶酸和 B 族维生素、维生素 C、维生素 D、维生素 E 和硒等成分上。在过去几年中,人们又开始考虑全饮食的证据基础,特别是高植物类食物的摄入量,例如地中海饮食(蔬菜、豆类、水果、坚果、谷物的高摄入量;橄榄油;饱和脂肪酸和肉类摄入量低)或类似的北欧饮食,而不是单独的营养素,可能会减少认知能力下降和痴呆风险。Martha Clare Morris 等对 960 名 58~99 岁参与者的纵向队列研究发现,那些报告绿叶蔬菜摄入量最高的人,在 4.7 年内的认知衰退比报告最低摄入量的人少(β=0.05;95% CI:0.02~0.07)。另一项前瞻性队列研究对 8 255 人进行了 3 项饮食评估,平均随访近 25 年,发现健康饮食模式和地中海饮食都不能预防痴呆,而仅在心血管病患者中发现了它们之间的关联,这提示饮食可能会通过防止心血管危险因素的过度风险而进一步降低痴呆风险。

饮食干预的随机对照试验研究提示,地中海饮食可以提高整体认知能力,但对急性认知障碍和痴呆没有作用。没有证据支持维生素补充剂的使用可以有效预防痴呆和改善认知功能。因此,WHO 指南建议采用地中海饮食以降低认知能力下降或痴呆的风险,因为它可能有帮助但不会有害;但不推荐 B 族维生素和维生素 E、多不饱和脂肪酸和复合补充剂。

十五、心血管疾病综合风险

心血管疾病危险因素往往聚集发生。英国一项对 7 899 名年龄在 50 岁左右的人群进行了为期 25 年的研究,根据 4 个与行为相关的指标(吸烟、饮食、体育活动、BMI)和 3 个心血管代谢指标(空腹血糖、血胆固醇、血压)计算心血管健康评分,每个指标都以 0、1、2 进行编码。结果发现,心血管健康评分低分组与中等分数组的痴呆发病率绝对值之差为 –1.5/1 000 人年(95% CI:–2.3/1 000 人年 ~–0.7/1 000 人年),与高分组的痴呆发病率绝对值之差为 –1.9/1 000 人年(95% CI:–2.8/1 000 人年 ~–1.1/1 000 人年)。心血管健康评分每增加 1 分,风险比为 0.89(95% CI:0.85~0.95)。50 岁时心血管健康评分与痴呆之间的关联也见于随访期间一直未发生心血管疾病的人,心血管健康评分每增加 1 分,风险比为 0.89(95% CI:0.84~0.95)。研究者还发现了心血管健康评分与海马萎缩和总脑容量的关联,但没有发现评分与脑白质信号的关联。这些发现强调了心血管危险因素聚集的重要性,因为研究并未发现在控制了其他危险因素后单个心血管危险因素与痴呆的关联。

十六、遗传因素

大型全基因组关联研究(genome-wide association study,GWAS)在发现痴呆易感基因位点方面取得了重大进展。*APOE* 被认为是与痴呆关联最强且具有高度多态性的遗传危险因素。2013 年的 GWAS Meta 分析(样本量为 74 046 人)发现了包含 *APOE* 在内的 20 个与 AD 相关的单核苷酸多态性(single nucleotide polymorphisms,SNP)位点。最新的痴呆 GWAS 研究是 Brian W.Kunkle 等对临床诊断的迟发性痴呆(94 437 人)进行的大型 GWAS Meta 分析。该研究首先确认了 20 个以前发现的痴呆易感基因,又确定了 5 个新的全基因组基因座,其中两个基因座(*ADAM10*、*ACE*)在最近的 GWAS 研究中被确定为 AD 或痴呆的家族性易感基因基因座。此外,该研究对人类白细胞抗原(HLA)区域的精细定位证实神经和免疫介导的疾病单倍型 HLA-DR15 是迟发性痴呆的危险因素。通路分析涉及免疫、脂质代谢、tau 结合蛋白和淀粉样前体蛋白代谢。对易感基因和通路的分析还显示了罕见变异的富集($P=1.32 \times 10^{-7}$),表明还有其他罕见变异有待鉴定。此外,研究还发现了迟发性痴呆与痴呆家族史和教育等特征之间的重要遗传相关性。

Lourida 等研究了痴呆中遗传与环境的交互作用。这项研究首次使用生活方式的综合测量和痴呆遗传风险的多基因评分来研究生活方式与痴呆之间的关联。这项回顾性研究首先确定了来自英国的 196 383 名参与者的痴呆发生情况,其中痴呆患者 1 769 人,未患痴呆者 194 614 人。研究者根据既往 GWAS 研究中发现的 20 万个与 AD 相关的 SNP 位点信息生成多基因遗传评分,然后将个体分为低、中或高遗传风险三类。研究结果表明,与低遗传风险组相比,高遗传风险与痴呆关联的风险比为 1.91(95% CI:1.64~2.23)。在具有高遗传风险和不良生活方式的参与者中,1.78%(95% CI:1.38%~2.28%)患痴呆,而低遗传风险和良好生活方式的参与者中,0.56%(95% CI:0.48%~0.66%)患痴呆,HR 为 2.83(95% CI:2.09~3.83)。遗传风险与生活方式因素之间没有显著的交互作用($P=0.99$)。研究结果表明,无论遗传背景如何,生活方式等可改变的外部因素都会影响痴呆风险。

第四节 预防和照护

这里我们将列出有关痴呆干预和照护的主要研究证据,包括生物标志物、预防措施和临床诊疗原则。

一、生物标志物

AD 是痴呆的最重要亚型,有关 AD 生物标志物的研究最多。与痴呆相关的神经变性标志物主要包括脑容量减少,即海马体积减小和内嗅皮质和内侧颞叶皮质变薄,而研究最多的分子标志物则包括临床上可检测的淀粉样蛋白和 tau 蛋白。

对 AD 患者大脑中的淀粉样蛋白成像具有高灵敏度和特异度,可将 AD 与其他神经退行性疾病区分开来,然而,淀粉样蛋白并不是痴呆的诊断标准。美国一项对社区中随机选择的 1 671 名老年人(平均年龄为 71 岁)所做的研究发现,在研究对象没有认知障碍的情况下,PET 检测到的淀粉样蛋白阳性率在 50~59 岁为 2.7%(95% CI:0.5%~4.9%),在 80~89 岁增加到 41.3%(95% CI:33.4%~49.2%),在 10 年的随访中,与淀粉样蛋白阴性患者比较,淀粉样蛋白阳性者的 AD 发病风险更高(HR=2.6;95% CI:1.4~4.9)。类似的研究发现也见于澳大利亚的一项研究中。淀粉样蛋白呈阳性但没有其他标志物的人在其一生中患上 AD 的风险并不高。一个没有任何其他生物标志物的淀粉样蛋白阳性人群的终身风险模型发现,对于只有淀粉样蛋白生物标志物升高但认知正常且没有神经退行性变的 65 岁女性来说,其 10 年后发生 AD 的风险非常小,为 2.5%,男性为 2.3%;但对于伴随有神经退行性病变的个体来说,其发生 AD 的风险将会高很多。因此,基于现有证据,相比于一些其他临床指标和遗传指标而言,在人群中进行淀粉样蛋白成像检测对于预测 AD 和认知能力下降的作用是非常有限的。此外,PET 成像检测非常昂贵,也限制了其在人群中的大规模应用。而一些易于实施的生物检测技术,例如血液检测和脑脊液检测,由于同样可以检测到与 AD 的神经病理学相关的特定蛋白质而成为研究者日益关注的重点,例如测定血液中的淀粉样蛋白,与 PET 测量相比,其灵敏度和特异度均超过 80%,并且与脑脊液中的 $A\beta_{1-42}$ 浓度相关。

综上,要使生物标志物在临床实践中发挥作用,需要很好地理解其在不同特征人群中的效应差异,例如不同年龄组和不同性别中生物标志物与结局的关联。当前的证据表明,通过 PET 或体液测量的淀粉样蛋白和 tau 蛋白升高会增加老年人发生认知障碍的风险,但因为大多数具有这些标志物的认知正常的人不会在一定的临床观察期内发生痴呆,因此将其用于个体水平的预测又是不可能的。在病因不明确的情况下,淀粉样蛋白阴性结果可用于排除那些认知障碍患者患上 AD 的可能性,同时还表明该个体在未来几年内患上 AD 的可能性也很小。就诊断价值而言,生物标志物在不同人群中的应用价值还有待进一步阐明,尤其是在低收入国家人群中,不同的生物标志物也会因为成本、可接受性、适用性等特征差异而具备各自的优劣势。

二、痴呆的预防

由于痴呆至今病因未明,目前尚不能针对病因提出明确的预防办法,但可针对痴呆的各种危险因素,尤其是从中年期即采用预防措施,通过改变环境因素提高和维持认知状态在一个较好的状态。与此同时,也应认识到,当前还缺乏足够有力的证据证实实施这些干预措施确实能够降低痴呆的发病风险,因此从卫生政策层面应认识到认知储备和教育在痴呆防治中的重要性。世界卫生大会于 2017 年 5 月批准了《2017—2025 年公共卫生领域应对痴呆症全球行动计划》,该计划包括七大政策指南,其中之一便是改善认知功能和痴呆风险降低。科学家们根据循证医学决策中的 PICO 原则(人群 population,干预 intervention,比较 comparison 和结局 outcome)归纳了当前不同证据等级的痴呆预防措施。

柳叶刀委员会 2020 年《痴呆预防、干预和护理》报告提出,降低痴呆发生风险的预防策略包括群体层面和个体层面的策略和措施。群体层面的策略包括:将全世界所有人的儿童期教育作为优先关注的领域;实施社会公共卫生政策以降低整个人群的高血压风险;制定政策,鼓励所有人在整个生命过程中进行社交、认知和体力活动;在整个生命过程中仔细评估听力损失的风险,以降低暴露于该危险因素的风险;降低相关环境中严重脑外伤的风险,包括职业和交通;鼓励减少人口暴露于空气污染的国家和国际政策;继续加强国家和国际努力,减少儿童和成人吸烟,减少吸烟并鼓励戒烟。

个体层面的策略包括:治疗高血压,且降压的目标是中年期收缩压<130mmHg;使用助听器治疗听力损失;避免每周饮酒 21 个或更多单位酒精;预防个体发生头部外伤;戒烟;通过健康的食物供应和增加运动来减少肥胖和糖尿病的相关疾病;维持中年期,甚至晚年期的体力活动。

三、痴呆的干预治疗原则

痴呆一旦诊断,对患者进行必要的药物治疗、认知训练和体力活动干预都是减缓认知障碍和增进身体健康的有效措施。药物治疗方面,胆碱酯酶抑制剂在改善轻度至中度 AD 患者的认知和日常生活活动方面具有一定的作用。但目前有效治疗痴呆的药物还很缺乏,相关药物的长期作用、不良反应仍在研究阶段。对痴呆患者进行认知训练可以改善其整体认知和某些特定的认知能力,如语言流利度。对痴呆患者进行体力活动的干预,虽不能减缓轻度至中度痴呆患者的认知障碍,但却可改善他们的身体健康状态。

痴呆的神经精神症状很常见,这些症状可能先于痴呆发生,并与 tau 蛋白和淀粉样蛋白神经病理学有关。对痴呆神经精神症状的干预应侧重于维护患者基本健康,具体内容包括:描述和诊断症状;寻找可能导致神经精神症状的原因,例如疼痛、疾病、不适、饥饿、孤独、缺乏亲密感和担忧等,并减轻这些行为对神经精神症状的影响。

疾病共患是痴呆治疗中面临的又一大挑战,不仅因为痴呆患者患其他疾病的概率增加,还因为疾病共患增加了痴呆治疗和照护的难度。大约 70%~80% 在初级保健中被诊断患有痴呆的人至少患有其他两种慢性疾病。与一般老年人相比,痴呆患者发生脑卒中、帕金森病、糖尿病、皮肤溃疡、焦虑和抑郁、肺炎、尿失禁、电解质紊乱、跌倒等的风险增加。痴呆患者的多病共患、更快的功能衰退与痴呆患者及其家人、照护者的生活质量更差有关。

死于痴呆的人数正在增加,但痴呆患者临终关怀的证据却很少。关于生命终结的决策需要临床医师和护理人员共同设计,尤其是制订一些照护计划,可能会减少照护者在决策中的不确定性,并提高对痴呆患者生活质量的认知。

(秦雪英)

参考文献

［1］ NAKAMURA A, KANEKO N, VILLEMAGNE VL, et al. High performance plasma amyloid-β biomarkers for Alzheimer's disease [J]. Nature, 2018, 554 (7691): 249-254.

［2］ Global, regional, and national burden of Alzheimer's disease and other dementias, 1990—2016: a systematic analysis for the Global Burden of Disease Study 2016 [J]. Lancet Neurol, 2019, 18 (1): 88-106.

［3］ LIVINGSTON G, SOMMERLAD A, ORGETA V, et al. Dementia prevention, intervention, and care [J]. Lancet, 2017, 390 (10113): 2673-2734.

［4］ MUKADAM N, SOMMERLAD A, HUNTLEY J, et al. Population attributable fractions for risk factors for dementia in low-income and middle-income countries: an analysis using cross-sectional survey data [J]. Lancet Glob Health, 2019, 7 (5): e596-e603.

［5］ PRINCE MJ, WIMO A, GUERCHET MM, et al. World Alzheimer Report 2015: The Global Impact of Dementia [M]. London: Alzheimer's Disease International, 2015.

［6］ PRINCE M, BRYCE R, ALBANESE E, et al. The global prevalence of dementia: a systematic review and metaanalysis [J]. Alzheimers Dement, 2013, 9 (1): 63-75.

［7］ WU YT, BEISER AS, BRETELER MMB, et al. The changing prevalence and incidence of dementia over time-current evidence [J]. Nat Rev Neurol, 2017, 13 (6): 327-339.

［8］ GAO S, BURNEY HN, CALLAHAN CM, et al. incidence of Dementia and Alzheimer Disease Over Time: A Meta-Analysis [J]. J Am Geriatr Soc, 2019, 67 (7): 1361-1369.

［9］ KINGSTON A, COMAS-HERRERA A, JAGGER C. Forecasting the care needs of the older population in England over the next 20 years: estimates from the Population Ageing and Care Simulation (PACSim) modelling study [J]. Lancet Public Health, 2018, 3 (9): e447-e455.

［10］ AHMADI-ABHARI S, GUZMAN-CASTILLO M, BANDOSZ P, et al. Temporal trend in dementia incidence since 2002 and projections for prevalence in England and Wales to 2040: modelling study [J]. BMJ, 2017, 358: j2856.

［11］SATIZABAL CL, BEISER AS, CHOURAKI V, et al. Incidence of Dementia over Three Decades in the Framingham Heart Study [J]. N Engl J Med, 2016, 374 (6): 523-532.

［12］SINGH-MANOUX A, DUGRAVOT A, SHIPLEY M, et al. Obesity trajectories and risk of dementia: 28 years of follow-up in the Whitehall II Study [J]. Alzheimers Dement, 2018, 14 (2): 178-186.

［13］CHAN KY, WANG W, WU JJ, et al. Epidemiology of Alzheimer's disease and other forms of dementia in China, 1990－2010: a systematic review and analysis [J]. Lancet, 2013, 381 (9882): 2016-2023.

［14］YUAN J, ZHANG Z, WEN H, et al. Incidence of dementia and subtypes: A cohort study in four regions in China [J]. Alzheimers Dement, 2016, 12 (3): 262-271.

［15］NORTON S, MATTHEWS FE, BARNES DE, et al. Potential for primary prevention of Alzheimer's disease: an analysis of population-based data [J]. Lancet Neurol, 2014, 13 (8): 788-794.

［16］LARSSON SC, TRAYLOR M, MALIK R, et al. Modifiable pathways in Alzheimer's disease: Mendelian randomisation analysis [J]. BMJ, 2017, 359: j5375.

［17］KREMEN WS, BECK A, ELMAN JA, et al. Influence of young adult cognitive ability and additional education on later-life cognition [J]. Proc Natl Acad Sci U S A, 2019, 116 (6): 2021-2026.

［18］LEE ATC, RICHARDS M, CHAN WC, et al. Association of Daily Intellectual Activities With Lower Risk of Incident Dementia Among Older Chinese Adults [J]. JAMA Psychiatry, 2018, 75 (7): 697-703.

［19］CHAN D, SHAFTO M, KIEVIT R, et al. Lifestyle activities in mid-life contribute to cognitive reserve in late-life, independent of education, occupation, and late-life activities [J]. Neurobiol Aging, 2018, 70: 180-183.

［20］XUE B, CADAR D, FLEISCHMANN M, et al. Effect of retirement on cognitive function: the Whitehall II cohort study [J]. Eur J Epidemiol, 2018, 33 (10): 989-1001.

［21］DENIER N, CLOUSTON SAP, RICHARDS M, et al. Retirement and Cognition: A Life Course View [J]. Adv Life Course Res, 2017, 31: 11-21.

［22］AMIEVA H, OUVRARD C, MEILLON C, et al. Death, Depression, Disability, and Dementia Associated With Self-reported Hearing Problems: A 25-Year Study [J]. J Gerontol A Biol Sci Med Sci, 2018, 73 (10): 1383-1389.

［23］RAY J, POPLI G, FELL G. Association of Cognition and Age-Related Hearing Impairment in the English Longitudinal Study of Ageing [J]. JAMA Otolaryngol Head Neck Surg, 2018, 144 (10): 876-882.

［24］FANN JR, RIBE AR, PEDERSEN HS, et al. Long-term risk of dementia among people with traumatic brain injury in Denmark: a population-based observational cohort study [J]. Lancet Psychiatry, 2018, 5 (5): 424-431.

［25］NORDSTRÖM A, NORDSTRÖM P. Traumatic brain injury and the risk of dementia diagnosis: A nation-wide cohort study [J]. PLoS Med, 2018, 15 (1): e1002496.

［26］BARNES DE, BYERS AL, GARDNER RC, et al. Association of Mild Traumatic Brain Injury With and Without Loss of Consciousness With Dementia in US Military Veterans [J]. JAMA Neurol, 2018, 75 (9): 1055-1061.

［27］MACKAY DF, RUSSELL ER, STEWART K, et al. Neurodegenerative Disease Mortality among Former Professional Soccer Players [J]. N Engl J Med, 2019, 381 (19): 1801-1808.

［28］MCGRATH ER, BEISER AS, DECARLI C, et al. Blood pressure from mid-to late life and risk of incident dementia [J]. Neurology, 2017, 89 (24): 2447-2454.

［29］PASE MP, BEISER A, ENSERRO D, et al. Association of Ideal Cardiovascular Health With Vascular Brain Injury and Incident Dementia [J]. Stroke, 2016, 47 (5): 1201-1206.

［30］WILLIAMSON JD, PAJEWSKI NM, AUCHUS AP, et al. Effect of Intensive vs Standard Blood Pressure Control on Probable Dementia: A Randomized Clinical Trial [J]. JAMA, 2019, 321 (6): 553-561.

［31］LANE CA, BARNES J, NICHOLAS JM, et al. Associations between blood pressure across adulthood and late-life brain structure and pathology in the neuroscience substudy of the 1946 British birth cohort (Insight 46): an epidemiological study [J]. Lancet Neurol, 2019, 18 (10): 942-952.

[32] HERSI M, IRVINE B, GUPTA P, et al. Risk factors associated with the onset and progression of Alzheimer's disease: A systematic review of the evidence [J]. Neurotoxicology, 2017, 61: 143-187.

[33] SABIA S, DUGRAVOT A, DARTIGUES JF, et al. Physical activity, cognitive decline, and risk of dementia: 28 year follow-up of Whitehall II cohort study [J]. BMJ, 2017, 357: j2709.

[34] HÖRDER H, JOHANSSON L, GUO X, et al. Midlife cardiovascular fitness and dementia: A 44-year longitudinal population study in women [J]. Neurology, 2018, 90 (15): e1298-e1305.

[35] CHATTERJEE S, PETERS SA, WOODWARD M, et al. Type 2 Diabetes as a Risk Factor for Dementia in Women Compared With Men: A Pooled Analysis of 2. 3 Million People Comprising More Than 100, 000 Cases of Dementia [J]. Diabetes Care, 2016, 39 (2): 300-307.

[36] CAMPBELL JM, STEPHENSON MD, DE COURTEN B, et al. Metformin Use Associated with Reduced Risk of Dementia in Patients with Diabetes: A Systematic Review and Meta-Analysis [J]. J Alzheimers Dis, 2018, 65 (4): 1225-1236.

[37] SASTRE AA, VERNOOIJ RW, HARMAND MGC, et al. Effect of the treatment of Type 2 diabetes mellitus on the development of cognitive impairment and dementia [J]. Cochrane Database Syst Rev, 2017, 6 (6): Cd003804.

[38] SCHWARZINGER M, POLLOCK BG, HASAN OSM, et al. Contribution of alcohol use disorders to the burden of dementia in France 2008-13: a nationwide retrospective cohort study [J]. Lancet Public Health, 2018, 3 (3): e124-e132.

[39] ILOMAKI J, JOKANOVIC N, TAN EC, et al. Alcohol Consumption, Dementia and Cognitive Decline: An Overview of Systematic Reviews [J]. Curr Clin Pharmacol, 2015, 10 (3): 204-212.

[40] KOCH M, FITZPATRICK AL, RAPP SR, et al. Alcohol Consumption and Risk of Dementia and Cognitive Decline Among Older Adults With or Without Mild Cognitive Impairment [J]. JAMA Netw Open, 2019, 2 (9): e1910319.

[41] TOPIWALA A, ALLAN CL, VALKANOVA V, et al. Moderate alcohol consumption as risk factor for adverse brain outcomes and cognitive decline: longitudinal cohort study [J]. BMJ, 2017, 357: j2353.

[42] ALBANESE E, LAUNER LJ, EGGER M, et al. Body mass index in midlife and dementia: Systematic review and meta-regression analysis of 589, 649 men and women followed in longitudinal studies [J]. Alzheimers Dement (Amst), 2017, 8: 165-178.

[43] KIVIMÄKI M, LUUKKONEN R, BATTY GD, et al. Body mass index and risk of dementia: Analysis of individual-level data from 1. 3 million individuals [J]. Alzheimers Dement, 2018, 14 (5): 601-609.

[44] CHOI D, CHOI S, PARK SM. Effect of smoking cessation on the risk of dementia: a longitudinal study [J]. Ann Clin Transl Neurol, 2018, 5 (10): 1192-1199.

[45] PAN X, LUO Y, ROBERTS AR. Secondhand Smoke and Women's Cognitive Function in China [J]. Am J Epidemiol, 2018, 187 (5): 911-918.

[46] SINGH-MANOUX A, DUGRAVOT A, FOURNIER A, et al. Trajectories of Depressive Symptoms Before Diagnosis of Dementia: A 28-Year Follow-up Study [J]. JAMA Psychiatry, 2017, 74 (7): 712-718.

[47] ALMEIDA OP, HANKEY GJ, YEAP BB, et al. Depression as a modifiable factor to decrease the risk of dementia [J]. Transl Psychiatry, 2017, 7 (5): e1117.

[48] SOMMERLAD A, RUEGGER J, SINGH-MANOUX A, et al. Marriage and risk of dementia: systematic review and meta-analysis of observational studies [J]. J Neurol Neurosurg Psychiatry, 2018, 89 (3): 231-238.

[49] EVANS IEM, MARTYR A, COLLINS R, et al. Social Isolation and Cognitive Function in Later Life: A Systematic Review and Meta-Analysis [J]. J Alzheimers Dis, 2019, 70 (s1): S119-S144.

［50］ PENNINKILAMPI R, CASEY AN, SINGH MF, et al. The Association between Social Engagement, Lone-liness, and Risk of Dementia: A Systematic Review and Meta-Analysis [J]. J Alzheimers Dis, 2018, 66 (4): 1619-1633.

［51］ SOMMERLAD A, SABIA S, SINGH-MANOUX A, et al. Association of social contact with dementia and cognition: 28-year follow-up of the Whitehall II cohort study [J]. PLoS Med, 2019, 16 (8): e1002862.

［52］ SAITO T, MURATA C, SAITO M, et al. Influence of social relationship domains and their combinations on incident dementia: a prospective cohort study [J]. J Epidemiol Community Health, 2018, 72 (1): 7-12.

［53］ BOWE B, XIE Y, YAN Y, et al. Burden of Cause-Specific Mortality Associated With PM2. 5 Air Pollution in the United States [J]. JAMA Netw Open, 2019, 2 (11): e1915834.

［54］ BUBU OM, BRANNICK M, MORTIMER J, et al. Sleep, cognitive impairment, and Alzheimer's disease: a systematic review and meta-analysis [J]. Sleep, 2017, 40 (1): zsw032.

［55］ OHARA T, HONDA T, HATA J, et al. Association Between Daily Sleep Duration and Risk of Dementia and Mortality in a Japanese Community [J]. J Am Geriatr Soc, 2018, 66 (10): 1911-1918.

［56］ RICHARDSON K, MATTISHENT K, LOKE YK, et al. History of Benzodiazepine Prescriptions and Risk of Dementia: Possible Bias Due to Prevalent Users and Covariate Measurement Timing in a Nested Case-Control Study [J]. Am J Epidemiol, 2019, 188 (7): 1228-1236.

［57］ CHEN H, KWONG JC, COPES R, et al. Living near major roads and the incidence of dementia, Parkin-son's disease, and multiple sclerosis: a population-based cohort study [J]. Lancet, 2017, 389 (10070): 718-726.

［58］ OUDIN A, FORSBERG B, ADOLFSSON AN, et al. Traffic-Related Air Pollution and Dementia Incidence in Northern Sweden: A Longitudinal Study [J]. Environ Health Perspect, 2016, 124 (3): 306-312.

［59］ PISTOLLATO F, IGLESIAS RC, RUIZ R, et al. Nutritional patterns associated with the maintenance of neurocognitive functions and the risk of dementia and Alzheimer's disease: A focus on human studies [J]. Pharmacol Res, 2018, 131: 32-43.

［60］ MORRIS MC, WANG Y, BARNES LL, et al. Nutrients and bioactives in green leafy vegetables and cognitive decline: Prospective study [J]. Neurology, 2018, 90 (3): e214-e222.

［61］ LOUGHREY DG, LAVECCHIA S, BRENNAN S, et al. The impact of the Mediterranean diet on the cognitive functioning of healthy older adults: a systematic review and meta-analysis [J]. Advances in Nutrition, 2017, 8 (4): 571-586.

［62］ RADD-VAGENAS S, DUFFY SL, NAISMITH SL, et al. Effect of the Mediterranean diet on cognition and brain morphology and function: a systematic review of randomized controlled trials [J]. Am J Clin Nutr, 2018, 107 (3): 389-404.

［63］ D'CUNHA NM, GEORGOUSOPOULOU EN, DADIGAMUWAGE L, et al. Effect of long-term nutra-ceutical and dietary supplement use on cognition in the elderly: a 10-year systematic review of randomised controlled trials [J]. Br J Nutr, 2018, 119 (3): 280-298.

［64］ RUTJES AW, DENTON DA, DI NISIO M, et al. Vitamin and mineral supplementation for maintaining cognitive function in cognitively healthy people in mid and late life [J]. Cochrane Database of Systematic Reviews, 2018, 12 (12): CD011906.

［65］ MCCLEERY J, ABRAHAM RP, DENTON DA, et al. Vitamin and mineral supplementation for preventing dementia or delaying cognitive decline in people with mild cognitive impairment [J]. Cochrane Database of Systematic Reviews, 2018, 11 (11): CD011905.

［66］ FARINA N, LLEWELLYN D, ISAAC MGEKN, et al. Vitamin E for Alzheimer's dementia and mild cognitive impairment [J]. Cochrane Database of Systematic Reviews, 2017, 1 (1): CD002854.

［67］ SABIA S, FAYOSSE A, DUMURGIER J, et al. Association of ideal cardiovascular health at age 50 with incidence of dementia: 25 year follow-up of Whitehall II cohort study [J]. BMJ, 2019, 366: l4414.

［68］KUNKLE BW, GRENIER-BOLEY B, SIMS R, et al. Genetic meta-analysis of diagnosed Alzheimer's disease identifies new risk loci and implicates Aβ, tau, immunity and lipid processing [J]. Nat Genet, 2019, 51 (3): 414-430.

［69］LAMBERT JC, IBRAHIM-VERBAAS CA, HAROLD D, et al. Meta-analysis of 74, 046 individuals identifies 11 new susceptibility loci for Alzheimer's disease [J]. Nat Genet, 2013, 45 (12): 1452-1458.

［70］LOURIDA I, HANNON E, LITTLEJOHNS TJ, et al. Association of Lifestyle and Genetic Risk With Incidence of Dementia [J]. JAMA, 2019, 322 (5): 430-437.

［71］RICE L, BISDAS S. The diagnostic value of FDG and amyloid PET in Alzheimer's disease: A systematic review [J]. European Journal of Radiology, 2017, 94: 16-24.

［72］ROBERTS RO, AAKRE JA, KREMERS WK, et al. Prevalence and Outcomes of Amyloid Positivity Among Persons Without Dementia in a Longitudinal, Population-Based Setting [J]. JAMA Neurol, 2018, 75 (8): 970-979.

［73］LIVINGSTON G, HUNTLEY J, SOMMERLAD A, et al. Dementia prevention, intervention, and care: 2020 report of the Lancet Commission [J]. Lancet, 2020, 396 (10248): 413-446.

第七章

老年帕金森病流行病学

帕金森病（Parkinson's disease）是好发于老年人的神经系统疾病,全球范围内,60岁及以上老年人群约有1%的人罹患帕金森病。我国60岁及以上帕金森病患病率为1.37%（95% *CI*:1.02%~1.73%）,与全球水平相近。帕金森病患病率增长快速,2015年《全球疾病、伤害和危险因素负担研究》（*Global Burden of Disease*,*Injuries*,*and Risk Factors Study*,GBD）分析中,帕金森病的患病率、致残率和死亡率增长最快,高于任何其他神经系统疾病。1990—2016年,全世界范围内,帕金森病患病率已翻一番。2019年全球估计有850多万帕金森病患者,帕金森病导致580万伤残调整寿命年（disability adjusted life years,DALYs）,比2000年增加81%,并导致32.9万人死亡,比2000年增加100%。我国是世界上人口最多的国家,随着人口老龄化进程加快和人均寿命的延长,我国帕金森病患病率会逐年升高。预计至2030年,我国将约有500万帕金森病患者,约占全球帕金森病患者的一半。随着病情的进展,帕金森病的症状会逐渐加重,一方面会影响患者自身的日常活动,另一方面,也会带来巨大的、沉重的社会和医疗负担。

第一节　概　　述

帕金森病是最常见的神经退行性运动障碍之一。主要症状分为运动症状和非运动症状,运动症状为震颤、强直、运动迟缓和姿势不稳,非运动症状包括情绪、认知、睡眠和自主功能异常。帕金森病的病理特征是中脑黑质致密部的多巴胺能神经元丢失以及错误折叠的α-突触核蛋白的积累,后者存在于称为路易体（Lewy body）的细胞质内包涵体中。

第二节　流　行　特　征

帕金森病在不同人群、不同地区及不同时间的流行强度不一,存在状态也不完全相同。以下将从人群、地区和时间分布三个角度来介绍帕金森病的流行特征。

一、人群分布

人群的一些固有特征或社会特征不同,帕金森病的流行状况不同。这些特征主要包括年龄、性别、受教育程度、职业、种族等。

(一) 年龄

帕金森病患病率随年龄增加而升高。2015 年,中国疾病预防控制中心(CDC)开展了一项全国范围的老年人群神经退行性疾病预防和干预项目。该项目使用多阶段整群抽样方法,选取北京、上海、湖北、四川、广西、云南六省(区、市),每省(区、市)随机抽取一个城区和一个郊区,在城区和郊区内用容量比例概率抽样法(probability proportional to size,PPS)抽取一个街道或乡镇,每个街道或乡镇用 PPS 法抽取 4~8 个社区或村,每个社区或村随机抽取 100~200 个有 60 岁及以上老年人的家庭,家庭中所有 60 岁及以上的老年常住人口均接受调查。共 26 164 人入选,24 117 人同意参与调查。帕金森病由当地合作医院根据"2015 年运动障碍学会临床诊断标准"诊断。研究结果发现,帕金森病患病率随年龄增加而升高。60 岁及以上帕金森病的加权患病率为 1.37%(95% CI:1.02%~1.73%),65 岁及以上帕金森病患病率为 1.63%(95% CI:1.21%~2.06%)。其中,60~64 岁组患病率为 0.84%(95% CI:0.44%~1.24%),80~84 岁组患病率增至 2.37%(95% CI:1.16%~3.58%)。本研究中,85 岁及以上组帕金森病患病率略有下降,为 1.86%(95% CI:0.53%~3.20%)。但也有研究认为 85 岁及以上的人群帕金森病患病率仍然稳定增长。

(二) 性别

全球范围内,男性帕金森病患病率高于女性。有 Meta 分析认为,男性患帕金森病的风险是女性的 1.5 倍。有研究推测男性有更大的可能性暴露于环境毒物。雌激素的神经保护作用可能是女性帕金森病患病率低的原因之一。

但是在亚洲国家,例如日本和韩国,女性比男性风险更高。前述中国 CDC 于 2015 年的研究也发现,男性和女性帕金森病患病率比为 0.80(1.22% vs. 1.52%),农村男性和女性患病率差异具有统计学意义,分别是 1.30%(95% CI:0.82%~1.78%)和 1.83%(95% CI:1.32%~2.35%)。

(三) 受教育程度

帕金森病在文盲人群中患病率最高,为 2.05%(95% CI:1.37%~2.73%),随着教育水平的提高,患病率会降低,初中及以上文化水平患病率为 0.91%(95% CI:0.57%~1.24%)。

(四) 职业

农民、有杀虫剂接触史人群的帕金森病发病率高于其他职业人群。一项病例对照研究发现,与未接触杀虫剂人群比较,接触杀虫剂的人群发生帕金森病的风险是其 1.939 倍(OR=1.939,95% CI:1.050~3.580)。

(五) 种族

帕金森病没有特别明显的种族差异。但是也有研究发现,帕金森病在高加索人群中发病率最高、亚洲人次之,而在黑人中发病率最低。

二、地区分布

(一) 不同国家间的分布

2016 年,全球有 606 万(95% UI:497 万 ~732 万)帕金森病患者,其中 47.5% 为女性,

52.5% 为男性。帕金森病患者中 205 万 (34.4%) 来自高社会人口指数 (socio-demographic index, SDI) 国家, 311 万 (50.8%) 来自中高 SDI 国家, 90 万 (14.8%) 来自中低 SDI 国家。2016 年全球帕金森病患者人数是 1990 年 (250 万, 95% UI:2.0~3.0) 的 2.4 倍。1990 年, 高 SDI 国家和中高 SDI 国家各有 110 万例帕金森病患者 (各占 44.0%), 而中低 SDI 国家仅有 30 万例 (12.0%)。1990—2016 年, 全球帕金森病患者数量的增加并不仅仅是因为老年人数量的增加, 因为从 1990—2016 年, 全球年龄标化患病率增加了 21.7% (95% UI:18.1%~25.3%), 而粗患病率增加了 74.3% (95% UI:69.2%~79.6%)。1990—2016 年, 高 SDI 国家帕金森病患者数量的增长 (9.2%, 95% UI:5.5%~13.2%) 不如其他国家明显, 而中等 SDI 国家的增长幅度最大 (59.8%, 95% UI:53.2%~66.1%)。1990—2016 年, 男性 (21.4%, 95% UI:17.6%~24.9%) 和女性 (19.3%, 95% UI:15.7%~22.75) 的年龄标化患病率增长率相似。不同国家帕金森病的年龄标化患病率差异超过 5 倍, 高收入北美的患病率最高, 撒哈拉以南非洲的患病率最低。

2016 年全球帕金森病所导致的死亡为 21.1 万 (95% UI:16.8 万~26.5 万), DALYs 为 323 万 (95% UI:256 万~401 万)。2017 年, 美国帕金森病估计年花费 520 亿美元, 随着帕金森病发病率和患病率的上升, 这一数字将继续增加。缺乏关于中低收入国家中帕金森病成本的大规模、严格统计的经济数据。

(二) 我国不同地区的分布

我国 (除台湾地区) 2016 年帕金森病患病人数估计为 140.8 万 (95% UI:112.7 万~173.9 万), 死亡 4.0 万 (95% UI:3.1 万~5.1 万), DALYs 为 71.0 万 (95% UI:55.0 万~89.0 万)。早期研究认为, 我国国内不同地区帕金森病患病率不尽相同, 按行政地区划分, 中南地区最高, 粗患病率为 21.1/10 万, 华北地区最低, 为 9.2/10 万。

(三) 城乡分布

有研究认为, 农村的帕金森病患病率高于城市。2015 年, 我国农村 60 岁及以上老年居民帕金森病患病率为 1.57% (95% CI:1.18%~1.96%), 高于城市 (1.12%, 95% CI:0.76%~1.48%)。但是, 早期的研究结论并不一致, 例如, 1997 年上海城乡帕金森病患病率研究发现城市帕金森病患病率高于农村 (1.1% vs. 0.76%)。

三、时间分布

1990—2016 年, 全球帕金森病导致的年龄标化死亡率增加了 19.5% (95% UI:15.6%~23.3%), 年龄标化患病率增加 21.7% (95% UI:18.1%~25.3%), DALYs 增加 22.1% (95% UI:18.2%~25.8%)。发达国家如美国、日本等, 帕金森病患病率并没有显著改变。但是, 我国表现出与发达国家截然不同的趋势。无论是死亡率、患病率、还是 DALYs, 我国的增长幅度都远超全球平均水平, 除台湾地区外, 17 年间, 我国年龄标化死亡率增加 82.7% (95% UI:68.3%~95.3%), 年龄标化患病率增加 115.7% (95% UI:99.5%~131.0%), DALYs 增加 100.4% (95% UI:85.3%~114.9%)。可能的原因包括老年人口比例增加、预期寿命延长、医疗条件改善、更多患者被诊断、某些患者生存期延长等。此外, 快速的工业发展带来的环境因素改变也可能是其中的原因。

1986 年, 我国一项调查显示 60 岁及以上老年人中, 帕金森病的患病率为 1.14%。1997—1998 年北京、西安、上海三大城市调查显示, 65 岁及以上老年人中患病率为 1.7%。2015 年, 我国六省 (区、市) 调查结果显示, 60 岁及以上帕金森病的加权患病率为 1.37% (95%

CI：1.02%~1.73%），65 岁及以上帕金森病患病率为 1.63%（95% CI：1.21%~2.06%）。上述流行病学调查结论虽然在年龄、地域特征不完全具有可比性，但是仍然提示，随着时间的推移，我国老年帕金森病患病率有增长的迹象。

第三节　影响因素研究及进展

帕金森病是由遗传和环境因素共同作用的慢性复杂性疾病，危险或保护因素按照是否可以进行干预，区分为不可改变因素和可改变因素两大类，以期为后续的帕金森病预防和干预策略和措施制定提供依据。

一、不可改变因素

（一）年龄

年龄是帕金森病发病最重要的危险因素，如前所述，帕金森病好发于中老年，随着年龄的增加发病风险增加。

（二）遗传因素

遗传因素在帕金森病的发病中具有重要作用，17%~25% 的帕金森病患者有阳性家族史。家族性帕金森病占到所有帕金森病的 10%~15%。$SNCA$（编码蛋白质 α- 突触核蛋白）是第一个被证实与遗传性帕金森病相关的基因。其他基因包括 $LRRK2$、$EIF4G1$、$VPS35$、$DHAJC13$、$CHCHD2$、$parkin$、$PINK1$、$PARK2$ 和 $DJ-1$ 等。对于散发的帕金森病，GBA 和 $MAPT$ 基因突变与其关联强度最大，并且有研究证实帕金森病患者与对照组人群的 GBA 突变的 OR 值甚至超过 5。

二、可改变因素

（一）受教育程度

受教育程度低是帕金森病的危险因素，如前所述，帕金森病在文盲人群中患病率最高（2.05%，95% CI：1.37%~2.73%），随着教育水平的增加，患病率会降低，初中及以上文化水平患病率为 0.91%（95% CI：0.57%~1.24%）。另有研究认为，受教育年限 6 年以上发生帕金森病的风险是受教育年限 6 年及以下风险的 54.8%（95% CI：31.9%~94.1%）。

（二）职业

职业是社会经济地位的一种表现形式，不同职业发生帕金森病的风险不同。接触有机溶剂者帕金森病风险增加（OR=1.22，95% CI：1.01~1.47）。与未接触杀虫剂人群比较，接触杀虫剂的人群发生帕金森病的风险是其 1.939 倍（OR=1.94，95% CI：1.05~3.58）。农民长期暴露于农作业环境中，接触或使用除草剂、杀虫剂等，相对其他职业人群具有较高的帕金森病风险。

（三）空气污染

空气污染已被评估为帕金森病可能的危险因素。一项纳入 10 项研究的 Meta 分析发现，长期暴露在环境二氧化氮（NO_2）、氮氧化物（NO_x）、一氧化碳（CO）和臭氧（O_3）中会增加帕金森病的风险。NO_x 暴露量每增加 10ppb（parts per billion），帕金森病的风险增加 6%

（$RR=1.06$，95% CI：1.04~1.09）。CO 暴露每增加 1ppm（parts per million），帕金森病的风险增加 65%（$RR=1.65$，95% CI：1.10~2.48）。每 1ppb 增量的 NO_2 和 O_3 暴露，帕金森病 RR 分别为 1.01（95% CI：1.00~1.03）和 1.01（95% CI：1.00~1.02）。

（四）行为生活方式

1. 吸烟　吸烟与帕金森病的风险降低相关。根据一项 Meta 分析，与从不吸烟者（never）相比，吸烟者（ever）帕金森病的风险 $RR=0.63$（95% CI：0.53~0.76），当前吸烟者（current）帕金森病的风险 $RR=0.47$（95% CI：0.40~0.56）。

2. 饮酒　帕金森病风险与饮酒之间的关系尚有争议。一项 Meta 分析中，在病例对照研究中，与健康对照组相比，帕金森病患者中从不饮酒的频率较高（$OR=1.33$，95% CI：1.20~1.48），重度和中度饮酒的频率较低（$OR=0.74$，95% CI：0.64~0.85）。但是在前瞻性研究中，这种差异并不具有统计学显著性。另一项纳入 11 个前瞻性研究的 Meta 分析认为，较高的饮酒量与帕金森病风险呈负相关（$RR=0.81$，95% CI：0.70~0.95）。饮酒种类或地域不同，风险各有差异，具体而言，啤酒（$RR=0.78$，95% CI：0.65~0.94）、亚洲地域的饮酒（$RR=0.66$，95% CI：0.55~0.80）与帕金森病存在显著相关性。剂量反应分析表明帕金森病风险与酒精暴露之间存在非线性关系，接近 U 型关联。

3. 饮茶或咖啡　我国新疆乌鲁木齐一项研究发现，饮茶、饮咖啡与帕金森病呈负相关。与不饮茶者相比，饮茶者发生帕金森病的风险是其 53.1%（95% CI：30.0%~93.9%），茶叶中含有的茶多酚具有抗氧化、清除自由基、离子螯合剂的作用，对神经有保护作用。系统综述和 Meta 分析也提示饮咖啡是帕金森病的保护因素（$RR=0.66$，95% CI：0.57~0.77）。

4. 膳食　食物多样性可能是帕金森病的保护因素。上述乌鲁木齐研究发现，食物多样性、食用坚果、食用土豆与帕金森病呈负相关。但食用烧烤、食用甜食与帕金森病呈正相关。

摄入更多富含抗氧化剂的食物可能会降低患帕金森病的风险。一项系统综述探讨了食物抗氧化剂与帕金森病发病风险之间的关联。在队列研究中，与维生素 E 和花青素的最低摄入类别相比，最高摄入类别的风险更低（维生素 E：$RR=0.84$，95% CI：0.71~0.99；花青素：$RR=0.76$，95% CI：0.61~0.96）。但是在病例对照研究中，叶黄素摄入量越高（$OR=1.86$，95% CI：1.20~2.88），帕金森病的风险越高。探讨剂量反应关系的 Meta 分析指出，维生素 C 每增加 50mg/d（$RR=0.94$，95% CI：0.88~0.99）、维生素 E 每增加 5mg/d（$RR=0.84$，95% CI：0.70~0.99）、β- 胡萝卜素每增加 2mg/d（$RR=0.94$，95% CI：0.89~0.99）和锌每增加 1mg/d（$OR=0.65$，95% CI：0.49~0.86）与帕金森病风险降低之间存在相关性。

5. 体力活动　能够规律参加体育锻炼的人群发生帕金森病的风险是对照组的 49.0%（95% CI：26.5%~90.5%），参与户外娱乐活动也会降低约一半的帕金森病的风险（46.7%，95% CI：26.9%~77.5%）。

（五）基础疾病

在老年人群中，共病是一种常见的现象。基础疾病不同，帕金森病的风险不一样，一些疾病可能增加帕金森病的风险，另一些疾病则与帕金森病风险降低有关。

2 型糖尿病与帕金森病风险增加相关（$OR=1.21$，95% CI：1.07~1.36）。2 型糖尿病与帕金森病运动症状进展更快［标准化平均差（SMD）0.55，95% CI：0.39~0.72］、认知能力下降（SMD –0.92，95% CI：–1.50~–0.34）有关。使用孟德尔随机化方法，研究者发现了 2 型糖尿病与帕金森病风险因果关系的支持性证据（逆方差加权法，IVW）（$OR=1.08$，95% CI：

1.02~1.14)和一些对运动进展有影响的证据(IVW，OR=1.10，95% CI：1.01~1.20)，但对认知进展没有影响。但是也有研究认为未发现糖尿病药物与帕金森病之间存在关联。

肠易激综合征(irritable bowel syndrome，IBS)是常见的功能性肠病之一，有 Meta 分析发现帕金森病和 IBS 存在相关性(HR=1.48；95% CI：1.35~1.62)，这种相关性在男性和女性中均能观察到，且随着年龄的增长而增加。中国慢性病前瞻性研究利用超过 50 万人群队列研究发现，排便频率越低的研究对象在未来平均 10 年的随访期内出现帕金森病诊断的风险越高，与排便频率 1 次/d 者相比，排便频率<3 次/周者、隔天 1 次者、>1 次/d 者随访期间出现帕金森病诊断的 HR 值(95% CI)分别为 3.62(2.88~ 4.54)、2.13(1.74~2.60)和 0.81(0.63~1.05)，排便频率与帕金森病诊断之间的关联存在统计学意义的线性趋势。与排便频率 ≥1 次/d 者相比，排便频率<1 次/d 者的 HR 值(95% CI)在随访 ≤5 年内为 3.13(2.32~4.23)，在随访>5 年后为 2.48(2.05~3.01)。低排便频率作为一个容易识别的症状，可结合其他与帕金森病相关的早期症状，用于老年人群中的帕金森病的早期发现。

有系统综述和 Meta 分析发现，与一般人群相比，甲状腺功能减退(OR=1.56，95% CI：1.38~1.77)和甲状腺功能亢进(OR=1.57，95% CI：1.40~1.77)与帕金森病风险增加相关。

体重指数(BMI)与帕金森病的相关性还有争议。有 Meta 分析认为，体重不足者的帕金森病风险增加(HR=1.20，95% CI：1.10~1.30)。但是，也有研究认为，遗传预测的高 BMI 未发现与帕金森病存在关联。

一些疾病与帕金森病风险降低有关。例如，高血压与帕金森病的风险降低相关(RR=0.75，95% CI：0.61~0.90)。类风湿关节炎会降低帕金森病风险(RR=0.74，95% CI：0.56~0.98)，类风湿关节炎与帕金森病遗传相关性为 −0.10。

(六) 其他

颅脑损伤与帕金森病风险增加有关(OR=1.55，95% CI：1.33~1.81)。骨密度增加与帕金森病风险降低有关，各部位对应的 OR(95% CI)依次为：股骨颈 0.25(0.09~0.66)，髋骨 0.55(0.38~0.80)，腰椎 0.29(0.16~0.54)。血尿酸水平增高与帕金森病风险降低有关(RR=0.65，95% CI：0.43~0.97)。

第四节　防治策略与措施

由于当前人口老龄化导致帕金森病患病率的增加，以及帕金森病本身病程的不可逆性，针对帕金森病形成有效的预防显得极为重要。目前还没有完全成熟的针对帕金森病的预防措施。针对帕金森病的不同阶段，在目标人群中按照三个等级采取相应的公共卫生分级预防措施，包括预防帕金森病的发生，阻止或延缓其发展，最大限度减少疾病造成的危害，即帕金森病的三级预防。

一、一级预防

一级预防又称病因预防，是在帕金森病尚未发生时，针对病因或危险因素采取措施，降低有害暴露的水平，增强个体对抗有害暴露的能力，预防帕金森病的发生，或至少推迟疾病的发生。一级预防是帕金森病预防的根本措施。

　　遗传因素对于帕金森病的作用有限,帕金森病更多的危险因素来自环境,这对于有效进行帕金森病的一级预防是很重要的。但是,WHO 认为,目前无论是卫生保健工作者、决策者或是公众还没有充分意识到降低帕金森病风险的重要性。许多研究已经表明,环境因素例如农药、空气污染和工业溶剂可能会增加帕金森病的风险,遗传易感性可能还会进一步增加暴露于环境毒物后发生帕金森病的风险。但是,用于保护劳动者避免接触农药的措施(例如个人防护装备、安全应用装备)在中低收入国家通常因为成本过高或在高温的气候环境下不舒适而不能推广。由于社会经济地位如受教育程度、职业等也会影响危险因素的暴露,因此改善社会不平等也会有助于遏制帕金森病的蔓延。提高人群文化水平,治理空气污染,减少有害暴露,特别是对中枢神经有损害的物质接触(如一氧化碳、二氧化氮、有机溶剂、杀虫剂等),保持健康生活方式(注重体育锻炼、多样性饮食、饮茶或咖啡)都有助于降低老年帕金森病的发病风险。

二、二级预防

　　二级预防亦称"三早预防",即早期发现、早期诊断和早期治疗。在疾病的早期(或亚临床期),为了阻止或减缓疾病的发展而采取措施。帕金森病是一类神经退行性疾病,其早期检测和诊断有助于防止大量神经元的丢失。有帕金森病先兆者应早诊断、早治疗。如前所述,便秘可能是帕金森病的先兆。有研究提示,发展基于血液检测的诊断对于早期识别帕金森病至关重要。但是血液中生物标志物的浓度远低于脑脊液,需要超灵敏诊断技术来发现血液中低浓度的生物标志物。血浆神经丝轻链(NfL)是帕金森病严重程度和进展的生物标志物,在帕金森病患者队列中,NfL 水平升高。Meta 分析发现嗅觉测试能够区分帕金森病患者和健康人群的嗅觉功能。有研究者认为联合检测唾液 α-突触核蛋白(SNCA)与嗅觉评估(16 种气味识别 SS-16 评分)判断早期帕金森病的受试者操作特征曲线(ROC)曲线下面积(AUC)可以达到 0.807,有助于老年帕金森病的早期筛查。

三、三级预防

　　三级预防指在疾病的临床期,针对患者采取积极的治疗措施,及时有效防止病情恶化,预防并发症和残疾。帕金森病患者自确诊后平均期望寿命长达 17 年,因此尽早制定长期的治疗康复策略很有必要,有助于改善帕金森病患者的功能和生活质量。根据 2020 年发布的《中国帕金森病治疗指南(第四版)》,帕金森病的治疗原则包括综合治疗(对帕金森病的运动症状和非运动症状采取全面综合治疗)、多学科治疗(药物治疗、手术治疗、肉毒毒素治疗、运动疗法、心理干预、照料护理等)和全程管理(长期管理、长期获益)。

　　帕金森病患者的家庭成员或朋友(非正规护理人员)每天要用大量时间为患者提供护理。身体、精神和经济的压力可能会给家庭和护理人员带来巨大压力,因此,WHO 认为,卫生、经济和法律等体系需要对帕金森病患者及家庭给予支持。随着帕金森病的进展,康复以改善和维持功能和生活质量,预防并发症并尽量减少长期残疾和姑息治疗是必不可少的。采用跨学科护理方法的基本卫生服务可以改善帕金森病患者的功能和生活质量,减轻护理人员的压力。然而,这些干预措施并非无处不在,尤其是在中低收入国家。WHO 建议帕金森病的诊断不仅可以由神经科医生进行,还可以由经过培训的非专业医护人员进行。在无法获得专业神经服务的领域,如一些中低收入国家,由受过培训的非专业初级卫生保健工作者对帕金森病进行评估和管理尤为重要。远程医疗也可用于增加帕金森病患者获得护理的机会。

与许多退行性神经疾病一样，康复等非药物治疗可以缓解症状。包括力量训练、步态和平衡训练以及水疗在内的物理治疗可以帮助改善帕金森病和其他运动障碍患者的功能和生活质量。它们还可以减轻护理人员的压力。多项系统综述和 Meta 分析都提示，长期运动疗法是改善帕金森病运动症状的有效方法。舞蹈是一种理想的运动选择，可改善身体功能和功能的灵活性，且有利于平衡。随着运动时间的增加，其改善作用更佳。一项系统综述和 Meta 分析合并 40 个随机对照试验研究的结果发现，太极/气功对整体认知功能、执行功能、记忆、视觉空间能力和认知加工速度有显著影响，太极和气功是改善帕金森病、脑卒中、轻度认知障碍、痴呆和创伤性脑损伤患者认知的有效干预措施。运动对于帕金森病患者主要使得小脑、枕叶、顶叶和额叶的激活增强。运动不会引起单个大脑区域激活的变化，但可能引起多个大脑区域的协调变化。

尽管治疗帕金森病的药物有了长足的发展，但没有一种药物被证明能有效减缓病情进展。左旋多巴/卡比多巴是迄今为止改善帕金森病大多数运动和非运动症状的最有效的药物，有助于改善功能和生活质量，但不能阻止神经退化过程。虽然左旋多巴/卡比多巴是改善帕金森病患者症状、功能和生活质量的最有效药物，但是在全球任何地方，左旋多巴/卡比多巴并没有实现可及、可用或可负担，尤其是在中低收入国家。

帕金森病患者需要住院的主要原因是感染、运动功能恶化、跌倒/骨折、心血管并发症、神经精神和胃肠道并发症。也可以针对以上因素进一步设计和实施预防策略和措施。

帕金森病作为一种低病死率、高病残率的中枢神经系统变性疾病，严重威胁老年人群的健康。帕金森病是由遗传和多种环境因素共同作用的慢性复杂性疾病。老年帕金森病的发病机制目前尚未完全清晰。国内外已经积累了大量帕金森病相关危险因素的研究数据，探索可能的危险因素并进行有针对性的预防，但是仍然不能遏制帕金森病快速增长的趋势。

鉴于帕金森病是一个日益严峻的公共卫生挑战，而在许多国家仍然难以获得护理和药物，需要加强帕金森病的预防工作。2022 年 5 月，世界卫生大会批准了《2022—2031 年癫痫和其他神经疾病跨部门全球行动计划》。该行动计划的目标是解决全球存在的为癫痫和其他神经疾病(包括帕金森病)患者提供护理和服务的挑战和差距，并确保跨部门的全面、协调应对，包括提高政策优先级和加强治理，提供有效、及时和反应迅速的诊断、治疗和护理，实施促进和预防战略，促进研究和创新，以及加强信息系统建设。

WHO 于 2022 年 6 月 14 日发布《帕金森病：公共卫生方法》技术简报，其中列出 7 项关键行动：①宣传和提高认识；②帕金森病全球卫生策略；③预防和降低风险；④确保药物可用；⑤加强卫生和社会服务体系及能力建设；⑥护理人员支持；⑦促进全球帕金森病科学研究。在第三项"预防和降低风险"关键行动中，该简报强调：禁用与帕金森病有关的杀虫剂(如百草枯和毒死蜱)和化学品(如三氯乙烯)，根据 WHO 指南开发更安全的替代药物；空气污染是帕金森病和其他非传染性疾病包括阿尔茨海默病、呼吸系统疾病、心脏病和脑卒中的重要危险因素，应加快行动，降低空气污染的水平和暴露；通过公众健康教育以及政策和立法，进一步干预可改变的危险因素；在生命全过程中促进健康行为(即锻炼和饮食)，以降低帕金森病的风险；强化对于帕金森病可能的保护因素；鼓励将预防帕金森病与促进健康的生活、工作和环境条件联系起来；确定帕金森病、其他神经系统疾病和非传染性疾病之间的协同作用，以促进预防。

（高文静　李渊宸）

参考文献

［1］ KHAN A U, AKRAM M, DANIYAL M, et al. Awareness and current knowledge of Parkinson's disease: a neurodegenerative disorder [J]. INT J NEUROSCI, 2019, 129 (1): 55-93.

［2］ QI S, YIN P, WANG L, et al. Prevalence of Parkinson's Disease: A Community-Based Study in China [J]. Mov Disord, 2021, 36 (12): 2940-2944.

［3］ GBD 2016 Parkinson's Disease Collaborators. Global, regional, and national burden of Parkinson's disease, 1990—2016: a systematic analysis for the Global Burden of Disease Study 2016 [J]. LANCET NEUROL, 2018, 17 (11): 939-953.

［4］ WHO. Parkinson disease [A/OL].(2022-06-13)[2023-05-01]. https://www. who. int/news-room/fact-sheets/detail/parkinson-disease.

［5］ 陈方政，刘军. 帕金森病的诊断 [J]. 中华神经科杂志，2021, 54 (9): 957-962.

［6］ 中华医学会神经病学分会帕金森病及运动障碍学组，中国医师协会神经内科医师分会帕金森病及运动障碍学组. 中国帕金森病治疗指南（第四版）[J]. 中华神经科杂志，2020, 53 (12): 973-986.

［7］ BALESTRINO R, SCHAPIRA A. Parkinson disease [J]. EUR J NEUROL, 2020, 27 (1): 27-42.

［8］ LEW M. Overview of Parkinson's disease [J]. Pharmacotherapy, 2007, 27 (12 Pt 2): 155S-160S.

［9］ ZHANG Z X, ROMAN G C, HONG Z, et al. Parkinson's disease in China: prevalence in Beijing, Xian, and Shanghai [J]. LANCET, 2005, 365 (9459): 595-597.

［10］ GBD 2016 Parkinson's Disease Collaborators. Global, regional, and national burden of Parkinson's disease, 1990—2016: a systematic analysis for the Global Burden of Disease Study 2016 [J]. LANCET NEUROL, 2018, 17 (11): 939-953.

［11］ 陈荣杰，张本恕，王世民. 帕金森病的性别差异及其原因探讨 [J]. 天津医药，2009, 37 (3): 212-213.

［12］ 黄荣，李晓晖，陈文武. 帕金森病患者危险因素分析 [J]. 罕少疾病杂志，2022, 29 (6): 17-19.

［13］ WRIGHT W A, EVANOFF B A, LIAN M, et al. Geographic and ethnic variation in Parkinson disease: a population-based study of US Medicare beneficiaries [J]. NEUROEPIDEMIOLOGY, 2010, 34 (3): 143-151.

［14］ 宋亚南，郁金泰，谭兰. 帕金森病的危险因素及其预防 [J]. 中华行为医学与脑科学杂志，2019 (2): 188-192.

［15］ WHO. Parkinson disease: a public health approach: technical brief [A/OL].(2022-06-14)[2023-05-01]. https://www. who. int/publications/i/item/9789240050983.

［16］ 张振馨，洪霞，ROMAN G C. 世界不同地区帕金森的流行特征 [J]. 中华流行病学杂志，1996 (1): 47-51.

［17］ 周玢，洪震，黄茂盛，等. 上海城乡帕金森病患病率研究 [J]. 脑与神经疾病杂志，2001 (6): 330-332.

［18］ WANG Y S, SHI Y M, WU Z Y, et al. Parkinson's disease in China. Coordinational Group of Neuroepidemiology, PLA [J]. Chin Med J (Engl), 1991, 104 (11): 960-964.

［19］ MENTIS A A, DARDIOTIS E, EFTHYMIOU V, et al. Non-genetic risk and protective factors and biomarkers for neurological disorders: a meta-umbrella systematic review of umbrella reviews [J]. BMC MED, 2021, 19 (1): 6.

［20］ HU C Y, FANG Y, LI F L, et al. Association between ambient air pollution and Parkinson's disease:

Systematic review and meta-analysis [J]. ENVIRON RES, 2019, 168: 448-459.

［21］NOYCE A J, BESTWICK J P, SILVEIRA-MORIYAMA L, et al. Meta-analysis of early nonmotor features and risk factors for Parkinson disease [J]. ANN NEUROL, 2012, 72 (6): 893-901.

［22］JIMENEZ-JIMENEZ F J, ALONSO-NAVARRO H, GARCIA-MARTIN E, et al. Alcohol consumption and risk for Parkinson's disease: a systematic review and meta-analysis [J]. JNEUROL, 2019, 266 (8): 1821-1834.

［23］SHAO C, WANG X, WANG P, et al. Parkinson's Disease Risk and Alcohol Intake: A Systematic Review and Dose-Response Meta-Analysis of Prospective Studies [J]. Front Nutr, 2021, 8: 709846.

［24］王鲁宁，张太芳，王玉玲，等. 乌鲁木齐市年龄≥35 岁人群帕金森病患病率及相关因素分析 [J]. 新疆医科大学学报，2013, 36 (3): 278-281.

［25］TALEBI S, GHOREISHY S M, JAYEDI A, et al. Dietary Antioxidants and Risk of Parkinson's Disease: A Systematic Review and Dose-response Meta-analysis of Observational Studies [J]. ADV NUTR, 2022, 13 (5): 1493-1504.

［26］CHOHAN H, SENKEVICH K, PATEL R K, et al. Type 2 Diabetes as a Determinant of Parkinson's Disease Risk and Progression [J]. Mov Disord, 2021, 36 (6): 1420-1429.

［27］QIN X, ZHANG X, LI P, et al. Association Between Diabetes Medications and the Risk of Parkinson's Disease: A Systematic Review and Meta-Analysis [J]. FRONT NEUROL, 2021, 12: 678649.

［28］ZHANG X, SVN Z, LIV M, et al. Association Between Irritable Bowel Syndrome and Risk of Parkinson's Disease: A Systematic Review and Meta-Analysis [J]. FRONT NEUROL, 2021, 12: 720958.

［29］杨淞淳，樊萌语，余灿清，等. 基于前瞻性人群队列的中国成年人排便频率与帕金森病的关联研究 [J]. 中华流行病学杂志，2020, 41 (1): 48-49.

［30］CHAROENNGAM N, RITTIPHAIROJ T, PONVILAWAN B, et al. Thyroid Dysfunction and Risk of Parkinson's Disease: A Systematic Review and Meta-Analysis [J]. Front Endocrinol (Lausanne), 2022, 13: 863281.

［31］RAHMANI J, ROUDSARI A H, BAWADI H, et al. Body mass index and risk of Parkinson, Alzheimer, Dementia, and Dementia mortality: a systematic review and dose-response meta-analysis of cohort studies among 5 million participants [J]. NUTR NEUROSCI, 2022, 25 (3): 423-431.

［32］LARSSON S C, BURGESS S. Causal role of high body mass index in multiple chronic diseases: a systematic review and meta-analysis of Mendelian randomization studies [J]. BMC MED, 2021, 19 (1): 320.

［33］LI D, HONG X, CHEN T. Association Between Rheumatoid Arthritis and Risk of Parkinson's Disease: A Meta-Analysis and Systematic Review [J]. FRONT NEUROL, 2022, 13: 885179.

［34］詹思延. 流行病学 [M]. 8 版. 北京：人民卫生出版社，2017.

［35］SINGH K, CHEUNG B M, XU A. Ultrasensitive detection of blood biomarkers of Alzheimer's and Parkinson's diseases: a systematic review [J]. BIOMARK MED, 2021, 15 (17): 1693-1708.

［36］ALONSO C, SILVA F G, COSTA L, et al. Smell tests can discriminate Parkinson's disease patients from healthy individuals: A meta-analysis [J]. Clin Neurol Neurosurg, 2021, 211: 107024.

［37］尚天明，毕开湘. 唾液 α- 突触核蛋白 (SNCA) 与嗅觉评估在帕金森病早期筛查中的应用研究 [J]. 现代检验医学杂志，2020, 35 (6): 95-97.

［38］陈生弟. 帕金森病运动并发症的防治策略 [J]. 中华老年医学杂志，2016, 35 (4): 343-346.

［39］SALARI N, HAYATI A, KAZEMINIA M, et al. The effect of exercise on balance in patients with stroke, Parkinson, and multiple sclerosis: a systematic review and meta-analysis of clinical trials [J]. NEUROL SCI, 2022, 43 (1): 167-185.

［40］TIIHONEN M, WESTNER B U, BUTZ M, et al. Parkinson's disease patients benefit from bicycling-a systematic review and meta-analysis [J]. NPJ Parkinsons Dis, 2021, 7 (1): 86.

［41］ISMAIL S R, LEE S, MEROM D, et al. Evidence of disease severity, cognitive and physical outcomes of dance interventions for persons with Parkinson's Disease: a systematic review and meta-analysis [J]. BMC GERIATR, 2021, 21 (1): 503.

［42］ SUAREZ-IGLESIAS D, SANTOS L, SANCHEZ-LASTRA M A, et al. Systematic review and meta-analysis of randomised controlled trials on the effects of yoga in people with Parkinson's disease [J]. DISABIL REHABIL, 2021: 1-20.

［43］ LI X, GAO Z, YU H, et al. Effect of long-term exercise therapy on motor symptoms in Parkinson's disease patients: A systematic review and meta-analysis of randomized controlled trials [J]. Am J Phys Med Rehabil, 2022, 101 (10): 905-912.

［44］ WANG Y, ZHANG Q, LI F, et al. Effects of tai chi and Qigong on cognition in neurological disorders: A systematic review and meta-analysis [J]. GERIATR NURS, 2022, 46: 166-177.

［45］ LI J, GUO J, SUN W, et al. Effects of Exercise on Parkinson's Disease: A Meta-Analysis of Brain Imaging Studies [J]. FRONT HUM NEUROSCI, 2022, 16: 796712.

［46］ OKUNOYE O, KOJIMA G, MARSTON L, et al. Factors associated with hospitalisation among people with Parkinson's disease-A systematic review and meta-analysis [J]. Parkinsonism Relat Disord, 2020, 71: 66-72.

［47］ 刘疏影, 陈彪. 帕金森病流行现状 [J]. 中国现代神经疾病杂志, 2016, 16 (2): 98-101.

第八章

老年心脑血管疾病流行病学

心脑血管疾病是心血管疾病(cardiovascular diseases)和脑血管疾病(cerebrovascular diseases)的统称,在老年人群中泛指由高血压、糖尿病、高脂血症等因素引起动脉粥样硬化而导致的心脏、大脑及全身组织发生的缺血性或出血性疾病。心脑血管疾病是一类严重威胁健康,特别是影响50岁及以上中老年人群健康的常见病,具有高发病率、高致残率和高死亡率的特点。由于心血管疾病与脑血管疾病通常具有共同的危险因素,且在预防策略和措施上也具有共性,本章将统一进行描述。《柳叶刀》杂志最新发表的全球疾病负担(global burden of disease,GBD)研究结果显示,2020年全球约有1 900万人死于心脑血管疾病,比2010年增加了18.7%,冠心病和脑卒中分别是全球首位和第三位死因,在我国位居第二位和首位。随着我国人口老龄化进程加速,心脑血管疾病造成的疾病负担将日益严重。因此,预防和控制心脑血管疾病是当前老年流行病学研究的重点和热点问题之一。

第一节 流 行 特 征

全球疾病负担(GBD 2019)研究估计了204个国家和地区70岁及以上人群的死亡率和疾病流行趋势,并评估了导致死亡的主要原因。1990—2019年,全球死亡人数有所增加,70岁及以上的男性和女性的死亡率却有所下降。2019年,全球范围内70岁及以上人群死因的前两位是缺血性心脏病和脑卒中。根据美国心脏协会(American Heart Association,AHA)/美国卒中协会(American Stroke Association,ASA)2022年心脏病和脑卒中统计数据更新报告,美国每天有2 396人死于心脏病,411人死于脑卒中。最新的《中国心血管健康与疾病报告2021》也显示中国心脑血管疾病的发病率和致死率高居榜首。2019年,中国农村、城市心脑血管疾病分别占死因的46.74%和44.26%,每5例死亡中就有2例死于心脑血管疾病。据推算中国心脑血管疾病患病人数为3.3亿,其中脑卒中1 300万、冠心病1 139万、心力衰竭890万、心房颤动487万、高血压2.45亿。中国正面临人口老龄化和代谢危险因素持续流行的双重压力,预计到2030年,中国人口将达到14.6亿,65岁及以上的老年人群占14%,即使危险因素水平保持不变,2010—2030年,仅人口老龄化就会使心脑血管事件的发生数预计上升50%以上,因此心脑血管疾病的负担仍将持续增加。

一、人群分布

（一）年龄分布

心脑血管疾病作为一种典型的老年病,具有明显的年龄分布特点。年龄增长对心脑血管系统的累积效应以及相关危险因素不断增加,显著增加了心脑血管疾病的发病风险。心脑血管疾病通常发病在 50 岁及以上,55 岁以后年龄每增加 10 岁,心脑血管疾病发病风险增加 2 倍,而 75 岁以上年龄组最高发病率约为 35~44 岁年龄组的 30 倍。急性心肌梗死死亡率随年龄增加而增加,40 岁开始显著上升,其递增趋势近似于指数关系。根据全球疾病负担研究的数据,高收入国家脑卒中的平均发病年龄和死亡年龄分别为 74.5 岁和 80.4 岁,而中低收入国家则分别是 69.4 岁和 72.1 岁,表现出发病年轻化的趋势,这将造成更大的疾病负担。

（二）性别分布

总体而言,男性比女性更易患心脑血管疾病。例如,对 14 786 名芬兰男性和女性进行 12 年随访发现,男性冠心病发病率是女性的 3 倍,死亡率是女性的 5 倍。男性与女性之间冠心病风险的差异近一半与心脑血管疾病危险因素的性别差异有关,尤其是血脂水平和吸烟。血清总胆固醇、血压、肥胖和糖尿病患病率的差异在男性和女性中分别解释了约 33% 和 50%~60% 的冠心病患病率的相关增长。中国脑卒中发病率的男女性别比为(1.3~1.5):1。在各年龄段男性脑卒中发病率也高于女性,但是在 35~44 岁及 85 岁以上年龄组例外。在年轻女性中,使用口服避孕药和怀孕增加其脑卒中的发病风险,而在高年龄组由于患有心脑血管疾病的男性过早发生相关的死亡事件,可能造成老年女性发病风险更高。

（三）种族分布

来自 7 项美国队列研究包括 30 447 名参与者的汇总分析显示,在 60 岁以上且心血管健康指标差的个体中,白人男性心血管疾病风险最高(65.5%),其次是白人女性(57.1%)、黑人女性(51.9%)和黑人男性(48.4%)。从种族分布来看,脑卒中的发病风险具有有色人种高于白色人种的特点,例如 2005 年美国白人女性年龄调整的脑卒中发病率为 44.0/10 万,黑人女性为 60.7/10 万,白人男性和黑人男性则分别为 44.7/10 万和 70.5/10 万。在北曼哈顿研究中,在 2019 年随访的 3 298 名基线无脑卒中病史的参与者中,控制年龄、性别、教育和保险状况后,与白人女性相比,年龄 70 岁及以上的黑人或西班牙裔女性脑卒中的风险更高。黑人具有更高的脑卒中发病率和病死率的部分原因可能是黑人有更高的高血压、肥胖和糖尿病患病率,但是这些危险因素的流行并不能解释全部的高风险。平均来看,我国汉族人群脑卒中的发病率也高于少数民族,年龄标化的年发病率之比约为 1.14:1,但脑卒中发病率最高与最低的均为少数民族,分别分布于东北与华南,这似乎与我国高血压的地区分布一致。

二、地区分布

心脑血管疾病具有明显的地区分布差异,这种分布差异不仅表现在世界各国间的发病率和死亡率不同,也表现在一个国家内不同地区间的差异。许多国家先后开展了大量的流行病学研究,但由于诊断标准或资料来源等不同而差异较大,并且发病率和死亡率的数据需要采用标准的人口构成进行年龄调整后才能进行比较,因此各国数据无法直接比较。1984—1993 年,WHO 在 12 个国家 20 多个中心实施"多国心血管病趋势和决定因素监测"

（multi-national monItoring of trends and determinants in cardiovascular disease，MONICA）方案，采用统一的标准和方法衡量不同国家心脑血管疾病发病率、死亡率及其10年动态变化趋势，并将发病率和死亡率资料采用世界人口构成进行标化，因而具有较好的可比性。例如，WHO MONICA 研究表明35~64岁人群脑卒中的世界平均年发病率为（140~200）/10万，东方国家发病率远高于西方国家；脑卒中死亡率在前苏联最高，中国北京女性脑卒中死亡率居第二位，男性脑卒中死亡率居于前列。冠心病死亡率也存在显著的地域差异，南亚地区冠心病死亡人数最多，但东欧和中亚冠心病死亡率最高。

中国心脑血管疾病发病率、死亡率和患病率在不同地区差异很大。例如，根据中国脑卒中流行病学调查研究（national epidemiological survey of stroke in China，NESS-China）结果，2013年我国脑卒中标化发病率和死亡率最高的地区是东北地区（分别为365.2/10万人年和158.5/10万人年），其次为华中地区（326.1/10万人年和153.7/10万人年），发病率最低的是西南地区（153.7/10万人年），死亡率最低在华南地区（65.0/10万人年）。脑卒中标化患病率最高的是华中地区（1 549.5/10万），其次为东北地区（1 450.3/10万）和华北地区（1 416.5/10万），最低的是华南地区（624.5/10万）。我国农村心脑血管疾病死亡率从2009年起超过并持续高于城市水平，2016年农村心脑血管疾病死亡率为309.33/10万，其中心脏病死亡率为151.18/10万，脑血管病死亡率为158.15/10万；城市心脑血管疾病死亡率为265.11/10万，其中心脏病死亡率为138.70/10万，脑血管病死亡率为126.41/10万。我国冠心病年龄标化死亡率男女均为浙江最低，黑龙江最高，北方死亡率明显高于南方。SINO-MONICA 研究也显示了北高南低的特点：黑龙江最高，安徽和福建最低。有研究显示在中国高血压患病率与脑卒中发病率（$r=0.838$，$P<0.001$）及死亡率（$r=0.841$，$P<0.001$）具有明显的相关性，脑卒中发病的地区差异很大程度上是由高血压患病的分布差异决定的。

三、时间分布

虽然心血管疾病仍是大多数发达国家的主要死因，但在20世纪90年代和21世纪初，急性心肌梗死死亡率下降了多达50%。但我国2016年冠心病死亡率继续2012年以来的上升趋势，无论城市、农村，男性或女性。我国农村地区冠心病死亡率上升明显，到2016年已超过城市水平。2002—2016年急性心肌梗死死亡率总体亦呈现上升态势，从2005年开始，急性心肌梗死死亡率呈现快速上升趋势，农村地区急性心肌梗死死亡率不仅于2007年、2009年、2011年数次超过城市地区，而且从2012年开始明显升高，2013年、2016年大幅超过城市平均水平。

全球疾病负担研究数据显示，高收入国家脑卒中年龄标化发病率和死亡率分别降低了12%和37%，原因可能与积极推广预防和控制心脑血管疾病危险因素的策略有关；而中低收入国家由于医疗资源可及性和危险因素控制效果有限，虽然脑卒中的年龄标化死亡率有所下降（20%），但其年龄标化发病率仍在升高（12%），另外考虑到一些脑卒中患者未就医，因此，这种升高的程度可能还会被低估。

20世纪的SINO-MONICA研究的监测数据显示，从1987年到1993年，中国男性脑卒中发病率升高仅出现在吉林（每年18.9%）、黑龙江（每年7.0%）和江苏（8.9%），中国女性脑卒中发病率升高仅出现在黑龙江（每年4.0%）和江苏（每年8.1%）。最新基于人群的流行病学调查和中国疾病预防控制中心监测数据显示，过去30年来，中国城市和农村年龄调整后的脑卒中死亡率均呈下降趋势,脑卒中死亡率最高的地区是辽宁省(282.0/10 万)、天津市(260.5/10 万)和湖北省(211.9/10 万),脑卒中死亡率最低的两个地区为上海市(7.3/10 万)和海南省(8.5/10 万)。与 30 年前相比,城市人群脑卒中死亡率下降了 31% 以上,农村人群下降了 11%;1994—2013 年,男性年龄调整后的脑卒中死亡率下降了 18.9%,女性下降了 24.9%。

心脑血管疾病发病率和死亡率也有较明显的季节性。例如,一项研究选取了我国不同气候带的 8 个典型城市,结果发现极端气温(夏季热浪或冬季寒潮)会显著增加居民脑卒中死亡率,与正常气温相比,夏季热浪或冬季寒潮可使居民脑卒中死亡风险分别增加 14% 和 45%。另外,夏季热浪或冬季寒潮影响脑卒中的方式截然不同:夏季热浪效应持续时间短暂,3~4 天后其健康危害消失,而冬季寒潮效应持续时间则较长,可达 15~20 天。

第二节　影响因素研究及进展

心脑血管疾病已被证明是多种危险因素长期累积作用的结果。根据大量的流行病学研究结果,心脑血管疾病危险因素可主要分为三类:①不可控制和改变的因素,如年龄、性别、种族以及遗传因素;②可控制或改变的因素,如个体吸烟、饮食习惯等生活方式;③机体与环境因素相结合,可调节或预防的,如高血压、糖尿病等。现将心脑血管疾病的主要危险因素做一概括介绍。

一、高血压

高血压已被公认为心脑血管疾病最重要的独立危险因素,无论是对冠心病还是脑卒中,血压与心脑血管疾病之间存在强的、连续的、一致的及独立的相关性,并且有预测意义和病因学意义。即使是血压处于正常范围内,血压越高,相应的心脑血管疾病风险也越大。无论收缩压还是舒张压升高,与心脑血管疾病发病风险都呈直线上升的关系。国外的收缩压干预试验(systolic blood pressure intervention trial,SPRINT)研究表明,将低于 120mmHg 作为血压控制目标可能为 65 岁及以上的老年患者带来更多获益。以中国人群为基础的 STEP(strategy of blood pressure intervention in the elderly hypertensive patients)研究同样显示,60~80 岁老年高血压患者强化降压可以更为明显地减少心脑血管事件发生。降压治疗试验协作组(blood pressure lowering treatment trialists collaboration,BPLTTC)最近完成的一项 Meta 分析发现,老年高血压患者接受降压治疗后获益幅度更大。该研究认为,老年高血压患者应用降压药物治疗同样安全有效,并提出为了更有效地降低心脑血管事件风险,在降压治疗指南中不应根据不同年龄设定各异的血压控制目标。但现有研究中所纳入的 80 岁及以上的高龄高血压患者占比很小,对于这一人群进行强化降压的获益风险比仍需更多研究论证。

二、糖尿病

大量流行病学研究均证实,糖尿病是心脑血管疾病的独立危险因素,相对危险度(relative risk,RR)波动于 1.8~6 倍。例如,中国慢性病前瞻性研究(CKB)对中国 512 869 名

30~79 岁成人的调查结果显示,糖尿病患者全因死亡率显著高于无糖尿病者,糖尿病增加了缺血性心脏病和脑卒中的死亡率,50 岁前诊断为糖尿病的患者平均寿命缩短 9 年(农村10 年,城市 8 年)。考虑到糖尿病人群发生心脑血管疾病风险明显高于一般人群,欧洲心脏病学会(European Society of Cardiology,ESC)最新发布的《2021 ESC 心血管疾病预防临床指南》也推荐了专门针对 2 型糖尿病人群的心血管病风险评估工具(如 DIAL 模型)。近年来,一些新型降糖药物的出现,如钠 - 葡萄糖共转运蛋白 2(sodium-glucose cotransporter 2,SGLT2)抑制剂等,为改善糖尿病人群心血管病与肾脏病并发症提供了更好的治疗手段。例如,心血管结局试验(cardiovascular outcome trials,CVOT)、卡格列净心血管事件结局研究(canagliflozin cardiovascular assessment study,CANVAS)和达格列净对心血管事件的影响(dapagliflozin effect on cardiovascular events,DECLARE)等研究显示 SGLT2 抑制剂可降低 2型糖尿病人群主要心血管不良事件、心力衰竭住院的风险,并且老年亚组结果显示与总人群相似。但 SGLT2 抑制剂常见的不良反应包括泌尿生殖系统感染、血容量减少等,老年患者使用时需注意风险有可能更高。

三、血脂异常

大多数流行病学研究发现了高胆固醇水平和心脑血管疾病发病风险增加之间的关系,例如多重危险因素干预试验(multiple risk factor intervention trial,MRFIT)在 35 万男性人群中发现,随着胆固醇水平升高,非出血性脑卒中的相应死亡风险也逐渐升高;而在样本量为352 033 的亚太合作队列研究(Asia pacific cohort studies collaboration,APCSC)中,结果显示总胆固醇水平每提高 1mmol/L,缺血性脑卒中的发病风险上升 25%(95% CI:13%~40%)。血脂异常也是中国人群心血管疾病的重要危险因素之一。中国多个前瞻性队列研究已证实,血清总胆固醇、低密度脂蛋白胆固醇增高或高密度脂蛋白胆固醇降低均可增加心血管疾病发病风险。一项包括了 15 省市 3 万余人的在中国健康与营养调查(China health and nutrition survey,CHNS)项目基础上进行的模型预测研究显示,2016—2030 年,开展降脂治疗可以避免 970 万例心肌梗死事件和 780 万例脑卒中事件发生,避免 340 万心脑血管疾病死亡。

一项纳入 8 项研究共 25 952 例 65 岁以上无心血管病史老年患者的 Meta 分析提示,他汀类药物治疗在老年患者中可显著降低主要心血管事件风险达 18%(P=0.002)。另外,2019年《柳叶刀》上发表的一项研究对他汀所有的大型随机对照试验数据进行了 Meta 分析,共纳入了 18 万人,评估了 6 个年龄组(55 岁及以下、56~60 岁、61~65 岁、66~70 岁、71~75 岁、75 岁及以上)患者接受他汀类药物治疗的效果,结果显示在总体人群中,他汀类药物每降低LDL-C 水平 1.0mmol/L,主要血管事件减少 21%(RR:0.79,95% CI:0.77~0.81),且所有年龄组的主要血管事件均显著减少,年龄的增长并不会削弱他汀类药物的治疗效应。与非老年患者相比,服药时间更短的老年患者同样可以从他汀类药物治疗中获得相同的心血管保护作用。

四、心房颤动

心房颤动(atrial fibrillation,AF)是缺血性脑卒中的一个独立的危险因素,心房颤动可以诱导左心耳形成血栓栓子,因此,即使在患者没有心血管疾病的情况下也可以使缺血性脑卒中风险增加 4~5 倍。在美国,心房颤动导致的栓子栓塞约占所有缺血性脑卒中的 10%,

在老年患者中所占比例更大。一项研究对中国 31 个省(自治区、直辖市)的 31 230 位社区居民进行分层多阶段随机抽样调查,结果显示中国 35 岁及以上居民的心房颤动患病率为 0.71%,而其中 34% 的心房颤动患者并不知晓其病史,并且心房颤动患病率随着年龄增长而增加,75 岁及以上的老年人群达到 2.35%。

五、体重指数和肥胖

大量前瞻性研究已经证明肥胖与心脑血管疾病发病风险的增加相关。一项 Meta 分析发现,体重指数(BMI)与脑卒中死亡之间存在一种非线性关联:在排除吸烟的影响后,当 BMI 在 $25\sim50kg/m^2$ 范围时,BMI 每增加 $5kg/m^2$,脑卒中死亡的风险相应增加 40%;在更低的 BMI 范围内($15\sim25kg/m^2$),BMI 与脑卒中死亡风险未发现关联。在多变量分析中控制其他心脑血管危险因素(血压、血脂和糖尿病)后,BMI 与心脑血管疾病的关联持续存在,但关联强度总体来说是减弱的。这种关联强度的明显降低表明 BMI 对心脑血管疾病风险的影响部分是由肥胖对其他危险因素的影响介导的。例如,CKB 项目对 50 余万 30~79 岁的基线调查时没有心脑血管疾病的研究对象随访 9 年的资料进行了分析,结果发现随着基线 BMI 增加,缺血性脑卒中的发病率和发病风险呈显著上升趋势,其他肥胖指标如体脂百分含量、腰围与缺血性脑卒中也有类似的关联。该研究认为肥胖主要是通过血压影响缺血性脑卒中的发生,BMI 每增加 $5kg/m^2$,相当于收缩压升高 8.3mmHg。虽然目前还没有临床试验证明减肥对脑卒中风险的影响,但许多试验表明减肥对个体血压的影响。一项包括 25 项试验结果的 Meta 分析发现,体重平均每下降 5.1kg,平均收缩压和舒张压分别降低 4.4mmHg 和 3.6mmHg,从而可能降低脑卒中的风险。

六、缺乏体力活动

2018 年《美国体力活动指南(第二版)》推荐,成年人每周需要 150~300 分钟的中等强度有氧运动,如快走或快跳,成年人还需要肌肉强化活动,如举重或俯卧撑,每周至少 2 天。总体上,体力活动与心脑血管疾病的关系不受性别或年龄的影响,但老年人群应选择适宜的活动方式。一项对 60 岁及以上人群的系统综述提示,体育锻炼的人心脑血管疾病死亡风险降低 25%~40%,全因死亡风险降低 22%~35%。CKB 项目对 48.7 万余名基线无心脑血管疾病的研究对象进行了平均 7.5 年随访,按基线总身体活动量进行 5 分位分组后发现,总身体活动量与心脑血管疾病死亡呈显著负关联,与总身体活动量最低组(≤9.1MET-h/d)相比,最高 5 分位组(≥33.8MET-h/d)心脑血管疾病死亡的风险减少 41%(HR:0.59,95% CI:0.55~0.64)。身体活动量每增加 4MET-h/d(约快速步行 1 小时),心脑血管疾病死亡风险减少 12%。体力活动的保护作用可能部分是通过降低血压和控制脑血管疾病的其他危险因素介导的,包括糖尿病和肥胖。其他生物学机制也与体力活动相关,包括降低血浆纤维蛋白原和血小板活性以及提高血浆组织纤溶酶原激活物活性和高密度脂蛋白胆固醇水平。

七、吸烟

前述 CKB 研究显示中国男性吸烟率(67.9%)远高于女性(2.7%),与非吸烟者相比,吸烟能增加各类心脑血管疾病结局的发病风险,风险效应值 HR(95% CI)由大到小依次为急性冠心病事件 1.54(1.43~1.66)、缺血性心脏病 1.28(1.24~1.32)、缺血性脑卒中 1.18(1.14~1.22)、出血性脑卒中 1.07(1.00~1.15)。现在吸烟者中,每天吸烟量和开始吸烟年龄与急性冠心病事件风险间的关联存在性别差异(性别交互作用 P 值分别为 0.006 和 0.011),主要表现为女性吸烟者风险高于男性。吸烟可能通过对动脉粥样硬化血管血栓形成的急性效应以及加重血管动脉粥样硬化的慢性效应增加心脑血管疾病发病风险。吸烟还可能增强其他危险因素的作用,如口服避孕药(oral contraceptives,OCs)。例如,OCs 和吸烟在缺血性脑卒中发病中有协同作用。以不吸烟且未服用 OCs 的女性为参照组,吸烟但不服用 OCs 的女性缺血性脑卒中的优势比(odds ratio,OR)为 1.3(95% CI:0.7~2.1),不吸烟但服用 OCs 的女性 OR 值为 2.1(95% CI:1.0~4.5),而既吸烟又服用 OCs 的女性则增高达 7.2(95% CI:3.2~16.1)。吸烟与服用 OCs 对于出血性脑卒中也存在协同效应。同样以不吸烟且未服用 OCs 的女性作为参照组,吸烟但不服用 OCs 的女性发生出血性脑卒中的 OR 值为 1.6(95% CI:1.2~2.0),不吸烟但服用 OCs 的女性 OR 值为 1.5(95% CI:1.1~2.1),而既吸烟又服用 OCs 的女性 OR 值则为 3.7(95% CI:2.4~5.7)。上述结果提示吸烟与口服避孕药在脑卒中发病中具有交互作用。

八、饮食与营养

在观察性研究中发现水果和蔬菜摄入量与心脑血管疾病发病风险有关。例如,CKB 研究、上海男性健康研究和上海女性健康研究等大型前瞻性研究结果均证实增加蔬菜和水果摄入量可以降低心血管病发病风险。根据 2013 年中国慢性病与危险因素监测调查数据估计,中国 25 岁及以上人群仅因水果摄入不足导致 134.84 万人死亡,占总死亡人数的 15%,其中 79.4%(107.03 万人)死于缺血性心脏病和脑卒中。因此,改变中国居民蔬菜水果摄入不足现状是预防心脑血管疾病的重要措施之一。富含水果和蔬菜的饮食可以降低血压,大量证据都提示,饮食从各方面与高血压发病机制有关,而高血压是心脑血管疾病主要的可干预危险因素。AHA 一份声明指出,多种饮食可导致血压升高,特别是高盐饮食、低钾饮食,以及不适当的饮食结构;黑人血压升高对上述饮食更加敏感,而日本和我国的脑卒中和高血压在地区分布上的差异,也与居民饮食中盐摄入有一定的平行关系。

九、空气污染

全球疾病负担研究显示,环境大气污染和室内空气污染是中国疾病负担第四位和第五位的危险因素,导致 DALYs 损失分别为 2 522.7 万人年和 2 129.2 万人年。大量研究显示空气污染是心脑血管疾病可改变的危险因素,其中细颗粒物 $PM_{2.5}$ 与心脑血管疾病的关联更为密切,并且与短期大气污染相比,长期大气污染的影响更大。China-PAR 研究分析 4 项中国人群前瞻性队列随访数据,发现与 $PM_{2.5}$ 低暴露人群(小于 54.5μg/m³)相比,长期生活在大气 $PM_{2.5}$ 浓度为 78.2μg/m³ 以上环境的人群,脑卒中发病风险增加 53%;按照脑卒中亚型分析,缺血性和出血性脑卒中的发病风险分别增加 82% 和 50%。并且随着长期 $PM_{2.5}$ 暴露浓度升高,脑卒中发病风险也显著增加。$PM_{2.5}$ 每升高 10μg/m³,脑卒中、缺血性脑卒中、出血性脑卒中发病风险分别增加 13%、20%、12%。$PM_{2.5}$ 可引起血小板活化,促进凝血,从而导致血栓形成;长期暴露于 $PM_{2.5}$ 也可能通过增加血浆细胞因子释放,引起炎症反应,加速动脉粥样硬化,进而增加缺血性脑卒中发生风险。对于出血性脑卒中,$PM_{2.5}$ 长期暴露可能通过触发动脉血管收缩、引起血压升高和内皮功能障碍等增加脑血管破裂发生风险。

导致室内空气污染的燃料主要包括生物燃料、煤、煤油和石蜡等。CKB 研究显示,在中国农村地区使用煤炭和木柴做饭及采暖产生室内空气污染,会显著增加冠心病和脑卒中的死亡风险。调整年龄、性别、社会经济状况、吸烟、饮酒、饮食、体力活动与肥胖等因素的影响后,与主要使用燃气或电力("清洁燃料")的个体相比,经常使用煤炭或木柴("固体燃料")做饭的个体,心脑血管疾病死亡风险升高 20%。而经常使用固体燃料采暖的个体,心脑血管疾病死亡风险升高 29%。使用固体燃料时间越长,死亡风险也越高。该研究还发现,固体燃料与吸烟的危害有明显的叠加作用,同时吸烟且使用固体燃料的个体,与不吸烟且使用清洁燃料的个体相比,心脑血管疾病死亡风险增加 76%。

十、遗传因素

心脑血管疾病具有明显的家族遗传倾向,例如双生子研究发现同卵双胞胎发生脑卒中的风险是异卵双胞胎的 1.65 倍,而遗传因素在冠心病患病总变异中所占百分比(遗传度)为 40%~60%。脑卒中是一种遗传异质性很强的复杂疾病,即便对于所占比例最高的缺血性脑卒中,其不同亚型也具有不同的遗传度:缺血性脑卒中总的遗传度为 37.9%,其中大动脉粥样硬化型最高(40.3%),心源性的遗传度为 32.6%,而小血管型的最低(16.1%)。全基因组关联研究(genome-wide association study,GWAS)陆续发现了一些与心脑血管疾病相关联的遗传位点,2007 年首个与冠心病显著关联的位点被发现,位于第 9 号染色体短臂 2 区 1 带(9p21),至今已有超过 150 个冠心病关联位点被发现,能解释 30%~40% 的冠心病遗传度。这些心脑血管疾病位点主要有两个特点:第一,这些位点在机制上与发病通路有关,例如目前已知的位于冠心病或脑卒中关联位点及邻近区域内的基因,其功能包括脂代谢(约占 20%)、血压调节(5%~10%)、炎症反应、心房颤动、动脉硬化、凝血机制、血栓形成、细胞黏附和跨内皮迁移、细胞增殖和血管重构、血管再生、胰岛素抵抗和转录因子等,能够在一定程度上体现冠心病复杂的多基因遗传模式与生理机制。第二,这些位点具有亚型特异性,例如与心脏发育相关 PITX2 基因附近的 4q25 常见变异与心房颤动及心源性梗死有关,位于染色体 16q22 的 ZFHX3(锌指蛋白 3)基因的一个位点也与心房颤动及心源性梗死有关,另外在肿瘤抑制基因 CDKN2A 和 CDKN2B 附近的 9p21 上的 6 个常见变异,最初发现与心肌梗死及动脉硬化等血管疾病有关,现已发现其同样与动脉粥样硬化性梗死相关。凝血和纤溶通路位点如 ABO 基因 rs505922 位点与大动脉以及心源性梗死有关。HDAC9(组蛋白脱乙酰酶 9)被发现与大动脉粥样硬化性梗死有关联,并且另一项样本量为 12 389 的 Meta 分析又重复验证了该结果。

由于目前具体的基因治疗暂不可行,遗传因素通常与年龄、性别及种族一起被列在"不可改变的因素"的行列,上述 GWAS 研究发现的基因位点距离临床转化应用似乎还相距甚远,今后的研究还需要说明对这些基因位点的检测,如何促进风险评估和预测的发展或在患者治疗的药物基因组学方面提高其成本效益比。通过基因检测实现个体化医疗有可能提高二级预防药物治疗的安全性和有效性。例如,氯吡格雷是一种需要细胞色素 P450 酶复合物激活以完成其代谢的药物。多项研究表明细胞色素 P450 2C19(cytochrome P450 2C19,CYP2C19)的遗传多态性调节氯吡格雷的代谢活性,可导致服药的急性冠脉综合征患者出现心血管方面并发症的危险增高,基因表型差异决定抗血小板疗效的遗传学本质,使用氯吡格雷治疗的高危患者中携带 CYP2C19 功能缺陷基因与发生脑卒中的风险呈"量效关系"。基于上述思路开展的 CHANCE-2(clopidogrel with aspirin in high-risk patients with acute nondisabling cerebrovascular events Ⅱ)研究结果表明,对于轻型缺血性脑卒中和短暂性脑缺血发作且携带 *CYP2C19* 失活等位基因的患者,替格瑞洛联合阿司匹林预防脑卒中复发的效果优于氯吡格雷联合阿司匹林,前者 90 天内脑卒中复发率可比后者降低 23%。考虑到约 60%的亚洲人群携带上述失活位点,该结果对于亚洲人群脑卒中二级预防具有重要意义。

第三节　防治策略与措施

心脑血管疾病主要危险因素中,大部分是可以通过各种有效措施加以控制和治疗的。世界各国开展心脑血管疾病综合防治干预研究已经取得积极的成果,证明能够有效降低心脑血管疾病发病率和死亡率。例如,20 世纪 70 年代著名的芬兰北卡莱利亚计划(North Karelia Project),通过在社区建立危险因素监测系统,积极采取戒烟、限盐、提高蔬菜水果摄入,以及监测并控制血压等干预措施,使芬兰男性心脑血管疾病死亡率下降幅度超过 80%,女性超过 83%,其中 75~84 岁年龄组老年人群首发脑卒中的年发病率平均每年下降幅度在男性中为 2.6%(95% *CI*:2.2%~3.0%),女性为 3.2%(95% *CI*:2.9%~3.5%)。考虑到中国人群脑卒中高发的特点,“中国七城市脑卒中干预试验研究” 从 1986 年起在我国 7 个城市开展了以社区人群为基础的脑卒中预防研究,其中北京和长沙 2 个城市的社区干预一直持续到 1999 年。在干预队列 5 319 人中,对基线筛查脑卒中相关危险因素确定的高危对象进行社区干预,干预 12 年后,与 5 506 人的对照队列相比,干预队列的脑卒中发病率(*HR*:0.78,95% *CI*:0.66~0.92)和死亡率(*HR*:0.27,95% *CI*:0.17~0.42)明显降低。由于心脑血管疾病发病是多种危险因素长期积累作用的结果,因此预防心脑血管疾病应采用综合预防策略。在老年期,心脑血管疾病预防主要包括:①一级预防;针对危险因素的病因预防;②二级预防:对已患病的老年人群早期发现、早期诊断、早期治疗;③三级预防:避免心脑血管疾病的复发,防止残疾,恢复机体功能,降低死亡率。

一、综合预防策略

心脑血管疾病是多个危险因素共同作用的结果,个体发生心脑血管疾病的危险不仅取决于以上的单一危险因素的严重程度,还取决于同时存在其他危险因素的数目和水平。心脑血管疾病的总体危险并不是危险因素独立作用的简单叠加,多个危险因素的复杂交互作用常可使心脑血管疾病危险成倍增加。因此,心脑血管疾病预防实践进展很大程度上得益于对多种危险因素的综合风险评估,基于该策略开发的各类风险预测模型用于风险评估和分层干预已被多个西方发达国家心脑血管疾病一级预防指南普遍接受和应用,并已对发达国家心脑血管疾病死亡率下降产生了重要的影响。目前广泛使用的风险评估工具多由欧美国家队列开发,如美国 Framingham 模型、欧洲 SCORE 模型、英国 QRISK 模型,以及美国心脏病学会 / 美国心脏协会(ACC/AHA)的 PCE 模型等,由于不同人群心血管疾病谱、危险因素流行情况等差异,这些工具往往不适用于中国人群。我国学者开发了中国人群的预测模型,例如 2003 年首都医科大学附属北京安贞医院团队利用中国多省市队列研究开发了中国 35~64 岁人群心血管病预测模型,并与美国的 Framingham 模型进行了比较;另外,中国医学科学院阜外医院团队也利用中美心肺血管疾病流行病学合作研究开发了中国 35~59 岁人群缺血性脑卒中和缺血性心血管病预测模型,实现了中国人群心脑血管疾病风险评估。我国近20年来,城市化和老龄化加剧,生活方式、危险因素和疾病谱发生了明显变化,我国早期研究开发的冠心病和缺血性心血管病预测模型可能并不适合当前需要,因此,2016年中国动脉粥样硬化性心血管疾病风险预测研究(prediction for atherosclerotic cardiovascular disease risk in China,China-PAR)开发了适用于当前中国人群风险评估的China-PAR模型,并已被2019年《中国心血管病风险评估和管理指南》推荐使用。2019年WHO在全球21个区域内更新了心血管病风险预测模型,并发布了针对全球不同地区人群的评估工具。

从老年流行病学的角度需要指出的是,尽管目前不少心脑血管疾病风险预测模型已经在一般人群中被推荐使用,但这些模型在老年人群中的适用性仍然存疑。一方面,目前大部分模型原始研究的建模人群平均年龄不超过60岁,并不能很好地覆盖老年人群。即使模型考虑了随着年龄增长,危险因素与心脑血管疾病的关联发生改变,由于人群选择问题,也可能导致已构建的模型在老年人群中的预测效果不佳。另一方面,在年龄增长到一定程度后,预测模型提供的不再是针对个体风险,而是将人群统一归为中高危风险,这与基于风险的心血管病精准预防理念不符。由于年龄在很多模型中是最重要的影响因素,模型估算的老年人群发病风险至少处于中等水平,这将导致心脑血管疾病风险相对较低的个体难以被识别,从而进一步造成过度干预和资源浪费。鉴于此,欧洲心脏病学会(European Society of Cardiology,ESC)发布的《2021 ESC心血管疾病预防临床指南》更新并推荐了SCORE2-OP模型用于70岁及以上老年人群心血管病风险评估,但目前仍缺乏专门用于中国老年人群心脑血管疾病风险评估的模型工具。

与传统单个危险因素策略相比,基于综合危险因素评估策略可以量化所期望的治疗效果,以获得最优的成本效果比,似乎更适用于具有多种危险因素的老年人群,特别是70岁以上的人群。因此,针对老年人群的心脑血管疾病综合预防策略需要综合考虑各类证据。例如,前述一系列证据显示强化降压、新型降糖药物,以及他汀降脂治疗,对于预防心脑血管疾病有效。鉴于此,针对我国人群,特别是农村人群心脑血管疾病高发,预防心脑血管疾病的复方制剂(polypill)对中低收入国家更有实际意义。近期发表在《柳叶刀》杂志上的PolyIran研究提示,成年人每天吃一片包含4种心脑血管疾病药物(阿司匹林81mg、阿托伐他汀20mg、氢氯噻嗪12.5mg、依那普利5mg或缬沙坦40mg)的固定剂量复方制剂,能有效预防急性冠脉综合征、致死性心肌梗死、猝死、心力衰竭、冠状动脉血运重建、脑卒中等主要心脑血管事件发生,无论入组时是否有心脑血管疾病史都能获益,风险分别降低39%和20%。

二、一级预防

心脑血管疾病一级预防(病因预防)是通过对未患病者进行危险因素干预,防止或减少人群中心脑血管疾病相关危险因素发生,以降低心脑血管疾病发病率为最终目的。主要措施包括如下几点。

(一)预防高血压

如前所述,国内外实践均已证明积极预防和降低高血压发生能有效地减少心脑血管疾病发生和死亡。由于血压水平主要在35岁以后开始上升,因此预防高血压应从中青年早期开始。根据我国最新高血压防治指南,预防高血压主要可以通过健康教育的手段,改变不良生活方式,如戒烟、控制体重、合理饮食、减少钠盐摄入等以达到预防目的。例如,最新发表的低钠盐与脑卒中的关系研究(salt substitute and stroke study,SSaSS)在中国北方5省10县的21 000名心脑血管疾病高危人群中干预和随访长达5年时间,发现做饭时将普通食盐换成低钠盐,可显著降低心脑血管疾病风险,其中脑卒中风险降低14%,心脑血管疾病风险(包括脑卒中及心脏病发作)降低13%。这一结果说明低钠盐不仅可以控制高血压,还能进一步预防心脑血管疾病,效果明显且切实可行。

(二)合理饮食

通过合理的膳食结构保持血胆固醇水平在正常范围内是预防心脑血管疾病的一项重要措施。《中国居民膳食指南(2022)》建议每天饮食种类应多样化,使能量和营养摄入趋于合理,采用包括水果、蔬菜和低脂奶制品以及总脂肪和饱和脂肪酸含量较低的均衡食谱。降低钠摄入量和增加钾摄入量,有利于降低血压,从而降低心脑血管疾病发病风险。例如,近期发表的DECIDE-Diet(diet,exercise and cardiovascular health)研究经过4周"中国心脏健康膳食"的饮食干预,社区高血压患者收缩压和舒张压平均可显著下降10.0mmHg和3.8mmHg,为高血压患者通过非药物治疗的健康饮食措施控制血压提供了可行方案。

(三)戒烟和控制饮酒

吸烟可引起小动脉痉挛,减少脑血流量,加速动脉硬化。Framingham研究显示戒烟2年后心脑血管疾病发病风险明显下降,5年后接近不吸烟者水平。因此,不吸烟、避免被动吸烟以及戒烟都是有效预防心脑血管疾病的措施。另外,动员全社会参与,继续加强健康教育,提高公众对吸烟危害的认识,并促进政府部门尽快制定公共场所禁止吸烟的法规,以减少被动吸烟的危害;在社区人群中,可采用综合性控烟措施包括心理辅导、尼古丁替代疗法、口服戒烟药物等,对吸烟者进行干预。过量饮酒能加速血压上升,并造成心肌收缩力下降、肝功能损害等危害,因此饮酒应适度,不能酗酒,男性每天饮酒的酒精含量不应超过25g,女性不超过15g。《中国心血管病一级预防指南2020》和《中国脑血管病一级预防指南2019》均已明确,吸烟者应尽早戒烟,以降低心脑血管疾病及死亡风险,普通人群不建议通过少量饮酒来预防心脑血管疾病。

(四)坚持适量运动

长期坚持体育运动对控制体重、促进血液循环、增强心血管功能有益。体力活动能够降低不同性别、种族和不同年龄段人群心脑血管疾病发病风险。对于成年人(部分高龄和身体因病不宜运动者除外),每周至少有5天,每天30~45分钟的运动(如快走、慢跑、骑自行车或其他有氧代谢运动);而对于老年人和高血压患者,应采用适合自己的运动方式(如太极拳、门球等),并在进行体力活动之前,考虑进行心脏应激检查,全方位考虑运动限度并合理制订适宜的个体化运动方案。

三、二级预防

心脑血管疾病二级预防就是对已患有心脑血管疾病的老年人群早期发现、早期诊断、早期治疗。

(一)定期接受健康检查

对于老年人而言,定期健康检查能及时了解自己的机体健康状况,特别是应定期测量自己的血压水平,并了解血压变化情况。无高血压史的老年人,每半年应检查一次,有高血压史且已经有效控制的患者,至少每3个月检查一次。

（二）积极治疗并控制危险因素

在心脑血管疾病发生后,继续积极治疗和控制各种危险因素是二级预防的基本内容。有效控制和治疗高血压、糖尿病及脂代谢异常,能够降低心脑血管疾病的复发率并改善患者的预后。一系列大型临床试验如 HOPE 等研究结果一致显示,积极、合理地治疗高血压能够显著降低心脑血管疾病发病风险,以血管紧张素转化酶抑制剂为主的血压调控治疗可降低心脑血管疾病发生和复发风险;糖尿病合并高血压患者应严格控制血压在 130/80mmHg 以下,糖尿病合并高血压时,降血压药物血管紧张素转化酶抑制剂、血管紧张素Ⅱ受体拮抗剂类在降低心脑血管事件方面获益明显;另外,在严格控制血糖、血压的基础上联合他汀类降脂药物可以降低心脑血管疾病风险,但老年人调脂治疗应个体化,起始剂量不宜过大,并予以严密监测。上述措施已经成为目前心脑血管疾病二级预防的重要推荐内容,并被写入《中国心脏康复与二级预防指南 2018》和《中国缺血性脑卒中和短暂性脑缺血发作二级预防指南 2022》。

（三）及时发现并治疗短暂性脑缺血发作和心房颤动

短暂性脑缺血发作是脑卒中的先兆,但由于短暂性脑缺血发作发病短暂且无后遗症状,因而容易被忽视。因此,老年人应对日常生活中发生的一过性脑缺血症状,如突发一侧运动障碍、感觉障碍等提高警惕,及时去医院就诊,进行详细检查并请医生给予指导。心房颤动患者中缺血性脑卒中的发生率达到 12.1%,对老年人危害更加严重。因此老年人需定期体检,早期发现心房颤动。确诊为心房颤动的患者,应根据危险因素分层、出血风险评估进行专科治疗。

四、三级预防

心脑血管疾病三级预防主要指心脑血管疾病发病后期对患者进行合理、适当的康复治疗,防止病情恶化或导致残疾,预防严重并发症和后遗症,尽量延长老年人的健康期望寿命。其主要内容包括康复医疗、训练指导、心理疏导、知识普及等方面,以尽可能恢复或补偿患者缺损的功能、增强其参与社会生活能力为主要目的。例如,近年来逐渐普及的卒中单元 (stroke unit) 就是一种脑卒中住院患者的组织化医疗管理模式,它采取多学科、多专业人员的团队工作方式,强调早期康复治疗。系统综述研究表明卒中单元可明显降低脑卒中患者病死率和致残率。关于脑卒中康复治疗等内容已超出本章范畴,具体内容可参考《中国脑卒中早期康复治疗指南》等专业文件。

综上所述,随着人口老龄化的进程加速,心脑血管疾病负担将日益严重。目前以主动健康理念为指导,构建生命过程中的功能维护、危险因素控制、行为干预和健康服务技术产品支撑体系,提高主动健康和老年健康服务科技化、智能化水平,已成为当前研究的重点和热点,特别是结合大数据技术、移动健康(mHealth)、物联网及可穿戴设备等新技术手段,为主动健康和人口老龄化应对提供了有力的保障。利用数字健康技术改善老年人群心脑血管健康,可以绕过交通障碍、地理访问受限、缺乏基于社区的项目支持和有限的人员配置等困难,但仍有不少问题需要解决,例如虽然理论上移动健康技术便于远程医疗和康复监测,但老年人群对于这些新技术的接受度如何尚不清楚,如果必须将新技术作为老年人群医疗照护的先决条件,很可能会在老年人群之间产生数字鸿沟导致的健康不公平现象。因此,在开发和利用新技术时,应充分考虑老年人群常见的灵活性不足、视力障碍和认知功能障碍等问题。

此外,数字健康技术推广应伴随对其有效性、安全性和成本效益的进一步研究,以及在实际应用中必须充分考虑对于个体信息等个人隐私保护。适合老年人群特点、符合中国国情需求、科学可行、经济实用的新技术,可为实现"健康中国 2030"战略目标奠定坚实基础。

(唐　迅)

参考文献

[1] GBD 2019 Diseases and Injuries Collaborators. Global burden of 369 diseases and injuries in 204 countries and territories, 1990—2019: a systematic analysis for the Global Burden of Disease Study 2019 [J]. Lancet, 2020, 396 (10258): 1204-1222.

[2] GBD 2019 Ageing Collaborators. Global, regional, and national burden of diseases and injuries for adults 70 years and older: systematic analysis for the Global Burden of Disease 2019 Study [J]. BMJ, 2022, 376: e068208.

[3] TSAO CW, ADAY AW, ALMARZOOQ ZI, et al. Heart Disease and Stroke Statistics-2022 Update: A Report From the American Heart Association [J]. Circulation, 2022, 145 (8): e153-e639.

[4] 国家心血管病中心 . 中国心血管健康与疾病报告 2021 [M]. 北京 : 科学出版社 , 2022.

[5] WANG W, JIANG B, SUN H, et al. Prevalence, Incidence and Mortality of Stroke in China: Results from a Nationwide Population-Based Survey of 480 687 Adults [J]. Circulation, 2017, 135 (8): 759-771.

[6] WANG W, WANG D, LIU H, et al. Trend of declining stroke mortality in China: reasons and analysis [J]. Stroke and Vascular Neurology, 2017, 2: e000098.

[7] WU Z, YAO C, ZHAO D, et al. Sino-MONICA project: a collaborative study on trends and determinants in cardiovascular diseases in China, Part i: morbidity and mortality monitoring [J]. Circulation, 2001, 103 (3): 462-468.

[8] ZHANG W, ZHANG S, DENG Y, et al. Trial of Intensive Blood-Pressure Control in Older Patients with Hypertension [J]. N Engl J Med, 2021, 385: 1268-1279.

[9] VISSEREN FLJ, MACH F, SMULDERS YM, et al. 2021 ESC Guidelines on cardiovascular disease prevention in clinical practice [J]. European Heart Journal, 2021, 42 (34): 3227-3337.

[10] MAHAFFEY KW, NEAL B, PERKOVIC V, et al. Share Canagliflozin for Primary and Secondary Prevention of Cardiovascular Events: Results From the CANVAS Program (Canagliflozin Cardiovascular Assessment Study)[J]. Circulation, 2018, 137 (4): 323-334.

[11] 中国老年 2 型糖尿病防治临床指南编写组 , 中国老年医学学会老年内分泌代谢分会 , 中国老年保健医学研究会老年内分泌与代谢分会 , 等 . 中国老年 2 型糖尿病防治临床指南 (2022 年版)[J]. 中华内科杂志 , 2022, 61 (1): 12-50.

[12] Cholesterol Treatment Trialists'Collaboration. Efficacy and safety of statin therapy in older people: a meta-analysis of individual participant data from 28 randomised controlled trials [J]. Lancet, 2019, 393 (10170): 407-415.

[13] CHEN Z, IONA A, PARISH S, et al. Adiposity and risk of ischaemic and haemorrhagic stroke in 0.5 million Chinese men and women: a prospective cohort study [J]. Lancet Global Health, 2018, 6 (6): e630-e640.

[14] BENNETT DA, DU H, CLARKE R, et al. Association of Physical Activity With Risk of Major Cardiovascular Diseases in Chinese Men and Women [J]. JAMA Cardiol, 2017, 2 (12): 1349-1358.

[15] DU H, LI L, BENNETT D, et al. Fresh fruit consumption and major cardiovascular disease in China [J]. N Engl J Med, 2016, 374 (14): 1332-1343.

［16］ HUANG K, LIANG F, YANG X, et al. Long term exposure to ambient fine particulate matter and incidence of stroke: prospective cohort study from the China-PAR project [J]. BMJ, 2019, 367: l6720.

［17］ YU K, QIU G, CHAN KH, et al. Association of solid fuel use with risk of cardiovascular and all-cause mortality in rural China [J]. JAMA, 2018, 319: 1351-1361.

［18］ WANG Y, MENG X, WANG A, et al. Ticagrelor vs clopidogrel in CYP2C19 loss-of-function carriers with stroke or TIA [J]. N Engl J Med, 2021, 385: 2520-2530.

［19］ 中国心血管病风险评估和管理指南编写联合委员会. 中国心血管病风险评估和管理指南 [J]. 中华预防医学杂志, 2019, 53 (1): 13-35.

［20］ KAPTOGE S, PENNELLS L, DE BACQUER D, et al. World Health Organization cardiovascular disease risk charts: revised models to estimate risk in 21 global regions [J]. Lancet Global Health, 2019, 7 (10): e1332-e1345.

［21］ ROSHANDEL G, KHOSHNIA M, POUSTCHI H, et al. Effectiveness of polypill for primary and secondary prevention of cardiovascular diseases (PolyIran): a pragmatic, cluster-randomised trial [J]. Lancet, 2019, 394 (10199): 672-683.

［22］ NEAL B, WU Y, FENG X, et al. Effect of Salt Substitution on Cardiovascular Events and Death [J]. N Engl J Med, 2021, 385 (12): 1067-1077.

［23］ WANG Y, FENG L, ZENG G, et al. Effects of Cuisine-Based Chinese Heart-Healthy Diet in Lowering Blood Pressure Among Adults in China: Multicenter, Single-Blind, Randomized, Parallel Controlled Feeding Trial [J]. Circulation, 2022, 146 (4): 303-315.

［24］ 中华医学会心血管病学分会, 中国康复医学会心脏预防与康复专业委员会, 中国老年学和老年医学会心脏专业委员会, 等. 中国心血管病一级预防指南 [J]. 中华心血管病杂志, 2020, 48 (12): 1000-1038.

［25］ 中华医学会神经病学分会, 中华医学会神经病学分会脑血管病学组. 中国脑血管病一级预防指南 2019 [J]. 中华神经科杂志, 2019, 52 (9): 684-709.

［26］ 中国康复医学会心血管病专业委员会. 中国心脏康复与二级预防指南 2018 精要 [J]. 中华内科杂志, 2018, 57 (11): 802-810.

［27］ 中华医学会神经病学分会, 中华医学会神经病学分会脑血管病学组. 中国缺血性脑卒中和短暂性脑缺血发作二级预防指南 2022 [J]. 中华神经科杂志, 2022, 55 (10): 1071-1110.

［28］ 中华医学会神经病学分会, 中华医学会神经病学分会神经康复学组, 中华医学会神经病学分会脑血管病学组. 中国脑卒中早期康复治疗指南 [J]. 中华神经科杂志, 2017, 50 (6): 405-412.

［29］ KRISHNASWAMI A, BEAVERS C, DORSCH MP, et al. Gerotechnology for Older Adults With Cardiovascular Diseases: JACC State-of-the-Art Review [J]. J Am Coll Cardiol, 2020, 76 (22): 2650-2670.

第九章

老年恶性肿瘤流行病学

第一节 概　　述

恶性肿瘤是影响老年人生命和健康的最重要因素之一。通常而言,恶性肿瘤的发病率和死亡率都随着年龄的增长而增加,并分别在 80~84 岁和 85 岁及以上的年龄段达到高峰;50~54 岁和 60~64 岁年龄段的恶性肿瘤病例最多,60~64 岁和 75~79 岁年龄段的恶性肿瘤死亡人数最多。根据我国发布的最新肿瘤登记数据,肺癌是 60 岁及以上男性人群中最常见的新发癌种,其次是胃癌、结直肠癌,以及肝癌;而在 60 岁及以上女性人群中,肺癌和结直肠癌发病率分别位居第一位和第二位,乳腺癌为 60~79 岁女性人群肿瘤发病的第三位,而胃癌则位居 80 岁以上女性人群肿瘤发病的第三位。60 岁及以上人群的恶性肿瘤死亡谱与发病谱较为相似,其中,肺癌位居 60 岁及以上人群恶性肿瘤死亡之首,胃癌、肝癌、结直肠癌等疾病次之。在中国等发展中国家,因可控死因的降低以及寿命的延长,肿瘤的死亡率逐渐上升。当前恶性肿瘤发病率与死亡率的增长已经受到人群老龄人口数量增长的影响,随着年代的推进,恶性肿瘤在老年人死因中所占的百分比不断升高。研究表明,在我国人群中,包括肺癌、胃癌、食管癌、肝癌、结直肠癌等恶性肿瘤在内的 29 种常见恶性肿瘤归因于人口老龄化的死亡数占该癌种死亡总数的比例为 9.3%~40.5%,归因于人口老龄化的恶性肿瘤死亡数及其占全部恶性肿瘤死亡数的比例在 1997 年前为负值,而从 1997 年开始为正值且逐年快速增加,表明中国人口老龄化进程是近年来恶性肿瘤负担增加的主要驱动因素之一,其作用已经超过了发病率本身的增长。

有关衰老和肿瘤关系的机制,年龄相关的肿瘤发病率升高的原因,尚无统一的认识。现有的衰老与肿瘤关系的学说有很多,最重要的两个学说是自由基学说和端粒学说。自由基学说由 Denham Harman 于 1956 年提出,认为当机体衰老时,自由基的产生增多,清除自由基的物质减少,清除能力减弱。当过多的自由基在体内蓄积,对机体的损伤程度超过修复代偿能力时,组织器官的功能就会逐步发生紊乱,破坏细胞内的 DNA,导致衰老和肿瘤。端粒学说则认为细胞在每次分裂过程中都会因 DNA 聚合酶功能障碍而不能完全复制它们的染色体,因此最后复制 DNA 序列可能会丢失,最终造成细胞衰老死亡;而极少部分细胞通过病毒基因的整合或抑癌基因的突变而逃脱死亡,通过某种机制激活端粒酶,使端粒长度得以维持,成为永生细胞,无限增殖,形成肿瘤。

研究老年恶性肿瘤流行病学,探讨其病因及危险因素,并制定相应的防治措施具有重要意义。

第二节 流 行 特 征

恶性肿瘤是老年人死亡的重要原因。据 WHO 估计,2020 年全世界 60 岁及以上人群中的恶性肿瘤新病例约为 1 236 万,占前三位的是肺癌(168 万)、结直肠癌(140 万)和前列腺癌(122 万);此外,2020 年全世界 60 岁及以上人群中恶性肿瘤死亡病例共计 710 万,位居前三位的死因分别为肺癌(142 万)、结直肠癌(75 万)和胃癌(58 万)。60 岁及以上人群的恶性肿瘤新发病例数和死亡人数分别占全球恶性肿瘤新发病例数和死亡数的 64% 及 71%。人口老龄化在很大程度上促进了全世界范围内的新发癌症病例数量增加,预计到 2035 年,全球将有 1 400 万例新发老年恶性肿瘤病例,占据恶性肿瘤发病率的近 60%。

一、人群分布

(一)年龄

任何年龄都可发生恶性肿瘤,但发病率多随年龄同步增长。40 岁以下青年人群中恶性肿瘤发病率处于较低水平,从 40 岁以后开始快速升高,发病人数分布主要集中在 60 岁以上,到 80 岁年龄组达到高峰。不同恶性肿瘤的年龄分布均有差异,中年及老年期多以胃癌、食管癌、子宫颈癌、肝癌及肺癌为主。乳腺癌则出现 45~55 岁和 70~75 岁的两个年龄高峰。

1. **肺癌** 肺癌的发病率和死亡率均随年龄增长而明显上升。我国肺癌的年龄别发病率在 40 岁以下相对较低,在 40 岁之后急剧上升,并于 80~84 岁达到高峰。男性和女性人群中均观察到了同样的趋势,不同年龄组肺癌死亡率的趋势与发病率趋势相似。出生队列分析表明,不同时期出生的人群其肺癌发病率和死亡率随年龄增长而上升,高年龄组上升最为明显。在中国,老年人口的肺癌发病率是总人口的 6 倍多。与发达国家的结果相比,我国肺癌诊断时的平均年龄为 58.3 岁,低于美国报告的 71 岁和澳大利亚报告的 68 岁。人口老龄化的持续加速可能会进一步加剧老年人口的肺癌负担。

2. **胃癌** 在所有人群和国家,胃癌发病率均随着年龄的增长而增加,并于 55~80 岁达到平台。在我国,胃癌年龄别发病率和死亡率在 40 岁后开始上升,在 80 岁及以后达到高峰。胃癌病例数自 50 岁开始显著增多,高峰出现在 60~70 岁组,大量病例累积在 55~80 岁。不同性别人群年龄别发病率和死亡率与全人群总体趋势相似,其中 80 岁及以上男性胃癌发病率和死亡率分别为 267.89/10 万和 194.80/10 万,女性分别为 280.07/10 万和 120.44/10 万。不同性别、城乡地区年龄别发病率和死亡率与全人群总体趋势相似。

3. **女性乳腺癌** 在全球范围内,女性乳腺癌的发病率和死亡率随年龄的增长均呈显著升高趋势,其中,70 岁及以上女性新发病例和死亡病例的年龄标化率依次为 194.1/10 万和 87.8/10 万。我国女性乳腺癌发病率在 20 岁以后随年龄迅速上升,并于 45~55 岁达到高峰。死亡率随年龄的增长逐渐升高,25 岁后增长迅速,于 60 岁年龄组达到第 1 个高峰,并于 85

岁以上年龄组达到死亡高峰。从发病年龄来看,我国女性乳腺癌的中位发病年龄在 50 岁左右。而西方国家女性乳腺癌的高发年龄段为 55~70 岁,多发生在绝经后,提示我国女性乳腺癌具有年轻化的趋势。

4. **结直肠癌**　全球结直肠癌的发病率随年龄增长而增加,且各年龄段发病率的差异较大。70 岁以上的老年人发病率最高,为 190/10 万,是 30~44 岁年龄组的 36 倍,是 45~59 岁年龄组的近 6 倍。因此,人口老龄化对结直肠癌的发病有比较明显的影响。小于 50 岁诊断的结直肠癌称为早发性结直肠癌,大约占 10%。近年来,一些发达国家观察到早发性结直肠癌发病率上升的状况。过去 20 年中,美国小于 50 岁人群的结直肠癌发病率迅速上升,从 1998 年到 2009 年,其发病率在男性中每年增长 1.61%,女性每年增长 1.46%。所有结直肠癌的诊断中位年龄已从 2001—2002 年的 72 岁下降到 2015—2016 年的 66 岁。我国结直肠癌年龄别发病率与死亡率均随年龄的增长而上升,25 岁以下人群发病率小于 1/10 万人,80~84 岁人群发病率迅速上升,达到高峰,男性为 212.69/10 万人,女性为 153.83/10 万人。

5. **前列腺癌**　前列腺癌多发于老年男性。2017 年,全球 70% 以上前列腺癌患者年龄大于 64 岁,80% 的前列腺癌死亡病例超过 65 岁。我国前列腺癌平均发病年龄约为 72.35 岁,50 岁以下人群中前列腺癌发病率处于极低水平,50 岁以后开始快速升高,患者主要集中在 65 岁以上,到 80 岁及以上年龄组达到高峰。目前我国前列腺癌发病年龄呈前移趋势,55~65 岁年龄组发病有上升趋势,这表明危险因素的暴露可能发生转变。

6. **肝癌**　全球肝癌发病的平均年龄存在地区差异,日本、欧洲和北美平均发病年龄分别为 69 岁、65 岁和 62 岁,中国、韩国平均发病年龄为 52 岁和 59 岁。我国肝癌年龄别死亡率随年龄增长而逐渐增加,2015 年肿瘤登记数据显示,80~84 岁年龄组的肝癌死亡率最高,为 132.66/10 万。基于肝癌患者人群的调查研究显示,50~59 岁、60~69 岁和 ≥70 岁肝癌患者比例依次为 29.47%、35.26% 和 17.79%。尽管近年来我国肝癌的人口标化发病率和死亡率呈现下降趋势,但由于人口基数大、老龄化等因素,肝癌的疾病负担仍较为严重。

7. **子宫颈癌**　随着子宫颈癌、子宫颈病变的规范筛查与诊治,以及人乳头瘤病毒(HPV)疫苗预防接种的宣教和启动,子宫颈鳞状细胞癌在子宫颈恶性肿瘤所占比例呈下降趋势,而子宫颈腺性病变包括原位腺癌的比例逐渐增加。资料表明,美国女性子宫颈原位腺癌的发病率约为 6.6/10 万,以 30~39 岁年龄者居多,高达 11.2/10 万。在欧洲地区,荷兰女性子宫颈原位腺癌的发病率为 1.99/10 万。2016 年中国肿瘤登记年报数据显示,子宫颈癌年龄别发病率自 20 岁以后快速上升,于 50~54 岁年龄组达高峰,之后逐渐下降。年龄别死亡率在 25 岁以后随年龄增加逐渐升高,在 80~84 岁组达到高峰。此外,我国子宫颈癌的发病年龄也呈现年轻化。对比 2000 年,2014 年农村地区子宫颈癌平均诊断年龄下降 5.18 岁,降幅明显大于城市地区(0.84 岁)。

(二) 性别

2020 年,全球 60 岁以上男性与女性恶性肿瘤发病人数比例为 1.32∶1,死亡人数比例为 1.31∶1。不同性别的恶性肿瘤发病和死亡存在差异,其原因可能与男性和女性生理结构、性激素及激素受体、生活方式、工作类型等的不同密切相关。

1. **肺癌**　2020 年全球 60 岁及以上男性与女性的肺癌年龄标化发病率和死亡率比在 (2.3~2.5)∶1,60 岁及以上肺癌年龄标化发病率为男性 216.5/10 万,女性 96.6/10 万,死亡率为男性 184.2/10 万,女性 77.7/10 万。几乎所有国家中老年男性的肺癌发病率和死亡率均高于女性,这一差别以欧洲国家最为显著,其60岁及以上肺癌男女年龄标化发病率比为2.64:1,死亡率比为2.87:1;其次是亚洲,男女发病率比为2.43:1,死亡率比为2.44:1。我国老年人群肺癌发病率及死亡率的性别比均为(2~2.5):1。根据美国发布的癌症统计报告,从2009年到2018年,肺癌发病率在男性中每年下降近3%,在女性中每年下降1%。女性的下降开始较晚,下降速度较男性慢,肺癌发病率的性别差距已从1970年的3倍以上差距缩小到2018年的24%。

2. **胃癌** 平均而言,男性胃癌的发病率是女性的2~3倍。2020年全球癌症统计报告显示,60岁及以上胃癌年龄标化发病率为男性103.4/10万,女性41.9/10万,死亡率为男性74.6/10万,女性30.8/10万。60岁以上男性与女性的胃癌发病与死亡比在亚洲人群中最高,约为2.6。既往研究数据显示,约2/3的胃癌发生在男性中,在贲门胃癌病例中,男性所占比例更高,约为3/4。45岁之后,男性胃癌死亡率显著高于女性。男性在80~84岁组的死亡率最高,而女性在85岁之后达到死亡率最高峰。

3. **结直肠癌** 老年人群结直肠癌的发病和死亡也存在男性高于女性的差异,但不似肺癌以及胃癌等常见消化道恶性肿瘤那样明显。全球资料显示,60岁及以上结直肠癌男女性年龄标化发病率比为1.52:1,死亡率比为1.58:1。各大洲结直肠癌的男女性年龄标化发病比稍有差异,其中欧洲地区最高(1.69:1),非洲地区最低(1.29:1)。而年龄标化的男女性发病率比,各大洲水平在1.3~1.8之间,提示去除了年龄结构影响后,全球各地都普遍存在男性发病风险高于女性的现象。我国老年人群的结直肠癌年龄标化发病比和死亡比处在1.5:1左右,与全球老年人群结直肠癌男女性别比相似。

4. **肝癌** 与胃肠道肿瘤相似,老年男性的肝癌发病率和死亡率比女性高出2~3倍。2020年全球60岁及以上人群肝癌年龄标化发病率为男性74.5/10万,女性31.5/10万,死亡率为男性69.1/10万,女性29.3/10万。亚洲的男女年龄标化发病比与死亡比均在2.3~2.4,北美洲为2.4~2.7,非洲为1.7~1.8。

(三)种族

1. **肺癌** 肺癌发病率的种族差异仍是一个显著的健康问题。美国非西班牙裔白人与非西班牙裔黑人相比肺癌的发病率较高,而西班牙裔的发病率较低。特别引起学界注意的是,肺癌在东亚和高加索人两个族裔之间有着非常大的差异。以肺腺癌为例,东亚每年有更高比例的非吸烟女性患肺癌。其次,在东亚肺腺癌中,40%~60%的患者带有表皮生长因子受体(EGFR)的基因突变,而在高加索人中,仅有10%~15%患者带有该基因突变。理解肺癌种族差异的全貌并探索其起源进化规律是该领域高度关注的科学问题。

2. **胃癌** 在许多国家和地区内都可以看到胃癌的发病率存在种族差异,如美国的白人和黑人、新西兰的毛里人和非毛里人的发病率均存在差异。1990年对移居美国的日本人的恶性肿瘤死亡率与美国白人及日本本土的癌症死亡率的比较发现,日本移民的胃癌死亡率比美国白人高,并且与日本本土居民相同。2010年,日本移民的第二代胃癌死亡率低于第一代,表明环境因素对胃癌的发生起到至关重要的作用。2012年,科学家对夏威夷、旧金山和华盛顿西北部登记发生胃癌的人群进行了种族、年龄和出生地分析,发现日本籍美国人的胃癌发病率比在美国出生的白人高3~6倍,其中在日本出生的移民最高;在美国出生的中国移民男性胃癌发病率与美国出生的白人相似,但女性则比美国出生的白人女性要高,表明饮食习惯等环境因素与胃癌的发病有关联。

3. **女性乳腺癌**　乳腺癌发病率和死亡率有明显的种族差异。美国癌症协会研究报告显示,白人女性乳腺癌发病率最高(约 130.8/10 万),其次是黑人女性(126.7/10 万),美洲印第安人/阿拉斯加土著人女性、西班牙及亚洲/太平洋岛民女性发病率基本持平(均为 94.0/10 万)。黑人女性乳腺癌死亡率最高,比白人女性死亡率高 40%,比亚洲/太平洋岛民女性患者的死亡率高一倍以上。移民的亚裔美国女性比美国出生的亚裔女性患乳腺癌的风险更高。

4. **结直肠癌**　美国结直肠癌的发病率和死亡率存在很大的种族差异。非西班牙裔的黑人发病率最高,比白人高 20%,比亚裔和太平洋岛屿居民高 50%;而黑人的死亡率也是 5 个族群中最高的,比白人高 40%,是亚裔的 2 倍。这种种族差异与致癌危险因素及医疗条件息息相关。黑人家庭 2018 年收入的中位数值是 41 361 美元,白人家庭是 70 642 美元。当去除各种致癌危险因素后,黑人并不比白人易感,但是黑人得到高质量肠镜检查和坚持随访的可能性比白人更小,提示造成结直肠癌种族差异的主要原因可能是社会经济状况为主的人口社会学因素。

5. **前列腺癌**　前列腺癌的发病率有显著的种族差异性。前列腺癌在美国黑人中的发病率最高,达到 185.7/10 万,是美国白人发病率(107.79/10 万)的 1.7 倍,比中国上海居民(2.97/10 万)高出几十倍。其次是西班牙人和美国白人,而非洲黑人前列腺癌的发病率是世界范围内最低的。虽然前列腺癌在黄种人中的发病率还未达到欧美国家的水平,但发病率却呈现逐年升高的趋势。

6. **肝癌**　不同种族的肝癌发病率存在差异。1993—1997 年新加坡的华裔男性的年龄标化发病率为 21.21/10 万,而印第安裔男性的年龄标化发病率为 7.86/10 万。华裔女性的年龄标化发病率为 5.13/10 万,印第安裔女性年龄标化发病率为 1.77/10 万。在美国所有年龄的男性和女性中,亚洲裔人种的原发性肝癌发病率是非洲裔美国人的 2 倍,同时,非洲裔美国人的发病率是白人的 2 倍。这种种族差异的原因可能包括主要危险因素诸如病毒性肝炎等肝病和肝癌的差异。

7. **子宫颈癌**　2000 年来,美国黑人女性的宫颈癌发病率和死亡率均有所下降,但发病率仍然高于美国白人。2000—2012 年非西班牙裔黑人女性的宫颈癌发病率为 10.5/10 万,而非西班牙裔白人的宫颈癌发病率仅为 7.3/10 万;2000—2012 年非西班牙裔黑人女性的宫颈癌死亡率为 5.4/10 万,为非西班牙裔白人的 2.25 倍。2012 年,日本当地女性的宫颈癌发病率高达 13.3/10 万,日裔美国女性的宫颈癌发病率仅为 3.9/10 万,日本当地女性宫颈癌的发病率较日裔美国女性高近 4 倍。中国不同民族宫颈癌的发病情况差异较大,有数据表明,中国维吾尔族女性宫颈癌发病率最高(17.27/10 万),其次为蒙古族(15.72/10 万)和回族(12.29/10 万),汉族女性宫颈癌发病率最低(5.24/10 万)。

二、地区分布

2020 年,60 岁及以上亚洲人群的癌症新发病例占全球 60 岁及以上所有癌症新发病例的 45.2%,其中中国病例大约占全球病例的 2/5;来自亚洲的癌症死亡事件占比 55.6%,其中中国占全球的比例超 20%。欧洲虽然占全球人口的比例不足 1/10,却贡献了老年人群癌症新发病例的 26.4% 和癌症死亡病例的 23%;美洲人口占全球大约 1/5,也贡献了老年人癌症新发病例的 23.2% 和癌症死亡病例的 15.5%。与欧美相比,亚非的老年人群癌症死亡占比比癌症发病占比更高,提示这些地区癌症患者的病死率更高。

1. **肺癌**　肺癌的发病率和死亡率在不同国家、不同城市和地区有明显差别。北美洲、欧洲、大洋洲 60 岁及以上人群肺癌年龄标化发病率位居世界前三位,分别为 229.4/10 万、190.1/10 万及 169.2/10 万,而年龄标化死亡率排名与发病率排名存在差异,前三位分别为欧洲(153.0/10 万)、北美洲(142.7/10 万)及亚洲(134.4/10 万)。高收入及中高收入地区 60 岁及以上人群肺癌年龄标化发病率分别为 208.6/10 万及 178.4/10 万,死亡率分别为 144.7/10 万及 164.0/10 万,而中低收入国家肺癌发病及死亡率均处在(40~50)/10 万。此外,肺癌的发病率和死亡率存在城市高于农村地区的差异,而且城市人口越多,其肺癌年龄标化死亡率越高。中国老年人口的肺癌发病率是总人口的 6 倍多。此外,研究显示,中国肺癌诊断时的平均年龄为 58.3 岁,低于美国报告的 71 岁和澳大利亚报告的 68 岁。人口老龄化的持续加速可能会进一步加剧老年人口的肺癌负担。我国的资料也表明,肺癌发病的地区分布特征为城市高于郊区。越城市化、工业化的地区,肺癌的发病率就越高。从东、中、西三大经济地区来看,我国的肺癌发病率也存在着较大差异,其中东部地区的肺癌发病率最高(62.7/10 万),中部次之(57.5/10 万),西部最低(49.9/10 万)。肺癌死亡率在东北、华北以及华东沿海一带较高,肺癌死亡率较高地区基本分布在天津、东北、内蒙古、山东、江苏、四川、广东等省份或地区,而中南、西南和西北各省均偏低。

2. **胃癌**　老年人群胃癌的发病率有着很大的地域差异,在亚洲尤为高发,70% 以上的老年人胃癌新发病例在亚洲地区,其年龄标化发病率为 92.3/10 万,其次是拉丁美洲(51.2/10 万)及欧洲(50.5/10 万)。各大洲老年人胃癌死亡顺位与发病顺位相似。高收入及中高收入地区 60 岁及以上人群胃癌年龄标化发病率分别为 67.9/10 万和 94.8/10 万,远高于中低收入地区的 31.6/10 万和低收入地区的 37.8/10 万。东亚是胃癌发病率最高的地区,60 岁及以上人群年龄标化发病率为 143.9/10 万。在亚洲不同国家中,日本的 60 岁以上胃癌年龄标化发病率最高,为 230.5/10 万,其次是蒙古(190.5/10 万)和韩国(161.5/10 万)。我国 60 岁及以上老年人群胃癌年龄标化发病率和死亡率均位居世界第 5 位。我国各省级行政区间胃癌的疾病负担存在较大差异,华北、华东和西北地区高于其他地区,东北和南方省级行政区较低。

3. **女性乳腺癌**　2020 年 60 岁及以上人群中,37.6% 的乳腺癌新发病例和 46.7% 的乳腺癌死亡发生在亚洲,欧洲和美洲分列第二和第三位。老年人群乳腺癌发病率最高的国家为澳大利亚(1 869.8/10 万),最低的为不丹(324.1/10 万)。60 岁及以上女性乳腺癌死亡率最高的地区为欧洲(527.5/10 万),死亡率最低的地区是非洲(432.4/10 万)。高收入(1 324.76/10 万)和中高收入(807.0/10 万)地区 60 岁以上女性乳腺癌的发病率远超过其他癌症的发病率,死亡率也同样居全癌症前列。高收入地区较高的疾病负担可能是由于生殖和激素危险因素(初潮年龄早、更年期年龄晚等)及生活方式危险因素(饮酒、超重、缺乏体育活动)的长期较高流行率,以及通过钼靶筛查的检出率增加。中国虽属于乳腺癌相对低发地区,但也存在地区差异,城市高于农村,经济发达地区高于落后地区。在我国上海、北京、天津及沿海地区相对高发,其中以上海地区最高,且呈上升趋势。

4. **结直肠癌**　2020 年老年人结直肠癌的发病率和死亡率在全球存在非常显著的地区差异,从一定程度上反映了潜在的社会经济水平对其发生和所致健康后果的影响。人类发展指数高的地区与低的地区相比,60 岁及以上结直肠癌的年龄标化发病率相差 5 倍。欧洲地区部分国家(如匈牙利、斯洛文尼亚、斯洛伐克、荷兰和挪威)、大洋洲地区的澳大利亚和新西兰、北美洲地区的美国和加拿大，以及东亚地区的日本和南亚地区的新加坡是全球发病率最高的地区，年龄标化发病率为(180~280)/10万不等；而非洲大多数地区和中南亚地区的60岁及以上结直肠癌发病率较低，如西非的年龄标化发病率仅为36.1/10万，中南亚的年龄标化发病率为29.8/10万。在我国，老年结直肠癌发病率和死亡率的地理分布特征为：东部沿海地区比内陆西北部地区高发，城市较农村高发，大城市较小城市高发。该分布特征也证明结直肠癌发病与经济、生活习惯、膳食结构等因素相关。

5. **前列腺癌**　亚洲和西方人群的前列腺癌流行病学特征存在明显差异。虽然亚洲的人口数约占全球的60.4%，但全球仅有26.2%的前列腺癌新发病例和32.1%的死亡病例发生在亚洲。然而，在世界范围内，亚洲60岁及以上老年人群的前列腺癌年龄标化发病率仅次于欧洲，而年龄标化死亡率则位于首位。而不同洲之间，甚至在亚洲范围内不同国家之间这些指标也存在差异。日本的老年人群前列腺癌年龄标化发病率高于全球平均水平，我国和韩国老年人群前列腺癌年龄标化发病率均低于全球平均水平，但我国老年人群前列腺癌年龄标化死亡率高于日本和韩国。在我国，东部沿海地区发病率高于西部和中部较落后地区，城市地区明显高于农村地区。

6. **肝癌**　老年人群肝癌的总体负担在发展中国家最为显著，东亚、北非和东南亚的发病率最高，其年龄标化发病率分别为89.4/10万、79.8/10万和73.8/10万。蒙古是迄今为止全球60岁以上肝癌发病率和死亡率最高的国家，分别为514.9/10万和510.8/10万。中国肝癌地理分布特点为发病沿海高于内地，东南和东北部高于西北、华北和西南部，沿海岛屿和江河海口又高于沿海其他地区。高发地区气候具有温暖、潮湿、多雨的特点，而在云贵高原则属低发区。我国广西、福建、江苏这三个省份是肝癌发病率最高的省份，其中肝癌死亡率最高的城市是福建厦门、江苏启东、上海、广西扶绥。

7. **子宫颈癌**　老年人群宫颈癌的发病率和死亡率在不同地区和不同国家之间存在非常显著的差异。与发达国家和地区相比，发展中国家或地区宫颈癌的发病率和死亡率均较高，迄今在东非、中非和南非地区，宫颈癌仍是威胁老年女性健康的主要恶性肿瘤，其年龄标化发病率为(100~140)/10万不等，死亡率为(70~120)/10万不等。而澳大利亚和新西兰地区、北美及北欧地区等发达国家和地区的宫颈癌发病率和死亡率则处于较低水平。我国中、东部地区宫颈癌的发病率较高，而西部地区的死亡率较高。第三次全国死因抽样调查结果显示，宫颈癌的分布特点为山区高于平原，宫颈癌导致的患者死亡率较高的为宁夏回族自治区、甘肃、山西、陕西、湖南、贵州及江西等省区，形成一个自北向南的高死亡率地带；而死亡率较低的为北京、上海、重庆等城市及内蒙古自治区、辽宁、山东、四川和云南等省区。在过去的20年里，我国宫颈癌的发病率和死亡率有了明显下降，但是近些年宫颈癌的发病率又有明显上升的趋势，这一现象与我国经济发展水平状况相符合，城市生活条件改善，宫颈癌危险暴露因素增加，但医疗卫生资源丰富，而农村地区群众缺乏卫生保健意识，并且医疗卫生资源不足，导致了子宫颈癌疾病负担的城乡差异。

三、时间分布

近十多年来，我国癌症发病呈现持续上升趋势，平均每年上升约3.9%，女性上升幅度相对较大，城乡间上升幅度较为接近；调整年龄结构后，平均每年上升约1.2%。其中男性调整年龄结构后增幅趋于平稳，而女性从年平均增幅4.6%降低至2.4%，城市和农村地区调整年龄结构后,增幅降至 1.2% 和 1.3%,说明我国近十多年的癌症发病率的上升主要是由人口老龄化所致。

1. **肺癌** 美国、英国、荷兰等一些欧美国家由于长期开展有效的控烟运动,肺癌的发病率和死亡率已开始下降,特别是男性肺癌的下降较为明显。我国肺癌发病率和死亡率为世界上增长速度最快的国家之一。1987—2014 年,我国城市地区老年人群肺癌死亡率在 74 岁以下组逐年下降,而大于 75 岁组肺癌死亡率却逐渐上升;农村地区高年龄组(>50 岁)的肺癌死亡率呈明显上升趋势。近年来,我国老年肺癌患者的比例也呈现增加趋势。根据我国最新的多中心回顾性流行病学调查,从 2005 年至 2014 年的 10 年间,年龄 ≥60 岁患者比例从41.2% 增加至 56.2%,年龄 <60 岁患者比例则呈下降趋势。2012—2014 年诊断时平均年龄略高于 2005—2011 年,这表明老年患者比例正在逐渐增加。

2. **胃癌** 2000—2014 年,我国胃癌的年龄别发病率最大值为 2000 年 75~79 岁组的345/10 万。男性 70 岁以上年龄组的发病率下降最为明显,从 2000 年的(260~340)/10 万降至了 2014 年的(190~220)/10 万。同期,女性 70 岁以上年龄组的发病率下降最为明显,从2000 年的(120~145)/10 万降至了 2014 年的(70~110)/10 万。然而,老年人群胃癌的死亡率变化趋势与发病趋势存在一定的差异。对 1988—2017 年中国居民胃癌死亡趋势进行分析,结果显示,除 2005 年乡村女性胃癌截缩死亡率低于城市女性以外,其他年份无论是胃癌标化死亡率还是截缩死亡率均为乡村高于城市、男性高于女性,且城市男性、城市女性、乡村男性、乡村女性总体上均呈下降趋势。然而在老年人群中,城市 50~54 岁男性、城市 65~69 岁女性、乡村 80~84 岁居民胃癌死亡率均无下降趋势。相比其他年龄组,50 岁以后是胃癌发病率加速增长期。随着年龄增长,65 岁之后老年人器官功能开始衰退,机体内环境功能变化,肝脏药物分解能力下降,造成老年人对胃癌药物耐受性降低,放化疗后不良反应增加,死亡率增高。

3. **女性乳腺癌** 根据我国肿瘤登记地区的数据,女性乳腺癌实际平均发病年龄由 2000年的 54.4 岁增长至 2014 年的 57.0 岁,2014 年调整平均发病年龄保持在 54.3 岁。不论是城市地区还是农村地区,女性乳腺癌实际发病年龄均随年份的增加而上升,表明 2000—2014年我国女性乳腺癌发病率呈上升趋势,人口老龄化导致实际发病年龄增高。尽管老年乳腺癌发病率逐年上升,但有些国家和地区老年乳腺癌死亡率在近年来却有下降趋势。美国SEER 数据库(1975—2007 年)资料显示,1975—1990 年美国乳腺癌死亡率曾以 0.4% 低速上升,而 1990—2007 年死亡率却每年下降 2.2%,其中年龄 <50 岁者下降 3.2%,而年龄 ≥50 岁者仅下降 2.0%。根据我国死因回顾调查资料,20 世纪 90 年代乳腺癌死亡率(3.8/10 万)比 70 年代(4.9/10 万)有所下降,其下降趋势均出现在老年组。下降可能主要归功于早期诊断和合理治疗。不过,有些地区的死亡率下降甚微,有些地区尚无改变。

4. **结直肠癌** 1990—2017 年,全球结直肠癌的发病率增长了 9.5%,死亡率反而下降了13.5%。所有结直肠癌的诊断中位年龄已从 2001—2002 年的 72 岁下降到 2015—2016 年的 66 岁。直肠癌的诊断中位年龄为 63 岁,比结肠癌(69 岁)更小。由于美国多年来结直肠癌筛查普及率高,年龄较大的人群发病率下降,加上年轻人的发病率增加,出现结直肠癌患者总体上迅速年轻化的状况。我国 1987—2015 年结肠、直肠和肛门癌死亡数据显示,男性结肠、直肠和肛门癌死亡率呈上升趋势,城市死亡率平均年度变化百分比为 0.50%,农村为0.57%。女性死亡率小幅度下降;65 岁以下男性和 75 岁以下女性居民死亡率基本呈下降趋势,65岁以上男性和75岁以上女性居民基本呈上升趋势。城市居民结直肠癌的死亡风险是农村居民的1.46倍,男性是女性的1.38倍。年龄每增加5岁,结直肠癌死亡风险平均增长51%。总体来讲,高年龄组居民结直肠癌死亡率呈上升趋势。

5. 前列腺癌 2000—2014年我国肿瘤登记地区50岁及以上人群前列腺癌年龄别发病率呈上升趋势,且在年龄相同但出生年份不同的人群中,发病率会随着出生年份的增加而上升。2000年中国肿瘤登记地区前列腺癌的标化平均发病年龄为74.09岁,2014年为72.35岁;城市地区标化平均发病年龄也随年份的增加而下降。2009—2018年贵州省黔南州结果显示,前列腺癌平均发病年龄为75.6岁,65~69岁发病率迅速升高,80~84岁发病率达峰值,70~74岁的死亡率明显升高,>85岁者死亡率达峰值。2009—2014年浙江省绍兴市结果显示,50岁后发病率及死亡率快速上升,85岁以上男性的发病率和死亡率均达峰值。而2002—2013年上海市浦东新区统计资料则显示,前列腺癌中位发病年龄为75岁,45~59岁发病率和死亡率上升迅速,85岁发病率和死亡率达高峰,其发病及死亡年龄都较前移,可能与经济发达地区人群的危险因素暴露增多以及早期诊断水平较高有关。此外,我国65岁及以上人口比重从1990年的5.6%上升到2020年的12.0%,且这一比例正在不断升高,预计2040年65岁及以上人口比重将达到23.7%。2019年中国男性平均预期寿命为72.38岁,随着未来预期寿命的继续提高,年龄相关的癌症的发病率也将进一步上升。与之相应,我国男性前列腺癌疾病负担将持续升高,需做好相应防治工作。

6. 肝癌 研究人员利用2017年全球疾病负担研究的数据,按照诊断年龄、性别、地区和病因评估了1990—2017年原发性肝癌的发病率趋势。其中,60岁及以上人群的肝癌年龄标化发病率在男性中上升,从每10万人中68.27例上升到86.91例,但在女性中保持稳定。在澳大利亚、北美高收入地区、西欧、中亚和西南亚这五个地区,肝癌发病率呈显著增长趋势。在北美,男性的年龄标化发病率由23.65/10万增加至50.4/10万;女性中,年龄标化发病率由10.44/10万增加至18.67/10万。在世界范围内,这一年龄组中不同肝癌病因的年龄标化发病率均显著增加,其中非酒精性脂肪性肝炎导致的肝癌发病率增加最为显著。在女性中,年龄标化的发病率仅因非酒精性脂肪性肝炎而增加。由于肝炎的有效控制,尤其是在年轻人和中年人中的有效控制,高流行地区的原发性肝癌已经部分得到控制。然而,在大多数发达国家和老年人口中出现了不利的趋势。因此,原发性肝癌的预防工作应该更多地关注非酒精性脂肪性肝炎和老年患者。2000—2014年,我国男性肝癌年龄标化发病率每年下降约2.2%,女性每年下降2.5%。<50岁年龄组下降幅度较大,尤其是40岁以下的年龄组。但是在50~59岁的男性中,城市地区的肝癌发病率变化趋势相对平稳,并未下降,而农村地区该年龄组的发病率则呈现每年约1.8%的下降趋势。农村地区70岁以上的人群的发病率甚至呈现略微上升的趋势。死亡率趋势与发病率趋势变化相似,但下降幅度略存差异。男性年龄标化死亡率每年下降约2.6%,女性每年下降3.1%。无论城乡地区,低年龄组中尤其是40岁以下年龄组的下降幅度相对较大。

7. 子宫颈癌 已建立宫颈癌筛查的发达国家和一些发展中国家的流行病学资料显示,宫颈浸润癌的发病率和死亡率均已大幅度下降。我国自20世纪50年代末期就积极开展了宫颈癌的防治工作,全国宫颈癌的死亡率(中国人口年龄调整率)由20世纪70年代的10.28/10万下降到90年代的3.25/10万,下降了69%。1993—2017年,中国老年人群宫颈癌发病率的年龄效应在 59 岁之前随着年龄的增长而增加,并在 55~59 岁年龄组达到峰值。年龄效应在 59 岁以后持续下降,但宫颈癌死亡风险随着年龄增长而增加,并在 75~79 岁组达到峰值。总体来说,老年宫颈癌发病率和死亡率的时期效应总体呈上升趋势。除某些时期外,出生队列的发病率和死亡率风险呈下降趋势,1916—1920 年出生队列的发病率和死亡率风险均达到峰值,然后趋于平稳。

第三节　影响因素研究及进展

目前认为老年恶性肿瘤发病率升高主要有以下危险因素:①致癌物质累积作用:80% 以上的癌症是由可以导致癌变的化学物质(来自大气污染和工作环境等)累积引起,因此发病率随年龄的增长而不断上升。②免疫功能下降:机体的免疫系统通过细胞免疫和体液免疫多种途径消除肿瘤细胞或抑制其增长,但老年人器官功能降低导致对肿瘤免疫监视功能下降,识别与清除突变细胞能力减低,同时由于 T 淋巴细胞数量减少,反映细胞免疫功能的淋巴细胞转化率也不断降低,癌细胞逐渐增多增殖,增加肿瘤形成风险。③组织细胞易感性升高:衰老可通过影响机体对癌易感性的相关因素而降低对致癌物质的防御能力,增加易感性。恶性肿瘤的遗传易感性主要是由机体对遗传物质的监控和 DNA 损伤修复能力差异所致,目前已发现 DNA 损伤修复与年龄密切关联。④老年人的纤维母细胞和淋巴细胞的端粒较年轻人短,端粒与细胞衰老和肿瘤有关,影响机体衰老和预期寿命。

一、肺癌

(一)吸烟与被动吸烟

据 WHO 报道,烟草烟雾中有 4 000 多种化学物质,其中对健康有害的物质至少有 250 种,已确认的致癌物有 50 多种,二手烟每年导致全球 89 万多人过早死亡。香烟烟雾产生的尼古丁及其代谢产物可通过促进细胞增殖、血管生成、浸润、上皮细胞间质样转化及促肿瘤生长相关的自分泌循环来促进肿瘤的生长。20 世纪中期,吸烟与肺癌的病因学关系得到验证,包括 Muller 于 1939 年采用病例对照研究证明肺癌病例组吸烟率明显高于对照组等,1950 年美国学者 Wynder 和 Graham 与英国学者 Doll 和 Hill 的一系列队列研究显示吸烟者更易患肺癌。每天吸烟 5~14 支、15~24 支、25~49 支者,其肺癌的相对危险度分别为 7.5、9.5 和 16.6。在吸烟量固定情况下,吸烟年限分别为 15 年、30 年、45 年时,肺癌超额发病率之比约为 1∶20∶100。而戒烟后肺癌的超额危险度不再上升。吸烟者在戒烟后的受益随时间的延长而增大,如果戒烟 5 年,其比一般吸烟者(每天一包)的肺癌死亡率有明显下降,可以接近于不吸烟者的肺癌死亡水平;如果戒烟达 10 年,其肺癌发生率将降到和不吸烟者完全相同的水平。之后,世界各国学者对吸烟和肺癌发生的关系进行了大量的研究,先后在十几个国家进行的 30 多次病例对照研究和 7 次队列研究指出,吸烟者发生肺癌的机会显著高于不吸烟者。美国以及欧洲一些国家采取有效的控烟措施,肺癌死亡率已经开始下降。目前,已公认吸烟是引起肺癌发生的一个重要因素。肺癌病例中有 80%~90% 的患者是吸烟所引起的。被动吸烟也是肺癌的危险因素之一。在日本曾进行一项 14 年前瞻性队列研究,发现重度吸烟者的非吸烟妻子患肺癌的危险性较高,而且存在剂量反应关系。《世界卫生组织:2000—2025年烟草流行趋势报告》显示,2010—2020年,在全球范围内,每个年龄段的男女性吸烟率都在稳步下降。然而,2020年55~64岁的老年人群吸烟率为26.8%,仅次于45~54岁人群的28.9%。从1990年到2017年,可归因于吸烟的肺癌死亡率在中国呈上升趋势,吸烟导致的肺癌死亡率的年龄效应从最年轻的年龄组增加到80~84岁年龄组,然后在90~94岁年龄组下降,这表明老龄化推动了肺癌死亡率的上升趋势,老年人群控烟禁烟知识的宣传任重而道远。

(二)空气污染

肺癌发病率在许多国家的城乡差别,提示污染的大气可能对肺癌发生有一定作用。已有许多资料表明,肺癌的发生和大气污染之间有明显的相关关系,其中空气动力学直径≤2.5($PM_{2.5}$)的相关研究最多。对$PM_{2.5}$暴露与肺癌发病率和死亡率的关系研究发现,与$PM_{2.5}$有关的肺癌发病率最高的地区是亚洲,死亡率最高的是北美洲。以大气污染物或其提取物进行的动物体内外致癌、致突变实验也提示了大气污染与肺癌间有关联。此外,当有效控制大气污染后,肺癌发病率有所下降,这一点提供了更有说服力的证据。城市大气污染主要来源于机动车辆废气、采暖及工业燃烧废物等,从污染大气中已查明的致癌物有多环芳烃、脂肪族巯基化合物和一些镍化合物等。室内局部污染主要指的是环境烟草烟雾、室内用生活燃料和烹调时油烟所致的污染。20世纪八九十年代非洲和欧美人群的部分结果并不完全支持室内燃煤增加肺癌发生风险的结论。但在亚洲,尤其中国台湾地区,有很大比例的人群暴露于室内燃煤,这是不同于其他地区的人群分布特点。2010年,国际癌症研究署(International Agency for Research on Cancer,IARC)正式将室内燃煤归为1类致癌物,将室内木材等有机物质的燃烧释放归于2A类致癌物。与普通人群相比,老人的身体免疫力较差,对环境污染物的损害作用就会更加敏感。此外,老年人在各种室内场所度过的时间相对较长,在此情况下,室内有害物质的摄入量会相对较多,也更容易受到室内空气污染的健康危害。

(三)职业性致肺癌因子

国内外大量的调查研究已经证实了职业性致肺癌因子的存在。职业氡、砷及石棉的暴露被认为与肺癌存在关联。IARC分别于1987年和2001年将砷及其化合物、石棉、氡-222及其衰变物列为确定致癌物。在我国云南锡矿工人人群中进行的调查研究显示,肺癌发病相对危险度随着工作年限和职业暴露年限增加而增加,高水平氡暴露的肺癌危险性是低水平暴露的3.9倍。在云锡矿工中,特别是在井下工作10年以上又在冶炼厂工作过的矿工中,肺癌死亡率高达1 231.23/10万。目前认为职业性致肺癌因子包括无机砷、石棉、铬、镍、煤焦油和煤的其他燃烧产物、二氯甲醚和氯甲甲醚、铍、石油、矿物油、石蜡、石油沥青、氯乙烯、橡胶工业和橡胶配合剂、地下采锡和锡的冶炼等。

(四)肺部相关疾病史

目前与肺癌发病相关的肺部疾病包括慢性阻塞性肺疾病、哮喘、肺结核等,这些肺部相关疾病在老年人群中也相对常见。2012年,国际肺癌协作组合并分析显示,肺气肿使肺癌相对危险度提高2.44倍,慢性支气管炎为1.47倍,肺结核为1.48倍,肺炎为1.57倍。而对于非吸烟者,肺气肿、肺炎和肺结核也显著地提高了肺癌发生的相对危险度。面对高风险的肺癌,具有慢性肺部疾病的老年患者应做到定期体检、接受正规的预防和治疗措施以降低肺癌发病风险。

（五）遗传因素

所有组织学类型肺癌的发生都与多步骤累积的遗传学改变有关,这些遗传学改变包括等位基因缺失(杂合性丢失)、染色体不稳定和失衡、癌基因和抑癌基因突变、启动子超甲基化所致的表观遗传性基因沉默和控制细胞增殖基因的异常表达等。

（六）饮食营养

水果和蔬菜的高摄入与肺癌危险度降低相关,其缘由是维生素的抗氧化性、其他微量元素调节细胞生长分化的能力,特别是 β- 胡萝卜素。最近,其他微量营养素(如维生素 C、维生素 E、硒)也被认为能够降低肺癌危险度。越来越多的研究提示绿茶中的茶多酚可能对肺癌具有预防作用。另外,烹饪条件与肺癌的关联也受到关注。高温条件下烹饪肉类会产生杂环胺,已经发现其摄入过多会增加肺癌危险度。

（七）其他因素

老年人免疫功能降低、代谢活动和内分泌功能失调等也可能对肺癌的发病起一定的促进作用。

二、胃癌

胃癌分两种组织学类型,即肠型胃癌和弥漫型胃癌。前者在高发区人群中最为常见,在这类胃癌中,癌细胞互相连结形成类似胃肠道腺体的腺结构,其发病因素主要是环境因素,与饮食和感染有关。这类胃癌有较长的癌前改变链,主要阶段包括慢性胃炎、萎缩性胃炎、肠化生、异型增生。在低发区人群中,第二种组织类型,即弥漫型胃癌相对多见,在这类胃癌中,癌细胞之间相对独立,侵入器官时没有完好的腺体结构,这一类型胃癌尚未发现清楚的癌前病变。胃癌的移民流行病学研究结果显示环境因素在胃癌发生中有较大的影响作用。

（一）幽门螺杆菌感染

幽门螺杆菌作为全球流行的致病微生物之一,与慢性胃炎、消化性溃疡、胃癌等疾病的关系在国内外胃肠病领域已达成共识,同时幽门螺杆菌还可介导多种胃肠外疾病的发生发展。近年来,人口老龄化日趋严重,加之老年人身体各项机能衰退更易感染幽门螺杆菌且极易被诱发病态,因此老年人应作为重点关注对象。1982 年,澳大利亚学者 Marshall 和 Warren 首先从慢性胃炎患者胃黏膜中分离出幽门螺杆菌,并发现了幽门螺杆菌导致胃炎和消化性溃疡的致病机制,两人因此获得诺贝尔奖。1994 年,IARC 就得出结论认为幽门螺杆菌导致胃癌,并且该微生物被归类为人类致癌物 1 类。随后大量的观察性研究证实了这一说法。尽管对幽门螺杆菌与胃癌的关系存在许多争议,目前科学家比较一致地认为幽门螺杆菌是胃癌发病的一个重要生物因素,是许多慢性胃病发生、发展环节中的一个重要致病因子。目前大多数科学家认同幽门螺杆菌感染能引起人类胃癌和癌前病变,幽门螺杆菌是胃癌发生的启动因子之一。研究表明,幽门螺杆菌感染率呈现出随着年龄增长逐渐增高后又逐渐降低的趋势。这可能与老年人重视保健、生活规律、精神压力小以及常合并其他疾病需口服各种药物(尤其是抗生素)有关。山区的老年人感染幽门螺杆菌情况明显高于城区和郊区。文化程度低、居住环境差、经济落后、饮用不洁水的人群幽门螺杆菌感染率亦偏高。而吸烟或饮酒对幽门螺杆菌感染情况无明显影响。

（二）饮食因素

胃癌发病与多种因素有关,但饮食是其中的主要因素。世界癌症研究基金会(World Cancer Research Fund,WCRF)和美国癌症研究所(American Institute for Cancer Research, AICR)2008 年出版的《食物、营养、身体活动与癌症预防》报告是食物、营养与癌症预防领域最权威的信息来源,该报告评价了胃癌的饮食相关危险因素:如高盐、盐腌食物很可能是胃癌发生的原因;而红辣椒、加工肉类、烟熏食物、烤肉对胃癌的风险证据有限。N- 亚硝基化合物、多环芳烃类化合物是两大可致胃癌的化学致癌物。多食用新鲜蔬菜、水果则具有保护作用。大量研究显示,新鲜蔬菜和水果是独立于其他膳食因素的胃癌保护性因素,这一联系在队列研究中得到证实,其中可能的保护性微量营养素包括维生素 C、维生素 E 和 B 族维生素、胡萝卜素和硒。除食物外,不良的饮食习惯,如暴饮暴食,喜烫食,进食快,喜食刺激性、摩擦性大的食物及相关的食物加工方式(如腌、熏、发酵等)也可以增加胃癌的危险性。

（三）其他不良的生活方式

目前吸烟者患胃癌的风险是未吸烟者的 1.5~2.5 倍。尽管大多数较早的研究未能证实剂量反应关系,但近期的研究通常表明,高剂量和 / 或更长持续时间的吸烟者患胃癌的风险增加,戒烟后的风险似乎相对较快地恢复到基线水平。一些研究表明,吸烟与贲门癌风险的相关性更强,另一些研究表明吸烟与远端胃癌的关系不会明显变弱,而在日本甚至可能更强大。2007 年世界癌症研究基金会和美国癌症研究所发表的权威的文献综述指出:大量证据表明,酒精消费对胃癌风险具有不利影响。2001 年的一项荟萃分析结果表明,酒精摄入 50g/d 和 100g/d 的总体相对风险估计值相对于无酒精摄入者分别为 1.15(95% CI:1.09~1.22) 和 1.32(95% CI:1.18~1.49)。两项队列研究观察到饮酒与男性胃癌发生之间存在联系,但女性饮酒与胃癌风险之间没有总体关联。

（四）精神心理因素

正常机体的免疫系统具有监视、抑制和杀灭肿瘤细胞的能力,而在抑郁、焦虑、悲伤等精神压抑状态下,机体产生的 T 细胞、B 细胞、NK 细胞等免疫细胞的数量减少,导致机体免疫力降低,直接对胃癌的发生、发展有促进作用。此外,精神压抑与吸烟、酗酒等不良生活方式关系密切,可以间接增加胃癌的发病风险。在我国胃癌危险因素的调查研究中亦发现,胃癌患者中长期精神压抑者所占比例明显高于普通人群。虽然精神因素与胃癌的关系密切,但是否对所有胃癌患者进行心理评估及如何评估目前仍在研究当中。

（五）遗传因素

国内外病例对照研究显示胃癌具有一定程度的家族聚集性,胃癌患者的一级直系亲属患胃癌风险比对照组增加 1.5~3.5 倍。此外,胃癌的遗传易感性有强、弱之分,前者多见于具有遗传综合征的家族。遗传综合征包括遗传性弥漫性胃癌、家族性腺瘤性息肉病(familial adenomatous polyposis,FAP)、波伊茨 - 耶格综合征(Peutz-Jeghers syndrome,PJS)。遗传性弥漫性胃癌由钙黏蛋白种系基因突变引起,种系基因突变携带者一生有 80% 的概率发生胃癌。FAP 是一种常染色体显性遗传疾病,由腺瘤性息肉病大肠杆菌基因突变导致,FAP 患者在 35~40 岁之间有 100% 的结直肠癌患病风险,同时其他恶性肿瘤的患病风险也很高,包括胃癌。PJS 是一种罕见的常染色体显性遗传病,以胃肠道息肉病,口唇、颊黏膜黑色素沉着为特征,与 $LKB1$ 基因胚系突变有关。但这些遗传综合征导致的家族性胃癌仅占 1%~3%,占胃癌 90% 以上的散发性胃癌属弱遗传易感性,可能与单核苷酸多态性(single nucleotide polymorphism,SNP)有关,例如,前列腺干细胞抗原基因(prostate stem cell antigen,PSCA)多态性、MUC1 黏蛋白基因多态性与弥漫性胃癌的发生有关,而 *PLCE1* 基因多态性可能与贲门癌的发生有关,细胞因子基因多态性可能与胃癌前炎症反应有关,DNA 合成和修复基因的多态性,如亚甲基四氢叶酸还原酶、DNA 修复基因、抑癌基因等亦与胃癌遗传易感性有关。但这些基因多态性导致胃癌发病的具体机制仍在进一步研究中。

(六) 其他因素

真菌污染、胃部手术、电离辐射及地球化学因素等作为胃癌的环境危险因素,也都受到了各国研究者的重视和研究。

三、女性乳腺癌

虽然老年乳腺癌的病因尚不清楚,但多种因素在乳腺癌的发生中起作用,成为乳腺癌病因学研究中的危险因素。

(一) 生育因素及激素水平

近年来对乳腺癌的病因研究多集中于内源性激素上。一般认为,乳腺癌为激素依赖性肿瘤,内源性激素在乳腺癌的发病中起着重要的作用。据研究,初潮早、绝经晚、长期停止排卵、不孕、未经产、少产以及首次怀孕晚(35 岁以上)都增加乳腺癌的危险性,主要与内源性激素的暴露有关。而哺乳对乳腺癌的发生有保护作用。不哺乳或哺乳时间短会增加患乳癌的危险性。一方面,哺乳期间卵巢停止了月经周期的变化,激素水平降低,从而使乳腺癌发生的可能性下降;另一方面,哺乳也能促进乳腺组织发育完善,降低乳腺上皮癌变的可能性。现有研究显示,尿中或血中雌激素水平与乳腺癌危险性呈正相关。有假设认为,雌激素中总雌二醇水平的升高与乳腺癌危险性呈正相关。而孕激素则可能是一种乳腺癌的保护因素。初产年龄大、未生育或未哺乳都减弱了孕激素的保护作用,并相应延长了雌激素刺激作用时间。此外,乳腺受体还受催乳素、生长激素、皮质激素等内分泌激素的作用,它们之间的相互联系和作用尚不完全明了。绝经激素治疗从 20 世纪 40 年代问世以来,至今已有 70 余年历史。其对绝经症状的缓解效果更是毋庸置疑。近年来,绝经后激素治疗与乳腺癌之间关系的研究愈来愈多,关于其对乳腺癌的风险一直众说纷纭,尚未定论。近日,来自全世界的 10 万多名乳腺癌患者通过 58 项流行病学研究随访 10 多年的数据显示,除了局部阴道用雌激素,所有类型的绝经后激素治疗都与患乳腺癌的风险增加有关,不仅如此,在停药 10 多年后,患乳腺癌风险持续存在。因此,准确估计绝经后激素治疗增加的乳腺癌风险是很重要的。小于 60 岁或绝经 10 年内绝经后激素治疗的选择是根据个体情况而定的。在没有明确性激素适应证时不建议使用绝经后激素治疗。绝经后激素治疗的使用药物类型和给药途径应与治疗目标、患者个人意愿以及安全问题一致,且应该个体化。

(二) 生活方式因素

主动吸烟或被动吸烟均会增加乳腺癌的患病风险,但是乳腺癌患者戒烟可降低其死亡风险。饮酒者的乳腺癌患病风险比非饮酒者高约 3 倍。经常进行体育锻炼也可降低乳腺癌患病风险,活动强度较高者乳腺癌患病风险降低幅度较大。昼夜节律紊乱会增加乳腺癌患病风险,早起是乳腺癌的保护因素,睡眠持续时间过短或延长均会增加乳腺癌患病风险。

（三）遗传因素与家族史

研究表明，一级亲属中有乳腺癌患者的妇女，其乳腺癌的危险性是正常人群的 2~3 倍，且个体患病风险与患病亲属的数量和发病年龄成正比。在 65~74 岁女性中，脂肪型乳房的女性与一级亲属家族史相关的患病风险最高，风险比（hazard ratio，HR）为 1.67；而在 ≥75 岁的女性中，乳房致密者与家族史相关的患病风险最高，HR 为 1.55。目前已经公认的与乳腺癌有关的基因包括 BRCA1、BRCA2、P53 等，这三种基因是目前已知的三种乳腺癌的高外显性遗传易感基因。可见家族或遗传因素在乳腺癌发病中起着一定作用。伴随年龄增长，肿瘤突变景观也有所不同。与年轻人群相比，在老年乳腺癌人群中，发生 TP53、ATK1、GATA3 和 MAP2K4 突变较少；相比之下，发生 PIK3CA、MLL3、CDH1 和 MAP3K1 突变更为常见。

（四）其他因素

近年的研究指出，高脂肪饮食增加乳腺癌的危险性，而水果和蔬菜是乳腺癌的保护因素。体重增加可能是绝经后妇女发生乳腺癌的重要危险因素。吸烟、饮酒等也被认为是可能诱发乳腺癌的一种危险因素。良性增生性乳腺疾病也导致乳腺癌危险性的增加。社会经济地位高的女性乳腺癌发病率较高。被动吸烟也是乳腺癌的危险因素，且被动吸烟年龄越小危险越大。放射电离辐射与乳腺癌的发生也具有明确关系，乳腺是对辐射敏感的组织之一，尤其在乳腺细胞发育成熟过程中，腺体有丝分裂活跃，对电离辐射的致癌效应就更敏感，危险性更高，危险性与年龄和暴露剂量有关。另外，许多流行病学研究已经证实了精神心理因素与乳腺癌的关系。职业接触有害物质如苯、四氯化碳等有机试剂均会增加患乳腺癌的危险。

四、结直肠癌

结直肠癌的病因尚不明确，但大量的研究证据表明，结直肠癌的发生发展是由遗传、环境和生活方式等多方面因素共同作用的结果。目前研究已确立的危险因素如下。

（一）饮食因素

饮食因素是对结直肠癌发生影响最为明显的环境因素。流行病学研究表明，移居到另一国家的移民，其饮食习惯发生了改变，结直肠癌发生率与原居住地有显著差异，提示饮食在结直肠癌发病中的重要性。WHO 提出，高脂肪、高蛋白质食物，尤其是经煎、炸、熏、烤制作的食物，是结直肠癌的确定危险因素。2015 年，IARC 评估了证实摄入红肉和加工肉类与发生结直肠癌有关的证据，将加工肉类归为人类致癌物，红肉归为很可能的人类致癌物，并在 2020 年的报告中重申了该立场。2018 年，WCRF/AICR 也得出类似结论：有确信的证据表明摄入加工肉类会增加结直肠癌发病风险，有很可能的证据表明摄入未加工红肉可增加结直肠癌发病风险。据估计，若每日摄入大于 50g 加工肉类，结直肠癌发病风险大约增加 16%；若每日摄入大于 100g 红肉，该风险大约增加 12%。与之相反，摄入充足新鲜蔬菜、水果和粗粮在提供机体足量粗纤维的同时，可补充机体维生素 A、维生素 C、维生素 E 和硒、钙、铁、锌等微量元素，对机体抗结直肠癌有保护作用。根据全球老龄化与成人健康研究报告，我国老龄人口中，70~79 岁者水果和蔬菜摄入不足比例达 41.8%，80 岁以上更高，为58.0%。这些因素多是老年人累积一生的饮食习惯所致，需通过减轻体重、控制血糖，以及多摄取新鲜果蔬等来降低结直肠癌风险。

（二）肥胖

强有力的科学证据表明，肥胖者的结直肠癌发病风险增高。根据 2018 年的 WCRF/

AICR 报告,体重指数(body mass index,BMI)每增加 $5kg/m^2$,结直肠癌发病风险增加 5%,腰围每增加 10cm,结直肠癌发病风险增加 2%。IARC 最近一项关于肥胖和癌症风险的观察性研究的评估报告称,与 BMI 最低的人群相比,BMI 最高的人群患结直肠癌的可能性增加了30%。最近一项前瞻性研究的荟萃分析显示,BMI 最高的组别与最低的组别相比,结肠癌风险增加了 47%,直肠癌风险增加了 15%。与 $BMI<23.13kg/m^2$ 的人相比,$BMI>30kg/m^2$ 的老年人患该疾病的风险要高 5%~100%。

(三) 行为因素

1. **吸烟**　吸烟者的结直肠癌发病风险增高,且吸烟对结直肠癌发病风险的影响呈现剂量反应关系。吸烟量每天每增加 10 支,结直肠癌发病风险升高 7.8%。我国的一项前瞻性队列研究共纳入 59 503 名男性,发现与吸烟者相比,不吸烟或戒烟不少于 10 年者的结直肠癌发病风险的 *HR* 值为 0.83。目前的研究关于吸烟与不同部位结直肠癌发病风险的关联强度结果不尽相同。有研究提示吸烟对直肠癌发病风险的影响可能强于对结肠癌的影响。

2. **大量饮酒**　大量饮酒可能是结直肠癌的危险因素。2018 年 WCRF/AICR 报告纳入了 10 项研究,报告了乙醇摄入量与结直肠癌发病风险的剂量反应关系,即日饮酒量每增加 10g,结直肠癌发病风险增加 7%。然而在中国人群中,饮酒与结直肠癌发病风险的相关性尚存争议。我国的一项队列研究共纳入 59 503 名男性,中位随访时间为 9 年,发现与每周饮酒>14 杯的人群相比,每周饮酒量<14 杯的人群的结直肠癌发病风险降低 25%。另有一项在我国开展的病例对照研究纳入了 310 例结直肠癌患者和 620 名健康对照,发现与从不饮酒者相比,每周饮酒 ≥21 杯的结直肠癌发病风险增加 1.18 倍。然而,一项队列研究对64 100 人进行了 10 年随访,未发现每日饮酒者与从不饮酒者的结直肠癌发病风险有所差异。一项 Meta 分析纳入了我国 10 项病例对照研究,亦未发现饮酒对结直肠癌发病风险的影响。

(四) 结直肠疾病

1. **大肠腺瘤**　有证据表明,大多数结直肠癌来源于腺瘤或增生性息肉,结直肠癌高发的国家或地区,大肠腺瘤的发病率也高。在西方国家,老年人大肠腺瘤的发生率高达40%~50%,是结直肠癌的重要高危人群。

2. **家族性腺瘤性息肉病**　家族性腺瘤性息肉病为常染色体显性遗传的疾病,如果不进行预防性全结肠切除术,几乎全部患者会在 40 岁之前出现结直肠癌。

3. **炎性肠病**　炎性肠病是一种以肠道炎症为特征的慢性疾病,包括溃疡性结肠炎和克罗恩病,其与结直肠癌发病风险增高有关。20 世纪末以来,炎性肠病在亚洲的发病率有所上升,发病率最高的国家集中在东亚(中国、日本、韩国)和南亚(印度)。这种增长与这些国家的工业化和城市化进程呈正相关。与西方国家相比,亚洲克罗恩病患者(主要是男性)的肛周病变可能更多,而亚洲老年溃疡性结肠炎患者的肠外表现往往较少,但临床结果较差。研究表明,炎性肠病患者的结直肠癌发病风险是一般人群的 1.7~2.4 倍;溃疡性结肠炎患者发生结直肠癌的风险是一般人群的 2 倍,且伴有更差的预后和更高的死亡率。

(五) 结直肠癌家族史

结直肠癌有明显的家族聚集性。研究表明,直系亲属有患结直肠癌的,个体罹患该病的风险增加 1.76~2.07 倍,有 10%~30% 的结直肠癌与家族史相关。此外,一项纳入 42 项病例对照研究和 20 项队列研究的 Meta 分析表明,家族史对结直肠癌发病风险的效应亦会受到患病亲属数目的影响。结直肠癌的家族遗传性及家族易感性正在逐渐受到关注,因为具有家族癌症史的人群比一般人群更有可能具有癌症易感基因,并且结肠息肉等癌前病变均有明显的遗传性。

(六) 其他因素

长期小剂量服用阿司匹林等非甾体抗炎药可降低结直肠癌的发生率。长期的精神压抑和不良情绪等心理因素也是对结直肠癌的发生和发展有影响的危险因素。

五、前列腺癌

(一) 家族史和遗传因素

流行病学和家系研究证实前列腺癌有明显的家族聚集性,文献表明如果 1 个一级亲属(兄弟或父亲)患有前列腺癌,本人患前列腺癌的危险性会增加 1 倍以上;2 个或 2 个以上一级亲属患前列腺癌,本人患前列腺癌的危险性会增至 5~11 倍;有前列腺癌阳性家族史的患者比那些无家族史患者的确诊年龄大约早 7 年。在这些家族性前列腺癌中,遗传因素扮演了尤为重要的角色。目前很多研究集中在前列腺癌的基因靶点,但尚无明确定论。目前已证实多个 DNA 损伤修复基因的胚系突变与前列腺癌遗传易感相关。以 *BRCA1* 和 *BRCA2* 为代表的 DNA 损伤修复基因是迄今为止认识最充分的前列腺癌易感基因,其他 DNA 损伤修复基因,如 *ATM*、*PALB2*、*CHEK2* 以及错配修复基因(*MLH1*、*MSH2*、*MSH6* 和 *PMS2*)也被认为与前列腺癌风险升高相关。其他与遗传性前列腺癌可能相关的基因还包括 *HOXB13* 等基因。上述易感基因胚系突变不仅导致前列腺癌风险升高,还使前列腺癌具有独特的临床病理表型,如发病年龄早、家族聚集性、侵袭性强、预后差等。

(二) 吸烟

研究显示,1995 年前列腺特异性抗原(prostate-specific antigen,PSA)检测时代之前,吸烟与前列腺癌的发生风险呈正相关。同年美国卫生部门报告指出,吸烟与晚期及低分化前列腺癌的风险增加有关。但 PSA 检测时代之前与之后患者群的变化、吸烟是否会导致前列腺癌发生风险的上升尚不明确,需要更多高质量研究证据。同时,吸烟所处生命时期及戒烟情况对前列腺癌发生的影响也需要进一步深入探究。

(三) 肥胖

对于肥胖与前列腺癌发生风险的关联报告并不一致。根据《中国前列腺癌筛查与早诊早治指南(2022,北京)》中展示的相关研究证据,2014 年一项 Meta 分析结果表明,BMI 每增加 5kg/m²,患前列腺癌的风险增加 15%(*OR*=1.15,95% *CI*:0.98~1.34),GRADE 分级为极低,而一些研究中未观察到成年早期至中年的体重增加与前列腺癌发生的关联。二者的关联也可能因疾病阶段不同而存在差异。2012 年发表的一篇 Meta 分析结果表明,BMI 每增加 5kg/m²,局限性前列腺癌发病风险降低 6%(*RR*=0.94,95% *CI*:0.91~0.97),而恶性前列腺癌发病风险增加 9%(*RR*=1.09,95% *CI*:1.02~1.16)。因此,肥胖可能会增加前列腺癌的发生风险,但需要更高级别的证据阐明二者之间的关联,目前尚缺乏亚洲人群的大型研究数据。

(四) 前列腺疾病

2019 年发表的一项 Meta 分析表明,有前列腺炎病史的男性患前列腺癌的风险是无前列腺炎病史者的 2.05 倍(*OR*=2.05,95% *CI*:1.64~2.57),GRADE 分级为极低。2017 年纳入 15 篇原始研究的一项 Meta 分析探索了前列腺炎对前列腺癌发病的影响,前列腺炎组患者发生前列腺癌的风险是正常组的 1.83 倍(OR=1.83,95% CI:1.43~2.35),GRADE 分级为极低。来自中国台湾的一项病例对照研究表明,与不患前列腺炎或良性前列腺增生的人群比较,仅患前列腺炎的人发生前列腺癌的 OR 为 10.5(95% CI:3.36~32.7),仅患良性前列腺增生的人发生前列腺癌的 OR 为 26.2(95% CI:20.8~33.0),同时患前列腺炎与良性前列腺增生的人发生前列腺癌的 OR 为 49.2(95% CI:34.7~69.9)。来自韩国的一项纳入 5 580 495 名参与者的队列研究在随访 9 年后显示,与不患前列腺炎及良性前列腺增生的人群比较,患有良性前列腺增生人群发生前列腺癌的风险 HR 为 1.63(95% CI:1.57~1.69),患有前列腺炎人群发生前列腺癌的风险 HR 为 1.56(95% CI:1.50~1.62),同时患有前列腺炎及良性前列腺增生人群发生前列腺癌的 HR 为 1.86(95% CI:1.74~1.98)。

(五)饮食因素

多数研究认为过多摄入脂肪、红肉(猪、牛、羊肉)可以影响前列腺癌的发病率。有种学说认为,饮食成分可能影响体内性激素的产生,从而影响前列腺癌的发病。总能量、脂肪摄入量被许多研究认为在前列腺癌发病机制中起重要作用。在许多不同国家的研究中,前列腺癌发病率与人均动物脂肪摄入量有高相关系数。病因学研究提示,前列腺癌和西方生活方式相关,特别是与富含脂肪、肉类和奶类的饮食相关。脂肪酸过氧化过程中可产生具有致癌损伤作用的过氧化物。此外,动物脂肪可能通过影响体内激素水平、在高温烹调加工过程中产生致癌物等途径促使前列腺癌的发生。食用大豆被认为是亚洲国家发病率低的原因之一,其富含植物雌激素,在动物实验中能够缩小肿瘤体积并减少 PSA 的分泌。番茄中富含一种抗氧化剂——番茄红素,摄入量大的人群相对于较少者减少了 16% 的患病风险。

(六)其他因素

目前认为与前列腺癌发生可能有关的其他因素包括微量元素摄入少、性习惯、生活方式、精神刺激及职业方面接触等。但目前这些因素尚需要更多流行病学研究来证明。

六、肝癌

肝癌的主要危险因素因地区而异。值得注意的是,肝癌的发病率不仅取决于种族/民族、性别、年龄和地理/人口区域因素,还取决于几个危险因素,如肝硬化、乙型肝炎病毒(HBV)感染、丙型肝炎病毒(HCV)感染、过量饮酒、非酒精性脂肪性肝病(non-alcoholic fatty liver disease,NAFLD)、肥胖、糖尿病、代谢综合征和环境毒性。

(一)肝硬化

肝硬化是肝癌发生的主要危险因素,约 80% 的肝癌发生在肝硬化的基础上。与没有肝硬化者相比,肝硬化患者发生肝癌的风险增加了 30 倍以上。根据一项使用美国人口普查和国家死亡率数据库的研究,年龄标化肝硬化相关死亡率从 2007 年的 19.77/10 万上升到了 2016 年的 23.67/10 万,年增长率为 2.3%。为了降低肝癌发生率和病死率,肝硬化患者应加强早期预防、早期诊断、早期治疗。

(二)HBV 和 HCV 感染

在世界范围内,肝癌最常见的危险因素是 HBV 或 HCV 的长期感染。HBV 感染是亚洲地区肝癌流行的主要原因。慢性 HBV 感染者罹患肝癌的风险可能增加 5~100 倍。在早期阶段,HBV 感染是无症状的,15%~40% 的慢性乙型肝炎(简称"乙肝")患者将在其一生中进展为肝硬化或肝硬化相关并发症,其中老年男性患者的风险最高。2007—2016 年,HBV

相关肝硬化的死亡率平均下降了 1.1%。在全球范围内,共计有 44% 的肝癌病例可归因于慢性 HBV 感染,大多数病例发生在东亚。在美国,HCV 感染是肝癌的常见原因。感染这两种病毒的人患慢性肝炎、肝硬化和肝癌的风险很高。如果他们是重度饮酒者,风险则会更高。与 HBV 感染相比,慢性 HCV 感染导致肝癌风险增加 15~20 倍。HCV 相关肝癌的发生率在感染 30 年后为 1%~3%,主要见于进展期肝纤维化或肝硬化患者,一旦发展成为肝硬化,肝癌的年发生率为 2%~4%。

(三) 饮酒与吸烟

饮酒作为一大主要危险因素或与 HBV、HCV、糖尿病协同,导致肝癌风险增加。连续 10 年每天饮酒量超过 80g 者罹患肝癌的风险可增加 5 倍。2007—2016 年,酒精性肝病(alcoholic liver disease,ALD)肝硬化的死亡率平均每年增加 4.5%。在世界范围内,大约 26% 的肝癌病例可以归因于饮酒。与女性相比,男性饮酒的比例更高。酒精滥用是肝硬化的主要原因,同时又与肝癌风险增加有关。

香烟中含有 4 000 多种化学物质,这些化学物质可能具有各种毒性、致突变性和致癌性。几项流行病学研究表明,吸烟是肝癌进展中的一个轻微危险因素。烟草中的一些化学物质,如 4- 氨基联苯和多环芳烃,会产生导致肝癌的活性物质。

(四) 非酒精性脂肪性肝病

目前,非酒精性脂肪性肝病(non-alcoholic fatty liver disease,NAFLD)是最常见的肝病,全球患病率为 25%。NAFLD 通常被认为是一种不进展的肝脏脂肪变性,很少与肝脏并发症相关。然而,20%~30% 的 NAFLD 患者伴有坏死性炎症和纤维化,10%~20% 的病例可进展为肝硬化,一部分患者可进一步进展为肝癌。此外,20% 的 NAFLD 相关肝癌没有肝硬化的证据。不过,与丙型肝炎、乙型肝炎和酒精性肝硬化患者相比,NAFLD 患者所面临的肝癌风险显著更低。

(五) 肥胖

全球 9% 的肝癌病例或由肥胖导致。肥胖是一种代谢紊乱,通过慢性炎症增加了肝癌风险。肥胖与较高的脂肪分解率、血浆游离脂肪酸和甘油三酯有关。肥胖不仅会诱发致癌的慢性炎症,还会导致内分泌系统的改变,这可能会增加罹患 NAFLD 和肝癌的风险。然而,肥胖和肝癌风险之间的确切联系机制尚不清楚。最近的研究表明,肥胖相关肝癌有几种分子途径,包括导致胰岛素和胰岛素样生长因子水平升高的胰岛素抵抗、脂肪组织重构、促炎性细胞因子和脂肪因子分泌、慢性炎症和肠道微生物群的改变。

(六) 糖尿病及代谢综合征

糖尿病和代谢综合征都与 NAFLD 和非酒精性脂肪性肝炎的发病率上升有关,最终会增加肝硬化和肝癌的风险。全世界约 7% 的肝癌病例可归因于糖尿病。2018 年发表的一项研究估计,糖尿病患者罹患肝癌的风险增加了 2~3 倍。根据美国的研究数据,2 型糖尿病与肝癌风险增加相关,这一风险随着糖尿病患病时间的延长和合并代谢疾病而增加,老年、女性合并丙型肝炎可增加这一风险。研究显示,二甲双胍(1 000mg/d)的使用降低了肝癌风险,提示二甲双胍可作为预防药物来改善 2 型糖尿病患者的肝癌风险。此外,2 型糖尿病与肝癌风险增加有关,尤其对同时拥有其他危险因素的患者,如重度饮酒者和 / 或患有慢性病毒性肝炎者。

(七) 环境毒素

黄曲霉毒素(aflatoxins,AF)是黄曲霉菌和寄生曲霉菌等产毒菌株产生的次生代谢产物,是一种强毒性物质。该致癌物质是由一种污染花生、小麦、大豆、玉米和大米的真菌产生的。潮湿、温暖的环境可导致这种真菌的生长。虽然这种情况几乎可以在世界任何地方发生,但在温暖和热带国家更为常见。天然污染的食物中,黄曲霉毒素 B1(AFB1)最常见,是目前已知最强的化学致癌物之一。AFB1 暴露是导致肝癌的重要因素。美国和欧洲等发达国家通过测试来调节食品中黄曲霉毒素的含量。暴露于高水平 AFB1 的个体中可发现肿瘤抑制基因 P53 的突变,进而导致肿瘤的发生。

三氯乙烯(TCE)、镉、铅、镍、铊和砷等化学物质对地下水的污染,以及人类接触甲苯、苯并[a]芘和二甲苯等有机溶剂,都显示出可增加肝癌风险。职业接触二氯二苯三氯乙烷(DDT)和亚硝胺等化学品是肝癌的另一个危险因素。这些物质通过调节 CYP3A1 基因和缩短端粒(通过在每条 DNA 链的末端加帽来维持染色体的完整性)来发挥致癌作用。

（八）遗传因素

目前发现不少基因与肝癌发生与发展相关,如 CTNNB1、ALB、TP53、AXIN1 与肝癌显著相关。在亚洲人中 TP53 和 CDKN2A 与肝癌相关。另外,长链非编码 RNA FTX 与肝癌在不同性别中的差异有关。

七、子宫颈癌

目前已经明确高危型人乳头瘤病毒(human papillomavirus,HPV)持续感染是子宫颈癌的主要病因,首次提出两者病因关系的德国科学家豪森教授因此获得了 2008 年诺贝尔生理学或医学奖。概括来讲,除了 HPV 是子宫颈癌的主要病因外,引发子宫颈癌的协同危险因素主要有以下三类:一是生物学因素,包括细菌、病毒和衣原体等各种微生物的感染;二是行为危险因素,诸如性生活过早、多个性伴侣、多孕多产、社会经济地位低下、营养不良及性混乱等;三是遗传易感性。

（一）HPV 感染

国际上已经明确高危型 HPV 持续感染是导致子宫颈癌及其癌前病变的主要病因。WHO/IARC 已明确的 13 种高危型 HPV(HR-HPV)型别包括 HPV16、18、31、33、35、39、45、51、52、56、58、59 和 68。我国研究报道女性 HR-HPV 阳性人群发生子宫颈癌前病变和子宫颈癌的风险是阴性者的 250 倍,归因危险度高达 95%;HR-HPV 持续感染可有效预测宫颈上皮内瘤变(CIN)2 级及以上病变(CIN2+)的发生风险,HR-HPV 阳性的女性发生 CIN2+ 的风险是阴性者的 167 倍。HPV 主要通过性行为传播,感染率主要取决于人群的年龄和性行为特征。年轻的性活跃女性的 HPV 感染率最高,感染高峰年龄在 20 岁左右。有正常性行为的女性一生中感染至少一种型别 HPV 的概率达 80%,绝大多数会在短期自动清除。随年龄增长子宫颈 HPV 感染率明显下降。第二个感染高峰年龄段在 40~44 岁。第二个高峰出现的原因并不清楚,一方面可能与本人或配偶接触新的感染 HPV 的性伴侣有关,另一方面可能与高年龄段女性免疫功能随年龄增加而下降有关,对新发和既往感染的清除能力下降,从而更容易发生持续感染,而不是新近感染。研究显示,终身有 5 名以上性伴侣与仅有 1 名新的性伴侣相比,50 岁以上女性中多名性伴侣者的高风险 HPV 检出归因危险度高达 83%;而在 35~49 岁的女性中的归因危险度为 28%。这反映了年龄较大女性中的 HPV 感染再激活。

（二）其他生物学因素

沙眼衣原体(CT)感染和Ⅱ型单纯疱疹病毒(HSV-2)感染是致子宫颈癌的协同危险因

素,在 HPV 感染的女性中,衣原体和 HSV-2 能成倍地增加子宫颈癌的发病风险。此外,也有研究提示阴道滴虫感染是子宫颈癌的危险因素,能增加 2~3 倍的子宫颈癌的发病风险。

(三) 行为因素

性行为是子宫颈癌最为密切的相关行为,大量的流行病学研究证实性生活过早、多个性伴侣、性混乱、流产等因素使罹患子宫颈癌的危险性增高。研究显示,17~20 岁有初始性行为者患浸润性子宫颈癌的危险性是 ≥21 岁者的 1.80 倍,而不足 16 岁即有初次性行为者患浸润性子宫颈癌的危险性是 ≥21 岁者的 2.31 倍。口服避孕药、多孕多产、吸烟、营养不良和卫生状况、机体免疫功能等也都会影响到子宫颈癌的发生。

第四节　防治策略与措施

随着肿瘤流行病学和病因学研究的深入,人们越来越认识到肿瘤是可以预防的。虽然大多数肿瘤的发病和死亡水平以老年人为高,但肿瘤的发生一般都具有较长的过程,是多阶段、多因素作用的结果,而非突然发生。因此,如果能针对不同阶段、不同因素采取相应的措施,就可以预防和控制肿瘤的发生和发展。老年人应着重对生活中的各种环境危险因素采取措施予以控制,如减少或避免接触生活环境中的致癌物质,采取健康的生活方式,保证营养,多吃新鲜水果和蔬菜,避免过多摄入脂肪和胆固醇,培养乐观的生活态度,避免精神刺激和精神创伤。此外,老年人应定期进行健康检查,及时发现恶性肿瘤,早诊早治,防止病情恶化。从长远趋势看,筛查可以大大降低恶性肿瘤的发病率和死亡率,是减少罹患恶性肿瘤的有效途径。老年恶性肿瘤常为多发、晚期,因此提高诊断和治疗水平,对提高老年恶性肿瘤患者生存质量具有重要意义。

一、肺癌

针对病因,采取戒烟和综合治理工业污染等措施是预防肺癌的关键;早期发现肺癌前期病变患者,及时加以防治,也是预防肺癌的重要办法。

(一) 一级预防

1. **戒烟**　WHO 指出,根除吸烟可有效地降低肺癌的发病率,应该把更多的精力和资金用于一级预防。美国政府通过立法和全社会的长期努力,从 1991 年至 2006 年,使成年人吸烟率降低了 12%。美国无烟工作环境明显增加,从 1992 年的 40% 提高至 2003 年的 78%;非吸烟者暴露于被动吸烟的机会也明显减少。最重要的一点是美国肺癌的高发趋势已经基本得到遏制,肺癌的发病率已经开始缓慢下降。因此,应该大力开展健康宣传教育,禁止在公共场所吸烟,提倡和鼓励戒烟,从根本上去除吸烟这一危害因素,达到一级预防的目的。烟草是威胁公共健康的主要原因之一,中国是世界上最大的烟草生产国和消费国,人民受到健康危害也最严重。中国于 2003 年 11 月 10 日正式签署《WHO 烟草控制框架公约》,推行MPOWER 政策。尽管我国的吸烟率已呈现下降趋势,但仍处于较高水平,控烟措施仍需进一步推进,比如加强我国公共场所和一些特殊场所的禁烟令以创造更多的无烟环境。

2. **防治大气污染**　伴随经济增长和日益城市化和工业化,环境污染也逐步加剧。研究表明,暴露于空气污染物对人体尤其是老年人的健康造成巨大威胁,尤其是心肺系统,包括基因改变、炎症刺激、免疫和氧化应激反应以及表观遗传改变。另外,室内污染也是肺癌的重要危险因素。环境中的氡暴露是不吸烟者肺癌的主要原因。在城乡建设改造及工农业生产发展过程中,重视全面大气环境和局部小气候的环境保护,加强环保意识,综合治理"三废",消除致癌因子等有害物质,将对肺癌的预防起到积极作用。

3. 职业防护　针对病因的预防还包括对职业致癌因子的预防。针对那些已明确的工业致肺癌物应采取各种相应管治措施,加强个人防护和环境保护,使工作人员尽量避免或减少接触,降低肺癌发病率。

4. 注意饮食营养　多摄入水果和蔬菜可以降低肺癌的发病率。另外还需要注意少食用高温烹制的肉类等,提倡健康生活方式。

(二) 二级预防

早期筛查是降低癌症发病率和死亡率的可靠策略,肺癌筛查是肺癌二级预防的重要措施。肺癌的筛查技术主要有低剂量螺旋计算机断层扫描、胸部 X 线片、痰细胞学检查和分子生物学技术以及内镜技术等。最新研究显示,通过低剂量螺旋计算机断层扫描筛查,男性肺癌死亡率降低 24%,女性肺癌死亡率降低 33%。2020 年 12 月 30 日国家癌症中心联合中华预防医学会等多家医疗机构合力起草了《中国肺癌筛查标准》(T/CPMA 013—2020),就肺癌高风险人群、筛查技术、筛查流程、质量控制以及筛查资源库建立等做了详细的规定。其中对肺癌的高风险人群进行了定义。年龄 50~74 岁,且至少符合以下条件之一:①吸烟包年数不少于 30 包 / 年,包括曾经吸烟不少于 30 包,但戒烟不足 15 年;②与①共同生活或同室工作被动吸烟超过 20 年;③患有慢性阻塞性肺疾病;④有职业暴露史不少于 1 年,包括暴露于石棉、氡、铍、铬、镉、硅、煤烟和煤烟灰;⑤有一级亲属确诊肺癌。

肺癌的二级预防主要针对中老年人群开展。有研究者认为,老年人凡属于下列情况之一均应该警惕早期肺癌:①持续 2 周以上的顽固性刺激性咳嗽,治疗无效;②痰中带血无法解释;③局部异常呼吸音,咳嗽后声音不变;④突然四肢关节痛或发展迅速的痛性杵状指;⑤胸痛和肺内病灶不符,积极治疗不好转;⑥以往无呼吸系统疾病或长期吸烟者,一旦发现上述症状和体征,应倍加重视。我国肺癌筛查指南推荐的筛查起始年龄为 50 岁。对于肺癌筛查的终止年龄,虽然有些国外指南建议筛查到 77 岁或 80 岁,但大部分指南都推荐将 74 岁作为筛查的上限。虽然我国老年人群肺癌的发病率仍然较高,75~79 岁、80~84 岁和 85 岁及以上年龄段的肺癌发病率分别为 348.8/10 万、364.0/10 万和 298.4/10 万,但是考虑到老年人的身体状况、预期寿命以及其他合并症的情况,很难对 75 岁及以上老年人参加肺癌筛查的获益和危害进行权衡。同时,将筛查的年龄延后也可能导致更高的成本。因此,我国最新肺癌筛查与早诊早治指南推荐把 74 岁作为群体性肺癌筛查的上限。对于 75 岁及以上的老年人可以考虑机会性筛查。

二、胃癌

胃癌是一个多阶段的发展过程,尽管对幽门螺杆菌与胃癌的关系存在许多争议,目前科学家比较一致的认识是胃癌发病与多种因素有关。幽门螺杆菌是其中一个重要的生物学因素,其感染通常作用在胃癌发生的早期。饮食是主要的生活方式因素,包括高盐饮食、霉变食物、高硝酸盐食物、缺乏新鲜蔬菜和水果等。临床研究发现,胃癌的五年生存率低于 20%,但早期癌的五年生存率高达 85% 以上。因此降低胃癌死亡的关键因素是早期发现、早期诊断和早期治疗。根据已经获得的流行病学及相关研究结果,胃癌是可以通过综合预防措施达到防治目的的。

（一）一级预防

根据已知的研究成果,不同人群、不同地区所揭示的高危因素各不相同,所以应有针对性地采取措施。

1. **抗幽门螺杆菌感染**　目前国际上仍缺乏老年人幽门螺杆菌感染处理共识。一方面,非萎缩性胃炎或轻度萎缩性胃炎患者根除幽门螺杆菌预防胃癌的潜在获益下降;另一方面,老年人(年龄>70 岁)对根除幽门螺杆菌治疗药物的耐受性和依从性降低,发生抗生素不良反应的风险增加。一项长达 13 年的研究发现,是否行根除幽门螺杆菌治疗,5~10 年胃癌的发生率未见明显差距;但是大于 10 年,行幽门螺杆菌根除治疗的中年人和老年人胃癌的发生率明显下降,表明幽门螺杆菌根除治疗可降低老年人胃癌发生率。切断幽门螺杆菌感染的传播途径可大大减少幽门螺杆菌感染的机会,在平常生活中注意个人卫生,改善不良卫生条件也可减少被感染率。目前国内外治疗幽门螺杆菌感染的消化性溃疡主要有四类药物:组胺 H_2- 受体拮抗药,如西咪替丁、雷尼替丁等;质子泵抑制剂,如奥美拉唑、泮托拉唑;黏膜保护剂,如枸橼酸铋钾胶囊、枸橼酸铋钾片等铋剂;抗生素,如克拉霉素、甲硝唑及半合成青霉素等。目前较为常用的是三联疗法和加用铋剂的四联疗法。但随着抗生素的应用增多,耐药现象不断出现且日趋严重,根除率有所降低。有研究发现,在老年幽门螺杆菌感染者中,喹诺酮类药物的确存在进行性耐药,而其他的几种常用抗生素暂未发现进行性耐药。此外,老年人胃肠道微生态发生改变,在进行根除幽门螺杆菌治疗时容易因出现舌炎、恶心等问题而停药。近年来,越来越多的医生将益生菌应用到老年人幽门螺杆菌根除治疗中,目前整体观点认为,对于根除过程中出现不良反应的老年患者,可通过添加益生菌来减少不良反应。

目前研究的幽门螺杆菌疫苗主要有幽门螺杆菌全菌体疫苗和基因工程疫苗 2 种。但由于全菌体疫苗易污染、抗原成分复杂且生产周期长、产量低、菌种保存难,所以目前这方面的研究进展不大。随着分子生物学的发展,幽门螺杆菌基因工程疫苗逐渐成为研究的热点。我国学者已经研究出世界上首个幽门螺杆菌疫苗,但其在老年人群中应用的有效性以及成本效益需要在相当长的一段时间内继续观察。

2. **饮食方面**　不吃发酵霉变的食物,保持合理的膳食平衡,多吃新鲜蔬菜、水果、纤维素、维生素类,避免过多碳水化合物、糖类、饱和脂肪酸的摄入。避免吃富含硝酸盐和亚硝酸盐的食物;提倡低盐饮食。管好饮用水,防止水源污染;改良水质,推广自来水,有条件应酌量添加微量元素;勤刷水缸,不用或少用焖罐水作饮用水。加强营养,增加蛋白质类饮食;规律进餐,不暴饮暴食;吃东西不过粗、过热、过快,不蹲着进食。

3. **吸烟饮酒**　少吸烟或不吸烟,少饮烈性酒。

4. **其他**　老年人尤其应注意加强锻炼,增强体质;保持良好的心情,乐观开朗。

（二）二级预防

鉴于当前尚未有十分可靠的胃癌的一级预防措施,防治胃癌的关键在于早期发现和进行合理规范的治疗。筛查是早期发现胃癌、提高治愈率、降低死亡率的重要手段。胃癌早诊筛查技术包括 X 线上消化道造影、气钡双重对比造影、血清学检查,以及胃镜 - 活检确诊。筛查工作投入很大,胃镜检查需要医生具有一定的临床经验,且检查相对痛苦,依从性较差,因而只有在高危人群中进行才有较高的效益。我国胃癌筛查目标人群的定义为年龄 ≥40

岁,且符合下列任意一条者:①胃癌高发地区人群;②幽门螺杆菌感染者;③既往患有慢性萎缩性胃炎、胃溃疡、胃息肉、手术后残胃、肥厚性胃炎、恶性贫血等胃的癌前病变;④胃癌患者的一级亲属;⑤存在胃癌其他危险因素(如摄入高盐、腌制饮食,吸烟,重度饮酒等)。我国的胃癌筛查主要采用序贯筛查、直接胃镜检查和血清胃蛋白酶原(PG)Ⅰ/Ⅱ-胃镜检查进行人群筛查。其中,PGⅠ/Ⅱ-胃镜检查方案是目前国家胃癌早诊早治项目的推荐方案。方案要求:①对 40~69 岁的胃癌高危人群通过测定血清 PG 含量进行初筛;②对于血清学初筛阳性者(PGⅠ ≤ 70μg/L,PGⅠ/Ⅱ 比值 ≤ 7)进行胃镜检查。另外,对老年人应定期作大便隐血试验,反复持续阳性,除了可能是直肠癌外,还可能是胃癌,应进一步做胃镜等检查。然而,对于老年人群,考虑到身体状况、预期寿命及胃镜筛查可能造成的创伤,在高龄人群中进行筛查的利弊难以权衡。因此,《中国胃癌筛查与早诊早治指南(2022,北京)》推荐 75 岁或预期寿命<5 年时终止筛查。

三、女性乳腺癌

(一) 一级预防

虽然老年乳腺癌尚无有效的一级预防措施,但针对已知的乳腺癌高发因素采取一级预防措施,可降低乳腺癌的发病率。对于更年期及更年长的女性来说,可通过尽量避免使用雌激素,避免不必要的放射线照射,尽量避免生活精神刺激,培养健康和乐观的性格,保持健康的饮食习惯及生活方式等来预防乳腺癌的发生。月经周期的不规律性对乳腺癌的发病也有潜在影响,应予以重视。现有指南推荐使用他莫昔芬或雷洛昔芬对高危者进行药物干预,甚至进行预防性乳腺切除。然而,确定是否为高危人群需做 *BRCA1/2* 检测和其他许多因素分析和研究,目前在临床上应用甚少。

(二) 二级预防

WHO 已经确认,乳腺癌是继子宫颈癌之后可通过筛查降低死亡的一种肿瘤。在发达国家,乳腺癌筛查早在 20 世纪 60 年代便已广泛开展。美国妇女乳腺癌死亡率自 2001 年开始呈现逐渐下降的趋势,主要归功于有效的早期筛查和治疗。7 项随机对照试验(总人数超过50 万)结果也显示,对 50 岁以上女性进行筛查可使乳腺癌死亡率降低 20%~30%。众多国际组织的评价结果都认为乳腺癌筛查计划是有效的,值得各国推行。目前美国、澳大利亚等国家已将乳腺癌筛查作为一项国民政策持续开展。2022 版《中国女性乳腺癌筛查指南》建议一般风险人群乳腺癌影像筛查的起始年龄为 40 岁。高危女性根据患癌风险的不同,需要提前进行影像筛查。

乳腺癌筛查技术包括乳房自我检查(breast self-examination,BSE)、临床乳房检查(clinical breast examination,CBE)、乳腺 X 线钼靶摄片(mammography,MAM)、磁共振成像(MRI)和乳腺超声检查。由美国癌症学会(American Cancer Society,ACS)公布的乳腺癌筛查指南提出,对于老年女性乳腺癌筛查来说,建议 40 岁以上的女性每年做乳腺钼靶筛查和乳腺专科触诊检查,55 岁以上女性如身体一般状况良好且能接受患病后相关治疗者,均应一直进行每年一次的钼靶筛查。2015 年,该指南对 55 岁以上女性的筛查建议进行了改写,根据新的指南,除非个人要求每年进行钼靶筛查,55 岁以上女性应每 2 年接受一次钼靶筛查。如身体一般状况良好且预期寿命超过 10 年,均应一直进行如此频度的钼靶筛查。结合我国女性乳腺癌发病特点,2022 版《中国女性乳腺癌筛查指南》推荐,对于 41~70 岁女性,推荐每个月进行 1 次 BSE,每年 1 次 CBE 和乳腺影像检查。结合中国国情,检查首选乳腺超声,必要时可以考虑辅助乳腺 X 线检查。对于 70 岁以上女性,推荐每个月进行 1 次 BSE,每年 1 次 CBE,并参加机会性筛查(有症状或可疑体征时进行影像学检查)。对于高危人群和有明显的乳腺癌遗传倾向者、*BRCA1/2* 基因突变携带者以及曾有组织学诊断的乳腺不典型增生和小叶原位癌患者,不论年龄都建议在专业医师指导下,每 6~12 个月进行 1 次 CBE 和每年 1 次 MAM 及乳腺超声检查,必要时可缩短 MAM 筛查的间隔时间,并增加乳腺 MRI 检查。建议向高危妇女传授每月 1 次 BSE 的方法。

四、结直肠癌

结直肠癌是我国的常见恶性肿瘤之一,近年来发病率有上升趋势。从癌前病变进展到癌一般需要 5~10 年的时间,为疾病的早期诊断和临床干预提供了重要时间窗口。此外,结直肠癌的预后与诊断分期紧密相关。Ⅰ 期结直肠癌的 5 年相对生存率为 90%,而发生远处转移的 Ⅳ 期结直肠癌 5 年相对生存率仅为 14%。大规模的普查是降低结直肠癌发病率、死亡率,提高治疗效果的重要手段。

(一) 一级预防

1. 科学合理的饮食结构　饮食不合理是仅次于吸烟的第二个重要的、可避免的癌症病因,其与结直肠癌发生的关系较之其他癌症更为明显。国际的流行病学调查研究发现,老年人多吃含纤维素食物,而且是来源于水果和蔬菜的纤维素,不是来自谷类,同时减少食物中的肉类及动物脂肪可降低结直肠癌的发病率,所以有学者主张老年人应多吃新鲜水果和蔬菜,肉类也以低动物脂肪的鱼类及家禽为主,以期达到预防或减少结直肠癌发生的目的。

2. 健康的生活方式　不健康的生活方式是现代人各类慢性病的一个主要诱因。为防治结直肠癌,应倡导健康的生活方式,主要包括经常性地进行适度的体力劳动和体育锻炼;控制体重,减少肥胖;戒烟禁酒;作息时间规律化。

3. 小剂量阿司匹林　服用小剂量(100~300mg/d)阿司匹林可降低 26%~36% 的结直肠癌发病风险。一般认为服用 10 年以上方可受益,建议在 70 岁以前开始服用。

(二) 二级预防

通过筛查及早发现无症状的腺瘤(息肉)或早期癌变,并及时切除,可降低结直肠癌的发病率和死亡率,开展广泛的普查对于结直肠癌的防治工作有很重要的意义。

结直肠癌高危人群定义虽无统一标准,但比较公认的标准有:有肠道疾病症状(包括腹泻、便秘交替发生,排便不尽感,黏液血便,原因不明的便血,腹部有肿块,腹胀,下腹部隐痛)人群;曾患结直肠癌者;一级直系亲属中两人以上或一人 50 岁以前罹患结直肠癌;FAP 或遗传性非息肉病性结直肠癌(hereditary nonpolyposis colorectal cancer,HNPCC)家族成员;有过盆腔放射治疗史者。对于 FAP、HNPCC 和家族性结直肠癌家族成员,即使本人未患病,同样应接受遗传学咨询,从青少年时期即给予定期的随访和筛查。50 岁以上老年人如出现消化道症状,如上腹部不适、贫血、大便习惯改变、大便带血或黏液,应及时检查,排除早期结直肠癌的可能;溃疡性结肠炎患者要定期检查,以防恶变;观察 FAP 及遗传性非息肉结肠癌综合征的家族成员,也是预防结直肠癌的一个重要方面。

2020 年发布的《中国结直肠癌筛查与早诊早治指南》建议,对于评估为中低风险人群建议在 50 岁起接受结直肠癌筛查。考虑到筛查获益以及预期寿命,对 75 岁以上人群是否继续进行筛查尚存争议。因此,暂不推荐对 75 岁以上人群进行筛查。目前,结直肠癌的主要筛查试验方法有粪便隐血试验、纤维乙状结肠镜检查、结肠镜检查和双对比钡剂造影检查,并陆续有仿真结肠镜检查和粪便 DNA 检验等技术方法的产生、发展和应用。其中,结肠镜检查是结直肠癌筛查的金标准,内镜医师在可视镜头下可以完整地检视整个结直肠的情况,对于发现的可疑病变可以取组织活检进一步明确病理诊断。而粪便隐血试验应用最为广泛。美国是世界上最早推行结直肠癌人群筛查的国家,目前已经取得了一定的成效;而我国的结直肠癌人群筛查工作尚处在小范围试验应用中。除高危人群筛查外,可借助于肿瘤标志物的检测。大多数肿瘤标志物为相关性标志物,需集合诊断才能提高其检出率,如 CEA、CA199、CA242、CA211、CA724 等。

五、前列腺癌

近年来前列腺癌病因学和发病机制研究取得了一些进展,针对潜在的危险因素或发病过程的某一环节采取相应干预措施,有望降低其发病率和死亡率。对老年人则更应该积极开展二级预防工作,做到早期发现、早期诊断、早期治疗。

(一) 一级预防

前列腺癌是男性老年疾病,发病率随年龄的增加逐渐升高,一般发展较缓慢,病程较长,严重影响患者的生存质量,所以老年男性应该做好前列腺癌的预防。在前列腺癌高发区居民膳食结构中减少动物性脂肪、红肉、乳制品的摄入量(或比例)有可能降低其发病的危险性,适当补充硒、维生素 A、维生素 E 及多吃一些富含果糖的水果对前列腺癌可能有预防作用。非那雄胺为一种 4- 氮杂甾体化合物,属于 5α 还原酶抑制剂,通过其激素作用机制,即抑制睾酮转化成双氢睾酮(DHT),使前列腺体积缩小而改善症状、增加尿流速率、预防良性前列腺增生(BPH)进展。美国国家癌症研究所资助的 SWOG 癌症研究网络曾开展前列腺癌预防试验(prostate cancer prevention trial,PCPT),该研究纳入了 18 000 多名 55 岁及以上的健康男性受试者,通过随机、双盲、安慰剂对照的研究设计,研究非那雄胺是否可以安全、有效地预防前列腺癌。2003 年,SWOG 首次公布了此试验的初步结果,即非那雄胺降低了24.8% 的男性患前列腺癌风险。2013 年 8 月 15 日,《新英格兰医学杂志》发表的研究表明,非那雄胺将前列腺癌的发病风险降低了约 1/3。然而,虽然前期 10 年的研究结果揭示了非那雄胺可以明显降低前列腺癌的风险,但是在大部分患前列腺癌的个体中却发现,非那雄胺和很多高危疾病的风险增加相关。因此,非那雄胺并没有被批准用于疾病预防。尽管其具有廉价、通用、副作用小等特点,老年人群在用药前应向医生咨询,并定期随访检查。

(二) 二级预防

前列腺癌筛查运用快速、简便、廉价的检查方法将健康人群中前列腺癌高危人群和低危人群鉴别开来,是从健康人群中早期发现可疑前列腺癌人群的一种措施,并非对疾病做出诊断。我国 2022 版前列腺癌筛查与早诊早治指南提出,年龄 ≥60 岁且预期寿命 10 年以上的男性,在充分知晓筛查获益和危害后,可结合专科医师建议决定是否进行前列腺癌筛查,并推荐每 2 年检测 1 次血清 PSA。年龄 ≥75 岁的男性结合个人健康状况选择是否停止筛查;预期寿命<10 年者停止筛查。从理论上讲,前列腺癌的筛查有助于实现前列腺癌的早期发现、早期诊断、早期治疗,可提高前列腺癌的治疗效果,改善预后。但基于来自欧美的多项大

规模、高水平的随机对照研究的结果,对于前列腺癌筛查是否能够提高患者总生存率以及降低前列腺癌特异性死亡率这一问题,却得出了存在争议的结论。直肠指检、血清 PSA 检测和直肠超声检查是前列腺癌筛查和早期诊断的主要手段。研究表明,筛查使前列腺癌的死亡率下降 50%~70%。但由于部分早期前列腺癌患者在相当长时间内甚至终身并不发展为致命的浸润性或转移性前列腺癌,而且现有的有效治疗手段常伴有严重副作用(如尿失禁、肠激惹等),直接影响患者治疗后的生活质量。美国在 20 世纪 80 年代末开始应用 PSA 对前列腺癌进行筛查,现在 PSA 已经成为前列腺癌最重要的肿瘤标志物。在欧美国家,PSA 筛查已经广泛使用,但目前对其引起的过度诊断和过度治疗存在争议。

六、肝癌

全球每年一半的原发性肝癌发生在我国,且大多数和乙肝相关。由于肝癌早期症状并不容易被发现,当多数患者出现症状后再去复诊时,肝癌已经发展至中晚期,丧失掉了手术治疗的机会。因此,做好肝癌的预防可以有效避免肝癌的发生,降低肝癌的复发率。

(一) 一级预防

实施肝癌病因的一级预防措施是降低我国肝癌疾病负担的重要途径,包括乙肝疫苗接种、清除相关病原体感染、避免致癌物质暴露以及改变高危生活方式等。

在我国,肝癌患者中大约 90% 有 HBV 感染的背景,慢性 HBV 感染 - 慢性乙肝 - 乙肝肝硬化 - 肝癌是主要的发病机制。HBV 持续复制,慢性乙肝反复发作是肝癌最重要、最基本的发病原因。接种乙肝疫苗是预防 HBV 感染最经济有效的方法,但其接种对象主要是新生儿,其次为婴幼儿、15 岁以下未免疫人群和高危人群。对于老年人来说,服用抗病毒药物进行慢性乙肝治疗可最大限度地长期抑制 HBV 复制,减轻肝细胞炎性坏死及纤维化,延缓和减少肝功能衰竭、肝硬化失代偿、肝癌发生和其他并发症的发生。此外,慢性丙肝抗病毒治疗可以清除或减轻 HCV 相关肝损害,阻止进展为肝硬化、肝硬化失代偿、肝衰竭或肝癌。临床实践中已有充分的证据表明,不论是核苷(酸)类似物,还是干扰素,长期抗病毒治疗均可减少慢性乙肝患者发生肝癌的风险,多个临床指南均将抗病毒治疗作为防治乙肝相关性肝癌发生的重要手段。对于慢性丙肝,抗病毒治疗且获得持续病毒学应答可显著降低肝癌发生。

此外,多种致癌因素,如饮酒、肥胖、黄曲霉毒素污染食物、不良的生活习惯、遗传易感性等,长期反复刺激肝细胞或者胆管上皮细胞,也可诱发肝癌。因此,老年人还应通过戒烟、戒酒、减少黄曲霉毒素暴露等途径实现肝癌的一级预防。

(二) 二级预防

目前各国指南只推荐对肝癌高危人群进行肝癌筛查,未推荐全人群筛查策略。各国指南都将慢性乙肝、丙肝和肝硬化患者确定为肝癌筛查的高危人群;美国和欧洲地区的指南针对肝硬化患者的 Child-Pugh 的不同分级推荐了不同的筛查策略:Child-Pugh A 级和 B 级肝硬化患者推荐进行肝癌筛查,Child-Pugh C 级肝硬化患者如果不进行肝移植不推荐筛查,指南认为肝硬化伴晚期肝功能衰竭(Child-Pugh C 级)无法进行有效的肝癌治疗,除非进行肝移植。日本指南中把既患肝炎又有肝硬化的人群列为超高危人群,对其采取更短的筛查间隔。中国指南将肝癌高风险人群定义为符合以下条件之一者:①各种原因(包括 ALD、代谢相关脂肪性肝病)所致的肝硬化患者;② HBV 和 / 或 HCV 慢性感染且年龄 ≥40 岁者。在筛查起止年龄方面,我国肝癌高风险人群推荐监测起始年龄为 40 岁,74 岁或预期寿命<5 年时终止;对于肝硬化患者,肝癌监测起止年龄不限。

除了日本指南推荐对超高危人群进行每 3~4 个月 1 次的筛查,其他各指南均推荐对肝癌高危人群进行每 6 个月 1 次的筛查。各国指南都推荐使用超声(US)对肝癌高危人群进行肝癌筛查。欧美等西方国家指南认为甲胎蛋白(AFP)进行肝癌筛查的灵敏度和特异度低,对 AFP 是否与 US 联合使用进行筛查不做严格要求;亚太地区各国指南均推荐 US 和AFP 连用对高危人群进行肝癌筛查,证据支持亚洲地区乙肝患病率较高,肿瘤标志物对乙肝患者进行肝癌筛查的灵敏度和特异度较高;巴西和拉丁美洲地区指南指出,US 不可用的条件下可使用 AFP 进行肝癌筛查。日本指南推荐对超高危人群(既有病毒性肝炎又有肝硬化)使用计算机断层扫描、MRI 进行筛查,以提高早期肝癌检出率。我国人群开展肝癌筛查的经济学证据仍有限,初步提示 AFP 或乙型肝炎表面抗原(HBsAg)检测初筛评估出高风险人群后再行 US 可能具有成本效果,但整体经济性待进一步明确。

七、子宫颈癌

子宫颈癌病因的揭秘使其成为人类历史上少数几个找到明确病因的肿瘤之一。之后大量的研究使人们对于子宫颈癌致癌机制、HPV 感染自然史的特点等有了更为深刻的理解,为后续有关 HPV 的诊断性检测手段和子宫颈癌预防性疫苗的研发提供了理论基础,也极大促进了子宫颈癌的一级预防和二级预防研究,子宫颈癌快速筛查技术和预防性疫苗的成功研发揭开了人类全面防治子宫颈癌的新篇章。

(一)一级预防

阻断 HPV 感染,通过接种 HPV 疫苗来实现子宫颈癌的一级预防,能够从源头上"遏制"住子宫颈癌发生。总体上讲,HPV 预防性疫苗有很好的耐受性和高度免疫原性,能够诱导高的抗体滴度,可以有效降低持续性 HPV 感染和 HPV 相关临床疾病,保护效力高达 90%~100%。目前,我国已有 5 款 HPV 疫苗产品获批注册,包含 3 款进口 HPV 疫苗和2 款国产 HPV 疫苗。美国默沙东公司研制生产的针对 HPV 6、11、16、18 型的四价疫苗—Gardasil®,可用来预防由 HPV 16 型和 18 型引起的子宫颈癌及癌前病变和 HPV 6 型和 11型引起的生殖器疣。2014 年,默沙东公司推出佳达修 9 价 HPV 疫苗,包含的 HPV 型别在原有四价的基础上新增了 31、33、45、52 和 58 五种 HPV 病毒亚型,对宫颈癌的预防率可以达到 90%。由英国葛兰素史克公司研制生产的针对 HPV 16 型和 18 型的二价疫苗——CervarixTM,该疫苗采用了新型佐剂系统(AS04),可以增强免疫反应,延长针对致癌型病毒的保护时间,主要预防 HPV16 型和 18 型导致的子宫颈癌前病变及子宫颈癌。我国自主研发的首个 HPV16 和 18 预防性疫苗(商品名:馨可宁®)于 2019 年 12 月获批上市并通过了WHO 预认证,可供联合国系统采购。2022 年 3 月,沃森生物重组二价 HPV 疫苗沃泽惠正式获批上市,成为第二个获批的国产 HPV 疫苗,同样用于预防女性因高危型 HPV16、18 型所致的宫颈癌等疾病。国产 HPV 疫苗的上市有望缓解 HPV 疫苗供不应求的态势。目前,有关预防性 HPV 疫苗上市后的效果监测、长期保护效果和卫生经济学评价等相关研究也正在积极开展。然而,多数发达国家推荐对青少年和年轻成人进行常规 HPV 免疫,HPV 疫苗进入中国不足 10 年,现阶段的绝大多数中老年女性已经失去疫苗接种的最佳时机。因此这个年龄段进行二级预防,即宫颈癌筛查的意义重大。

(二)二级预防

从未进行过筛查的老年女性宫颈癌的发病率和其导致的死亡率最高,这一人群也最能从宫颈癌筛查中获益,所以选择合适的检测方法对中老年女性预防宫颈癌的意义较大。随着子宫颈癌病因学的研究进展,其防治方法也在不断地提高和发展。在 HPV 疫苗尚未在人群中普遍应用之前,筛查仍是预防和控制子宫颈癌的主要手段。目前应用于宫颈癌筛查的方法主要有巴氏涂片法、液基细胞学方法、HPV DNA 检测法、肉眼检测法和阴道镜检查等。其中,细胞学检查和 HPV 检测是主要推荐的两种筛查方法。由于 HPV 检测技术具有客观且灵敏度高等优势,越来越多的国家开始考虑推荐将 HPV 检测作为宫颈癌筛查的初筛方法。澳大利亚、英国及荷兰同时推荐将自我取样 HPV 检测作为初筛方法。部分国家因尚无充分研究证明 HPV 检测相较于细胞学检查具有明显优势,仍推荐使用细胞学检查或者将HPV 与细胞学联合筛查作为初筛方法。

国际现行的多项子宫颈癌筛查及子宫颈病变诊疗指南,除对老年女性的建议因缺乏大样本的研究数据支持,最终基于数学模型计算得出,证据等级为低~中等外,其余年龄段均基于大量研究数据制定了相应年龄段的筛查策略,详尽且证据充分。我国的子宫颈癌筛查及诊疗策略主要参考的是欧美国家的相关指南。美国癌症学会(American Cancer Society,ACS)、美国阴道镜和子宫颈病理学会(American Society for Colposcopy and Cervical Pathology,ASCCP)和美国临床病理学会(American Society for Clinical Pathology,ASCP)于 2012 年联合发布的子宫颈癌筛查管理指南是现行的核心筛查指南。其中有关老年女性子宫颈癌筛查的建议是:无论采取何种筛查方式,当既往有足够多的阴性筛查结果时,并且既往没有 CIN 2 级或以上病史时,>65 岁就可以停止筛查。其中"足够多的阴性筛查结果"是指:过去 10 年内,连续 3 次细胞学结果阴性或连续 2 次细胞学 +HPV 联合筛查结果阴性,并且最后 1 次筛查时间应在 5 年以内。既往有 CIN 2/3 或原位癌病史的患者,不论年龄是否超过 65 岁,应该在上述病变消退或治疗后继续筛查达 20 年。随着人类人均寿命的延长、研究数据的不断增加,现行的老年女性子宫颈癌筛查策略已不足以解决复杂多样的临床问题,提示我们需要综合多方面情况进行分析考量。美国的一项研究指出:在从未进行过子宫颈癌筛查的老年女性中,子宫颈癌的发病率在 85 岁以前没有下降,且近年来未进行子宫颈癌筛查的女性比例随年龄增长而增加,从 41~45 岁女性的 12.1% 增加到 61~65 岁的 18.4%。英国一项纳入英格兰和威尔士年龄为 65~83 岁确诊为子宫颈癌的 1 341 例患者的研究中,随机抽取人口年龄匹配的对照组 2 646 例进行研究,结果显示:50~64 岁中有"足够多的阴性筛查结果"的女性(定义为最后 3 次子宫颈细胞学检查为阴性,且至少有 1 次在60~64 岁,50~64 岁之间没有高级别细胞学异常检查结果的女性)在 65 岁以后患浸润性子宫颈癌的风险为 4/10 万,相比 50~64 岁之间没有进行筛查的女性在 65 岁后患浸润性子宫颈癌的风险(24.5/10 万)下降了 84%,两组患子宫颈癌的 20 年绝对风险分别为 8/1 000、49/1 000。再次验证了对未能满足"足够多阴性筛查结果"的老年女性应该继续进行子宫颈癌筛查。

由于地方筹资力度有限及基层服务能力薄弱,适龄女性的筛查覆盖范围仍较局限。在城市,有限的一部分女性是通过机会性筛查形式获得子宫颈癌筛查,而在农村,绝大多数妇女终身都没有机会接受子宫颈癌筛查。近十几年,我国政府高度关注宫颈癌防控工作,自2005 年建立了两个全国子宫颈癌早诊早治示范基地以来,2006—2008 年以中央财政转移地方支付的形式资助全国多达 43 个子宫颈癌筛查试点。2009 年起,原卫生部、财政部及全国妇联三部委联合启动了中国农村妇女子宫颈癌和乳腺癌"两癌"检查项目,并纳入国家重大公共卫生项目范畴,在全国范围内优先为农村地区 35~64 岁适龄女性提供免费宫颈癌和乳腺癌筛查。十多年来,子宫颈癌筛查地区和人群覆盖面不断扩大,辐射效应明显。截至 2018 年底,开展宫颈癌筛查的县(区、市)数量累计达到全国总数的 87%,共有 8 500 万余人次适龄农村妇女接受宫颈癌免费筛查并获得最后诊断,癌前病变检出率由 2012 年的 106.85/10 万逐年上升至 2018 年 223.89/10 万,宫颈癌早期诊断比例也由 2012 年的 89.60% 上升到 2018 年的 92.80%。尽管如此,我国距离普及规律性宫颈癌筛查的目标仍有较大差距,如适龄妇女筛查比例低,宫颈癌防控水平及服务公平性存在地区差异较大的问题。自 2019 年"两癌"项目被纳入国家常规公共卫生服务项目,以期进一步提高"两癌"早诊早治率,降低死亡率。2020 年 WHO 发布《加速消除宫颈癌全球战略》,全球包括中国在内的 194 个国家共同承诺消除宫颈癌。我国学者的模型研究显示,尽早将 HPV 疫苗纳入国家免疫规划,迅速扩大宫颈癌筛查覆盖率,是中国实现消除宫颈癌目标的最优路径。

经济的不断进步,环境工业化、城市化,人口构成的老年化,不良生活方式和行为习惯的流行,使老年人群恶性肿瘤的发病率、病死率呈现逐年增高趋势,对恶性肿瘤的防治已成为关注的重要课题。因此,老年人应定期进行健康检查,及时发现恶性肿瘤,早诊早治,防止病情恶化。从长远趋势看,减少危险因素的暴露和筛查可以大大降低恶性肿瘤的发病率和死亡率,是减少罹患恶性肿瘤的有效途径。老年恶性肿瘤常为多发、晚期,因此,提高诊断和治疗水平对提高老年恶性肿瘤患者的生存质量具有重要意义。

(赵方辉　杨 欢)

参考文献

[1] ZHENG RS, ZHANG SW, ZENG HM, et al. Cancer incidence and mortality in china 2016 [J]. Journal of the National Cancer Center, 2022, 2 (1): 1-9.

[2] 夏昌发, 陈万青. 中国恶性肿瘤负担归因于人口老龄化的比例及趋势分析 [J]. 中华肿瘤杂志, 2022, 44 (1): 7.

[3] HARMAN D. Aging: a theory based on free radical and radiation chemistry [J]. J Gerontol, 1956, 11 (3): 298-300.

[4] CHAKRAVARTI D, LABELLA KA, DEPINHO RA. Telomeres: history, health, and hallmarks of aging [J]. Cell, 2021, 184 (2): 306-322.

[5] International Agency for Research on Cancer. Cancer Today [A/OL].(2020-12-17)[2023-03-18] https://gco. iarc. fr/today/.

[6] SUNG H, FERLAY J, SIEGEL RL, et al. Global Cancer Statistics 2020: GLOBOCAN Estimates of Incidence and Mortality Worldwide for 36 Cancers in 185 Countries [J]. CA Cancer J Clin, 2021; 71 (3): 209-249.

[7] 陈万青, 郑荣寿, 张思维, 等. 2003—2007 年中国肺癌发病与死亡分析 [J]. 实用肿瘤学杂志, 2012, 26 (1): 6-10.

[8] 赵鹤. 1988—2017 年中国居民肺癌死亡趋势及年龄 - 时期 - 队列模型分析 [D]. 唐山: 华北理工大学, 2020.

[9] SHI JF, WANG L, WU N, et al. Clinical characteristics and medical service utilization of lung cancer in China, 2005-2014: Overall design and results from a multicenter retrospective epidemiologic survey [J].

Lung Cancer, 2019, 128: 91-100.

［10］THRIFT AP, EL-SERAG HB. Burden of Gastric Cancer [J]. Clin Gastroenterol Hepatol, 2020, 18 (3): 534-542.

［11］王少明，郑荣寿，张思维，等 . 2015 年中国胃癌流行特征分析 [J]. 中华流行病学杂志，2019, 40 (12): 1517-1521.

［12］张雪，董晓平，管雅喆，等 . 女性乳腺癌流行病学趋势及危险因素研究进展 [J]. 肿瘤防治研究，2021, 48 (1): 87-92.

［13］郑莹，王泽洲 . 全球结直肠癌流行数据解读 [J]. 中华流行病学杂志，2021, 42 (1): 149-152.

［14］GBD 2019 Colorectal Cancer Collaborators. Global, regional, and national burden of colorectal cancer and its risk factors, 1990-2019: a systematic analysis for the Global Burden of Disease Study 2019 [J]. Lancet Gastroenterol Hepatol, 2022, 7 (7): 627-647.

［15］吴春晓，顾凯，龚杨明，等 . 2015 年中国结直肠癌发病和死亡情况分析 [J]. 中国癌症杂志，2020, 30 (4): 241-245.

［16］李星，曾晓勇 . 中国前列腺癌流行病学研究进展 [J]. 肿瘤防治研究，2021, 48 (1): 98-102.

［17］中华医学会肝病学分会 . 原发性肝癌二级预防共识 (2021 年版)[J]. 中华肝脏病杂志，2021, 29 (3): 11.

［18］安澜，曾红梅，郑荣寿，等 . 2015 年中国肝癌流行情况分析 [J]. 中华肿瘤杂志，2019, 41 (10): 721-727.

［19］中国医师协会妇产科医师分会妇科肿瘤专业委员会 (学组)，马晓欣，向阳，等 . 子宫颈原位腺癌诊断与管理的中国专家共识 (2021 年版)[J]. 中国实用妇科与产科杂志，2021, 37 (12): 1209-1213.

［20］国家癌症中心 . 2019 中国肿瘤登记年报 [M]. 北京 : 人民卫生出版社，2021.

［21］SIEGEL RL, MILLER KD, FUCHS HE, et al. Cancer statistics, 2022 [J]. CA Cancer J Clin, 2022, 72 (1): 7-33.

［22］ARNOLD M, FERLAY J, VAN BERGE HENEGOUWEN MI, et al. Global burden of oesophageal and gastric cancer by histology and subsite in 2018 [J]. Gut, 2020, 69 (9): 1564-1571.

［23］CHEN J, YANG H, TEO A, et al. Genomic landscape of lung adenocarcinoma in East Asians [J]. Nature Genetics, 2020, 52 (2): 177-186.

［24］吴俊麒，燕速 . 胃癌环境流行病学研究现状及进展 [J]. 医学信息 : 医学与计算机应用，2014 (12): 1.

［25］张雪，董晓平，管雅喆，等 . 女性乳腺癌流行病学趋势及危险因素研究进展 [J]. 肿瘤防治研究，2021, 48 (1): 6.

［26］SIEGEL RL, MILLER KD, SAUER AG, et al. Colorectal cancer statistics, 2020 [J]. CA Cancer J Clin, 2020, 70 (3): 145-164.

［27］EL-SERAG HB, RUDOLPH KL. Hepatocellular carcinoma: epidemiology and molecular carcinogenesis [J]. Gastroenterology, 2007, 132 (7): 2557-2576.

［28］赫捷，李霓，陈万青，等 . 中国肺癌筛查与早诊早治指南 (2021，北京)[J]. 中华肿瘤杂志，2021, 43 (3): 243-268.

［29］曾新颖，齐金蕾，殷鹏，等 . 1990—2016 年中国及省级行政区疾病负担报告 [J]. 中国循环杂志，2018, 33 (12): 1147-1158.

［30］LEI S, ZHENG R, ZHANG S, et al. Breast cancer incidence and mortality in women in China: temporal trends and projections to 2030 [J]. Cancer Biology & Medicine, 2021, 18 (3): 900.

［31］中国抗癌协会肝癌专业委员会 . 中国肿瘤整合诊治指南 (CACA)- 肝癌部分 [J]. 肿瘤综合治疗电子杂志，2022, 8 (3): 33.

［32］包鹤龄，刘韫宁，王黎君，等 . 中国 2006—2012 年子宫颈癌死亡情况与变化趋势分析 [J]. 中华流行病学杂志，2017, 38 (1): 58-64.

［33］郑荣寿，顾秀瑛，李雪婷，等 . 2000—2014 年中国肿瘤登记地区癌症发病趋势及年龄变化分析 [J]. 中华预防医学杂志，2018, 52 (6): 593-600.

［34］ 王丽君，宇传华，张志将，等 . 中国居民 1987—2014 年肺癌死亡趋势分析 [J]. 中国公共卫生，2017，
33 (1): 5.

［35］ 杨之洵，郑荣寿，张思维，等 . 中国胃癌发病趋势及预测 [J]. 中国肿瘤，2019，28 (5): 321-326.

［36］ 赵鹤，魏晓敏，尹素凤 .1988—2017 年中国居民胃癌死亡趋势分析 [J]. 实用预防医学，2020，27 (12):
1468-1471.

［37］ 孙可欣，郑荣寿，顾秀瑛，等 .2000—2014 年中国肿瘤登记地区女性乳腺癌发病趋势及年龄变化情
况分析 [J]. 中华预防医学杂志，2018，52 (6): 567-572.

［38］ 刘晓雪，宇传华，周薇，等 . 中国近 30 年间结直肠癌死亡趋势分析 [J]. 中国癌症杂志，2018，28 (3): 7.

［39］ 顾秀瑛，郑荣寿，张思维，等 .2000—2014 年中国肿瘤登记地区前列腺癌发病趋势及年龄变化分析
[J]. 中华预防医学杂志，2018，52 (6): 586-592.

［40］ 周伟，陈奇峰 . 浙江省绍兴市 2009—2014 年前列腺癌发病和死亡情况及变化趋势 [J]. 中华泌尿外科
杂志，2015，36 (12): 905-909.

［41］ LIU Z, SUO C, MAO X, et al. Global incidence trends in primary liver cancer by age at diagnosis, sex,
region, and etiology, 1990—2017 [J]. Cancer, 2020, 126 (10): 2267-2278.

［42］ ZHENG R, QU C, ZHANG S, et al. Liver cancer incidence and mortality in China: Temporal trends and
projections to 2030 [J]. Chin J Cancer Res, 2018, 30 (6): 571-579.

［43］ 王瑾瑶，张年萍，白志强，等 .1993—2017 年中国宫颈癌发病率及死亡率长期趋势的年龄 - 时期 -
队列模型分析 [J]. 中国全科医学，2022，25 (13): 1564-1568.

［44］ 高崇崇，李非 . 我国老年恶性肿瘤发病特点及危险因素分析 [J]. 老年医学与保健，2018，24 (6):
171-173.

［45］ 李媛秋，么鸿雁 . 肺癌主要危险因素的研究进展 [J]. 中国肿瘤，2016，10: 5.

［46］ 高冬青，王家林 . 肺癌危险因素研究现状 [J]. 中华肿瘤防治杂志，2019，26 (21): 6.

［47］ HUANG F, PAN B, WU J, et al. Relationship between exposure to PM2. 5 and lung cancer incidence and
mortality: A meta-analysis [J]. Oncotarget, 2017, 8 (26): 43322-43331.

［48］ International Agency for Research on Cancer (IARC). IARC Monographs on the Evaluation of Carcino-
genic Risks to Humans, Agents Classified by the IARC Monographs: Volumes 1-133 [A/OL].(2023-05-05)
[2023-05-31]. https://monographs. iarc. who. int/agents-classified-by-the-iarc/.

［49］ World Health Organization (WHO). The IARC Monographs: Updated Procedures for Modern and Trans-
parent Evidence Synthesis in Cancer Hazard Identification [J]. JNCI J Natl Cancer Inst, 2020, 112 (1):
djz169.

［50］ 刘晓美 . 云锡矿工肺癌危险因素的队列研究 : 氡及相关危险因素 [D]. 北京 : 北京协和医学院，2013.

［51］ 吴亚婷，王学红 . 老年人幽门螺杆菌感染的研究现况 [J]. 世界最新医学信息文摘，2017，76: 2.

［52］ 赫捷，陈万青，李兆申，等 . 中国胃癌筛查与早诊早治指南 (2022，北京)[J]. 中国肿瘤，2022，31 (7): 40.

［53］ 袁平，郑奎城 . 胃癌流行病学研究进展 [J]. 慢性病学杂志，2018，12: 6.

［54］ WISEMAN M. The second World Cancer ResearchFund/American Institute for Cancer Research expert
report. Food, nutrition, physical activity, and the prevention of cancer: a global perspective [J]. Proc Nutr
Soc, 2008, 67 (3): 253-256.

［55］ TREDANIEL J, BOFFETTA P, BUIATTI E, et al. Tobacco smoking and gastric cancer: review and meta-
analysis [J]. Int J Cancer, 1997, 72 (4): 565-573.

［56］ LADEIRAS-LOPES R, PEREIRA AK, NOGUEIRA A, et al. Smoking and gastric cancer: systematic
review and meta-analysis of cohort studies [J]. Cancer Causes Control, 2008, 19 (7): 689-701.

［57］ KOIZUMI Y, TSUBONO Y, NAKAYA N, et al. Cigarette smoking and the risk of gastric cancer: a pooled
analysis of two prospective studies in Japan [J]. Int J Cancer, 2004 (112): 1049-1055.

［58］ CHOW WH, SWANSON CA, LISSOWSKA J, et al. Risk of stomach cancer in relation to consumption of
cigarettes, alcohol, tea and coffee in Warsaw Poland [J]. Int J Cancer, 1999, 81 (6): 871-876.

［59］ BAGNARDI V, BLANGIARDO M, LA VECCHIA C, et al. A meta analysis of alcohol drinking and cancer risk [J]. Br J Cancer, 2001, 85 (11): 1700-1705.

［60］ EVERATT R, TAMOSIUNAS A, KUZMICKIENE I, et al. Alcohol consumption and risk of gastric cancer: a cohort study of men in Kaunas, Lithuania, with up to 30 years follow-up [J]. BMC Cancer, 2012, 12: 475.

［61］ LEE SP, SUNG IK, KIM JH, et al. The effect of emotional stress and depression on the prevalence of digestive diseases [J]. J Neurogastroenterol Motil, 2015, 21 (2): 273-282.

［62］ 赫捷, 陈万青, 李霓, 等. 中国女性乳腺癌筛查与早诊早治指南 (2021, 北京)[J]. 中华肿瘤杂志, 2021, 43 (4): 357-382.

［63］ Collaborative Group on Hormonal Factors in Breast Cancer. Type and timing of menopausal hormone therapy and breast cancer risk: individual participant meta-analysis of the worldwide epidemiological evidence [J]. Lancet, 2019, 394 (10204): 1159-1168.

［64］ BRAITHWAITE D, MIGLIORETTI DL, ZHU W, et al. Family History and Breast Cancer Risk Among Older Women in the Breast Cancer Surveillance Consortium Cohort [J]. JAMA Intern Med, 2018, 178 (4): 494-501.

［65］ 李淑娟, 蔡姝雅, 成雪, 等. 中国 75 岁及以上老人食物摄入状况 [J]. 中国食物与营养, 2021 (10): 10-14.

［66］ 陈辰, 房静远. 饮食因素影响结直肠癌发生的研究进展 [J]. 中华医学杂志, 2014, 94 (26): 2069-2071.

［67］ 国家癌症中心中国结直肠癌筛查与早诊早治指南制定专家组. 中国结直肠癌筛查与早诊早治指南 (2020, 北京)[J]. 中华肿瘤杂志, 2021, 43 (1): 16-38.

［68］ WCRF/AIRC. Diet, nutrition, physical activity and cancer: a global perspective: a summary of the Third Expert Report [M]. London: World Cancer Research Fund International, 2018.

［69］ LUTGENS MW, VAN OIJEN MG, VAN DER HEIJDEN GJ, et al. Declining risk of colorectal cancer in inflammatory bowel disease: an updated Meta-analysis of population-based cohort studies [J]. Inflamm Bowel Dis, 2013, 19 (4): 789-799.

［70］ WONG MCS, CHAN CH, LIN J, et al. Lower relative contribution of positive family history to colorectal cancer risk with increasing age: a systematic review and Meta-analysis of 9. 28 million individuals [J]. Am J Gastroenterol, 2018, 113 (12): 1819-1827.

［71］ 赫捷, 陈万青, 李霓, 等. 中国前列腺癌筛查与早诊早治指南 (2022, 北京)[J]. 中华肿瘤杂志, 2022, 44 (1): 25.

［72］ ISLAMI F, MOREIRA DM, BOFFETTA P, et al. A systematic review and meta-analysis of tobacco use and prostate cancer mortality and incidence in prospective cohort studies [J]. Eur Urol, 2014, 66 (6): 1054-1064.

［73］ HU MB, LIU SH, JIANG HW, et al. Obesity affects the biopsy-mediated detection of prostate cancer, particularly high-grade prostate cancer: a dose-response meta-analysis of 29, 464 patients [J]. PLoS One, 2014, 9 (9): e106677.

［74］ DISCACCIATI A, ORSINI N, WOLK A. Body mass index and incidence of localized and advanced prostate cancer: a dose response meta-analysis of prospective studies [J]. Ann Oncol, 2012, 23 (7): 1665-1671.

［75］ PERLETTI G, MONTI E, MAGRI V, et al. The association between prostatitis and prostate cancer. Systematic review and meta-analysis [J]. Arch Ital Urol Androl, 2017, 89 (4): 259-265.

［76］ YOSHIMOTO S, LOO TM, ATARASHI K, et al Obesity-induced gut microbial metabolite promotes liver cancer through senescence secretome [J]. Nature, 2013, 499 (7456): 97-101.

［77］ ZHAO FH, LEWKOWITZ AK, HU SY, et al. Prevalence of human papillomavirus and cervical intraepithelial neoplasia in China: a pooled analysis of 17 population-based studies [J]. Int J Cancer, 2012, 131 (12): 2929-2938.

［78］ 毕建军，杨慧兰 . 单纯疱疹病毒 2 型与宫颈癌相关性的研究进展 [J]. 实用医学杂志，2011, 27 (3): 3.

［79］ 世界卫生组织 . 烟草控制框架公约 [A/OL].(2021-03-05)[2023-03-20] https://fctc. who. int/zh/who-fctc/ overview.

［80］ 中华预防医学会 . 中国肺癌筛查标准：T/CPMA 013-2020 [J]. 中华肿瘤防治杂志，2021, 28 (1): 8.

［81］ 中华医学会消化内镜学分会，中国抗癌协会肿瘤内镜专业委员会 . 中国早期胃癌筛查及内镜诊治共 识意见 (2014 年，长沙)[J]. 中华消化杂志，2014, 34 (007): 361-377.

［82］ US Preventive Services Task Force. Medication Use to Reduce Risk of Breast Cancer: US Preventive Services Task Force Recommendation Statement [J]. JAMA, 2019, 322 (9): 857-867.

［83］ 中国研究型医院学会乳腺专业委员会中国女性乳腺癌筛查指南制定专家组 . 中国女性乳腺癌筛查指 南 (2022 年版)[J]. 中国研究型医院，2022, 9 (2): 8.

［84］ 国家癌症中心中国结直肠癌筛查与早诊早治指南制定专家组，中国结直肠癌筛查与早诊早治指南 (2020, 北京)[J]. 中华肿瘤杂志，2021, 43 (01): 16-38.

［85］ GOODMAN PJ, TANGEN CM, DARKE AK, et al. Long-Term Effects of Finasteride on Prostate Cancer Mortality [J]. N Engl J Med, 2019, 380 (4): 393-394.

［86］ 中华预防医学会肿瘤预防与控制专业委员会感染相关肿瘤防控学组，中华预防医学会慢病预防与 控制分会，中华预防医学会健康传播分会 . 中国肝癌一级预防专家共识 (2018)[J]. 中华肿瘤杂志， 2018, 40 (7): 550-557.

［87］ 杨继春，于树青，高乐，等 . 全球肝癌筛查指南制订现状的系统综述 [J]. 中华流行病学杂志，2020, 41 (7): 1126-1137.

［88］ 高飞，张姝玥，王致萍，等 . 人乳头瘤病毒疫苗的研究现状及前景 [J]. 中国生物制品学杂志，2022, 35 (7): 769-779.

［89］ 任文辉，赵雪莲，赵方辉 . 全球宫颈癌筛查指南制定现状的系统综述 [J]. 中华医学杂志，2021, 101 (24): 8.

［90］ 李乔，尹如铁 . 老年女性子宫颈癌筛查及子宫颈病变的处理 [J]. 中国实用妇科与产科杂志，2020, 36 (7): 615-617.

［91］ 赵艳霞，马兰，任文辉，等 . 2009—2018 年中国农村妇女宫颈癌检查项目数据分析 [J]. 中华医学杂 志，2021, 101 (24): 6.

［92］ XIA CF, HU SY, XU XQ, et al. Projections up to 2100 and a budget optimisation strategy towards cervical cancer elimination in China: a modelling study [J]. Lancet Public Health, 2019, 4 (9): e462-e472.

第十章

老年呼吸系统疾病流行病学

第七次全国人口普查数据显示,我国 60 岁及以上人口达 2.64 亿,健康老龄化成为社会重要关切和国家战略需要的健康问题。呼吸系统疾病是威胁老年健康的主要因素,随着年龄增长,由于呼吸力学、呼吸肌力和通气功能的改变,衰老相关的肺血管弹性减低、血管阻力增加,呼吸系统会发生正常的生理和结构变化。当胸部运动减少时,胸壁压力 - 容积曲线向右移动,胸腔顺应性下降,肺活量下降,气道重塑,导致感染机会增加。通气功能下降与低氧和高碳酸血症的发生有关,老年人易频繁出现夜间低氧。然而,目前我国尚缺乏针对老年常见慢性呼吸系统疾病的全国性的流行病学数据,全球关于老年人呼吸系统疾病的研究和文献资料也较少。近几年,随着对老龄化认知和关注程度的提高,已有一些初步的高质量研究资料发表,本章重点介绍慢性阻塞性肺疾病、肺栓塞、支气管哮喘、肺炎及阻塞性睡眠呼吸暂停等几种最为常见的老年慢性呼吸系统疾病。本文将基于目前的循证证据和临床诊疗经验,为相关领域提供参考性资料,以适应当今老年人呼吸系统疾病防治工作的需要。

第一节　慢性阻塞性肺疾病

一、概述

慢性阻塞性肺疾病(简称"慢阻肺")是最常见的慢性呼吸系统疾病。最新的全国慢阻肺流行病学调查结果显示,2012—2015 年中国 20 岁及以上居民慢阻肺的患病率为 8.6%,其中男性为 11.9%,女性为 5.4%,40 岁及以上居民患病率为 13.7%;根据 2015 年普查人口估算,全国有 9 990 万名慢阻肺患者,其中男性 6 840 万,女性 3 150 万。2014—2015 年全国居民慢阻肺监测结果显示,40 岁及以上居民慢阻肺的患病率为 13.6%,根据 2010 年人口普查数据估算,全国 40 岁及以上居民中有 7 720 万名慢阻肺患者,其中男性患者 5 430 万,女性患者 2 290 万。

我国慢阻肺死亡人数众多。全球疾病负担(GBD)数据显示,2019 年中国慢阻肺的死亡率为 72.94/10 万,死亡人数 103.75 万,占全球慢阻肺死亡总数的 31.62%,慢阻肺已成为中国第三大死因。慢阻肺的疾病负担位居慢性疾病第四位,GBD 数据显示,2019 年我国慢阻肺的伤残调整生命年（DALYs）为 1 992.29 万人年,其中寿命损失年（YLLs）为 1 541.14 万人年,伤残损失健康生命年（YLDs）为 451.15 万人年。

二、流行特征

（一）人群分布

1. **年龄**　慢阻肺的患病率和死亡率的年龄分布特征明显,均随年龄增长而上升,40 岁之后患病率明显上升。死亡数据显示 60 岁之前死亡率较低,60 岁后持续上升。

2. **性别**　男性慢阻肺的患病率高于女性。2012—2015 年全国慢阻肺调查数据显示,70 岁及以上男性的患病率为 49.5%,女性为 23.0%,男性为女性的 2.15 倍。在 2014—2015 年全国居民慢阻肺监测中,40 岁及以上男性患病率为 19.0%,女性为 8.1%;其中 70 岁及以上男性患病率为 42.3%,女性为 18.5%。男性慢阻肺的死亡率高于女性,在 60 岁之后性别差异明显。

（二）地区分布

农村慢阻肺的患病率高于城市。2012—2015 年全国调查结果显示,城市 20 岁及以上居民慢阻肺的患病率为 7.4%,农村为 9.6%,估算城市慢阻肺的患者为 4 020 万,农村为 5 970 万。区域之间慢阻肺的患病率不同,我国西南地区慢阻肺的患病率最高,中部地区最低。不同地区间慢阻肺的死亡率不同,西部地区死亡率较高,农村死亡率高于城市。

（三）时间分布

GBD 数据显示,1990—2019 年我国慢阻肺的死亡人数呈下降趋势,从 127.41 万下降至 103.75 万,下降 18.57%;慢阻肺的 DALYs 自 2 455.30 万人年下降至 1 992.29 万人年,下降 18.86%。

三、影响因素研究及进展

中国慢性病前瞻性研究结果显示,在城市男性中,开始吸烟年龄小于 20 岁、20~24 岁、25 岁及以上吸烟者的慢阻肺死亡风险分别为不吸烟者的 9.09 倍、3.89 倍、2.89 倍;在农村男性中分别为 1.88 倍、1.41 倍、1.07 倍。

广州生物样本库队列研究结果发现,我国不吸烟者发生慢阻肺的风险与自我报告家庭或工作场所中的二手烟暴露情况密切相关,其中长期高暴露水平(每周 40 小时,超过 5 年)的不吸烟者发生慢阻肺的风险是短期高暴露者(每周 40 小时,少于 2 年)的 1.48 倍。据估算,我国现有人群中约有 190 万不吸烟者因二手烟暴露所致的慢阻肺而死亡。

此外,燃煤产生的空气污染是慢阻肺的重要危险因素,固体燃料燃烧产生的室内空气污染会增加慢阻肺的发生风险至 2.8 倍。室内燃料类型以煤为主的非吸烟女性,暴露于 SO_2 而导致慢阻肺的患病率增加至 1.8 倍。全国 7 省/直辖市 20 245 名 40 岁以上人群慢阻肺的调查显示,农村慢阻肺的患病率已高于城市,燃料导致的室内空气污染可能是重要的原因之一。

四、防治策略与措施

（一）落实相关政策措施,实施综合防控战略

1. **完善落实慢性呼吸系统疾病相关卫生政策**　落实《"健康中国 2030"规划纲要》

《"十三五"卫生与健康规划》《中国防治慢性病中长期规划(2017—2025年)》。切实发挥政府的主导作用,推动将呼吸健康融入所有政策,建立多部门协调联动机制,实施综合防控战略。履行《烟草控制框架公约》,积极推动在国家层面出台公共场所控制吸烟条例,加快地方控烟立法进程,加大控烟执法力度。落实《大气污染防治行动计划》,治理雾霾等大气污染,改善群众生产生活环境,加强职业防护。实施农村改灶通风工程,降低燃料导致的呼吸系统疾病危害。落实《慢性阻塞性肺疾病分级诊疗服务技术方案》《国家慢性病综合防控示范区建设管理办法》,促进慢性呼吸系统疾病的分级诊疗。

2. 进一步推动国家呼吸系统疾病中心建设　建立防治呼吸系统疾病的政策研究、预防研究、基础研究、临床研究、康复研究和人才培养的国家级平台及协作网络。面对呼吸系统疾病高发病率、高患病率、高死亡率、高致残率和高疾病负担的严峻挑战,制定和实施国家呼吸系统疾病防治方略,协调和组织推进国家呼吸系统疾病的防治工作,降低国民呼吸系统疾病的发病率和死亡率,维护国民呼吸健康。

3. 强化慢性呼吸系统疾病宣传干预、促进人群呼吸健康　加强健康教育和健康促进,借助传统媒体和新媒体,建立权威科学的传播渠道,广泛宣传合理膳食、适量运动、戒烟限酒、心理平衡等健康信息,提高居民呼吸系统疾病知晓率。推动基层戒烟干预,在全人群及呼吸系统疾病患者中开展戒烟宣传、咨询和劝导,在吸烟人群中开展烟草依赖诊治,提高居民健康素养。

(二)开展危险因素监测,提高科学决策水平

1. 加强烟草流行及烟草依赖疾病状况监测　完善全国烟草流行及烟草依赖状况监测系统,针对不同性别、不同年龄、不同职业、不同地区人群的特点,动态监测烟草流行及烟草依赖状况,科学预测变化趋势、影响因素及后果,为制定烟草控制政策、评估烟草控制效果提供系统全面、准确可靠的信息支撑。

2. 加强大气污染与健康状况监测　开展大气质量和气象监测。评估大气污染对人群健康的影响。根据大气污染和健康结局数据,结合气象等资料,定量评价大气主要污染物对人群因病就诊和死亡的急、慢性影响,为制定相关防控政策提供依据。

3. 开展职业危害监测　建立完善重点职业病与职业病危害因素监测、报告和管理网络。开展重点职业病监测和专项调查,持续、系统收集相关信息。规范职业病报告信息管理工作,提高上报信息的及时性、完整性和准确性。开展职业健康风险评估,掌握重点人群和重点行业发病特点、危害程度和发病趋势。

(三)推广普及适宜技术,降低人群发病风险

1. 降低特定人群慢性呼吸系统疾病发病风险　开展全生命周期的慢性呼吸系统疾病预防控制,减少孕期、青少年时期危险因素的暴露,加强慢性呼吸系统疾病早期筛查和干预,减少30~70岁人群由慢性呼吸系统疾病导致的劳动力丧失和过早死亡。

2. 推广戒烟与烟草依赖诊治适宜技术　充分发挥国家呼吸系统疾病临床医学研究中心、中国戒烟联盟、世界卫生组织戒烟与呼吸系统疾病预防合作中心的平台优势,推广戒烟与烟草依赖诊治适宜技术,全面促进我国戒烟干预的临床水平。同时,探索将戒烟治疗纳入医疗保险的可行性,创建基于移动互联网等新科技手段的戒烟方式。

3. 减少空气污染和职业危害　加大空气污染防控力度,优化产业、能源、运输和用地结构;鼓励公共场所在专业机构的指导下使用新风系统,鼓励有条件的居民在大气污染期间外

出佩戴口罩,在家湿式清扫,尽量使用空气净化器;改进生产工艺、更新生产设备,合理利用防护设施及个人防护用品,减少或消除劳动者接触职业有害因素的机会。

4. 推广普及慢性呼吸系统疾病适宜技术　将肺功能检查纳入 40 岁以上人群常规体检内容,对呼吸系统疾病高危人群(年龄 40 岁及以上、吸烟者)开展肺功能检测筛查服务,有条件的地区针对高危人群开展低剂量 CT 检查,动态监测,评估患病风险。鼓励慢性病患者和高危人群接种成本效益较好的肺炎、流感等疫苗。加强康复指导,推广有中国特色的呼吸康复锻炼模式和方法,推广无创呼吸机及家庭长期氧疗的规范使用。探索可穿戴肺功能监测、睡眠监测、氧合监测、呼气末二氧化碳监测等便携式居家监测设备在慢性呼吸系统疾病管理中的作用。

(四)落实分级诊疗制度,有效利用医疗资源

1. 推进慢性呼吸系统疾病的分级诊疗　明确不同级别医疗机构慢性呼吸系统疾病服务能力标准,引导各级各类医疗机构落实功能定位,逐步实现不同级别、不同类别医疗机构之间的有序转诊,提高分级诊疗的规范性。

2. 开展慢性呼吸系统疾病家庭医生签约服务　将慢阻肺、哮喘等常见多发呼吸系统疾病防治纳入家庭医生签约服务,明确签约服务内涵和标准。由家庭医生团队为居民提供公共卫生、健康管理和基本医疗服务,对常见慢性呼吸系统疾病的患者提供筛查干预、初步诊断、常规治疗、随访管理、功能康复等全程综合服务。完善签约服务激励约束机制,建立以签约对象数量与构成、服务质量、健康管理效果、居民满意度、医药费用控制、签约居民基层就诊比例等为核心的签约服务评价考核指标体系。对超出基层医疗卫生功能定位和服务能力的呼吸系统疾病,由基层医疗卫生机构为患者提供转诊服务。

3. 加强质量控制,提升慢性呼吸系统疾病诊治水平　建设慢性呼吸系统疾病医疗质量管理与控制信息化平台。通过国家呼吸医疗质量控制中心开展各级医院呼吸系统疾病医疗质量监测,加强诊疗服务实时管理与控制,全面实施临床路径管理,规范诊疗行为,优化诊疗流程,督促呼吸系统疾病诊治路径及技术的不断完善与持续改进。

第二节　老年肺栓塞

一、概述

肺栓塞(pulmonary embolism,PE)是以各种阻塞肺动脉或其分支为发病原因的一组疾病或临床综合征的总称,包括肺血栓栓塞症(pulmonary thromboembolism,PTE)、脂肪栓塞综合征、羊水栓塞、空气栓塞、肿瘤栓塞等。其中,PTE 是最常见的肺栓塞类型,是指来自静脉系统或右心的血栓阻塞肺动脉或其分支,导致肺循环和呼吸功能障碍的一类疾病。引起PTE 的血栓主要来源于下肢的深静脉血栓(deep vein thrombosis,DVT)。PTE 和 DVT 合称为静脉血栓栓塞(venous thromboembolism,VTE)。老年患者是肺栓塞的高发人群,横断面研究数据显示,≥80 岁的老年人 VTE 的发病率是 50 岁之前的 8 倍。因合并多种基础疾病,常以隐匿性起病和非典型临床症状多见。因此,明确老年肺栓塞的危险因素和临床特点,对老年肺栓塞患者预防、诊断和预后都有重要意义。

二、流行特征

（一）人群分布

全球 PE 年人群发病率为（39~115）/10 万,DVT 年人群发病率为（53~162）/10 万。在我国,来自国内 60 家大型医院的统计资料显示,住院患者中 PTE 的比例从 1997 年的 0.26‰上升到 2008 年的 1.45‰。PE 每年在美国导致死亡的人数约 30 万人,在心血管死亡原因中排名靠前。在 6 个欧洲国家 4.54 亿总人口中,超过 37 万例死亡与 VTE 相关。随着年龄的增加,VTE 发病率增加,年龄>40 岁者较年轻者风险增高,其风险大约每 10 岁增加1 倍。

1. **年龄**　2019 年发表的中国人群 VTE 流行病学数据表明,老年 VTE 住院率较高,并随着年龄增长而上升。其中,85 岁以上的患者住院率为 137.2/10 万,65~84 岁的患者为73.5/10 万,45~64 岁的患者为 22.3/10 万,20~44 岁的患者为 2.2/10 万。VTE 的院内死亡率也随着年龄的增长而上升。

2. **性别**　老年男性患者因 VTE 而住院的比例明显高于女性患者。85 岁以上老年男性住院率为 155.3/10 万,而老年女性患者住院率为 125.4/10 万。老年男性患者因 VTE 而致死的比例高于女性患者。85 岁以上老年男性和女性患者 VTE 死亡率分别为 5.3% 和 3.5%。65~84 岁男性和女性患者 VTE 死亡率分别为 3.3% 和 2.3%。然而,这种性别上的差异在年轻群体中并不显著。

3. **种族**　有研究表明,与其他人种 / 民族相比,黑人患者的 PE 发生率和 PE 相关死亡率更高,黑人男性和女性的年龄调整死亡率分别比白人男性和女性高 2 倍。但病情严重程度和治疗的差异仍未明确。

（二）地区分布

中国北方与中国南方之间的 VTE 死亡率没有显著差异,而中国北方的住院率显著高于南方。

（三）时间分布

近年来使用更有效的疗法和干预措施,以及可能更好地遵守指南进行诊疗,对 VTE 的预后产生了重大的积极影响。欧洲、亚洲和北美人群的时间趋势分析表明,急性 PE 的病死率正在下降。随着我国医师对 PTE 认识和诊治水平的提高,我国急性 PTE 住院病死率也逐年下降,由 1997 年的 25.1% 降至 2008 年的 8.7%。

三、影响因素研究及进展

VTE 的危险因素总结见表 10-1。2018 年中国《肺血栓栓塞症诊治与预防指南》将VTE 危险因素分为遗传性因素和获得性因素;2019 年欧洲《急性肺栓塞诊断和治疗指南》中 VTE 危险因素亦分为遗传性因素和获得性因素,同时指南将这些危险因素分为低、中、高风险三级。其中年龄是 VTE 的独立危险因素。老年患者常合并有高脂血症、高血压、糖尿病、动脉粥样硬化、心肌梗死和心力衰竭等多种基础疾病,易导致肺栓塞的发生。同时,因受自身或外在因素（如骨折等）影响卧床>3 天,行中心静脉置管等,也是老年人群易发生肺栓塞的危险因素。

表 10-1　VTE 危险因素

2018 年中国《肺血栓栓塞症诊治与预防指南》	2019 年欧洲《急性肺栓塞诊断和治疗指南》
遗传性因素:由遗传变异引起,常以反复发生的动、静脉血栓形成为主要临床表现	高风险因素:下肢骨折、因心力衰竭或心房颤动/心房扑动住院治疗(3 个月以内)、髋关节或膝关节置换、严重创伤、心肌梗死(3 个月以内)、既往 VTE、骨髓损伤
获得性因素:后天获得的易发生 VTE 的多种病理生理异常,多为暂时性或可逆性的。如手术、创伤、急性内科疾病(如心力衰竭、呼吸衰竭、感染等),某些慢性疾病(如抗磷脂综合征、肾病综合征、炎性肠病、骨髓增殖性疾病等),恶性肿瘤	中风险因素:关节镜下膝关节手术、自身免疫疾病、输血、中心静脉置管、静脉导管/起搏器导线、化疗、充血性心力衰竭或呼吸衰竭、促红细胞生成剂、激素替代治疗、体外受精、口服避孕药、产褥期、感染(肺炎、泌尿系统感染、HIV)、炎性肠病、癌症(转移性疾病风险最高)、瘫痪性卒中、浅静脉血栓形成、易栓症 低风险因素:卧床>3 天、糖尿病、高血压、久坐(如长途汽车或飞机旅行)、年龄增长、腹腔镜手术(如胆囊切除术)、肥胖、妊娠、静脉曲张

四、防治策略与措施

(一)基本预防

加强健康教育,及早戒烟;适当运动,避免久坐;长期卧床人群按摩下肢,防止血栓形成;避免脱水,乘飞机、车船长途旅行时多饮水,稀释血液。

(二)药物预防

VTE 风险高而出血风险低的患者应考虑进行药物预防;对于容易患肺栓塞的卧床患者、手术患者、骨折患者等给予预防性抗凝治疗;对长期接受药物预防的患者,应动态评估预防的效果和潜在出血风险。

(三)机械预防

VTE 风险高但存在活动性出血或有出血风险的患者可使用间歇充气加压泵、分级加压弹力袜和足底静脉泵等。

第三节　老年支气管哮喘

一、概述

支气管哮喘(简称"哮喘")是常见的慢性气道疾病,以气道反应性增高、可逆性气流受限为主要特点,常表现为反复发作的喘息、咳嗽、气短、胸闷等症状,常在夜间和/或清晨发作或加剧,不仅严重影响身心健康,也造成沉重的精神和卫生经济负担。受全球工业化和城市化进程加快、环境污染以及气候变化等因素的影响,哮喘发病率和患病率呈增长趋势,据估计目前全球约有 3 亿名哮喘患者。调查显示,2012—2015 年我国 20 岁及以上居民哮喘患病率为 4.2%,其中男性为 4.6%,女性为 3.7%,总人数 4 570 万(男性 2 570 万,女性 2 000 万)。长期以来,哮喘一直被认为是青少年多发,实际上老年人哮喘发病率并不低于年轻人,并且在诊断和治疗上存在着很大的不足。预计到 2050 年,全世界 65 岁及以上人口数量将高达 15 亿,因此老年哮喘亟须引起关注并采取必要措施。

二、流行特征

(一)人群分布

过去常认为哮喘主要发生在儿童至青少年时期,并随着时间的推移而好转。然而,研究表明,相当多的人群在相对较大的年龄时才被初次确诊为哮喘,并可持续到整个生命周期。另外,在资源贫乏的国家,哮喘发病率可能被大大低估。因为缺少哮喘的基本治疗药物,患者很难获得充足的医疗保健。许多发达国家的哮喘发病率稳定或下降,但随着生活方式西化,发展中国家的哮喘发病率正在迅速上升。

1. **年龄**　20 余年前国外流行病学资料显示,65 岁及以上老年人哮喘患病率为 4%~15%,由于社会发展、环境及气候变化等因素,研究数据显示,老年哮喘总体患病率仍处于高位,且不同地理区域间有所差别,这表明基因及环境因素可能导致这一差异的出现(表 10-2)。因而在参考国外数据的同时,需要基于我国本土的哮喘流行病学数据及特征,开展精准化研究和政策制定。

表 10-2　老年支气管哮喘患病率情况

年龄/岁	地区	时期	人群	总样本量/人	患病率/%
≥60	中国 10 个省市	2012—2015	中国成人肺部健康研究	50 991	6.0~7.4
≥65	中国香港	2006	老年人纵向队列	1 524	5.8
≥65	韩国	2005—2006	韩国老龄化纵向研究(KLSoA)	999	5.3
≥60	马来西亚	1999	横断面研究	223	3.1
≥65	美国	2020	美国疾病预防控制中心国家疾病监测信息系统	21 030 479	7.8
≥60	加拿大	2021—2012	加拿大慢病监测系统(CCDSS)	全国 97% 人口	8.7~10.0

注:KLSoA:Korean Longitudinal Study of Aging;CCDSS:Canadian Chronic Disease Surveillance System.

2. **性别**　我国 2012—2015 年开展的采取严格抽样设计、具有良好代表性的中国成人肺部健康研究数据显示,60~69 岁哮喘患病率为 6.0%,其中男性为 6.4%,女性为 5.6%;70 岁及以上哮喘患病率为 7.4%,其中男性为 8.5%,女性为 6.5%。加拿大慢性病监测系统数据显示,哮喘患病率具有年龄-性别特异性。男性在 10~14 岁及女性在 15~19 岁年龄组达到高峰(17% 和 22.2%)。此后,患病率逐渐下降,并在 30~34 岁期间保持稳定。60~64 岁之后,男性和女性患病率都有所增加,男性更明显。并且数据显示,从 25~29 岁开始,哮喘患病率存在显著的性别交叉,即男性低于女性,而这种差异一直持续到老年。

(二)地区分布

2017GBD 研究显示,全球哮喘患病率在中东、北非区域最高,在南亚地区最低。中国成人肺部健康研究数据显示,我国农村居民患病率(4.9%)较城市居民(3.6%)略高,但并无统计学显著性差异。2004—2005 年全国第三次死因调查结果显示,各区域之间哮喘死亡率不同,中部地区较高,年龄标化死亡率高于东部和西部地区;城乡之间死亡率无明显差异。

（三）时间分布

世界各地哮喘患病率各异,但针对老年哮喘的数据较少。纵观研究发现,20 世纪下半叶,大多数国家哮喘患病率上升。但自 2000 年起,出现了不同的趋势。部分国家哮喘患病率在 2000 年后继续上升,例如意大利和瑞典,但另一些国家如丹麦和韩国,分别在 2010 年和 2014 年前达到稳定。

同时,据 GBD 研究报告,从 2001—2005 年到 2011—2015 年,大多数国家的年龄标准化哮喘死亡率大幅下降。其他报告也显示哮喘死亡率自二十世纪八九十年代起有所降低。与国际数据相似,美国的哮喘年死亡率从 1982 年到 2001 年上升,之后开始下降。

研究显示,1990—2016 年,中国哮喘 DALYs 自 229.53 万人年下降至 201.29 万人年,下降 12.3%,其中 YLLs 为 38.07 万人年,YLDs 为 163.22 万人年,哮喘以导致 YLDs 为主,此期间 DALYs 年龄标化率亦有所下降。

三、影响因素研究及进展

研究显示,吸烟是我国成人哮喘最主要的危险因素,其他还包括过敏性鼻炎、幼年时期肺炎或支气管炎病史、呼吸系统疾病家族史、维生素 D 缺乏、偏瘦和偏胖(基于体重指数),室外大气污染(颗粒物、臭氧等)、使用生物燃料导致的室内空气污染和居所霉斑暴露等。

（一）吸烟或烟草暴露

吸烟人群的哮喘患病风险近乎翻倍,年龄标化患病率为 5.8%,在从不吸烟者中,这一数字为 3.5%。近 1/3 的吸烟哮喘患者有气流受限,这一比例高于从未吸烟哮喘患者的 22.2%。另外,孕期和儿童期母亲吸烟会增加喘息发作和儿童哮喘的风险。孕期父亲吸烟也会影响胎儿肺发育,并增加后代患哮喘的风险。国家卫生健康委发布《中国吸烟危害健康报告 2020》显示,我国吸烟人数超过 3 亿,每年 100 多万人因烟草死亡。因而预防吸烟和戒烟应成为我国减少哮喘的重要策略。

（二）维生素 D 缺乏

过去十年的研究表明,维生素 D 缺乏可能与哮喘症状的严重程度有关。维生素 D 具有免疫调节和抗感染特性,维生素 D 缺乏可通过调控巨噬细胞、树突状细胞、T 和 B 淋巴细胞的生长和分化作用来影响先天性和适应性免疫反应,进而导致气道重塑增加,支气管肺泡灌洗液中嗜酸性粒细胞增多。

维生素 D 缺乏与哮喘不良结局相关,包括肺功能下降[儿童和成人的第一秒用力呼气量(FEV_1)和用力肺活量(FVC)均较低],症状加重以及哮喘急性发作频繁。荟萃分析表明,补充维生素 D 可以降低需要全身类固醇治疗的哮喘患者的急性发作率,但仍需进一步研究阐明维生素 D 在哮喘控制中的作用、最佳剂量、治疗持续时间等。

（三）空气污染

空气污染在哮喘的发生、加重及不良预后等方面具有一定作用。其中,臭氧、二氧化硫、氮氧化物和颗粒物可能是致病因素。这些污染物通常来自交通污染、化石燃料使用及生物材料燃烧等。空气污染通过增强氧化应激、炎症反应,尤其通过 Th2 和 Th17 途径,引起气道重塑。随着哮喘发病率和疾病负担的增加,控制及减轻空气污染暴露有助于限制哮喘的发展。美国南加州地区因近几十年空气污染水平不断下降,儿童队列的肺功能也有所改善。我国自 2013 年发布《大气污染防治行动计划》以来,经过科研攻关和政策出台,环境空气质量健康指数实现常态化发布,《室内空气质量标准》(GB/T 18883—2022)得以更新,全国污染典型地区空气质量显著提升。今后需要继续推进空气污染评价和治理工作(尤其是臭氧),通过进一步立法和政策改革减轻空气污染的总体负担,并有可能对哮喘患者的整体健康产生重大积极影响。

(四)过敏原暴露

过敏原暴露是哮喘症状的重要诱因。在美国家庭和学校中发现了许多室内过敏原,包括尘螨、猫、狗、老鼠、蟑螂和霉菌。

1. **尘螨**　尘螨是参与哮喘发生、发展的最常见过敏原,在住宅和建筑物中普遍存在,建议采取将湿度保持在 50% 以下,热水清洗床单,为枕头和床垫使用不渗透过敏原的保护罩等防护措施。目前,尚未发现空气净化器的过滤装置可广泛减少尘螨过敏原的暴露。

2. **动物**　宠物(猫、狗)的过敏原携带在小颗粒物上,飘浮在空气中或粘附在衣物表面上,即便在没有宠物的环境中依然能发现这些过敏原。尽管去除了过敏原,但仍需要数月时间才能降低环境中的含量水平。

3. **霉菌**　霉菌与哮喘有关,包括室内潮湿处的真菌(青霉和曲霉为主)和室外的真菌(链格孢菌和枝孢菌为主)。室外霉菌可通过打开的门窗、衣物和宠物进入室内,约一半的哮喘患者对至少一种霉菌过敏。另外,室外花粉暴露水平的升高也与哮喘住院相关。

(五)过敏性鼻炎

研究发现,93.5% 的哮喘患者存在鼻炎。不同的鼻炎表型与哮喘严重程度相关,季节性加重的过敏性鼻炎是最严重的表型,最有可能与难治型哮喘相关。

哮喘是一种病因及机制复杂的综合征,其症状可能是多种原因的共同途径引起。在世界范围内,哮喘患病率因国家而异,某些地区的患病率正在上升,但在其他地区正在下降。造成这种情况的原因可能是地区间危险因素暴露水平存在差异,深入研究危险因素对分析哮喘的发病机制和制定防控策略非常重要。

四、防治策略与措施

老年人的哮喘发病率和死亡率最高,哮喘的死亡率随着年龄的增长而上升。老年人可能比年轻人更难控制症状,对标准药物的反应性降低。因此,老年人哮喘管理的目标主要是控制症状和避免急性发作,患者教育和自我管理是防治工作的重要组成部分。有效、持续的管理可以使哮喘病情得到理想控制。老年哮喘的防控策略制定应从"诊治"转变为覆盖"促、防、诊、控、治、康"全流程,这样方能提高老年哮喘的全面照护。另外,还需注意老年患者共病、药物交叉反应和缺乏自我管理技能等因素对有关措施实践效果的影响。

(一)提高"促、防、诊、控、治、康"六位一体的认识

医学应对老年哮喘人群实施全面照护,因此要深入理解并提高对"促、防、诊、控、治、康"的认识。"促"是指健康促进,以实现更健康、更强壮,增加健康储备,增强抵御疾病的能力;"防"是预防,是采取措施减少危险因素的影响,特别是在面对高危因素的情况下防止得病或疾病加重;"诊"是及时确诊,早期识别发病是治疗老年哮喘的必要步骤之一,部分老年哮喘患者往往在症状加重时才被确诊,丧失早期治疗的机会,延误病情;"控"是控制,防止病情的加重、急性发作等,减轻对肺功能和生活质量的影响,降低疾病负担,维持疾病处于稳定状态;"治"是纠正病理生理和病理状态,采用科学、标准、个体化的治疗方案;"康"是在功能上尽可能使患者的生理、心理和社会适应能力得以改善,呼吸康复训练应被重视并纳入治疗策略。通过加强对上述理念的了解,进而提高老年哮喘的规范化管理水平。

（二）促进老年哮喘患者的认知水平

医务人员与患者需建立伙伴关系,以提高患者的治疗依从性。老年患者认知程度低、学习能力差,尤其需加强教育。重点指导患者正确规律地使用哮喘药物,反复确认患者对吸入装置的掌握情况。尽量避免使用多个吸入器,减少吸入错误。老年患者往往具有多种高危因素,容易诱发哮喘急性发作,因而需教育患者识别急性发作的情况,及时使用急救缓解药物,减少急诊就诊及住院风险。

（三）培养老年哮喘患者自我管理能力

我国指南建议,哮喘的自我管理需包括健康教育(疾病知识、预防和治疗、吸入装置指导和培训、用药和随诊的依从性教育等)、自我管理工具应用(哮喘控制测试评分表、呼气流量峰值测量仪、哮喘日记及书面哮喘行动计划)、哮喘急性发作先兆的识别和处理等。

（四）培育老年哮喘管理发展的丰腴沃土

围绕老年哮喘危险因素管理、高危人群筛查、科普教育、医疗资源可及性、社区慢性病管理、居家康复、老年照护、新技术发展等制定或完善卫生政策。鼓励各地将老年哮喘纳入基本公共卫生健康管理范围,引入第三方管理评价机制。采取措施,促进学会、专业团体健康快速发展,吸引高科技企业和科研院所在哮喘的智能健康监测、远程居家管理、用药辅助、数字疗法、康复锻炼、心理干预及预警提醒等领域深耕,研发新技术和产品,构建"面向人民生命健康"以主动健康科技为引领的一体化健康服务体系。

第四节　老年肺部感染

一、概述

肺部感染是指肺实质和肺间质的感染性疾病,临床上主要以肺炎的形式出现,主要分为社区获得性肺炎(community acquired pneumonia,CAP)和医院获得性肺炎(hospital acquired pneumonia,HAP)。老年人因器官功能、免疫功能衰退,咳嗽及吞咽反射等功能减退,基础疾病增多,肺部感染的流行病学特征、临床表现等方面与普通成年人存在差异,发病率、病死率高,起病隐匿,症状多不典型。由于老年人存在呼吸道纤毛运动功能退化,肺泡巨噬细胞和 T 细胞数量减少,肺泡表面积逐渐减少等"老年肺"特征,在发生肺部感染时容易出现呼吸衰竭,发生并发症及器官衰竭的可能性大。了解老年人肺部感染的流行病学特征及防治策略对于降低其发病率及死亡率,做到早期预防、早期诊断及早期治疗有重要作用。

二、流行特征

(一)人群分布

1. **年龄**　老年人群 CAP 患病率显著高于青壮年人群,且随年龄升高而升高。我国研究显示 CAP 住院患者中>65 岁占比 28.7%。美国 65~79 岁住院 CAP 发病率每年为 6.3/1 000,>80 岁为 16.4/1 000。日本 65~74 岁及 ≥75 岁 CAP 发病率分别为每年 10.7/1 000 和 12.9/1 000。西班牙>65 岁的老年人群中肺炎患病率每年达到(25~35)/1 000。在美国,肺炎位居所有疾病死因第 6 位,而在老年人群中位居第 4,我国的情况与美国相似。根据《2013 中国卫生和计划生育统计年鉴》记载,2012 年我国 65~69 岁人群 CAP 的死亡率为 23.55/10 万,>85 岁人群的死亡率高达 864.17/10 万。日本报道 65~74 岁和 ≥75 岁住院 CAP 患者的病死率分别为 6.9% 和 9.3%。

2. **性别**　老年人肺部感染发病率在男性与女性中大致相同。有个别研究表明性别与肺炎预后相关,但仍缺乏大样本量的调查结果。

3. **种族**　美国及西班牙有研究表明,与白人相比,黑人的肺部感染发病率(包括新型冠状病毒感染)与死亡率更高,可能与其社会经济地位、少数民族地位和语言、更多的共患病以及住房拥挤相关。

(二)地区分布

如上文所述,各国家地区间老年人肺部感染发病率及病死率均高于青壮年人群,且发展中国家高于发达国家,农村高于城市。此外,居住于医院或养老机构老年人的肺炎感染概率是居家老人的 10 倍以上。不同感染发生地和感染类型的病原体也有所不同,CAP 的常见病原体为病毒、支原体与衣原体、肺炎链球菌以及流感嗜血杆菌。金黄色葡萄球菌的感染率近年来有所增高,而 HAP 常见病原菌以革兰氏阴性菌为主。

(三)时间分布

由于人口老龄化的日益显著,以及病原体变迁和细菌耐药率的上升,老年人肺部感染的发病率呈逐年上升的趋势,每年中以春季和冬季发病率最高。

三、影响因素研究及进展

(一)合并基础疾病

合并基础疾病是老年人罹患肺炎的重要危险因素,重要性甚至超过了年龄因素本身。合并慢性阻塞性肺疾病、充血性心力衰竭、中枢神经系统疾病、糖尿病、慢性肾病、吞咽障碍、营养不良、低蛋白血症、意识障碍等是肺部感染发生的重要危险因素。合并症的数量 ≥3 个也被证明与重症死亡相关。

(二)居住于医院或养老护理机构

医疗保健相关性肺炎(healthcare-associated pneumonia,HCAP)与医院或养老护理机构内的侵入性操作、药物使用等的关系密切。与住院相关因素如 ICU 入院、较长住院时间、再次住院,使用免疫抑制剂、抗生素、H_2 受体阻滞剂、抑酸剂、镇静剂,经鼻插胃管,机械通气均是老年人肺炎的独立易感因素。

（三）其他

长期卧床、吞咽困难、口腔卫生差也是老年人肺炎的危险因素，尤其容易引起吸入性肺炎（aspiration pneumonia，AsP）。吸入性肺炎占 CAP 和福利院获得性肺炎的 5% 和 18%，发生吸入性肺炎是导致患者预后不良的独立危险因素，医院获得性吸入性肺炎病死率达 20%~65%。

四、防治策略与措施

（一）接种疫苗

由于患病率和病死率高，肺炎的预防在老年人中尤为重要，主要措施之一是接种疫苗。接种疫苗被证明是能够预防老年人出现肺部感染、降低患者住院率的有效措施，目前主要有流感疫苗及肺炎球菌疫苗。前者能够减少呼吸道病毒感染及继发性细菌性肺部感染，需要每年注射 1 次，后者主要预防肺炎球菌的感染，特别是侵袭性肺炎链球菌的感染。在中国、英国、美国等多个国家的指南中均建议所有年龄 ≥ 65 岁的非禁忌人群接种 23 价肺炎球菌多糖疫苗（PPV23）。上述疫苗在老年人中的安全性及有效性均已得到证实，并且联合注射被证实可使年龄 ≥ 65 岁人群获益。另外，13 价肺炎球菌疫苗（PCV13）已在我国上市，被证明在安全性上不劣于 23 价肺炎球菌疫苗，并且能够提供更强的免疫力，但目前尚未被批准应用于老年人。

（二）避免误吸

避免吸入性肺炎发生的措施主要包括选择合适的营养及进食方式，如选用经口进食软食及口服营养补充剂（oral nutritional supplements，ONS）优于进食液态食物，采用坐位或半卧位的方式进食优于卧位进食，减少抑制咳嗽反射药物如麻醉药、镇静催眠药、镇痛药的使用等。另外，吞咽康复治疗及肺功能锻炼、口腔卫生护理也可以有效预防卧床老年人吸入性肺炎的发生。

（三）其他

呼吸道传染病的预防涉及控制传染源、切断传播途径、保护易感人群三方面。老年人在日常生活中避免受凉感冒、注意手卫生、定期室内开窗通风，有益于减少感染源接触；均衡饮食、适当体力活动，有助于提高老年人机体免疫力，预防肺炎发生；存在基础疾病的老年人需要警惕预防跌倒，积极控制和治疗原发病，加强排痰与呼吸锻炼。以上措施均有益于预防老年人肺部感染。

第五节　老年人阻塞性睡眠呼吸暂停

一、概述

阻塞性睡眠呼吸暂停低通气综合征（obstructive sleep apnea hypopnea syndrome，OSAHS）指睡眠过程中反复出现呼吸暂停和低通气进而导致一系列病理生理改变的临床综合征。患者可表现为响亮而不规则的打鼾、呼吸暂停、憋气或憋醒、夜眠多动不安等，常伴有夜尿增多、晨起头痛头晕、口咽干燥等一系列症状。据研究报道，国外成人患病率 1%~38% 不等，国内成人患病率约 4%。但由于 OSAHS 诊断金标准多导睡眠图（polysomnography，PSG）较为费时费力，目前国内患病率多根据问卷筛查后抽样 PSG 检测结果推算得出，忽略了部分无明显症状的 OSAHS 患者，故实际患病率可能更高。成人 OSAHS 患病率大致与年龄正相关，老年人是 OSAHS 的高发群体。OSAHS 患者由于夜间反复间歇低氧、睡眠结构紊乱，可出现一系列靶器官受损，甚至猝死。夜眠不佳继发的日间嗜睡也是道路交通事故的重要原因。但由于此前对本病的认识和科普不足，打鼾未受到重视，且很多老年人因年老对睡眠质量期望不高而主诉不强烈，诊治工作并不到位。因此老年人 OSAHS 未来需要更多关注。

二、流行特征

（一）人群分布

我国 60 岁及以上老年人 OSAHS 患病率为 1.4%~32.5%。男性明显多于女性，男女患病率比在 1.42~2.64。受流行病学数据缺乏限制，种族、地区及时间分布尚不足以判断分布差异。

1. **年龄** 据现有的流行病学调查数据，60 岁及以上老年人患病率为 1.4%~32.5% 不等，各研究中不同年龄组间患病率存在有统计学意义的差异，如下表 10-3 所示。

表 10-3　老年人 OSAHS 的年龄分布

调查年份 / 年	不同年龄组患病率 /%			
	60 岁 ~	70 岁 ~	80 岁 ~	60 岁及以上合计
1998—2001	1.8	—	—	1.8
2003—2005	6.4	4.4	—	—
2003—2005	2.3	1.5	—	—
2005	1.71	1.02	—	—
2005—2008	10.42	—	—	10.42
2007	1.4			1.4
2012	6.3	4.4	—	—
2016	37.8	33.5	29.4	32.5

老年人（60 岁及以上）OSAHS 相对高发，但在老年人群体内部，OSAHS 患病率整体随年龄呈下降趋势。年龄与 OSAHS 发生非线性关系，而是钟形关系，峰值在 50~60 岁处，与国外相关研究结果一致。这一年龄分布特点在对打鼾的流行病学调查中也存在，故推测随着流行病学研究增多会有更多数据支持这一规律。50~60 岁之前患病率随年龄增长而升高与咽旁间隙脂肪沉积、咽部软组织松弛变长及咽周结构变化相关；其后患病率随年龄增长而下降可能与老年人不良生活习惯改变、上气道肌肉萎缩及内分泌等变化有关。

2. **性别** 成年男性 OSAHS 患病率为女性的 2~3 倍。既往国外研究数据显示绝经后女性患者增多，70 岁后患病率趋于稳定，绝经后未接受激素替代治疗的女性患病率为接受激素替代治疗者的 4.5 倍，且未接受激素替代治疗者的患病率接近男性。故推测雌激素起保护作用,有助于维持睡眠时通气量、防止气道塌陷等。亦有研究发现孕激素为呼吸刺激物,减少睡眠呼吸暂停的发生;雄激素则被发现可导致睡眠呼吸暂停,女性多囊卵巢综合征患者雄激素水平升高,OSAHS 患病率也较高。另有研究认为,OSAHS 患病率的性别差异受男女解剖结构和体内脂肪分布影响:男性咽部气道横截面积较大、气道较长,更易塌陷,且男性更容易出现上气道周围囤积脂肪而引起气道狭窄。

国内对于 OSAHS 不同年龄组(尤其是老年患者)分性别调查结果较匮乏,为数不多的研究结果显示老年男性和女性 OSAHS 患病率差异有统计学意义,但比值随年龄的变化并不明确,如表 10-4 所示。

表 10-4　老年人 OSAHS 的性别分布

调查时间 / 年	年龄 / 岁	患病率 /%			男:女
		男	女	合计	
2003—2005	60~<70	7.5	5.3	6.4	1.42
	70~	7.9	1.8	4.4	4.39
2005—2008	60~	16.1	6.11	10.42	2.64
2016	60~<70	53.2	18.3	37.8	2.91
	70~<80	48.3	22.9	33.5	2.11
	80~	33.8	18.8	29.4	1.80
	合计	45.1	19.9	32.5	2.27

3. **种族**　目前罕见基于人种的老年人 OSAHS 流行病学分析。既往不同国家的研究数据显示患病率存在较大差异,推测人种可能是 OSAHS 发生的影响因素,但由于标准尚不统一,且未排除体重指数(BMI)、年龄等其他因素的影响,故该推断有待进一步论证。仅以呼吸暂停低通气指数(AHI)每小时 5 次及以上为标准时,成年人群中,澳大利亚男性和女性患病率分别为 25.5% 和 23.5%,新西兰男性和女性患病率分别为 12.5% 和 3.4%,美国男性和女性患病率分别为 33.9% 和 17.4%,巴西男性和女性患病率分别为 46.5% 和 30.6%,德国男性和女性患病率分别为 59.4% 和 33.2%,挪威男性和女性患病率分别为 21.0% 和 13.0%,瑞士男性和女性患病率分别为 83.8% 和 60.8%,西班牙男性和女性患病率分别为 26.2% 和 28.0%,印度男性和女性患病率分别为 13.5% 和 6.1%。

国内也有研究报道不同民族间 OSAHS 存在患病率差异:广西地区汉族人 OSAHS 患病率(6.0%)高于壮族人(3.2%)和其他民族(3.3%),但由于不同民族间生活习惯、BMI、生活环境等均不相同,考虑该差异仍归因于典型的 OSAHS 危险因素。

(二) 地区分布

国内目前罕见针对老年人的 OSAHS 流行病学研究,各地的成人患病率调查基本在 4%左右,如表 10-5 所示。

表 10-5　OSAHS 的地区分布

调查时间 / 年	地区	患病率 /%
2003—2005	广西	4.3
2012	广西	4.14
2003—2005	湖南株洲	4.4
2007	湖南邵阳	3.1
2005—2008	福建福州	4.78
1998—2001	山西太原	3.5
2005	浙江温州	3.27

（三）时间分布

目前未见老年人群 OSAHS 发病存在季节变动的报道,同地区不同年份的流行病学数据暂缺。

三、影响因素研究及进展

（一）肥胖

肥胖人群(体重超过标准体重的 20% 以上,或 BMI ≥ 28kg/m²) 上呼吸道脂肪组织厚,易发咽喉部脂肪浸润、沉积,导致咽腔狭小和气道狭窄,且肥胖患者呼吸中枢控制的稳定性差,故 OSAHS 发生风险高。

（二）年龄

成年后随年龄增长患病率增加呈钟形曲线。女性绝经期后患病者增多,资料显示 70 岁以后患病率趋于稳定。

（三）性别

女性绝经前发病率显著低于男性。

（四）上气道解剖异常

上气道解剖异常包括鼻腔阻塞(鼻中隔偏曲、鼻甲肥大、鼻息肉及鼻部肿瘤等)、Ⅱ度以上扁桃体肥大、软腭松弛、悬雍垂过长或过粗、咽腔狭窄、咽部肿瘤、咽腔黏膜肥厚、舌体肥大、舌根后坠、下颌后缩及小颌畸形等。

（五）OSAHS 的家族史

研究发现 OSAHS 有家族聚集现象,其遗传规律有待进一步研究。目前已发现一部分基因(如血管紧张素原基因、β_3 肾上腺素能受体基因等)多态性与 OSAHS 间存在关联。基因可能从颌面部及咽部解剖结构、脂肪分布、呼吸道神经支配等方面影响 OSAHS 发生。

（六）长期大量饮酒和 / 或服用镇静、催眠类或肌肉松弛类药物

乙醇及镇静催眠类或肌肉松弛类药物可引起呼吸功能抑制;肌肉松弛药物可使咽喉部肌肉松弛,乙醇也可抑制咽喉部神经活性而引起肌肉松弛,从而引发上呼吸道塌陷。

（七）长期吸烟

尼古丁刺激导致的上气道神经肌肉保护作用减弱、吸烟引起的气道慢性炎症均可能在 OSAHS 发生中起作用。

（八）其他相关疾病

包括甲状腺功能低下、多囊卵巢综合征、肢端肥大症、心功能不全、脑卒中、胃食管反流及神经肌肉疾病等。

四、防治策略与措施

OSAHS 的防治可从危险因素入手，包括合理方式减肥，戒烟戒酒，避免不必要的镇静催眠类及肌肉松弛类药物使用。此外，应当加强宣教，纠正大众对打鼾的认知，提高大众对 OSAHS 危害的认识，积极开展筛查工作，落实一级和二级预防，尽早发现及诊治，改善患者预后，尽可能避免并发症。

本章基于目前的循证证据和临床诊疗经验，围绕慢性阻塞性肺疾病、肺栓塞、支气管哮喘、肺部感染及阻塞性睡眠呼吸暂停等几种最为常见的老年慢性呼吸系统疾病，为相关领域专家和同道提供参考性资料，为适应当今老年人呼吸系统疾病防治工作的需要提供依据。

期望未来通过全国性流行病学调查、老龄人群队列、自然人群队列获得老年人慢性呼吸系统疾病的临床特征和控制水平的资料，深入研究年龄增长对肺结构、生理功能及免疫功能的影响以及在疾病发生中的作用，进一步探讨老年人呼吸系统疾病发病的危险因素，开展相关临床表型研究，提出并建立早期诊断和评估流程。将"群医学"理念应用于老年共病研究及照护策略的制定中，提高全社会的共同关注，利用有限的医疗资源以期最大化改善我国老年呼吸系统疾病患者的预后和转归。

（董　芬　于　涛　牛宏涛　乌汗娜　张雨诗　杨　汀）

参考文献

［1］WANG C, XU J, YANG L, et al. Prevalence and risk factors of chronic obstructive pulmonary disease in China (the China Pulmonary Health [CPH] study): a national cross-sectional study[J]. Lancet,2018,391(10131):1706-1717.

［2］FANG L, GAO P, BAO H, et al. Chronic obstructive pulmonary disease in China: a nationwide prevalence study[J]. Lancet Respir Med, 2018,6(6):421-430.

［3］Global Burden of Disease Collaborative Network. Global Burden of Disease Study 2019 (GBD 2019) Results: Institute for Health Metrics and Evaluation (IHME) [EB/OL]. (2020-10-15)[2023-05-01] https:// vizhub. healthdata. org/gbd-results/.

［4］YIN P, WANG H, VOS T, et al. A subnational analysis for mortality and prevalence of chronic obstructive pulmonary disease in China 1990—2013: Findings from Global Burden of Disease Study 2013[J]. Chest, 2016, 150(6): 1269-1280.

［5］李晓燕, 胡楠, 黄正京, 等. 2004—2005 年中国居民呼吸系统疾病死亡水平及构成 [J]. 中华预防医学杂志, 2010, 44(4): 298-302.

［6］CHEN Z, PETO R, ZHOU M, et al. Contrasting male and female trends in tobacco-attributed mortality in China: evidence from successive nationwide prospective cohort studies [J]. Lancet, 2015, 386(10002): 1447-1456.

［7］YIN P, JIANG C Q, CHENG K K, et al. Passive smoking exposure and risk of COPD among adults in China: the Guangzhou Biobank Cohort Study[J]. Lancet, 2007, 370(9589): 751-757.

［8］KURMI O P, SEMPLE S, SIMKHADA P, et al. COPD and chronic bronchitis risk of indoor air pollution from solid fuel: a systematic review and meta-analysis[J]. Thorax, 2010, 65(3): 221-228.

[9] LIU S, ZHOU Y, WANG X, et al. Biomass fuels are the probable risk factor for chronic obstructive pulmonary disease in rural South China[J]. Thorax, 2007, 62(10): 889-897.

[10] ZHONG N, WANG C, YAO W, et al. Prevalence of chronic obstructive pulmonary disease in China: a large, population-based survey[J]. Am J Respir Crit Care Med, 2007, 176(8):753-760.

[11] KONSTANTINIDES SV, MEYER G, BECATTINI C, et al. 2019 ESC Guidelines for the diagnosis and management of acute pulmonary embolism developed in collaboration with the European Respiratory Society (ERS): The Task Force for the diagnosis and management of acute pulmonary embolism of the European Society of Cardiology (ESC)[J]. Eur Respir J, 2019, 54(3):1901647.

[12] ZHANG Z, LEI J, SHAO X, et al. Trends in Hospitalization and In-Hospital Mortality From VTE, 2007 to 2016, in China[J]. Chest, 2019, 155(2): 342-353.

[13] PHILLIPS AR, REITZ KM, MYERS S, et al. Association Between Black Race, Clinical Severity, and Management of Acute Pulmonary Embolism: A Retrospective Cohort Study[J]. J Am Heart Assoc, 2021, 10(17): e021818.

[14] MARTIN KA, MOLSBERRY R, CUTTICA MJ, et al. Time Trends in Pulmonary Embolism Mortality Rates in the United States, 1999 to 2018[J]. J Am Heart Assoc, 2020, 9(17): e016784.

[15] PAPI A, BRIGHTLING C, PEDERSEN SE, et al. Asthma[J]. Lancet, 2018 ,391(10122):783-800.

[16] HUANG K, YANG T, XU J, et al. China Pulmonary Health (CPH) Study Group. Prevalence, risk factors, and management of asthma in China: a national cross-sectional study[J]. Lancet, 2019, 394(10196):407-418.

[17] BAPTIST AP, BUSSE PJ. Asthma Over the Age of 65: All's Well That Ends Well[J]. J Allergy Clin Immunol Pract, 2018, 6(3):764-773.

[18] ENRIGHT PL, MCCLELLAND RL, NEWMAN AB, et al. Underdiagnosis and undertreatment of asthma in the elderly. Cardiovascular Health Study Research Group[J]. Chest, 1999, 116(3):603-613.

[19] MCHUGH MK, SYMANSKI E, POMPEII LA, et al. Prevalence of asthma among adult females and males in the United States: results from the National Health and Nutrition Examination Survey (NHANES), 2001—2004[J]. J Asthma, 2009, 46(8): 759-766.

[20] KIM YK, KIM SH, TAK YJ, et al. High prevalence of current asthma and active smoking effect among the elderly[J]. Clin Exp Allergy, 2002, 32(12): 1706-1712.

[21] ELLWOOD P, ASHER MI, BILLO NE, et al. The Global Asthma Network rationale and methods for Phase I global surveillance: prevalence, severity, management and risk factors[J]. Eur Respir J, 2017, 49(1): 1601605.

[22] KO FW, LAI CK, WOO J, et al. 12-year change in prevalence of respiratory symptoms in elderly Chinese living in Hong Kong[J]. Respir Med, 2006, 100:1598-1607.

[23] SONG WJ, KIM MY, JO EJ, et al. Rhinitis in a community elderly population: relationships with age, atopy, and asthma[J]. Ann Allergy Asthma Immunol, 2013, 111:347-351.

[24] GBD Chronic Respiratory Disease Couaborators. Prevalence and attributable health burden of chronic respiratory diseases, 1990—2017: a systematic analysis for the Global Burden of Disease Study 2017[J]. Lancet Respir Med, 2020,8(6): 585-596.

[25] MAIO S, BALDACCI S, CARROZZI L, et al. Respiratory symptoms/diseases prevalence is still increasing: a 25-yr population study[J]. Respir Med, 2016, 110:58.

[26] KIM BK, KIM JY, KANG MK, et al. Allergies are still on the rise? A 6-year nationwide population-based study in Korea[J]. Allergol Int, 2016, 65:186.

[27] WIJESINGHE M, WEATHERALL M, PERRIN K, et al. International trends in asthma mortality rates in the 5- to 34-year age group: a call for closer surveillance[J]. Chest, 2009,135:1045.

[28] Centers for Disease Control and Prevention (CDC). Asthma mortality -Illinois, 1979—1994[J]. MMWR

Morb Mortal Wkly Rep, 1997, 46:877.

［29］MOORMAN JE, RUDD RA, JOHNSON CA, et al. National surveillance for asthma-United States, 1980—2004[J]. MMWR SurveillSumm, 2007,56:1.

［30］HARJU M, KESKI-NISULA L, GEORGIADIS L, et al. Parental smoking and cessation during pregnancy and the risk of childhood asthma[J]. BMC Public Health, 2016, 16:428.

［31］HALL SC, AGRAWAL DK. Vitamin D and bronchial asthma: an overview of data from the past 5 years[J]. Clin Ther, 2017, 39(5):917-929.

［32］JOLLIFFE DA, GREENBERG L, HOOPER RL, et al. Vitamin D supplementation to prevent asthma exacerbations: a systematic review and meta-analysis of individual participant data[J]. Lancet Respir Med , 2017, 5(11):881-890.

［33］NIU H , YU T , LI X , et al. Exposure Response Relationship of Acute Effects of Air Pollution on Respiratory Diseases：China, 2013—2018[J]. China CDC Weekly, 2021, 3(45):5.

［34］GUARNIERI M, BALMES JR. Outdoor air pollution and asthma[J]. Lancet, 2014, 383(9928):1581-1592.

［35］GAUDERMAN WJ, URMAN R, AVOL E, et al. Association of improved air quality with lung development in children[J]. N Engl J Med, 2015, 372(10):905-913.

［36］AHLUWALIA SK, MATSUI EC. Indoor environmental interventions for furry pet allergens, pest allergens, and mold: looking to the future[J]. J Allergy Clin Immunol,2018, Pract 6(1):9-19.

［37］PONGRACIC JA, O'CONNOR GT, MUILENBERG ML, et al. Differential effects of outdoor versus indoor fungal spores on asthma morbidity in inner-city children[J]. J Allergy Clin Immunol, 2010, 125(3):593-599.

［38］TOGIAS A, GERGEN PJ, HU JW, et al. Rhinitis in children and adolescents with asthma: Ubiquitous, difficult to control, and associated with asthma outcomes[J]. J Allergy Clin Immunol, 2019, 143(3):1003-1011.

［39］BAPTIST AP, HAO W, KARAMCHED KR, et al. Distinct Asthma Phenotypes among Older Adults with Asthma[J]. J Allergy Clin Immunol Pract, 2018, 6(1):244-249.

［40］HALL C, NICI L, SOOD S, et al. Nonpharmacologic Therapy for Severe Persistent Asthma[J]. The journal of allergy and clinical immunology, 2017, 5(4):928-935.

［41］中华医学会呼吸病学分会 . 中国成人社区获得性肺炎诊断和治疗指南 (2016 年版)[J]. 中华结核和呼吸杂志 , 2016,39(4):253-279.

［42］刘慧 , 肖新才 , 陆剑云 , 等 . 2009—2012 年广州市社区获得性肺炎流行特征和病原学研究 [J]. 中华预防医学杂志 ,2013,47(12):1089-1094.

［43］JAIN S, SELF WH, WUNDERINK RG, et al. CDC EPIC Study Team. Community-Acquired Pneumonia Requiring Hospitalization among U. S. Adults[J]. N Engl J Med, 2015, 373(5):415-427.

［44］TAKAKI M, NAKAMA T, ISHIDA M, et al. High incidence of community-acquired pneumonia among rapidly aging population in Japan: a prospective hospital-based surveillance[J]. Jpn J Infect Dis, 2014, 67(4):269-275.

［45］GONZÁLEZ-CASTILLO J, MARTÍN-SÁNCHEZ FJ, LLINARES P, et al. Spanish Society of Emergency Medicine and Emergency Care; Spanish Society of Geriatrics and Gerontology; Spanish Society of Chemotherapy; Spanish Society of Pneumology and Thoracic Surgery; Spanish Society of Home Hospitalization. Guidelines for the management of community-acquired pneumonia in the elderly patient[J]. Rev EspQuimioter, 2014, 27(1):69-86.

［46］BARTLETT JG, BREIMAN RF, MANDELL LA, et al. Community-Acquired Pneumonia in Adults: Guidelines for Management[J]. Clinical Infectious Diseases,1998,26(4):811-838.

［47］FURMAN CD, LEINENBACH A, USHER R, et al. Pneumonia in older adults[J]. Curr Opin Infect Dis, 2021, 34(2):135-141.

［48］TUMMALAPALLI SL, SILBERZWEIG J, CUKOR D, et al. Racial and Neighborhood-Level Disparities in COVID-19 Incidence among Patients on Hemodialysis in New York City[J]. J Am Soc Nephrol, 2021, 32(8):2048-2056.

［49］黄清洪，肖凯，张延斌.老年社区获得性肺炎临床流行病学分析 [J].健康前沿,2016,23(2):17.

［50］老年人流感和肺炎链球菌疫苗接种中国专家建议写作组，中华医学会老年医学分会呼吸学组，中华老年医学杂志编辑部.老年人流感和肺炎链球菌疫苗接种中国专家建议 [J].中华老年医学杂志,2018,37(2):113-122.

［51］金金，孙铁英，李燕明.老年人吸入性肺炎的危险因素和预防策略 [J].中华老年医学杂志,2009,28(5):434-437.

［52］葛楠，Leng Sean X.老年人社区获得性肺炎的诊治和预防 [J].中华老年医学杂志,2012,31(3):261-262.

［53］何权瀛，王莞尔.阻塞性睡眠呼吸暂停低通气综合征诊治指南 (基层版)[J].中国呼吸与危重监护杂志,2015,14(4): 398-405.

［54］SENARATNA C V, PERRET J L, LODGE C J, et al. Prevalence of obstructive sleep apnea in the general population: A systematic review[J]. Sleep Med Rev, 2017, 34: 70-81.

［55］王蓓，邢景才，韩长旭，等.太原市睡眠呼吸暂停低通气综合征的流行病学调查 [J].中华结核和呼吸杂志,2004,27(11): 760-762.

［56］刘建红，韦彩周，黄陆颖，等.广西地区打鼾及阻塞性睡眠呼吸暂停低通气综合征的流行病学调查 [J].中华流行病学杂志,2007,28(2): 115-118.

［57］侯冬青，王湘富，杨辉红，等.阻塞性睡眠呼吸暂停低通气综合征的临床流行病学调查及相关因素分析 [J].医学临床研究,2006(3): 297-299.

［58］黄赛瑜，项松洁，倪丽艳，等.温州地区健康体检人群中阻塞性睡眠呼吸暂停低通气综合征的流行现状 [J].中国预防医学杂志,2009,10(11): 1013-1015.

［59］林其昌，黄建钗，丁海波，等.福州市 20 岁以上人群阻塞性睡眠呼吸暂停低通气综合征流行病学调查 [J].中华结核和呼吸杂志,2009,32(3): 193-197.

［60］邹小量，朱胜华，李多洛，等.邵阳市 20 岁以上人群阻塞性睡眠呼吸暂停低通气综合征的流行病学调查 [J].中国现代医学杂志,2007,8: 956-959.

［61］LIU JH, WEI CZ, HUANG LY, et al. Prevalence of signs and symptoms suggestive of obstructive sleep apnea syndrome in Guangxi, China[J]. Sleep Breath, 2014, 18(2): 375-382.

［62］苏轶，徐伟伟，王向云，等.东营市东营区老年人阻塞性睡眠呼吸暂停低通气综合征流行病学调查 [J].临床耳鼻咽喉头颈外科杂志,2016,30(4): 299-305.

［63］HIESTAND D M, BRITZ P, GOLDMAN M, et al. Prevalence of symptoms and risk of sleep apnea in the US population: Results from the national sleep foundation sleep in America 2005 poll[J]. Chest, 2006, 130(3): 780-786.

［64］BIXLER E O, VGONTZAS A N, TEN HAVE T, et al. Effects of age on sleep apnea in men: I. Prevalence and severity[J]. Am J Respir Crit Care Med, 1998,157(1): 144-148.

［65］赵阳，李建瑞，王利伟，等.北京市朝阳区成人打鼾及阻塞性睡眠呼吸暂停低通气综合征流行病学调查 [J].中国医药导报,2013,10(27): 108-111.

［66］胡庆磊，杜翠萍，杨扬，等.上海市普陀区 20 岁以上人群阻塞性睡眠呼吸暂停低通气综合征流行病学调查 [J].中国眼耳鼻喉科杂志,2017. 17(1): 49-54.

［67］GHAZI L, BENNETT A, PETROV M E, et al. Race, Sex, Age, and Regional Differences in the Association of Obstructive Sleep Apnea With Atrial Fibrillation: Reasons for Geographic and Racial Differences in Stroke Study[J]. J Clin Sleep Med, 2018,14(9): 1485-1493.

［68］HEINZER R, VAT S, MARQUES-VIDAL P, et al. Prevalence of sleep-disordered breathing in the general population: the HypnoLaus study[J]. Lancet Respir Med, 2015, 3(4): 310-318.

［69］PEPPARD P E, HAGEN E W. The Last 25 Years of Obstructive Sleep Apnea Epidemiology-and the Next 25?[J]. Am J Respir Crit Care Med, 2018, 197(3): 310-312.

［70］BIXLER E O, VGONTZAS A N, LIN H M, et al. Prevalence of sleep-disordered breathing in women: effects of gender[J]. Am J Respir Crit Care Med, 2001,163(3 Pt 1): 608-613.

［71］ANDERSEN M L, BITTENCOURT L R, ANTUNES I B, et al. Effects of progesterone on sleep: a possible pharmacological treatment for sleep-breathing disorders?[J]. Curr Med Chem, 2006,13(29): 3575-3782.

［72］KAMIL M A, TENG C L, HASSAN S A. Snoring and breathing pauses during sleep in the Malaysian population[J]. Respirology, 2007,12(3): 375-380.

［73］FIETZE I, LAHARNAR N, OBST A, et al. Prevalence and association analysis of obstructive sleep apnea with gender and age differences - Results of SHIP-Trend[J]. J Sleep Res, 2019,28(5): e12770.

［74］BENJAFIELD A V, AYAS N T, EASTWOOD P R, et al. Estimation of the global prevalence and burden of obstructive sleep apnoea: a literature-based analysis[J]. Lancet Respir Med, 2019, 7(8): 687-698.

［75］MARSHALL N S, WONG K K, LIU P Y, et al. Sleep apnea as an independent risk factor for all-cause mortality: the Busselton Health Study[J]. Sleep, 2008, 31(8): 1079-1085.

［76］MIHAERE K M, HARRIS R, GANDER P H, et al. Obstructive sleep apnea in New Zealand adults: prevalence and risk factors among Mori and non-Māori[J]. Sleep, 2009, 32(7): 949-956.

［77］PEPPARD P E, YOUNG T, BARNET J H, et al. Increased prevalence of sleep-disordered breathing in adults[J]. Am J Epidemiol, 2013, 177(9): 1006-1014.

［78］TUFIK S, SANTOS-SILVA R, TADDEI J A, et al. Obstructive sleep apnea syndrome in the Sao Paulo Epidemiologic Sleep Study[J]. Sleep Med, 2010, 11(5): 441-446.

［79］HRUBOS-STRØM H, RANDBY A, NAMTVEDT S K, et al. A Norwegian population-based study on the risk and prevalence of obstructive sleep apnea. The Akershus Sleep Apnea Project (ASAP)[J]. J Sleep Res, 2011, 20(1 Pt 2): 162-170.

［80］DURÁN J, ESNAOLA S, RUBOI R, et al. Obstructive sleep apnea-hypopnea and related clinical features in a population-based sample of subjects aged 30 to 70 yr[J]. Am J Respir Crit Care Med, 2001, 163(3 Pt 1): 685-689.

［81］REDDY E V, KADHIRAVAN T, MISHRA H K, et al. Prevalence and risk factors of obstructive sleep apnea among middle-aged urban Indians: a community-based study[J]. Sleep Med, 2009,10(8): 913-918.

第十一章

老年糖尿病流行病学

第一节 概　述

　　糖尿病(diabetes mellitus,DM),古代称为消渴病,在中国有两千多年的历史记录。1985年 WHO 专家咨询委员会提出,糖尿病是由多种病因引起的代谢紊乱,其特点是血液高血糖、伴胰岛素分泌不足和/或作用障碍,导致碳水化合物、脂肪、蛋白质代谢紊乱,造成多种器官的慢性损伤、功能障碍或衰竭。

　　根据美国糖尿病学会(American Diabetes Association,ADA)的标准,糖尿病可以根据血糖标准进行诊断,包括空腹血糖(fasting plasma glucose,FPG)值、口服葡萄糖耐量试验(oral glucose tolerance test,OGTT)和糖化血红蛋白标准(HbA1c criteria),具体标准如表 11-1 所示。上述这些方法还可以用于筛查试验,但为了提高筛查的效果,需要在高风险人群中进行评估。FPG 和 2 小时血糖检测结果有时不一致。与 FPG 和 HbA1c 相比,2 小时血糖检测值可以诊断出更多的糖尿病前期和糖尿病患者,但在 HbA1c 和血糖值不一致的情况下,FPG 和 HbA1c 更为准确。2021 年美国预防医学工作组(U.S.Preventive Services Task Force,USPSTF)发布了糖尿病前期及 2 型糖尿病(type 2 diabetes mellitus,T2DM)筛查建议指南:①糖尿病前期诊断标准:FPG 为 5.55~6.94mmol/L,HbA1c 为 5.7%~6.4%,或餐后 2 小时血糖7.77~11.04mmol/L。②对超重或肥胖人群,即体重指数(body mass index,BMI)≥25kg/m² 或 BMI ≥30kg/m² 的人群,糖尿病前期/T2DM 的筛查年龄由 2015 版指南的 40 岁提前至 35岁,并建议每 3 年筛查 1 次。③对于亚裔美国人,将筛查人群的 BMI 范围定为 ≥23kg/m²更为合适。

　　近年来,科学技术的进步使得人们的生活方式和社会人口结构发生巨大的变化,生产方式更加便利,导致糖尿病等慢性病患病率呈上升趋势。据 WHO 估计,全球共有 4.22 亿成年人患有糖尿病,全球的患病率(8.5%)在 40 年里几乎翻了一番。2016 年,糖尿病是世界第七大死亡原因,每年约有 150 万人的死亡直接归因于糖尿病。国际糖尿病联盟研究报告显示,2025 年糖尿病患者将达到 3.8 亿,各个国家糖尿病患病人数均在不断增长,预计到 2030 年将突破 5.52 亿。

表 11-1　基于美国糖尿病学会的糖尿病诊断标准

指标	定义
空腹血糖值	空腹血糖 ≥ 126mg/dL（7.0mmol/L）。空腹的定义是至少 8 小时无热量摄入
OGTT 2 小时血糖	OGTT 2 小时血糖 ≥ 200mg/dL（11.1mmol/L）。试验应按照 WHO 的要求进行，使用含有相当于 75g 溶解在水中的无水葡萄糖的葡萄糖负荷
糖化血红蛋白标准	糖化血红蛋白 ≥ 6.5%（48mmol/mol）。检测应在实验室中使用 NGSP 认证、糖尿病控制和并发症试验检测标准化的方法进行。在没有明确高血糖的情况下，诊断需要在同一样本或两个独立的样本中进行两次检测异常
随机血糖	在伴有典型高血糖或高血糖危象的患者中，随机测定血糖 ≥ 200mg/dL（11.1mmol/L）

我国是全球糖尿病患病率增长最快的国家之一，也是糖尿病患者最多的国家，2021 年我国糖尿病患者达到 1.4 亿。糖尿病并发症常累及血管、眼、肾和足等多个脏器，致残、致死率高。糖尿病疾病负担研究显示，2016 年我国糖尿病死亡人数超过 14 万，死亡率从 1990 年的 6.3/10 万上升至 2016 年的 10.3/10 万。我国糖尿病死亡率呈快速上升趋势，全国死因监测数据集报告糖尿病死亡率由 2010 年的 10.25/10 万增长至 2020 年的 17.58/10 万，增长了 71.51%。

根据国家统计局的数据，2017 年我国 60 岁及以上的老年人占总人口的 17.3%，约 2.4 亿，其中 20% 以上的老年人为糖尿病患者；2020 年我国 60 岁及以上的老年人占总人口的 18.7%，约 2.64 亿，其中 30% 以上的老年人为糖尿病患者。我国 40 余年糖尿病流行病学调查研究显示，随着糖尿病总患病率的增加，老年 T2DM 的患病率也呈上升趋势。中国老年医学会内分泌代谢分会制定的《中国老年 2 型糖尿病防治临床指南（2022 年版）》中强调：①老年糖尿病分型无特殊；②近年全国糖尿病流行病学的调查研究显示，将 HbA1c ≥ 6.5% 作为糖尿病的诊断标准可增加 0.5%~1.9% 的检出率，故"指南"将 HbA1c ≥ 6.5% 作为糖尿病诊断标准；③老年糖尿病的诊断标准与中青年患者相同，即存在多尿、多饮、多食、体质量减轻等典型糖尿病症状，加上 FPG ≥ 7.0mmol/L，或随机血糖 ≥ 11.1mmol/L，或 OGTT 2 小时血糖 ≥ 11.1mmol/L，或 HbA1c ≥ 6.5%，即可诊断。若无典型糖尿病症状，需择期复查。考虑到患者的血糖变异性及临床表现差异，对于 FPG、餐后 2 小时血糖或随机血糖仅有一项升高达糖尿病诊断标准的患者，尽管其 HbA1c < 6.5%，均应择期行 OGTT 明确诊断。

总之，老年人的糖尿病防治重点主要是加大健康教育和健康干预，以饮食、运动、教育、监测、药物作为控制血糖的主要手段，包括健康饮食、增加体育锻炼和活动等。为了防止老年 T2DM 患者发生心血管疾病的并发症，同时也建议这些患者戒烟，并定期评估其血管及肺功能，已戒烟患者也应定期检测血管及肺功能，及早发现病变并及时治疗。随着多组学的不断发展，已经发现了许多与老年糖尿病相关的基因和蛋白，这将为今后发现新的有效的糖尿病防治措施提供帮助。

第二节　流　行　特　征

一、地区分布

老年糖尿病的分布存在地区差异。世界各国之间老年糖尿病的患病率存在差别，发达国家高于发展中国家。美国 65 岁以上居民糖尿病患病率为 29.5%,澳大利亚 65~74 岁老年人糖尿病患病率为 9.4%,75 岁以上的患病率更高,为 10.9%。欧洲国家 60~79 岁老年人的糖尿病患病率是 10%~20%。国际糖尿病联盟分析,未来世界各地应该还会出现糖尿病患病人数急剧增加的趋势(表 11-2)。同一个国家不同地区的老年糖尿病患病率也存在差别。我国的糖尿病调查显示,经济发展好的城市糖尿病患病率高于其他城市,城市患病率高于农村患病率。2015—2017 年全国 31 省(区、市)调查结果显示城市 60 岁以上老年人糖尿病患病率为 13.7%,农村为 12.0%。

表 11-2　2021 年世界糖尿病患病人数前十的国家以及 2045 年预测患病前十的国家

排名	2021 年		2045 年	
	国家	糖尿病患病人数 /100 万	国家	糖尿病患病人数 /100 万
1	中国	140.9	中国	174.4
2	印度	74.2	印度	124.9
3	巴基斯坦	33.0	巴基斯坦	62.2
4	美国	32.2	美国	36.3
5	印度尼西亚	19.5	印度尼西亚	28.6
6	巴西	15.7	巴西	23.2
7	墨西哥	14.1	孟加拉国	22.3
8	孟加拉国	13.1	墨西哥	21.2
9	日本	11.0	埃及	20.0
10	埃及	10.9	土耳其	13.4

二、时间分布

近几十年糖尿病的患病率呈上升趋势,美国健康调查资料表明,过去的 10 年间美国全人口糖尿病患病率逐步增加,2008 年达到 12.8%,2018 年达到 14.3%,其中 65 岁及以上老年人患病率达到 29.5%,糖尿病的患病率保持增长趋势。我国 2013—2018 年 31 省(区、市)成人糖尿病流行病学调查结果显示糖尿病的患病率从 2013 年的 10.9% 增加到 2018 年的 12.4%,2018 年糖尿病患者总数估计为 1.298 亿人,我国迅速跨入世界糖尿病人数最多的国家行列。形成这种变动趋势的主要原因是中国进入人口老龄化时期以及肥胖和生活方式的改变,另外临床诊断指标的灵敏度提高、诊断标准的变化以及医疗保健的改善等也是影响因素。

根据《中国卫生健康统计年鉴》的数据,2017—2020 年,60 岁以上老年人的年龄别糖尿病死亡率的变化趋势不明显(表 11-3)。从城市老年居民年龄别糖尿病死亡率的变动可以看出,60~64 岁、65~69 岁年龄组的老年人糖尿病死亡率处于比较平稳的状态,85 岁及以上老年人的死亡率随着时间变化波动比较大。

表 11-3 我国 2017—2020 年城市和农村地区 60 岁以上老年人的糖尿病年龄别死亡率

单位:1/10 万

年份 / 年	地区	60 岁 ~	65 岁 ~	70 岁 ~	75 岁 ~	80 岁 ~	85 岁及以上
2017	城市	31.28	54.95	79.58	120.52	247.87	448.59
	农村	26.26	49.32	74.69	100.09	141.99	205.13
2018	城市	31.66	54.88	78.54	112.86	218.11	441.77
	农村	27.55	48.68	73.72	94.51	138.19	213.49
2019	城市	23.24	43.24	76.11	138.31	211.26	487.19
	农村	22.02	42.04	78.3	123	163.08	266.33
2020	城市	25.9	43.09	82.33	135.89	223.01	416.48
	农村	22.67	41.55	75.87	126.5	177.36	245.71

三、人群分布

(一)年龄

几乎所有的人群研究都显示糖尿病的患病率随着年龄增长而增加。2018 年中国慢性病及其危险因素监测调查分析显示:30~39 岁人群中糖尿病的患病率为 6.5%,40~49 岁人群中为 11.1%,50~59 岁人群中为 19.3%,60 岁及以上人群中为 23.9%~27.3%,我国糖尿病患病率随着年龄的增长而增加。有研究显示,中国和日本的糖尿病在 60 岁以后出现患病高峰;在印度,60~69 岁人群的糖尿病患病率高于其他人群,70 岁以后患病率出现下降。不同地区的糖尿病患病率有整体随年龄增长而增高的趋势,但是近年来随着生活方式的改变,肥胖者增多,糖尿病发病有逐步年轻化的趋势。

(二)性别

关于不同性别的糖尿病患病率差异,研究结果并不一致。2015—2017 年全国 31 省(区、市)调查结果显示:男性患病率为 13.7%,高于女性患病率(11.8%)。在西欧和美国,女性的糖尿病患病率高于男性。在美国 40~69 岁人群中,女性患病率是男性的 2 倍,随着年龄的增长,女性的患病率逐渐降低,最后与男性持平。在欧洲,女性的糖尿病患病率高于男性并且随着年龄的增长有增加的趋势。但在日本和韩国,男性患病率高于女性。不同国家老年糖尿病性别比例的差异可能与种族因素无关,而是环境和行为危险因素的差异造成的。

(三)职业

不同职业的劳动性质和劳动强度与糖尿病的发生有密切关系。研究显示脑力劳动者的糖尿病患病率高于体力劳动者,且脑力劳动紧张者高于脑力劳动不紧张者,轻体力劳动者的糖尿病患病率高于重体力劳动者,体力劳动强度越高,糖尿病患病率越低。研究表明,职业性质与糖尿病的发生密切相关,不同职业人群的糖尿病患病率由高到低依次为:科教文卫人员、行政管理人员、工人、军人、个体户、农民。

(四)种族

国内外研究资料表明,不同种族糖尿病的患病率不同。Pima 印第安民族是世界上糖尿病患病率最高的民族,约有 50% 的 Pima 印第安人患有糖尿病。其他印第安人部落,瑙鲁人及别的太平洋岛国如斐济、萨摩亚(南太平洋)、汤加(南太平洋)的患病率也较高。阿拉斯加的爱斯基摩人糖尿病的患病率最低,土著居民糖尿病患病率为1.5%,其中因纽特人仅为0.9%。2019年美国的一项健康调查发现:亚裔美国人患病率为21.3%,高于美国非西班牙裔白人(11.9%)和非西班牙裔黑人(18.4%);调整年龄、性别和BMI后,亚裔人发生糖尿病的风险是白人的1.8倍。我国不同民族的糖尿病患病率也有差异。2013年中国慢性病及其危险因素监测调查分析显示:汉族、满族、维吾尔族、壮族和回族的糖尿病患病率分别为14.7%、15.0%、12.2%、12.0%和10.6%,藏族患病率显著低于其他民族,为4.3%。这提示不同民族间的某些因素可能与糖尿病发生有关。糖尿病的发生与不同种族人群经历的生活方式转变关系密切,传统或土著民族在城市化过程中往往伴有糖尿病患病率的增加,而保留原传统生活方式的人群其患病率基本维持不变。

(五) 家族史

糖尿病的家族聚集性已经得到国内外研究的一致认可。我国的调查结果表明有糖尿病家族史者糖尿病和糖耐量减低的患病率(7.74% 和 6.47%)显著高于无糖尿病家族史者(3.91% 和 4.42%)。糖尿病一级亲属的患病率为 2.1%~5.2%,较一般人群高出 5~21 倍。有研究对 175 个有糖尿病家族史的糖尿病先证者进行 3 代家族史调查,研究发现:2 代均有糖尿病患者的家系占 86.3%(151/175);先证者同胞糖尿病患病率为 45.3%(126/278);先证者一级亲属糖尿病的患病率为 70.7%(261/369);在相似的生活环境下,糖尿病患者同胞的糖尿病患病率是其配偶的 4.2 倍。糖尿病的家族聚集性在老年人群依旧存在。

(六) 移民

糖尿病不仅与种族有关,与移居也有一定的关联。印度人移居到新加坡后患病率高达6.1%,移居到马来西亚后患病率为 4.2%,移居到南非后,患病率为 4%~6%,不仅比印度本土居民高,比移居地的其他民族也高。夏威夷华人患病率为 1.8%,马来西亚华人患病率为7.4%,毛里求斯华人患病率高达 16%,相比国内居民都高。托克劳人(南太平洋托克劳岛上的民族)移民新西兰后,糖尿病患病率明显升高,是本土居民的 2~5 倍,肥胖可以部分解释这种差异,但调整 BMI 后,仍比本土居民患病率高。这些移民研究提示,环境因素在糖尿病的病因学上具有重要意义,并且不同种族的遗传易感性不同。

第三节　影响因素研究及进展

糖尿病是由多种病因引起的代谢紊乱。其特点是慢性高血糖,伴胰岛素分泌不足和 /或作用障碍,导致碳水化合物、脂肪、蛋白质代谢紊乱,造成多种器官的慢性损伤,功能障碍或衰竭。非胰岛素依赖型糖尿病主要是由遗传因素和环境因素引起外周组织胰岛素抵抗和胰岛素分泌缺陷,导致机体胰岛素相对或绝对不足,使葡萄糖摄取利用减少,从而引发高血糖,导致糖尿病。老年发病者多为 T2DM,资料表明我国老年人群的 T2DM 占发病人数的95%,因此重点阐述 T2DM 的危险因素。

一、遗传因素

家族聚集性研究表明,糖尿病患者一级亲属糖尿病发病风险是一般人群的 3.5 倍;双生子分析显示,异卵双生子同病率为10%~15%,同卵双生子同病率为41%~55%,提示遗传因素在T2DM发生中发挥重要作用。家族聚集性的程度经常用同胞相对危险度来表示,即疾病在患病同胞与普通人群中的流行率之比。研究显示,欧洲人口中T2DM的同胞相对危险度大约是3.5。在丹麦人群中所做的一项长达23年随访研究发现,母亲是糖尿病患者,则其后代发展成为糖尿病的可能性是对照人群的2.06倍,父亲是糖尿病患者,则其后代发展成为糖尿病的可能性是对照人群的1.79倍,而如果父母皆为糖尿病患者,则其后代发展为糖尿病的可能性是对照人群的3.4倍。

近年来,随着人类基因组计划的完成和功能基因组学研究的开展,一系列T2DM相关易感基因被发现,并引起人们的关注。近年来,经重复验证与其相关联的基因有转录因子7类似物2(transcription factor 7-like2,TCF7L2)基因、过氧化物酶体增殖物激活受体γ(peroxisome proliferators activate receptor gamma,PPAR-γ或PPARG)、电压门控钾通道亚家族Q1(potassium voltage-gated channel,subfamily Q,number1,KCNQ1)基因、β-细胞腺苷三磷酸-敏感性钾通道(potassium inward-rectifying channel,sub-family J,menber11,KCNJ1)基因等。

TCF7L2基因是目前为止发现的与T2DM关联强度最高的易感基因之一,在白种人群中约有1/5的T2DM患者存在TCF7L2基因突变。TCF7L2基因是Wnt信号传导通路中的转录因子,其表达量与胰岛β细胞增殖,凋亡及胰岛素的分泌密切相关。大量研究结果显示,TCF7L2基因多态性与T2DM明显相关联。

遗传流行病学研究还发现了其他一些候选基因。近来一些研究表明,PC-1是决定胰岛素敏感性的因素之一,可能在胰岛素抵抗中起重要作用。PC-1又叫血浆细胞分化抗原1,是一种血浆细胞膜糖蛋白。此外,有研究资料表明,端粒长度与老年糖尿病及其相关并发症有关。未来还需要进行更多的研究揭示T2DM的遗传学基础,这不仅可以从分子水平上提高我们对疾病发病机制的认识,而且对T2DM的诊断、预防和治疗具有重要的意义。

二、肥胖

肥胖是T2DM的重要诱发因素之一。美国全民健康营养调查显示,超重者发生糖尿病的风险是体重正常者的2.9倍。2019年全球疾病负担研究结果显示,高BMI是T2DM负担的最重要风险因素。2018年Galaviz等人通过系统综述和Meta分析研究发现每多减1kg体重,糖尿病发病率就会降低29%。我国研究人员在某体检人群中发现:BMI>28kg/m²的人群糖尿病患病率为21.2%,高于24kg/m²<BMI≤28kg/m²的人群(11.4%)和BMI≤24kg/m²的人群(3.3%)。T2DM不仅与肥胖有关,还与体脂分布类型相关。腰臀比(waist hip ratio,WHR)是反映向心性肥胖的一个重要指标,向心性肥胖者较全身性肥胖者更易患T2DM。甘肃省进行的糖尿病流行病学调查结果显示,在肥胖与T2DM发病关系中,WHR比BMI更敏感。肥胖发展为糖尿病的机制尚不十分清楚。研究表明脂肪细胞释放的游离脂肪酸(free fatty acid,FFA)在肥胖发展成为糖尿病的过程中起着重要的作用。FFA可通过抑制外周组织对葡萄糖的摄取和利用,使胰岛素对糖代谢的作用降低,从而导致胰岛素抵抗。FFA还可通过促进糖异生、在葡萄糖-脂肪酸循环中直接与葡萄糖相互竞争等影响葡萄糖的代谢。

三、体力活动不足

很多研究发现体力活动不足会增加T2DM发病的危险,活动最少的人与活动最多的人患病率相差 2~6 倍。这种现象存在于欧洲人、美国土著人、亚洲印第安人、中国人、毛里求斯克里奥尔人、波利尼西亚人等多种人群。有规律的体育锻炼能增加胰岛素的敏感性和改善糖耐量。我国的调查结果显示,老年糖尿病的患病率随着职业体力活动的加强而下降。因此,加强体育锻炼是预防糖尿病的措施之一。

四、糖耐量减低及胰岛素抵抗

糖耐量减低(impaired glucose tolerance,IGT)是指血糖水平介于正常人和糖尿病患者之间的一种中间状态。WHO 已正式将糖耐量减低看成 T2DM 的一个高危因素。糖耐量减低严重的老年人群糖尿病患病率也常高于一般人群,在糖耐量减低诊断后的 5~10 年复查时,大约有 1/3 的人发展成为糖尿病。研究表明改善膳食并且增加体力活动有利于降低糖耐量减低向糖尿病的转化率。

胰岛素抵抗是指机体对一定量的胰岛素的生物学反应低于预期正常水平的一种现象,常伴有高胰岛素血症。研究证实,胰岛素抵抗是老年 T2DM 高危人群的重要特征之一。在糖耐量正常或减低的人发展成为 T2DM 的过程中,循环胰岛素水平起主要作用。

五、膳食因素

大量流行病学研究发现:白米等精制碳水化合物、含糖饮料、饱和脂肪酸、食用油、盐、酒等的摄入量与血糖水平呈正相关,而全谷物、植物性食物、豆腐等豆制品、酸奶等乳制品、茶等的摄入量与血糖水平呈负相关。一项对美国艾奥瓦州 55~69 岁的老年女性进行 11 年的饮食习惯与 T2DM 关联的队列研究发现:在调整可能的混杂因素(年龄、吸烟饮酒、BMI 等)后,植物脂肪的摄入量与 T2DM 呈负相关,用多不饱和脂肪酸代替饱和脂肪酸可降低 T2DM 的发生。根据 2019 年全球疾病负担研究在美洲大陆的调查,所有危险因素中,以红肉、加工肉和含糖饮料摄入过多而全谷物、水果、纤维和坚果摄入不足为代表的不良膳食因素,对糖尿病的影响仅次于 BMI,排名第二。浙江省的老年膳食调查显示,糖尿病标化发病率从大到小排列顺序与水果摄入量从小到大的趋势基本一致。国人烹调蔬菜的方式多为油炒,而不是煮或蒸,因此受混杂因素影响,有一些社区研究观察到吃蔬菜更多的人糖尿病患病率反而更高。

由于单独讨论特定食物与糖尿病的关系有很多局限性,近年来更多膳食指南开始关注综合各种食物成分的特定膳食模式。新加坡华人健康研究(Singapore Chinese health study)发现在西方人群中确定的高质量饮食,如地中海饮食、健康饮食指数 2010、DASH 饮食、健康素食等,也与亚洲人群中较低的糖尿病风险显著相关。此外,提高膳食多样性也有助于预防和减少糖尿病的发生,膳食多样化可增加肠道菌群的多样性,改善糖耐量。

饮食行为也会影响血糖反应。在进食碳水化合物之前摄入蛋白质或蔬菜可以降低餐后血糖峰值。美国心血管健康研究(cardiovascular health study)发现,虽然老年人每天吃早餐并不会显著降低 T2DM 风险,但对于基线血糖受损的参与者来说,早上 9 点后吃第一顿饭与患 T2DM 的危险降低有关。

六、社会经济状况

糖尿病与社会经济状况紧密相关。中低收入国家糖尿病患者数量多,患病率上升幅度大。在发达国家,较差的社区社会经济条件与糖尿病的危险增加相关,糖尿病常见患病人群已由高社会经济地位人群转变为低社会经济地位人群。而我国在中老年人群中进行的一些研究显示,较高的家庭收入和受教育程度仍是糖尿病的危险因素。社会经济状况是一个综合的因素,除直接影响外还可能通过改变肥胖风险和生活习惯等间接影响疾病的发生。

七、病毒感染

早在 1864 年,人们就发现了糖尿病的发生与病毒感染有很大的相关性。与糖尿病有关的病毒包括腮腺炎病毒、肠病毒、疱疹病毒、丙型肝炎病毒、人 T 细胞白血病病毒 1 型等。新型冠状病毒大流行期间许多国家的糖尿病发病率出现明显增长,感染了严重急性呼吸综合征冠状病毒 2 型(SARS-CoV-2)的人在之后诊断为 1 型糖尿病的可能性更高,预后更差。在 1 型糖尿病发病过程中,病毒感染可能引起自身免疫反应,导致胰岛 β 细胞损伤。病毒感染还可能诱发炎症反应和胰岛素抵抗,影响细胞对葡萄糖的利用,加快糖耐量异常到 T2DM 的转变。

八、空气污染

空气污染在全球疾病负担危险因素中排名较高,并且与包括糖尿病在内的几种慢性非传染性疾病均有关。颗粒物、臭氧、NO_2、硫氧化物等空气污染物可能通过内皮功能障碍、交感神经过度活跃、全身炎症反应升高、线粒体功能障碍和氧化应激发挥作用。相对于室外,家庭和工作环境的室内污染物浓度往往更高。

九、其他

吸烟、抑郁、噪声、高心率、睡眠不足、夜间光照等都是糖尿病的易患因素,流行病学分析表明这些风险因素均可独立或至少部分地导致疾病的发展,但它们的作用靶点可能有所不同,也很少直接影响 β 细胞的功能。而血液中的代谢物则可作为应激原直接发挥作用,代谢组学研究发现了上百种与 T2DM 风险相关的血浆和血清标志物,如甘油酯、支链和芳香族的氨基酸、碳水化合物及能量相关代谢物等。

综上所述,老年糖尿病是遗传因素、环境因素共同参与和 / 或相互作用而引起的多因素疾病。具有遗传易感性的老年个体在环境危险因素作用下,易于发生 T2DM。

第四节　防治策略与措施

一、策略

糖尿病是 21 世纪全球面临的重大公共卫生问题,世界各国都十分重视糖尿病的防治。WHO 自 1999 年发起国际糖尿病防治行动,在之后的几年不断提出糖尿病防治指南及规划,我国也相应提出糖尿病防治规划纲要及成立全国糖尿病防治专家委员会。我国将糖尿病列为国家慢性病防治的重点之一,明确糖尿病防治的具体目标、任务、对策及措施。2020 年我国出台《中国 2 型糖尿病防治指南(2020 年版)》,主要以"九五纲要"为背景,坚持预防为主的方针,以控制糖尿病患病率上升趋势、减少并发症、提高患者生存率、改善生活质量为目标。

糖尿病的有效控制应包括三级预防策略:一级预防旨在减少糖尿病的发病率;二级预防主要是通过早发现、早诊断和早治疗尽快控制高 FPG 异常,是在已诊断的 T2DM 患者中预防糖尿病并发症的发生;三级预防为延缓糖尿病并发症的进展、降低致残率和死亡率,并提高患者的生命质量。

中国糖尿病的防治指南策略是从预防疾病出发,强调加大社会健康教育力度,重点关注糖尿病高危人群的筛查,早期发现和监护,在治疗方面制定和完善糖尿病的三级管理,特别是运动健康教育和个体化指导的方式,使患者掌握防治知识和技能,进行自我管理。开展以健康促进为手段的社区综合防治,强调"防"与"治"的结合,最大限度调动政府、卫生部门和非卫生部门、糖尿病学会和协会等组织进行防治,使防治效果更好、效率更高。

二、措施

(一)健康教育

糖尿病的初级预防方案包括针对高危人群(如糖尿病前期或肥胖患者)的方案和针对一般人群的方案。糖尿病的人群预防是病因预防,最重要的措施是公众的健康教育,以改变不良的生活方式。健康教育的内容主要包括:合理控制体重、参加适当的体育锻炼和体力活动、合理膳食、避免服用损伤糖耐量的药物等。

(二)筛查高危人群

因我国人口众多,在全人群中通过血糖检测来筛查糖尿病前期患者并系统性地发现其他高危人群不具有可行性,所以高危人群的发现主要依靠机会性筛查(如在健康体检中或在进行其他疾病的诊疗时)。在条件允许时,可针对高危人群进行血糖筛查。

高危人群是指:①有糖调节受损史;②年龄 ≥ 45 岁;③超重、肥胖(BMI ≥ 24kg/m²,男性腰围 ≥ 90cm,女性腰围 ≥ 85cm);④ T2DM 患者的一级亲属;⑤高危种族;⑥有巨大胎儿(出生体重 ≥ 4kg)生产史,妊娠糖尿病史;⑦高血压(血压 ≥ 140/90mmHg)或正在接受降压治疗;⑧血脂异常:高密度脂蛋白胆固醇 ≤ 0.91mmol/L 及甘油三酯 ≥ 2.22mmol/L,或正在接受调脂治疗;⑨心脑血管疾病患者;⑩有糖皮质激素诱发糖尿病病史者;⑪ BMI ≥ 28kg/m² 的多囊卵巢综合征患者;⑫严重精神病和/或长期接受抗抑郁症药物治疗的患者;⑬静坐生活方式。由上述标准可知,老年人是糖尿病高危人群,因此重点关注老年人的血糖健康迫在眉睫。

推荐采用 FPG 和 2 小时 OGTT 进行筛查,行 2 小时 OGTT 有困难的情况下可筛查 FPG,但仅筛查 FPG 会有漏诊的可能性。如果筛查结果正常,3 年后应重复检查。此外,《中国 2 型糖尿病防治指南(2020 年版)》首次将 HbA1c 纳入糖尿病诊断标准。IGT 是最重要的 T2DM 高危人群,每年有 1.5%~10.0% 的 IGT 患者进展为 T2DM。对于筛查出的糖尿病高危人群,给予适当的生活方式干预可显著延缓或预防 T2DM 的发生。

(三)积极治疗和控制

老年糖尿病患者可以反映民族的过去与未来,因此不应局限于被动的预防和治疗,应主动进行控制。对于已经发展成为糖尿病的患者,应采取积极有效的措施控制糖尿病的进一步发展,严格控制血糖,预防并发症的发生。在没有明显糖尿病血管并发症但具有心血管疾病危险因素的 T2DM 患者中采取降糖、降压、降脂和应用阿司匹林等措施,可以预防心血管疾病和糖尿病微血管病变的发生。对于年龄较大、糖尿病病程较长和已经发生了心血管疾病的患者,要充分平衡血糖控制的利弊,在血糖控制目标的选择上采用个体化的策略。糖尿病的治疗措施主要包括医学营养治疗、运动治疗、戒烟、药物治疗、手术治疗以及患者的教育。

限于目前医学水平,糖尿病仍然是终身性的疾病,因此应给予糖尿病患者终身的密切医疗关注。糖尿病治疗的近期目标是通过控制高血糖和相关代谢紊乱来消除糖尿病症状和防止出现急性代谢并发症,糖尿病治疗的远期目标是通过良好的代谢控制预防慢性并发症,提高糖尿病患者的生活质量。因此,糖尿病的控制不是传统意义上的治疗而是系统的管理。

(黄　涛)

参考文献

[1] WANG L, LI X, WANG Z, et al. Trends in Prevalence of Diabetes and Control of Risk Factors in Diabetes Among US Adults, 1999—2018 [J]. Jama, 2021, 326 (8): 1-13.

[2] The DECODE-study group on behalf of the European Diabetes Epidemiology Group. Is fasting glucose sufficient to define diabetes？ Epidemiological data from 20 European studies. The DECODE-study group. European Diabetes Epidemiology Group. Diabetes Epidemiology: Collaborative analysis of Diagnostic Criteria in Europe [J]. Diabetologia, 1999, 42 (6): 647-654.

[3] SUN H, SAEEDI P, KARURANGA S, et al. IDF Diabetes Atlas: Global, regional and country-level diabetes prevalence estimates for 2021 and projections for 2045 [J]. Diabetes Res Clin Pract, 2022, 183 (109119).

[4] WANG L, PENG W, ZHAO Z, et al. Prevalence and Treatment of Diabetes in China, 2013—2018 [J]. Jama, 2021, 326 (24): 2498-2506.

[5] RAMACHANDRAN A, SNEHALATHA C. Current scenario of diabetes in India [J]. J Diabetes, 2009, 1 (1): 18-28.

[6] CHENG Y J, KANAYA A M, ARANETA M R G, et al. Prevalence of Diabetes by Race and Ethnicity in the United States, 2011—2016 [J]. Jama, 2019, 322 (24): 2389-2398.

[7] WANG L, GAO P, ZHANG M, et al. Prevalence and Ethnic Pattern of Diabetes and Prediabetes in China in 2013 [J]. Jama, 2017, 317 (24): 2515-2523.

[8] KYVIK K O, GREEN A, BECK-NIELSEN H. Concordance rates of insulin dependent diabetes mellitus: a population based study of young Danish twins [J]. BMJ, 1995, 311 (7010): 913-917.

[9] MEDICI F, HAWA M, IANARI A, et al. Concordance rate for type Ⅱ diabetes mellitus in monozygotic twins: actuarial analysis [J]. Diabetologia, 1999, 42 (2): 146-150.

[10] AASBJERG K, NØRGAARD C H, VESTERGAARD N, et al. Risk of diabetes among related and unrelated family members [J]. Diabetes Res Clin Pract, 2020, 160 (107997).

[11] DEL BOSQUE-PLATA L, MARTINEZ-MARTINEZ E, ESPINOZA-CAMACHO M, et al. The Role of TCF7L2 in Type 2 Diabetes [J]. Diabetes, 2021, 70 (6): 1220-1228.

[12] CHENG F, CARROLL L, JOGLEKAR M V, et al. Diabetes, metabolic disease, and telomere length [J]. Lancet Diabetes Endocrinol, 2021, 9 (2): 117-126.

[13] GBD 2019 Diabetes in the Americas Collaborators. Burden of diabetes and hyperglycaemia in adults in the Americas, 1990—2019: a systematic analysis for the Global Burden of Disease Study 2019 [J]. Lancet Diabetes Endocrinol, 2022, 10 (9): 655-667.

[14] GALAVIZ K I, WEBER M B, STRAUS A, et al. Global Diabetes Prevention Interventions: A Systematic Review and Network Meta-analysis of the Real-World Impact on Incidence, Weight, and Glucose [J].

Diabetes Care, 2018, 41 (7): 1526-1534.

[15] ENUM A K, BREKKE I, MDALA I, et al. Effects of dietary and physical activity interventions on the risk of type 2 diabetes in South Asians: meta-analysis of individual participant data from randomised controlled trials [J]. Diabetologia, 2019, 62 (8): 1337-1348.

[16] AUNE D, NORAT T, LEITZMANN M, et al. Physical activity and the risk of type 2 diabetes: a systematic review and dose-response meta-analysis [J]. Eur J Epidemiol, 2015, 30 (7): 529-542.

[17] ROBERTS C K, HEVENER A L, BARNARD R J. Metabolic syndrome and insulin resistance: underlying causes and modification by exercise training [J]. Compr Physiol, 2013, 3 (1): 1-58.

[18] Collaborators GBD. Burden of diabetes and hyperglycaemia in adults in the Americas, 1990-2019: a systematic analysis for the Global Burden of Disease Study 2019 [J]. Lancet Diabetes Endocrinol, 2022, 10 (9): 655-667.

[19] CHEN G C, KOH W P, NEELAKANTAN N, et al. Diet Quality Indices and Risk of Type 2 Diabetes Mellitus: The Singapore Chinese Health Study [J]. Am J Epidemiol, 2018, 187 (12): 2651-2661.

[20] CAREW A S, MEKARY R A, KIRKLAND S, et al. Prospective study of breakfast frequency and timing and the risk of incident type 2 diabetes in community-dwelling older adults: the Cardiovascular Health Study [J]. Am J Clin Nutr, 2022, 116 (2): 325-334.

[21] WU H, BRAGG F, YANG L, et al. Sex differences in the association between socioeconomic status and diabetes prevalence and incidence in China: cross-sectional and prospective studies of 0. 5 million adults [J]. Diabetologia, 2019, 62 (8): 1420-1429.

[22] ZHANG J, CHEN Z, PARNA K, et al. Mediators of the association between educational attainment and type 2 diabetes mellitus: a two-step multivariable Mendelian randomisation study [J]. Diabetologia, 2022, 65 (8): 1364-1374.

[23] ATKINSON M A, POWERS A C. Distinguishing the real from the hyperglycaemia: does COVID-19 induce diabetes？ [J]. Lancet Diabetes Endocrinol, 2021, 9 (6): 328-329.

[24] THIERING E, HEINRICH J. Epidemiology of air pollution and diabetes [J]. Trends Endocrinol Metab, 2015, 26 (7): 384-394.

[25] KOLB H, MARTIN S. Environmental/lifestyle factors in the pathogenesis and prevention of type 2 diabetes [J]. Bmc Med, 2017, 15 (1): 131.

[26] MORZE J, WITTENBECHER C, SCHWINGSHACKL L, et al. Metabolomics and Type 2 Diabetes Risk: An Updated Systematic Review and Meta-analysis of Prospective Cohort Studies [J]. Diabetes Care, 2022, 45 (4): 1013-1024.

第十二章

老年慢性肾脏病流行病学

第一节　概　　述

慢性肾脏病(chronic kidney disease,CKD)是指肾脏结构和/或功能异常,且持续3个月以上,可由多种免疫和代谢因素引起。肾脏功能由肾小球滤过率(glomerular filtration rate,GFR)反映,代表肾小球滤过小分子量物质的能力,其下降反映肾单位数量的减少,或单个肾单位滤过能力的下降。肾脏损伤可通过多种检查异常判断,例如,蛋白尿、尿沉渣镜检异常(如血尿和管型尿)、肾小管损伤导致的尿电解质紊乱、肾脏病理检查异常、影像学检查异常等。其中,蛋白尿(尤其是尿白蛋白升高)是临床上常用的肾脏损伤指标,反映了肾小球滤过屏障受损导致大分子量物质滤过增加。2002年,美国肾脏病协会发布的《美国肾脏病与透析患者生存质量指导指南》(Kidney Disease Outcomes Quality Initiative,KDOQI)首次基于上述两个维度对CKD进行了标准化定义(表12-1)。2009年,世界肾脏病协会发布的《肾脏疾病:改善全球预后》(Kidney Disease Improving Global Outcome,KDIGO)临床指南沿袭并改进了KDOQI指南对于CKD的定义和分期标准,并于2012年再次进行修订,是目前临床和科研识别CKD的主要依据。需要指出的是,这一诊断和分期标准不因患者的年龄和合并疾病情况而改变。

表 12-1　慢性肾脏病的定义

下述任何一项指标异常持续3个月以上	
肾脏损伤指标 (具备至少1项)	白蛋白尿[尿白蛋白排泄率≥30mg/24h;尿白蛋白肌酐比≥30mg/g(或3mg/mmol)] 尿沉渣异常 肾小管功能障碍导致的电解质异常等 组织病理学异常 影像学检查提示的肾脏结构异常 肾移植史
肾脏功能降低	肾小球滤过率<60ml/(min·1.73m^2)

评价GFR的金标准是测量肾脏对于主要由其滤过的外源性物质的清除能力(如菊粉清除率或放射性物质标记的碘海醇清除率)。然而,上述方法有创且过程烦琐,仅在少数需确证GFR的情况下使用。常规情况下,以肾脏对身体内源性物质的清除率或血清水平来估计GFR

（称为 eGFR）。血肌酐是最常用的反映肾脏功能的指标，以其为基础并纳入年龄、性别和种族变量的估计公式较血肌酐本身更能够准确估计 GFR。目前，KDIGO 指南推荐采用 CKD 流行病学公式（CKD-EPI）计算 eGFR。我国及日本等东亚国家学者对比了血肌酐 CKD-EPI 的四种族和两种族公式，发现两种族公式更适用于东亚人群。近期，美国学者对 CKD-EPI 公式进行更新，取消了种族因素。该公式在东亚人群中应用的准确性尚待评价。除血肌酐外，血清胱抑素 C 也为常用的估计 GFR 的内源性标志物。KDIGO 临床指南推荐对 eGFR 降低的 CKD 患者采用血清胱抑素 C 或联合血肌酐和血清胱抑素 C 的 CKD-EPI 公式进行确认，以提高 eGFR 的准确性。此外，应注意内源性标志物的血清水平高低会受到除肾脏滤过能力之外其他因素的影响，如血肌酐水平受肌肉含量、饮食和干扰肾小管排泌功能的药物因素影响，这是其固有缺陷。

CKD 患者易并发心血管疾病，增加死亡风险。患者的肾功能持续下降，还可最终进展至终末期肾病（end-stage renal disease，ESRD），需要昂贵的肾脏替代治疗（血液透析、腹膜透析和肾脏移植）以维持生命。KDIGO 临床指南对于 CKD 的定义和分期标准来自 CKD 预后协作组（Chronic Kidney Disease Prognosis Consortium，CKD-PC）在全球范围数十项队列研究的数百万人群中获得的 CKD 与心血管疾病、死亡和 ESRD 关系的研究证据。由此确立了病因（cause，C）、GFR（G）和尿白蛋白肌酐比（urine albumin-creatinine ratio，uACR，A）的 "CGA" 体系。由于 CKD 的病因往往较难确定，CKD 的分期主要依据 GFR 和 uACR 水平。两者与 CKD 预后的关系不仅有剂量反应关系，还存在协同作用，由此绘制的 "热图" 如表 12-2 所示。

表 12-2 慢性肾脏病的分期和风险分层

分期	肾脏功能	GFR/［ml/（min·1.73m²）］	uACR/(mg·g⁻¹)		
			A1	A2	A3
			正常至轻度升高 <30	中度升高 30~300	重度升高 >300
G1	正常/增高	≥90	低危	中危	高危
G2	轻度降低	60~89	低危	中危	高危
G3a	轻度/中度降低	45~59	中危	高危	极高危
G3b	中度/重度降低	30~44	高危	极高危	极高危
G4	重度降低	15~29	极高危	极高危	极高危
G5	肾脏衰竭	<15	极高危	极高危	极高危

第二节　流行特征及疾病负担

一、来自全球疾病负担研究的 CKD 疾病负担情况

全球疾病负担（GBD）研究为揭示老年人群的 CKD 疾病负担提供了多维度和具有时间趋势的信息。根据该研究 2017 年的报告，全球范围所有成年人 CKD 的患病率为 9.1%（95% *CI*：8.5%~9.8%），相当于 6.975 亿患者，较 1990 年时上升了 29.3%。其中，CKD 1~2 期、3 期、4 期、5 期、透析和肾脏移植的患病率分别为 5.0%、3.9%、0.16%、0.07%、0.041% 和 0.011%。中国和印度

有全球超过 1/3 的 CKD 患者。其中,中国估计有 1.323 亿(95% *CI*:1.218 亿~1.437 亿)患者,印度有 1.151 亿(95% *CI*:1.068 亿~1.241 亿)患者。2017 年,直接死于 CKD 的患者估计有 120 万人,另有 140 万人死于 CKD 相关的心血管和代谢性疾病。CKD 总体贡献了 4.6% 的全球死亡人数,较 1990 年时上升了 41.5%,死因顺位从第 17 位上升至第 12 位。虽然人口老龄化、高血压和糖尿病的流行使得 CKD 的疾病负担呈现增加趋势,然而,经年龄标化后的 CKD 患病率和死亡率都未出现增长,1990—2017 年患病率变化 1.2%(95% *CI*:−1.1%~3.5%),死亡率变化 2.8%(95% *CI*:−1.5%~6.3%)。在中国,1990—2017 年,CKD 的年龄标化患病率和死亡率都呈显著下降,变化分别为 −6.1%(95% *CI*:−8.1%~−4.3%)和 −17.9%(95% *CI*:−28.7%~−12.6%)。

基于 2019 年的 GBD 数据,全球和中国 60~89 岁老年人群中 CKD 的发病率、患病率、造成死亡人数、伤残调整寿命年(DALY)以及 DALY 如表 12-3 所示。对于 1990—2019 年全球和中国 60~89 岁人群的 CKD 疾病负担的变化趋势分析可见,世界范围内 CKD 的发病率和患病率始终呈现增长趋势,而 CKD 相关的死亡率以及 DALY 自 2010 年前后开始进入平台期。我国老年人群的 CKD 发病率自 1995 年开始进入上升期,至目前仍呈现上升趋势,而患病率自 2015 年前后开始下降。我国老年人群的 CKD 相关死亡率和 DALY 自 1998 年起呈上升趋势,其后自 2005 年起进入波动期,目前都处于下降趋势(图 12-1)。GBD 研究中 CKD 的数据来源于在中国开展的大规模人群调查和发表的科研论文(如北京市 CKD 横断面调查、中国 CKD 横断面调查和中国健康与养老追踪调查等),疾病负担指标的波动情况还可能因为数据来源在某些年份未将 CKD 1~2 期归类为 CKD。

表 12-3　GBD 报告 2019 年全球和中国 60~89 岁老年人群的 CKD 疾病负担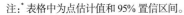

	全球	中国
发病率 /%	1.23(1.08~1.38)	0.87(0.75~0.98)
患病率 /%	29.24(26.93~31.77)	23.70(21.56~25.96)
死亡人数 / 万人	92.47(85.14~98.51)	14.68(12.59~16.74)
疾病特异死亡率 /10^{-5}	91.27(84.03~97.23)	57.74(49.52~65.83)
DALY/ 年	1 930.20(1 787.11~2 093.29)	320.94(276.19~366.97)
DALY/(年·10^{-5})	1 905.12(1 763.89~2 066.09)	1 262.47(1 086.45~1 443.55)

注:* 表格中为点估计值和 95% 置信区间。

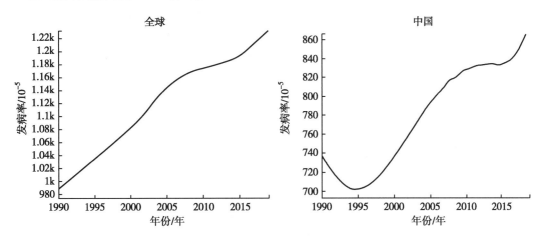

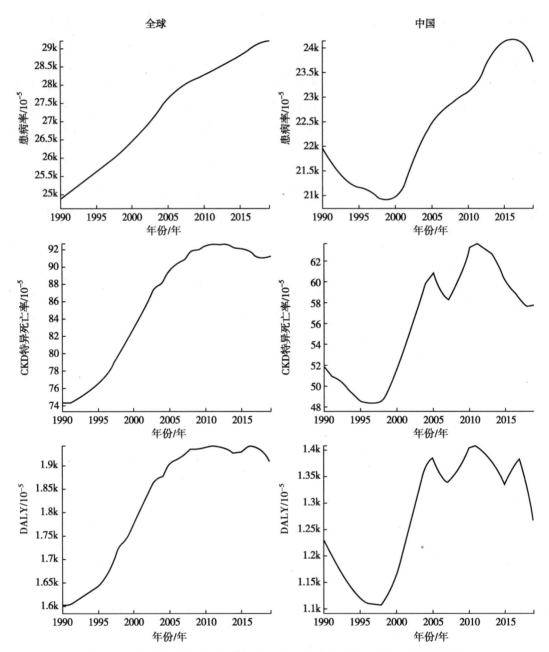

图 12-1　全球和中国 60~89 岁人群 1990—2019 年 CKD 疾病负担变化趋势

资料来源：Institute for Health Metrics and Evaluation.Global Burden of Disease 2019 annual data report［R/OL］.
(2022-09-13)https://vizhub.healthdata.org/gbd-results/.

二、中美两国代表性一般人群患病率比较

CKD 的患病率随着年龄的增长而显著增高,以中美两国具有代表性的研究为例。2010
年,北京大学第一医院牵头开展了中国成人 CKD 患病率和危险因素调查,该研究通过分
层整群随机抽样获得了具有代表性的中国一般人群样本,报告 CKD 整体患病率为 10.8%

[eGFR<60ml/(min·1.73m^2) 和 / 或 uACR ≥ 30mg/g]，仅由 eGFR 在 15~59ml/(min·1.73m^2) 定义的 CKD 3~4 期患病率为 1.7%。本章作者对该研究的老年人群资料进行分析，发现 65~79 岁和 ≥ 80 岁组人群的 CKD 患病率分别为 23.3% 和 26.1%，CKD 3~4 期患病率分别为 6.1% 和 6.2%。美国健康和营养调查（National Health and Nutrition Examination Survey，NHANES）是自二十世纪六十年代开始定期开展的横断面调查，以复杂抽样设计框架获得具有代表性的一般人群样本。在 2011—2012 年的 NHANES 调查结果中，全年龄段人群 CKD 患病率为 14.2%，而在 65~79 岁和 ≥ 80 岁年龄段分别达到 31.5% 和 65.0%。全年龄段人群 CKD 3~4 期患病率为 6.9%，在 65~79 岁和 ≥ 80 岁则分别达到 21.7% 和 51.1%。此外，与 1988—1994 年的 NHANES 结果相比，无论是所有成年人群还是老年人群，CKD 患病率均在 2003—2004 年时达到高峰，而后呈现稳定或下降趋势（表 12-4）；对于一般人群高血压和糖尿病的有效控制可能是美国出现 CKD 患病率下降的原因。对比中美两国人群的 CKD 患病率结果可见：我国虽然 CKD 整体 1~5 期患病率与美国接近，但是 65 岁以上人群的患病率低于美国，并且由肾脏功能下降定义的中晚期 CKD 患病率也较低，提示我国人群的 CKD 更多是尿蛋白的增加。此外，应注意上述研究均以单次测量的 GFR 和 uACR 来定义 CKD，未考虑 ">3 个月" 的时间标准，既往研究发现这可能高估 25%~50% 的 CKD 患病率。

表 12-4　中美两国 CKD 分年龄段患病率[*]

CKD 分类	总体	18~39 岁	40~64 岁	65~79 岁	≥ 80 岁
中国成人 CKD 患病率和危险因素调查					
CKD 总体[†]	10.8%	6.7%	12.2%	23.3%	26.1%
	(10.2%~11.3%)	(5.9%~7.5%)	(11.4%~13.1%)	(21.2%~25.3%)	(20.4%~31.8%)
CKD 3~4 期[‡]	1.7%	0.6%	1.9%	6.1%	6.2%
	(1.5%~1.9%)	(0.4%~0.8%)	(1.6%~2.2%)	(5.0%~7.2%)	(3.9%~8.5%)
NHANES 1988—1994					
CKD 总体[†]	11.8%	4.9%	9.5%	30.7%	56.1%
	(10.9%~12.7%)	(4.1%~5.7%)	(8.3%~10.7%)	(27.5%~33.9%)	(52.1%~60.0%)
CKD 3~4 期[‡]	4.8%	0.1%	2.0%	19.4%	43.2%
	(4.3%~5.4%)	(0~0.2%)	(1.6%~2.4%)	(17.0%~21.8%)	(39.4%~47.0%)
NHANES 2003—2004					
CKD 总体[†]	14.0%	5.1%	10.1%	36.9%	67.2%
	(12.4%~15.5%)	(3.6%~6.7%)	(8.3%~11.9%)	(27.5%~33.9%)	(63.2%~71.1%)
CKD 3~4 期[‡]	6.9%	0.2%	3.1%	25.1%	56.1%
	(5.9%~7.9%)	(0.0~0.5%)	(2.2%~3.9%)	(20.7%~29.5%)	(51.0%~61.2%)
NHANES 2011—2012					
CKD 总体[†]	14.2%	6.1%	10.8%	31.5%	65.0%
	(12.4%~15.9%)	(4.6%~7.6%)	(8.6%~13.1%)	(28.9%~34.2%)	(58.2%~71.8%)
CKD 3~4 期[‡]	6.9%	0.2%	3.8%	21.7%	51.1%
	(5.5%~8.3%)	(0.0~0.4%)	(2.2%~5.5%)	(18.0%~25.4%)	(44.21%~57.89%)

注：[*] 表格中为点估计值和 95% 置信区间。[†]CKD 的定义为：eGFR ≥ 60ml/(min·1.73m^2) 以及 uACR ≥ 30mg/g，或 eGFR<60ml/(min·1.73m^2)；[‡]CKD 3~4 期定义为：eGFR：15~<60ml/(min·1.73m^2)。

三、中国肾脏疾病数据网络报告住院患者 CKD 疾病负担情况

中国肾脏疾病数据网络(China Kidney Disease Network,CK-NET)是由北京大学第一医院肾脏内科王海燕教授于 2014 年发起建立,涵盖全国 60 余个大型肾脏疾病诊疗中心和若干区域健康医疗数据平台的合作网络。作为 CK-NET 的重要组成部分,经国家卫生健康委员会授权,我国研究者基于全国性的住院患者数据系统,即医院质量监测系统(Hospital Quality Monitoring System,HQMS)报告了住院患者的 CKD 疾病负担、合并常见疾病和预后相关情况。截至 2016 年 12 月,HQMS 已覆盖全国 31 个省(区、市)961 家三级医院,由上述医院每日上传病案首页信息,并由 HQMS 信息平台进行严格质量控制,确保准确性和一致性。CK-NET 研究采用相关的 ICD-10 疾病编码识别 CKD 患者,采用 ICD-10 疾病编码结合治疗药物收费记录识别心血管疾病和糖尿病患者。基于 2016 年的数据,共识别出 99.272 7 万例 CKD 患者,占所有住院患者的比例为 4.86%,男性(6.40%)高于女性(3.63%),城市户籍人群(5.46%)略高于农村户籍人群(5.10%)。病因方面,糖尿病肾病、高血压肾病、梗阻性肾病、肾小球肾炎、慢性肾小管间质性肾炎和其他病因的比例分别为 26.70%、21.39%、16.00%、14.41%、1.66% 和 19.85%。对于 60 岁以上人群,因 CKD 住院占所有住院的比例如图 12-2 所示。

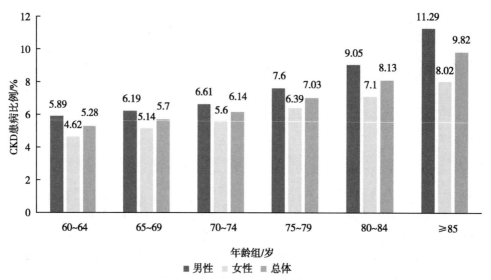

图 12-2 全国 60 岁以上老年住院患者 CKD 患病比例

为了更好地体现 CKD 带来的疾病负担,该报告比较了 CKD 患者、非 CKD 患者和糖尿病患者的合并心血管疾病情况。在 60 岁以上人群中,随着年龄的增长,CKD 合并冠心病、脑卒中、心力衰竭和心房纤颤的比例逐渐增加,且在不同年龄段的比例都高于非 CKD 患者。CKD 患者合并冠心病和脑卒中比例与糖尿病患者相当,但是合并心力衰竭和心房纤颤的比例高于糖尿病患者(图 12-3)。对于住院死亡事件,在 CKD 患者中的比例明显高于非 CKD 患者和糖尿病患者(图 12-4)。CK-NET 报告纳入了全国范围三级医院的住院患者,且疾病诊断信息准确性较高,有利于明确 CKD 患者合并症的情况,并通过与其他的常见疾病对比

（如糖尿病）进一步明确了 CKD 所造成的疾病负担。

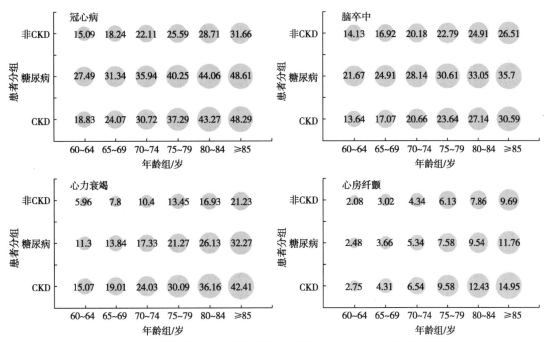

图 12-3　全国住院 CKD、糖尿病和非 CKD 患者合并心血管疾病情况
注：气泡中显示数字为百分比。

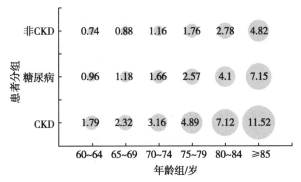

图 12-4　全国住院 CKD、糖尿病和非 CKD 患者的住院死亡情况
注：气泡中显示数字为百分比。

第三节　影响因素研究及进展

一、CKD 的传统危险因素及变化趋势

高血压、糖尿病和代谢综合征是既往研究发现的主要的 CKD 危险因素。Fox 等人基于弗明汉队列研究 2 585 名基线无 CKD 的一般社区人群，从 1978—1982 年随访至 1998—

2001 年。以男性 eGFR<64.25ml/(min·1.73m^2)、女性 eGFR<59.25ml/(min·1.73m^2) 定义 CKD,在筛选基线临床特征的回归分析中,识别年龄、基线 eGFR 水平、体重指数、吸烟和糖尿病为新发 CKD 的危险因素。其中,糖尿病的比值比(odds ratio,OR) 为 2.60(95% CI:1.44~4.70)。进一步,以基线以及后续三次体检共 12 年的平均水平来定义暴露因素,则年龄、基线 eGFR 水平、高密度脂蛋白胆固醇、糖尿病和高血压与新发 CKD 相关;其中,糖尿病的 OR 值为 2.38(95% CI:1.45~3.92),高血压的 OR 值为 1.57(95% CI:1.17~2.12)。然而,另一项基于弗明汉队列后代研究的分析未发现空腹血糖受损和糖耐量减低与新发 CKD 的关联;调整心血管疾病危险因素后,单因素分析发现的关联不再具有统计学意义。此外,基于 1999—2004 年美国 NHANES 的研究发现,高血压和糖尿病与 CKD 患病相关,但是随着年龄增长,上述关联的强度减低。在 20~49 岁、50~69 岁和 ≥70 岁三个年龄组,以患病率比表示高血压与 CKD 3~4 期的关联强度分别为:1.94(95% CI:0.86~4.35)、1.51(95% CI:1.09~2.07) 和 1.31(95% CI:1.15~1.49),而糖尿病与 CKD 3~4 期的关联强度分别为 3.01(95% CI:1.35~6.74)、1.61(95% CI:1.15~2.25) 和 1.40(95% CI:1.15~1.69)。关于代谢综合征,一项荟萃分析纳入了 11 项研究,发现不仅代谢综合征作为整体与新发 CKD 相关[由 eGFR<60ml/(min·1.73m^2) 定义 CKD],OR 值为 1.55(95% CI:1.34~1.80),关联强度随着代谢综合征组分的增加而增强(趋势检验 P 值为 0.02);且每个组分单独也与 CKD 相关,高血压、高甘油三酯血症、低高密度脂蛋白胆固醇血症、向心性肥胖和空腹血糖异常的 OR 值依次为 1.61(95% CI:1.29~2.01)、1.27(95% CI:1.11~1.46)、1.23(95% CI:1.12~1.36)、1.19(95% CI:1.05~1.34)、1.14(95% CI:1.03~1.26)。

既往大量研究显示,西方发达国家无论是 CKD 患者还是 ESRD 的患者,糖尿病和高血压均是最常见病因。例如,美国肾脏数据系统通过统一的表格收集全国范围报告的需透析或肾脏移植治疗的 ESRD 病例。2021 年的报告显示,2019 年度美国共新增 134 608 例进行肾脏替代治疗的 ESRD 患者,其前三位原发病病因分别为糖尿病(62 799 例,占 46.65%)、高血压(38 017 例,占 28.24%)和肾小球肾炎(9 014 例,占 6.70%)。对于该国在 2019 年时现患的 809 103 名 ESRD 患者,糖尿病、高血压和肾小球肾炎同样也是前三位病因,分别占 38.70%、26.17% 和 14.65%。对于尚未进展至 ESRD 的 CKD 患者,虽然没有前瞻性数据能够提供危险因素与 CKD 关联的证据,但基于美国 NHANES 2015—2018 年的数据,糖尿病和高血压患者中 CKD 比例都显著高于无上述疾病的人群,分别是糖尿病人群的 36.3% 对比无糖尿病的 11.1%,有高血压人群的 22.5% 对比无高血压的 7.1%。然而,在肥胖(17.2%)和非肥胖患者(12.2%)中 CKD 比例的差异较小。在我国,近几十年来上述代谢性疾病的患病率持续增高。基于全国一般人群代表性样本调查结果显示,我国超重肥胖的患病率从 1982 年的 6.6% 上升到 2002 年的 21.8%;糖尿病患病率从 1980 年的 0.67% 上升到 2013 年的 10.9%;高血压患病率从 1991 年的 11.6% 上升到 2009—2010 年的 29.6%。上述 CKD 相关危险因素患病率的增加可能正在导致 CKD 病因谱由肾小球肾炎为主向糖尿病和高血压导致的肾脏损伤转变。2008 年,一项全国性透析患者的调查显示慢性肾小球肾炎为首位病因(占 45%),而高血压肾损害与糖尿病肾病分别占 19% 与 13%。然而,CK-NET 研究发现我国住院人群筛选的 CKD 患者中,2016 年时前三位病因已分别为糖尿病肾病、高血压肾病和梗阻性肾病。此外,通过多个年份的趋势分析发现,糖尿病相关 CKD 比例超过肾小球肾炎相关 CKD 比例发生在 2011 年,此后两者的差距在逐渐扩大(图 12-5)。

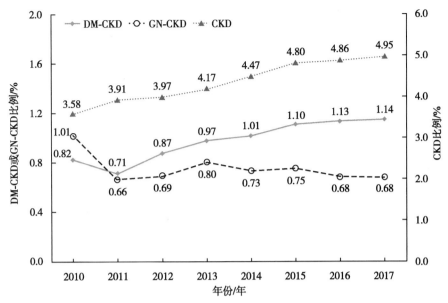

图 12-5　住院患者中 CKD、糖尿病相关 CKD 和肾小球肾炎相关 CKD 的变化趋势

注：CKD，慢性肾脏病；DM-CKD，糖尿病相关慢性肾脏病；GN-CKD，肾小球肾炎相关慢性肾脏病。

资料来源：YANG C，WANG H，ZHAO X，et al.CKD in China：Evolving Spectrum and Public Health Implications［J］.Am J Kidney Dis.2020,76(2):258-264. 图中的比例显示相应年份特定疾病占所有来自医院质量监测系统登记住院患者的百分比。

二、环境因素对 CKD 的影响

除了 CKD 的直接病因，包括空气污染在内的环境因素也对 CKD 产生显著影响。一项基于全国 282 个城市 938 所医院的 71 151 份肾活检标本的调查显示，2004—2014 年的 11 年间，虽然 IgA 肾病仍然是最常见的原发性肾小球疾病(占 36.3%)，膜性肾病却以每年 11% 的比例增长，目前已占原发性肾小球疾病的 30.2%。生态学相关分析显示此趋势可能与空气污染相关；膜性肾病的病例数在全国各地区的分布情况与空气细颗粒物($PM_{2.5}$)浓度 10 年间的分布情况一致。在 $PM_{2.5}$ 浓度高于 $70\mu g/m^3$ 的地区，$PM_{2.5}$ 浓度每增加 $10\mu g/m^3$，膜性肾病患病率增加 14%(OR=1.14，95% CI:1.10~1.18)。而在 $PM_{2.5}$ 浓度低于 $70\mu g/m^3$ 的地区，$PM_{2.5}$ 浓度的增加与膜性肾病患病率不相关(OR=1.02，95% CI:0.99~1.04)。估计有 15.2% 的膜性肾病可以归因于空气中 $PM_{2.5}$ 暴露。基于前述中国成人 CKD 患病率和危险因素调查研究与环境因子暴露数据匹配的分析，研究者发现调查前 2 年 $PM_{2.5}$ 平均浓度每增加 $10\mu g/m^3$，CKD 患病比值比增加 28%(OR=1.28，95% CI:1.22~1.35)，白蛋白尿的患病比值比增加 39%(OR=1.39，95% CI:1.32~1.47)。此外，二氧化氮水平和臭氧浓度也与 CKD 患病相关，上述两种污染物每增加 $10\mu g/m^3$，与 CKD 患病关联的 OR 值分别为 1.11 (95% CI:1.03~1.21) 和 1.12 (95% CI:1.09~1.15)。反之，城市绿地面积却与较低的 CKD 患病比值比相关，归一化植被指数(近红外通道与可见光通道反射差之差与之和的商，代表居民区绿化率)每增加 0.26 的 OR 值为 0.79 (95% CI:0.73~0.86)。上述关联受到 $PM_{2.5}$ 水平的效应修饰作用，关联仅在高 $PM_{2.5}$ 浓度地区显著［ ≥$47.3\mu g/m^3$，OR=0.56(95% CI:0.49~0.65)］，而在低 $PM_{2.5}$ 浓度地区则无关联［ <$47.3\mu g/m^3$，OR=0.95(95% CI:0.83~1.09)］。

第四节　疾病进展和预后

发生心血管疾病、死亡,以及进展为 ESRD 是 CKD 患者疾病进展的主要结局,既往大多数研究发现 CKD 患者的死亡风险(主要由心血管疾病导致)远高于 ESRD 风险。Keith 等研究纳入 27 998 名长期由美国 Kaiser Permanente 健康保健集团西北分支管理的 CKD 患者,平均年龄(61.4±14.1)岁,eGFR 经过间隔 3 个月以上两次<90ml/(min·1.73m^2)确认,经过 5.5 年的随访,上述人群达到 ESRD 并开始肾脏替代治疗(长期透析或肾脏移植)的比例在 CKD 2~4 期分别为 1.1%、1.3% 和 19.9%,而死亡比例则分别达到了 19.5%、24.3% 和 45.7%。死亡者较其他转归的人群在基线时已具有更高比例的冠心病、心力衰竭、糖尿病和贫血。另一项基于美国 65 岁以上 Medicare 参保者 5% 随机抽样样本(N=1 091 201)的研究则对比了糖尿病和 CKD 对人群心血管疾病和 ESRD 预后的影响。该研究将研究对象划分为无糖尿病和 CKD、仅有糖尿病、仅有 CKD 和糖尿病合并 CKD 四组,经过 2 年的随访,动脉粥样硬化性心血管疾病的发病率分别为 14.1/100 人年、25.3/100 人年、35.7/100 人年和 49.1/100 人年,充血性心力衰竭的发病率分别为 8.6/100 人年、18.5/100 人年、30.7/100 人年和 52.3/100 人年,肾脏替代治疗的发病率分别为 .04/100 人年、0.2/100 人年、1.6/100 人年和 3.4/100 人年,死亡发生率分别为 5.5/100 人年、8.1/100 人年、17.7/100 人年和 19.9/100 人年。可见,心血管疾病和死亡的风险在老年人群中远较 ESRD 的风险高。然而,从相对风险,即 Cox 比例风险回归模型获得的风险比(hazard ratio, HR)的角度出发,以无糖尿病且无 CKD 人群作为参照组时,尽管 CKD 和糖尿病对于心血管疾病和死亡的 HR 值相当,但是患有 CKD 对于发生 ESRD 的效应远高于糖尿病,仅 CKD 对应 HR 为 23.1,仅糖尿病对应 HR 为 2.52,CKD 合并糖尿病对应 HR 为 38.9(P 值均小于 0.001)。综上,CKD 患者的预后在绝对风险维度表现为以发生心血管疾病和死亡为主,但从病因学意义的角度,CKD 表现为与 ESRD 具有更强的相关性。

老年人具有较高的死亡率,从而对 ESRD 产生竞争风险作用。如本章第一节所述,CKD-PC 集合全球数十项一般人群、CKD 高危人群(高血压和/或糖尿病)和 CKD 患者队列,已识别 GFR 降低和 uACR 升高是心血管疾病、死亡和 ESRD 的危险因素。然而,eGFR 和 uACR 对于终点事件的效应可能会受到年龄的效应修饰作用。在一项纳入 209 622 名美国退伍军人 CKD 3~5 期患者的研究中(平均随访 3.2 年),在 18~44 岁的中青年人群中,当 eGFR<45ml/(min·1.73m^2)时,ESRD 的发生风险即已高于死亡。然而,对于 65~84 岁的老年人群,只有当 eGFR<15ml/(min·1.73m^2)时,ESRD 的发生风险才会高于死亡。而对于 85 岁以上的老年人群,ESRD 的发生风险始终要低于死亡。此外,CKD-PC 在一般人群和高危人群的研究发现,随着年龄增长,eGFR 降低[45ml/(min·1.73m^2)对比 80ml/(min·1.73m^2)]对于死亡影响的相对风险(HR 值)不断降低,而死亡风险的绝对差异则不断增加;uACR 升高(300mg/g 对比 10mg/g)对于死亡风险影响的相对风险随年龄增长的变化不显著,但绝对风险的差异仍然不断增加(图 12-6)。例如,在 18~54 岁的中青年人群中,eGFR 降低对于死亡的 HR 为 3.50(95% CI:2.55~4.81),但在 75 岁以上老年人群中仅为 1.35(95% CI:1.23~1.48),反之,死亡的绝对风险(/1 000 人年)差异则从 9.0(95% CI:6.0~12.8)上升至 27.2(95% CI:13.5~45.5)。uACR 升高对于死亡的 HR 在 18~54 岁组和 75 岁以上组分别为 2.53

（95% *CI*：2.13~3.03）和 1.73（95% *CI*：1.45~2.05），绝对风险（/1 000 人年）差异从 7.5（95% *CI*：4.3~11.9）上升至 34.3（95% *CI*：19.5~52.4）。对于 ESRD 事件，该研究未发现年龄有效应修饰作用，即无论是风险比值还是风险差值在各个年龄段都可比。

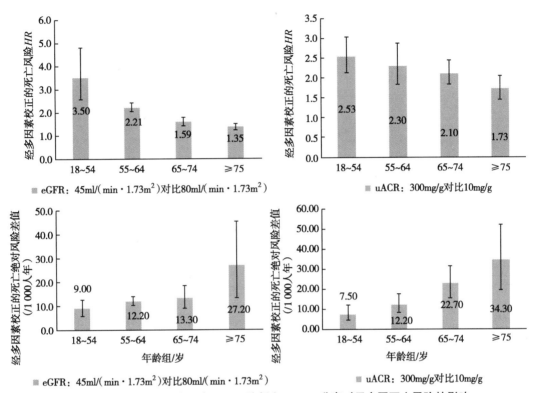

图 12-6 不同年龄段人群中 eGFR 降低和 uACR 升高对于全因死亡风险的影响

资料来源：HALLAN SI，MATSUSHITA K，SANG Y，et al.Age and association of kidney measures with mortality and end-stage renal disease［J］.Jama，2012，308（22）：2349-2360.

第五节 防治策略与措施

一、CKD 的筛检、风险分层和预防措施

　　CKD 是重大的公共卫生问题。然而，CKD 患者在进展至肾功能严重下降前一般无特异性症状，导致 CKD 患者对其疾病状态知晓率低。如本章概述部分所述，CKD 可通过简便而可靠的实验室检查进行诊断，并且大量的随机对照临床试验（randomized controlled trial，RCT）研究证实，强化降压、使用肾素血管紧张素醛固酮系统抑制剂（renin–angiotensin system inhibitor，RASi）和控制血糖等措施可有效预防高危人群发生 CKD 及 CKD 患者疾病进展。在 CKD 的一级预防方面，国际肾脏病协会推荐的应进行 CKD 筛检的高危人群包括高血压、糖尿病和心血管疾病患者，以及肥胖、高龄、具有肾脏疾病家族史和其他高危因素的人群（图 12-7）。对于上述高危人群，采用实验室检查识别 CKD：同时检查尿蛋白和 eGFR；

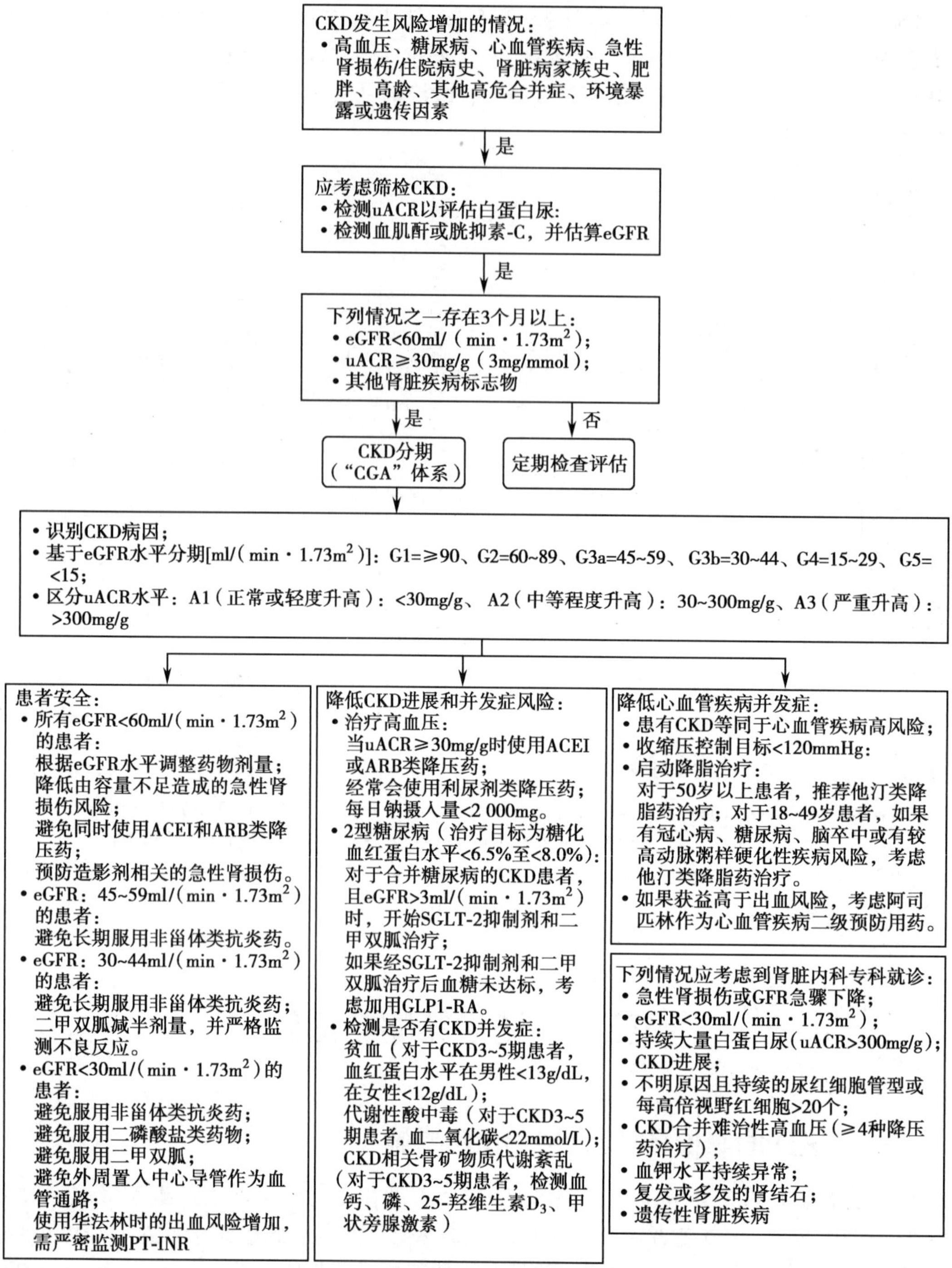

CKD发生风险增加的情况：
- 高血压、糖尿病、心血管疾病、急性肾损伤/住院病史、肾脏病家族史、肥胖、高龄、其他高危合并症、环境暴露或遗传因素

↓ 是

应考虑筛检CKD：
- 检测uACR以评估白蛋白尿：
- 检测血肌酐或胱抑素-C，并估算eGFR

↓ 是

下列情况之一存在3个月以上：
- eGFR<60ml/（min·1.73m²）；
- uACR≥30mg/g（3mg/mmol）；
- 其他肾脏疾病标志物

是 → CKD分期（"CGA"体系）

否 → 定期检查评估

- 识别CKD病因；
- 基于eGFR水平分期[ml/（min·1.73m²）]：G1=≥90、G2=60~89、G3a=45~59、G3b=30~44、G4=15~29、G5=<15；
- 区分uACR水平：A1（正常或轻度升高）：<30mg/g、A2（中等程度升高）：30~300mg/g、A3（严重升高）：>300mg/g

患者安全：
- 所有eGFR<60ml/（min·1.73m²）的患者：
  根据eGFR水平调整药物剂量；
  降低由容量不足造成的急性肾损伤风险；
  避免同时使用ACEI和ARB类降压药；
  预防造影剂相关的急性肾损伤。
- eGFR：45~59ml/（min·1.73m²）的患者：
  避免长期服用非甾体类抗炎药。
- eGFR：30~44ml/（min·1.73m²）的患者：
  避免长期服用非甾体类抗炎药；
  二甲双胍减半剂量，并严格监测不良反应。
- eGFR<30ml/（min·1.73m²）的患者：
  避免服用非甾体类抗炎药；
  避免服用二磷酸盐类药物；
  避免服用二甲双胍；
  避免外周置入中心导管作为血管通路；
  使用华法林时的出血风险增加，需严密监测PT-INR

降低CKD进展和并发症风险：
- 治疗高血压：
  当uACR≥30mg/g时使用ACEI或ARB类降压药；
  经常会使用利尿剂类降压药；
  每日钠摄入量<2 000mg。
- 2型糖尿病（治疗目标为糖化血红蛋白水平<6.5%至<8.0%）：
  对于合并糖尿病的CKD患者，且eGFR>3ml/（min·1.73m²）时，开始SGLT-2抑制剂和二甲双胍治疗；
  如果经SGLT-2抑制剂和二甲双胍治疗后血糖未达标，考虑加用GLP1-RA。
- 检测是否有CKD并发症：
  贫血（对于CKD3~5期患者，血红蛋白水平在男性<13g/dL，在女性<12g/dL）；
  代谢性酸中毒（对于CKD3~5期患者，血二氧化碳<22mmol/L）；
  CKD相关骨矿物质代谢紊乱（对于CKD3~5期患者，检测血钙、磷、25-羟维生素D₃、甲状旁腺激素）

降低心血管疾病并发症：
- 患有CKD等同于心血管疾病高风险；
- 收缩压控制目标<120mmHg；
- 启动降脂治疗：
  对于50岁以上患者，推荐他汀类降脂药治疗；对于18~49岁患者，如果有冠心病、糖尿病、脑卒中或有较高动脉粥样硬化性疾病风险，考虑他汀类降脂药治疗。
- 如果获益高于出血风险，考虑阿司匹林作为心血管疾病二级预防用药。

下列情况应考虑到肾脏内科专科就诊：
- 急性肾损伤或GFR急骤下降；
- eGFR<30ml/（min·1.73m²）；
- 持续大量白蛋白尿（uACR>300mg/g）；
- CKD进展；
- 不明原因且持续的尿红细胞管型或每高倍视野红细胞>20个；
- CKD合并难治性高血压（≥4种降压药治疗）；
- 血钾水平持续异常；
- 复发或多发的肾结石；
- 遗传性肾脏疾病

图 12-7　CKD 的筛检、风险分层和预防措施

缩写：CKD，慢性肾脏病；uACR，尿白蛋白肌酐比；eGFR，估计肾小球滤过率；CGA，病因-肾小球滤过率-尿白蛋白水平；PT-INR：凝血酶原时间国际标准化比值；SGLT-2：钠-葡萄糖协同转运蛋白2；GLP1-RA：胰高血糖素样肽-1受体激动剂。

资料来源：SHLIPAK MG，TUMMALAPALLI SL，BOULWARE LE，et al.The case for early identification and intervention of chronic kidney disease：conclusions from a Kidney Disease：Improving Global Outcomes（KDIGO）Controversies Conference［J］.Kidney International，2021，99（1）：34-47.

老年人群若发现由血肌酐公式计算的 eGFR 降低,还应测量胱抑素 -C 水平确认,以减少血肌酐公式带来的偏倚。进一步应按照 KDIGO 指南推荐进行危险度分层。而一级预防措施包括:首先,应定期对高危人群进行随访,识别新发 CKD,可根据危险度制定随访频率,高危人群一般应每 1~2 年随访一次;其次,调整生活方式,如戒烟、规律运动以及增加蔬菜、水果、豆类和全麦类摄入;第三,应调整经肾脏代谢的药物剂量,避免肾毒性药物;最后,对于 CKD 危险因素采取控制措施,例如,强化降压、使用 RASi 和控制血糖等。同样,进行 CKD 分期也是进行二级预防的基础,一级预防中的控制措施也能够有效延缓 CKD 的进展和并发症发生。既往研究表明,强化降压(目标收缩压水平<120mmHg 对比<140mmHg)能够降低非糖尿病 CKD 患者的心血管疾病和全因死亡风险。RASi 是治疗有蛋白尿 CKD 患者的一线用药。一项基于 119 项 RCT 研究共纳入 6 万余例 CKD 患者的荟萃分析研究发现:对比安慰剂组,血管紧张素转化酶抑制剂(ACEI)可降低 39% 的 ESRD 风险($OR=0.61$;95% CI:0.47~0.79)和 18% 的主要心血管疾病风险($OR=0.82$;95% CI:0.71~0.92);类似地,血管紧张素受体拮抗剂(ARB)可降低 30% 的 ESRD 风险($OR=0.70$;95% CI:0.52~0.89)和 24% 的主要心血管疾病风险($OR=0.76$;95% CI:0.62~0.89)。近年来,新型口服降糖药钠 - 葡萄糖协同转运蛋白 2 抑制剂(SGLT-2i)和胰高血糖素样肽 -1 受体激动剂(GLP1-RA)显示出了对于延缓糖尿病肾病(由糖尿病引起的 CKD)疾病进展和降低心血管疾病风险的可靠疗效。前者已与二甲双胍一同作为治疗糖尿病合并 CKD 的一线用药,而当患者对于 SGLT-2i 和二甲双胍不耐受,或治疗后血糖不能达标时,可采用 GLP1-RA 进行治疗。

对于 RASi、他汀类和 SGLT2i 等治疗药物,还应注意在晚期 CKD 患者中进行剂量调整,部分药物不宜在上述患者中启动治疗。例如,目前尚缺乏是否应在 CKD 4 期和 5 期患者中停用 RASi 的证据;不应在已进入透析的 ESRD 患者中启用他汀类药物,但对透析前已使用者可继续使用该类药物;SGLT2 抑制剂和二甲双胍是 CKD 合并糖尿病患者的一线用药,可持续使用至患者进入 CKD 4 期和 5 期,但当进入透析后应停药。此外,目前尚缺乏是否应在 CKD 4 期和 5 期患者中启用 SGLT2 抑制剂的证据;GLP-1 受体激动剂可在对 SGLT2 抑制剂和二甲双胍不耐受时,以及使用上述一线降糖药仍无法达到血糖控制目标时使用。

此外,有学者提出应该按年龄来调整 CKD 分期标准,理由如下:首先,既往在肾脏移植供体人群进行肾活检病理发现,"正常衰老"的肾脏与长期受到高血压与糖尿病侵害的肾脏存在显著不同,前者肾小球硬化主要发生在肾皮质浅层,而非弥漫整个皮质。肾小管间质仅有轻微纤维化和萎缩。尽管肾单位随着年龄增大而不断丢失,但单个肾单位的 GFR 并没有增加。第二,人类自 35 岁左右起,GFR 即从正常的约 100ml/(min·1.73m²) 以上开始自然下降[每年约 1ml/(min·1.73m²)]。因此,完全健康的老年人,其 GFR 水平也仅有 70~80ml/(min·1.73m²)。其次,根据 CKD-PC 的研究证据,65 岁以上老年人群以该年龄段常见的 eGFR 水平 75~89ml/(min·1.73m²) 为参照时,eGFR 在 45~59ml/(min·1.73m²) 仅轻微增加不良预后的风险。反之,中青年人群以 eGFR ≥105ml/(min·1.73m²) 作为参照时,eGFR<75ml/(min·1.73m²) 已可显著增加不良预后的风险。因此,应当按照年龄大小调整 CKD 的定义。而以 CKD-PC 研究者为主体的反对者认为,CKD 的诊断仅是 CKD 防治的开始,而非结束。基于不同年龄给出不同的定义不利于 CKD 的诊断,并且会出现患者因年龄增加而 CKD "自愈"的情况。参考高血压和糖尿病等疾病的预防策略,首先应采用统一的

标准进行疾病定义和分期,而在风险评估和治疗时综合考虑各方面的危险因素(如利用预测模型辅助患者诊疗决策)。此外,导致老年 CKD 患者 eGFR 下降的原因不易确认,其疾病进展快慢因合并症情况变化较大,而积极治疗可延缓上述过程,所以仍建议维持统一的 CKD 定义和分期标准,并综合考虑各方面危险因素制定"个体化"的预防措施。

二、老年人群 CKD 筛查的卫生经济学评价

检测血肌酐和尿蛋白等 CKD 的筛查手段简单易行,且在初级卫生保健机构即可完成。然而,在一般人群中进行大规模筛查是否具有成本效果获益仍是需要研究的问题。CKD 筛查的费用主要涉及实验室检测费用,以及发现 CKD 后的治疗费用等,而获益主要是延缓 CKD 进展至 ESRD,以及预防心血管事件能够减少的伤残和死亡。既往对于 CKD 筛查的卫生经济学研究较一致地认为,对高血压和糖尿病患者进行筛查具有可接受的增量成本效果比(incremental cost-effectiveness ratio,ICER),即每增加 1 单位质量调整寿命年(quality-adjusted life year,QALY)的费用。ICER 可接受,即低于 WHO 推荐的 50 000 美元标准。对于非高血压非糖尿病的一般人群,既往一项卫生经济学研究系统评价了试纸法蛋白尿筛查的成本效果。该研究基于马尔科夫模型设计了从一般状态(无高血压和糖尿病,或有高血压)进展至死亡的路径,包括 CKD 从 1 期至 5 期的进展,并且对比了主动规律筛查 CKD 与基于偶然机会发现 CKD,或等到症状出现才检测尿蛋白或血肌酐的管理路径的差异。在设计的干预策略中,研究对象的年龄为 50 岁(即美国 NHANES 研究中一般人群的平均年龄),试纸法筛查发现蛋白尿后采用定量方法(uACR)进行确认,以血肌酐检测评价肾功能。如确认有 CKD,则进行 ACEI 或 ARB 治疗,并根据肾功能水平决定是否转诊至肾脏内科医师;如 uACR 正常,则不采取治疗措施,在下一个周期再进行筛查。年龄和高血压对于上述策略的获益具有重要影响,在非高血压非糖尿病人群中,仅当人群年龄高于 60 岁时,ICER 可低于 5 万美元标准,而在有高血压的人群中,各个年龄段人群的 ICER 均可低于上述标准(表 12-5)。卫生经济学研究推荐基于一国的人均国内生产总值 1~3 倍水平判断一项筛检措施是否具有成本效果获益。我国 2021 年人均国内生产总值为 1.226 3 万美元,如果以最高限的 3 倍水平作为标准(3.678 9 万美元),参照表 12-5 的研究结果,对于无高血压和无糖尿病人群,仅在 70 岁以上人群进行筛检具有卫生经济学上的获益,而对于有高血压人群,则从 30 岁起就具有相应的获益。然而,需要考虑到近年来实验室检测和 RASi 类降压药费用的降低,在我国一般老年人群中进行 CKD 筛查是否具有成本效果获益还应再进行评价。

表 12-5　不同年龄段进行慢性肾脏病筛查的增量成本效用比[*]

人群	年龄 / 岁				
	30	40	50	60	70
增量成本效果比(美元 / 每挽回 1 个质量调整寿命年)					
无高血压无糖尿病	631 474	437 201	282 818	53 372	26 929
高血压	26 320	18 589	18 621	18 561	15 484

[*] 研究假设的获益为 CKD 患者采用肾素血管紧张素醛固酮系统抑制剂后带来的死亡和慢性肾脏病进展风险的降低。

三、CKD 发生、进展与并发症的风险预测模型

尿蛋白和 eGFR 是反映 CKD 发生与进展的主要指标,然而,即使在相同 uACR 和 eGFR 水平下,新发 CKD 和 CKD 进展至 ESRD 的风险仍存在较大的变异。可靠的风险预测模型可为高危人群和 CKD 患者的管理提供更为"精准"的工具,基于实时的数据提取和计算反馈还有望提高患者管理效率。2011 年至今,已有多款风险预测模型完成开发并在独立人群中进行验证。在新发 CKD 风险方面,2019 年,CKD-PC 协作组纳入来自 28 个国家的 34 项一般人群以及心血管疾病高危人群(高血压和糖尿病患者)队列(5 222 711 人),建立了 5 年新发 CKD[eGFR<60ml/(min·1.73m^2)]绝对风险预测模型,并在 9 项外部队列中进行了验证(2 253 540 人)。该预测模型纳入的预测变量包括年龄、性别、种族、eGFR、心血管疾病病史、吸烟、高血压、体重指数和白蛋白尿;对于糖尿病患者还增加了用药(胰岛素、只使用口服降糖药、未用药)和糖化血红蛋白。模型评价显示较好的区分度(非糖尿病人群 C 统计量为 0.845,糖尿病人群 0.801)和校准度(69% 的纳入队列的观察风险和预测风险比值位于 0.80~1.25)。根据专家意见制定的一般风险阈值和措施为:5 年新发 CKD >5% 时应进行定量蛋白尿检测,并考虑使用药物延缓疾病进展。

对于已有肾功能中等程度下降的 CKD 患者[eGFR<60ml/(min·1.73m^2)],两项预测 ESRD 风险的模型进行了完善的内部和外部验证,并充分考虑了纳入预测变量的可获得性,分别是 Kaiser Permanente Northwest(KPNW)模型和肾脏衰竭风险公式(kidney failure risk equation,KFRE)模型。前者基于美国 Kaiser Permanente 医疗系统的两项 CKD 3~4 期患者队列,以其中一项作为模型开发组(22 460 人),另一项为外部验证组(16 553 人)。基于临床相关性和统计学意义,KPNW 最终纳入了年龄、性别、eGFR、血红蛋白、蛋白尿、血压水平、降压治疗和糖尿病并发症评分共 8 个变量。代表模型区分度的 C 统计量在内部和外部人群中均达到 95% 以上,模型校准度亦良好。类似地,KFRE 模型首先基于加拿大的两项 CKD 3~5 期患者队列[eGFR 在 10~60ml/(min·1.73m^2)]进行开发和验证,其后又在 CKD-PC 协作组的 31 项 CKD 3~5 期患者队列中进一步验证。KFRE 包含了 4、6 和 8 变量模型和 2 年与 5 年两个时间维度。其中,4 变量模型仅为年龄、性别、eGFR 和白蛋白尿,6 变量模型在此基础上增加是否有高血压和糖尿病,而 8 变量模型在 4 变量基础上增加血浆白蛋白、钙、磷和二氧化碳水平。在区分度方面,不管是模型开发组还是验证组,8 变量模型都更优(C 统计量在两组分别为 0.917 和 0.841)。相较于 4 变量模型,8 变量模型纳入 CKD 的并发症指标后,综合区分改善度为 3.2%(95% CI:2.4%~4.2%),反映校准度的 Nam 和 D'Agostino 卡方统计量也显示后者更优。当 KFRE 的 4 变量模型预测的 2 年 ESRD 风险 >10% 时,应考虑对患者开展多学科综合管理;2 年 ESRD 风险在 20%~40% 范围甚至更高时,应考虑进行透析血管通路建立或肾脏移植的准备;KFRE 的 4 变量模型预测 5 年 ESRD 风险 >5% 时,应考虑肾脏专科会诊。

如同其他心血管代谢性疾病,老年人群相较于中青年人群具有更高的 CKD 患病率和疾病负担。中国老年人群的 CKD 疾病负担在近 20 余年总体呈现上升趋势,且 CKD 患病与更高的心血管疾病患病率相关。在 CKD 患者中,死亡和心血管疾病是比 ESRD 更常见的预后终点。与中青年人群相比,老年人群具有更高的死亡风险,肾脏功能降低或尿蛋白增加对老年人群的影响则体现为绝对风险差异随年龄增加而扩大,但相对风险比值随年龄增加而缩

窄。老年人群是进行 CKD 筛查的高危人群,当通过血肌酐检测发现肾功能下降后,还应进行胱抑素 -C 的检测以确认。在采用"CGA"体系对 CKD 进行风险分层后,定期随访,改变生活方式,强化降压,使用 RASi,控制血脂和血糖水平等措施均可有效延缓 CKD 患者疾病进展和降低并发症风险。在老年人群中进行广泛的 CKD 筛检是否符合卫生经济学的成本效用获益,取决于人群是否具有高血压和糖尿病等高危因素。对于在健康老年人群中进行 CKD 筛检还应结合中国国情进行评价。近年来新建立并验证的新发 CKD 和 CKD 进展的风险预测模型有助于对 CKD 进行"个体化"的预防,KDIGO 临床指南推荐对包括老年人群在内的所有人群采用统一的 CKD 定义和分期,但应结合多方面因素进行患者风险评价和决定采取何种干预措施。

(王晋伟　张路霞)

参考文献

［1］ PATEL SS, KIMMEL PL, SINGH A. New clinical practice guidelines for chronic kidney disease: a framework for K/DOQI [J]. Seminars in Nephrology, 2002, 22 (6): 449-458.

［2］ STEVENS PE, LEVIN A. Evaluation and management of chronic kidney disease: synopsis of the kidney disease: improving global outcomes 2012 clinical practice guideline [J]. Annals of Internal Medicine, 2013, 158 (11): 825-830.

［3］ LEVEY AS, STEVENS LA, SCHMID CH, et al. A new equation to estimate glomerular filtration rate [J]. Annals of Internal Medicine, 2009, 150 (9): 604-612.

［4］ HORIO M, IMAI E, YASUDA Y, et al. Modification of the CKD epidemiology collaboration (CKD-EPI) equation for Japanese: accuracy and use for population estimates [J]. Am J Kidney Dis, 2010, 56 (1): 32-38.

［5］ KONG X, MA Y, CHEN J, et al. Evaluation of the Chronic Kidney Disease Epidemiology Collaboration equation for estimating glomerular filtration rate in the Chinese population [J]. Nephrol Dial Transplant, 2013, 28 (3): 641-651.

［6］ INKER LA, ENEANYA ND, CORESH J, et al. New Creatinine-and Cystatin C-Based Equations to Estimate GFR without Race [J]. N Engl J Med, 2021, 385 (19): 1737-1749.

［7］ MAHMOODI BK, MATSUSHITA K, WOODWARD M, et al. Associations of kidney disease measures with mortality and end-stage renal disease in individuals with and without hypertension: a meta-analysis [J]. Lancet, 2012, 380 (9854): 1649-1661.

［8］ MATSUSHITA K, VAN DER VELDE M, ASTOR BC, et al. Association of estimated glomerular filtration rate and albuminuria with all-cause and cardiovascular mortality in general population cohorts: a collaborative meta-analysis [J]. Lancet, 2010, 375 (9731): 2073-2081.

［9］ GBD Chronic Kidney Disease Collaboration. Global, regional, and national burden of chronic kidney disease, 1990—2017: a systematic analysis for the Global Burden of Disease Study 2017 [J]. Lancet, 2020, 395 (10225): 709-733.

［10］ ZHANG L, WANG F, WANG L, et al. Prevalence of chronic kidney disease in China: a cross-sectional survey [J]. Lancet, 2012, 379 (9818): 815-822.

［11］ WANG S, CHEN R, LIU Q, et al. Prevalence, awareness and treatment of chronic kidney disease among middle-aged and elderly: The China Health and Retirement Longitudinal Study [J]. Nephrology (Carlton, Vic), 2015, 20 (7): 474-484.

［12］ ZHANG L, ZHANG P, WANG F, et al. Prevalence and factors associated with CKD: a population study from Beijing [J]. Am J Kidney Dis, 2008, 51 (3): 373-384.

［13］ MURPHY D, MCCULLOCH CE, LIN F, et al. Trends in Prevalence of Chronic Kidney Disease in the United States [J]. Ann Intern Med, 2016, 165 (7): 473-481.

［14］ DELANAYE P, GLASSOCK RJ, DE BROE ME. Epidemiology of chronic kidney disease: think (at least) twice [J]. Clin Kidney J, 2017, 10 (3): 370-374.

［15］ SARAN R, STEFFICK D, BRAGG-GRESHAM J. The China Kidney Disease Network (CK-NET): "Big Data-Big Dreams" [J]. Am J Kidney Dis, 2017, 69 (6): 713-716.

［16］ ZHANG L, WANG H, LONG J, et al. China Kidney Disease Network (CK-NET) 2014 Annual Data Report [J]. Am J Kidney Dis, 2017, 69 (6s2): A4.

［17］ YANG C, GAO B, ZHAO X, et al. Executive summary for China Kidney Disease Network (CK-NET) 2016 Annual Data Report [J]. Kidney International, 2020, 98 (6): 1419-1423.

［18］ FOX CS, LARSON MG, LEIP EP, et al. Predictors of new-onset kidney disease in a community-based population [J]. Jama, 2004, 291 (7): 844-850.

［19］ FOX CS, LARSON MG, LEIP EP, et al. Glycemic status and development of kidney disease: the Framingham Heart Study [J]. Diabetes Care, 2005, 28 (10): 2436-2440.

［20］ ISLAM TM, FOX CS, MANN D, et al. Age-related associations of hypertension and diabetes mellitus with chronic kidney disease [J]. BMC Nephrology, 2009, 10: 17.

［21］ THOMAS G, SEHGAL AR, KASHYAP SR, et al. Metabolic syndrome and kidney disease: a systematic review and meta-analysis [J]. CJASN, 2011, 6 (10): 2364-2373.

［22］ JOHANSEN KL, CHERTOW GM, GILBERTSON DT, et al. US Renal Data System 2021 Annual Data Report: Epidemiology of Kidney Disease in the United States [J]. Am J Kidney Dis, 2022, 79 (4 Suppl 1): A8-A12.

［23］ YANG C, WANG H, ZHAO X, et al. CKD in China: Evolving Spectrum and Public Health Implications [J]. Am J Kidney Dis, 2020, 76 (2): 258-264.

［24］ ZUO L, WANG M. Current burden and probable increasing incidence of ESRD in China [J]. Clinical Nephrology, 2010, 74 Suppl 1: S20-S22.

［25］ ZHANG L, LONG J, JIANG W, et al. Trends in Chronic Kidney Disease in China [J]. N Engl J Med, 2016, 375 (9): 905-906.

［26］ XU X, WANG G, CHEN N, et al. Long-Term Exposure to Air Pollution and Increased Risk of Membranous Nephropathy in China [J]. JASN, 2016, 27 (12): 3739-3746.

［27］ LI G, HUANG J, WANG J, et al. Long-Term Exposure to Ambient $PM_{2.5}$ and Increased Risk of CKD Prevalence in China [J]. JASN, 2021, 32 (2): 448-458.

［28］ YANG C, WANG W, WANG Y, et al. Ambient ozone pollution and prevalence of chronic kidney disease: A nationwide study based on the China National survey of chronic kidney disease [J]. Chemosphere, 2022, 306: 135603.

［29］ LIANG Z, WANG W, WANG Y, et al. Urbanization, ambient air pollution, and prevalence of chronic kidney disease: A nationwide cross-sectional study [J]. Environment International, 2021, 156: 106752.

［30］ LIANG Z, WANG W, YANG C, et al. Residential greenness and prevalence of chronic kidney disease: Findings from the China National Survey of Chronic Kidney Disease [J]. T Sci Total Environ, 2022, 806 (Pt 2): 150628.

［31］ KEITH DS, NICHOLS GA, GULLION CM, et al. Longitudinal Follow-up and Outcomes Among a Population With Chronic Kidney Disease in a Large Managed Care Organization [J]. Archives of Internal Medicine, 2004, 164 (6): 659-663.

［32］ FOLEY RN, MURRAY AM, LI S, et al. Chronic Kidney Disease and the Risk for Cardiovascular Disease, Renal Replacement, and Death in the United States Medicare Population, 1998 to 1999 [J]. Journal of the

American Society of Nephrology, 2005, 16 (2): 489.

［33］ MATSUSHITA K, BALLEW SH, CORESH J, et al. Measures of chronic kidney disease and risk of incident peripheral artery disease: a collaborative meta-analysis of individual participant data [J]. Lancet Diabetes Endocrinol, 2017, 5 (9): 718-728.

［34］ O'HARE AM, CHOI AI, BERTENTHAL D, et al. Age affects outcomes in chronic kidney disease [J]. JASN, 2007, 18 (10): 2758-2765.

［35］ HALLAN SI, MATSUSHITA K, SANG Y, et al. Age and association of kidney measures with mortality and end-stage renal disease [J]. Jama, 2012, 308 (22): 2349-2360.

［36］ WANG F, ZHANG L, WANG H. Awareness of CKD in China: a national cross-sectional survey [J]. Am J Kidney Dis, 2014, 63 (6): 1068-1070.

［37］ XIE X, LIU Y, PERKOVIC V, et al. Renin-Angiotensin System Inhibitors and Kidney and Cardiovascular Outcomes in Patients With CKD: A Bayesian Network Meta-analysis of Randomized Clinical Trials [J]. Am J Kidney Dis, 2016, 67 (5): 728-741.

［38］ NEAL B, PERKOVIC V, MAHAFFEY KW, et al. Canagliflozin and Cardiovascular and Renal Events in Type 2 Diabetes [J]. N Engl J Med, 2017, 377 (7): 644-657.

［39］ PERKOVIC V, JARDINE MJ, NEAL B, et al. Canagliflozin and Renal Outcomes in Type 2 Diabetes and Nephropathy [J]. N Engl J Med, 2019, 380 (24): 2295-2306.

［40］ SHLIPAK MG, TUMMALAPALLI SL, BOULWARE LE, et al. The case for early identification and intervention of chronic kidney disease: conclusions from a Kidney Disease: Improving Global Outcomes (KDIGO) Controversies Conference [J]. Kidney International, 2021, 99 (1): 34-47.

［41］ WRIGHT JT, JR., WILLIAMSON JD, WHELTON PK, et al. A Randomized Trial of Intensive versus Standard Blood-Pressure Control [J]. N Engl J Med, 2015, 373 (22): 2103-2116.

［42］ GLASSOCK RJ, DELANAYE P, RULE AD. Should the definition of CKD be changed to include age-adapted GFR criteria？ YES [J]. Kidney International, 2020, 97 (1): 34-37.

［43］ LEVEY AS, INKER LA, CORESH J. "Should the definition of CKD be changed to include age-adapted GFR criteria？": Con: the evaluation and management of CKD, not the definition, should be age-adapted [J]. Kidney International, 2020, 97 (1): 37-40.

［44］ KOMENDA P, FERGUSON TW, MACDONALD K, et al. Cost-effectiveness of primary screening for CKD: a systematic review [J]. Am J Kidney Dis, 2014, 63 (5): 789-797.

［45］ BOULWARE LE, JAAR BG, TARVER-CARR ME, et al. Screening for proteinuria in US adults: a cost-effectiveness analysis [J]. Jama, 2003, 290 (23): 3101-3014.

［46］ LEVEY AS, GRAMS ME, INKER LA. Uses of GFR and Albuminuria Level in Acute and Chronic Kidney Disease [J]. N Engl J Med, 2022, 386 (22): 2120-2128.

［47］ NELSON RG, GRAMS ME, BALLEW SH, et al. Development of Risk Prediction Equations for Incident Chronic Kidney Disease [J]. Jama, 2019, 322 (21): 2104-2114.

［48］ SCHROEDER EB, YANG X, THORP ML, et al. Predicting 5-Year Risk of RRT in Stage 3 or 4 CKD: Development and External Validation [J]. CJASN, 2017, 12 (1): 87-94.

［49］ TANGRI N, GRAMS ME, LEVEY AS, et al. Multinational Assessment of Accuracy of Equations for Predicting Risk of Kidney Failure: A Meta-analysis [J]. Jama, 2016, 315 (2): 164-174.

［50］ TANGRI N, STEVENS LA, GRIFFITH J, et al. A predictive model for progression of chronic kidney disease to kidney failure [J]. Jama, 2011, 305 (15): 1553-1559.

第十三章

老年共病流行病学

第一节 概　　述

随着公共卫生服务水平和临床治疗水平不断提升,人群期望寿命不断创新高。目前世界范围内 65 岁及以上老年人口近 8 亿人,预计 2050 年老年人口将超过 15 亿。老年人由于各器官、系统功能衰退,常同时患有多种疾病。随着老年人口规模快速扩大,人群同时患有多种疾病(即多病共存)的个体所占的比例也不断增大。如今在高收入国家,多病共存现象已从人群特例转变为常态,共病(multimorbidity)的概念应运而生。近些年来,共病这一重大公共卫生问题获得学界越来越多的关注。一项文献计量分析的结果显示,2001—2010 年国际期刊共病相关文章的年发文量仅不足 100 篇,但随后呈指数型增加,2020 年发文量超 500篇,同年中国国内期刊发文量约 120 篇。现有的研究证据指出,存在共病会降低患者的生活质量,增加治疗难度与医疗开支,增加残疾和死亡风险。然而目前的临床指南多针对单病种,为指南提供证据支撑的随机对照试验往往排除存在共病的患者。随着老龄化的深化与加速,共病将会带来越来越多的公共卫生问题。因此系统了解共病的定义、评价方式、模式、流行分布和影响因素等方面的内容对深化共病领域研究和采取有效防治措施,阻止或延缓共病进展,助力健康老龄化具有重要的意义。

一、共病的定义

共病一词最早出现在一项德国研究,来自德语"multimorbidität"。由德国医生Brandlmeier 于 1976 年提出,其定义是同时出现多种严重的慢性或急性疾病。Multimorbidity是描述共病最常用的医学术语,其他含义相似的术语还包括 polymorbidity、polypathology、pluripathology、multipathology 和 multicondition。虽然共病一词在研究中被广泛应用,但不同研究定义共病的方式差异巨大。目前应用最广泛的定义来自 WHO 和英国国家医学科学院(Academy of Medical Sciences)。WHO 定义共病为个体同时存在两种或两种以上慢性健康问题。同 WHO 的定义相似,英国国家医学科学院定义共病为个体同时存在两种或两种以上长期慢性健康问题,但进一步界定了纳入疾病的类型,包括:①长期的躯体非传染性疾病,如心血管疾病和肿瘤;②长期的精神卫生疾病,如抑郁和痴呆;③长期的感染性疾病,如乙肝和艾滋病。共病定义存在差异主要是因为纳入的疾病范畴、数量以及定义共病的疾病数量切点存在差异。一项系统综述回顾了 2020 年发表的 566 篇共病领域研究,发现既往研究定义共病时纳入疾病数量最少为 2 个,最多为 285 个,中位数为 17 个。其中 8 种疾病被超过半数的研究纳入,分别是糖尿病、脑卒中、恶性肿瘤、高血压、慢性阻塞性肺疾病、冠心病、慢性肾病和心衰。

值得注意的是,共病需与其他几个类似的概念相区分。如合并症(comorbidity)和衰弱(frailty)。合并症由 Feinstein 于 1970 年首次提出。合并症被定义为个体在患有主要关注的疾病(索引疾病)外,同时存在其他影响临床进程的疾病或临床体征。合并症强调某个主要关注的疾病,而共病关注个体同时患有多种疾病,无先后、主次之分。衰弱是反映生物学年龄的重要指标,是指机体内稳态储备受损和抗压能力降低而导致的生理功能渐进性衰退,导致对应激源易感。虽然老年群体共病和衰弱高度相关,但之间并无必然的联系。

二、共病的测量评价方式

(一) 简单计数法

简单计数法直接反映个体的疾病数量,通过将所患疾病赋值为 1,累加而得。目前共病领域超半数研究采用简单计数法,其中大多数研究将个体同时患有两种或以上疾病定义为共病。该方法简便易行,方便在大规模人群研究中开展。然而共病患者无论是在健康水平和疾病发展轨迹方面都存在着高度异质性。上述定义无法反映患者的经历、患者所患疾病的严重程度,未考虑疾病组合的特殊效应,因此该指标可能无法准确筛选出更加需要关注的共病患者。为了反映严重程度,既往也有研究将同时存在 4 种或 5 种及以上疾病定义为严重共病。

(二) 加权计算法

为了克服简单计数法的弊端,研究者提出加权计算法,即赋予共病定义中的疾病不同的权重。目前主要有三种计算权重的方法:①根据疾病严重程度或疾病症状分级,分配预先设定的权重;②按照疾病与感兴趣的结局之间的关联强度计算权重。常用结局包括死亡、入院、身体功能、疾病负担等;③根据既往文献报告的疾病负担计算权重。一项纳入 566 项共病研究的荟萃分析的结果显示,共病研究中最常用的两个加权计算指数是查尔森合并症指数(CCI)和老年累计疾病评分量表(CIRS-G)。CCI 纳入 19 种疾病,根据疾病与 1 年死亡风险之间的关联强度分配权重。CIRS-G 评价指标包括血管、上消化道等 13 个系统,涵盖机体的方方面面。使用者需要根据既定的标准对 13 个系统进行评分后累加,从而得到共病评分。上述两个评价方式均是在 20 世纪首次提出,之后研究者对其进行了一系列的更新,包括调整权重和额外纳入其他疾病等。除了通过加权考虑疾病严重程度外,既往部分加权计算评分额外考虑特殊疾病组合和患者经历,如考虑年龄和用药情况等。

总的来说,加权计算法更多见于基于病案信息开展的临床研究,更多被用来预测共病患者的不良结局。而使用简单计数法的研究多基于患者自报的研究数据,并被用于除预测不良结局以外的其他研究目的,如评估患病率、探索共病危险因素等。由于加权计算法多根据具体应用场景构建与验证,因此没有一种共病指数在所有应用场景都维持最好的表现。因此需要根据研究目的、应用场景、应用人群,选取相应的共病指数。最后,虽然加权计算法纳入更多信息,构建更加复杂,但既往研究也提示加权计算法在预测临床预后能力方面与简单计数法相差不大。不过上述结论支撑证据较少,仍需要继续开展研究。

三、共病的模式

随着共病定义纳入慢性病数量的增加,共病可有成百上千种组合。但有些疾病组合更为常见,通常称这些常见的组合为共病模式。共病模式的成因有两种,既可以因模式内各疾病在人群中患病率均较高,从而概率上聚集,也可以因共享危险因素,或位于对方的致病通路,从而在机制上聚集。后者由于致病机制、通路相同,针对共有的危险因素采取措施可以达到一石二鸟、事半功倍的效果,极大提高共病管理成效。理论上来说,对于不同疾病构成的共病组合,无论健康管理策略还是疾病管理策略均存在较大差异。通过识别在机制上聚集的共病组合,将促进在研究层面上探索共病机制,在管理层面上识别重点干预对象,促进研究和卫生保健资源的高效分配。

既往研究常用探索因子分析、聚类分析、潜在类别分析等方式探索共病模式。Prados-Torres 等人汇总 14 项共病模式研究发现三种最为常见的共病模式:第一类为心血管代谢性疾病,主要包括糖尿病、高血压、各种形式的心脏疾病、高脂血症、肥胖;第二类为精神卫生疾病,主要包括抑郁、焦虑、甲状腺疾病、神经系统疾病等;第三类为肌肉骨骼系统疾病,主要包括关节病变、背部或颈部疼痛、骨质疏松等。2019 年一项系统综述汇总了 2000 年以来 51 项共病模式研究的 407 种共病模式,研究发现即使研究人群和统计方法不同,多数研究均可重现出精神卫生疾病的聚集现象和心血管疾病和代谢性疾病的聚集现象。

既往有研究提示,不同人群亚组的共病模式也存在差异,但相关研究证据较少。此外,由于中低收入国家的传染病疾病负担较重,肺部疾病的聚集现象以及慢性病和传染病的聚集现象在中低收入国家也较为常见。

第二节　流行特征

了解共病的分布是了解共病疾病负担,识别高风险人群的第一步。简单计数法最常被用于评估共病分布,但既往研究得到的共病患病率差异巨大。一项系统综述纳入 63 项基于老年人群的患病率研究,结果显示患病率为 17%~96%。中国共病研究面临同样的问题,不同研究得到的老年人群患病率为 6.4%~81.3%。研究间结果的巨大差异主要来自以下几方面:①共病定义:纳入疾病的数量、纳入疾病的类型、纳入疾病的患病率、界定共病的疾病数量切点;②人群特征:人群背景(社区、初级医疗保健或医院)、年龄、性别等;③数据来源:自报或电子健康档案等。既往证据提示,共病定义纳入疾病数量多,纳入高患病率疾病,疾病数量切点小,人群平均年龄较高和数据来自医疗数据库的研究所得到的患病率较高。但即便不同研究报告的共病患病率差异较大,共病仍呈现类似的人群、地区和时间分布的规律。

一、时间分布

在过去的 10~20 年间,世界上许多国家和地区的共病患病率都呈现出上升趋势。有研究显示,美国 65 岁以上老年人的共病患病率从 2000 年到 2010 年的 10 年间由 37.2% 增长到 45.3%。一项开展于荷兰的研究显示 2004—2011 年,65~74 岁老年人群共病患病率从 26.2% 增长至 31.6%,75 岁及以上老年人群从 42.8% 增长到了 50.4%。英国老龄化随访研究同样发现增长趋势,50 岁及以上英国老年人的共病患病率从 2002/2003 年的 31.7% 上升到 2012/2013 年的 43.1%。中国慢性病前瞻性研究基于第二次重复调查样本分析共病患病率的增长趋势,研究发现,平均间隔 8 年后,基线 65 岁及以上人群的共病患病率从 50.6% 增长至 74.3%。

二、地区分布

共病患病率在地区间存在差异。高收入国家由于老龄化程度高,共病已从人群特例转变为常态。一项苏格兰的研究发现约 2/3 的老年人患有两种或两种以上慢性病。而中低收入国家不仅受到人口老龄化的影响,同时还受到城市化和生活方式不健康化的影响,以及来自传染性疾病的双重负担,共病患病率正不断接近高收入国家。2019 年的一项荟萃分析汇总社区人群研究(约半数研究人群为老年人)发现高收入国家和中低收入国家共病患病率分别为 37.9% 和 29.7%。另一项系统综述纳入同时期的研究并额外纳入了以初级保健和医院为基础的研究(约半数研究人群为老年人),研究发现虽然高收入国家的汇总患病率(44.3%)高于中低收入国家(36.8%),但是差异没有统计学意义。在中低收入国家内和特定国家内,共病患者率同样存在地区差异。在中低收入国家中,共病患病率与国家国内生产总值呈非线性正相关。中国健康与养老追踪调查的结果显示共病患病率北方高于南方、城市高于农村。

三、人群分布

(一) 年龄

年龄是影响共病发生发展的首要因素,共病患病率随年龄增加而显著升高。一项开展于苏格兰初级保健系统的研究发现,0~24 岁、25~44 岁、45~64 岁、65~84 岁人群的共病患病率分别为 1.9%、11.3%、30.4%、64.9%,85 岁及以上人群患病率高达 81.5%。一项荟萃回归分析汇总 2020 年之前发表的 193 项患病率研究发现,研究报告的患病率与研究人群平均年龄存在统计学显著的正相关,且关联独立于数据来源、开展研究的国家等因素。平均年龄小于 59 岁、59~73 岁和 74 岁及以上的研究患病率分别为 28.0%、47.6% 和 67.0%。一项基于中国北京城镇职工医保数据的研究也发现患病率随年龄增长的现象,80 岁及以上人群约 90% 存在共病。

(二) 性别

生理机制、寻医行为不同可能导致共病患病率的性别差异。绝大多数研究发现女性共病患病率高于男性。香港一项横断面研究显示 65.6% 的男性患有共病,而 70.9% 的女性患有共病。开展于中国广州的分层抽样调查研究招募了 3 万余名社区老年人,发现男性和女性的共病患病率分别为 14.1% 和 16.11%。有研究发现不同年龄组均可观察到女性共病患病率较高的现象。然而,也有少数研究发现男性共病患病率高于女性,不过普遍差值较小。

(三) 社会经济学因素

共病患病率在不同社会经济学水平的老年人中存在差异,且有研究提示不同社会经济水平的老年人的共病患病率的差异高于青中年的差异。教育水平、收入和地区经济水平是研究中最常见的社会经济学因素。目前研究结论一致的是地区经济水平,即居住在地区经济水平较低的居民共病患病率较高。研究发现社会经济水平很低(剥夺指数下十分位数)的地区的居民共病发生时间要比生活在最富裕地区(剥夺指数上十分位数)的居民提前10~15 年。以教育水平衡量社会经济水平的研究结果也较为一致,但以收入衡量社会经济水平的研究结果尚不一致。上述研究证据多来自高收入国家人群,而开展于中低收入国家的研究提示社会经济水平越高,人群患病率越高。如开展于中国浙江省纳入了 4 995 人的横断面调查显示,城市和农村地区的共病患病率分别为 56.4% 和 32.0%。上述现象可能是中低收入国家社会经济水平较好的人群更缺乏体力活动,超重 / 肥胖比例较高,以及能够更好地获取医疗资源,让疾病得以发现和诊断等原因所致。

第三节　影响因素研究及进展

共病的发生发展是复杂的过程,会受到遗传、环境等多方面因素的影响。探究共病及其特定共病组合的影响因素对制定科学有效的预防策略至关重要。但目前研究仍多关注单病种的影响因素,较少的共病研究也多因人群特征和共病定义不同而难以比较。由于局限于老年人群的研究相对较少,部分纳入中年人的研究证据也罗列如下。

一、遗传因素

既往研究提示共享遗传因素,一定程度上导致共病的发生。例如,全基因组关联研究(GWAS)发现 38 个单核苷酸多态性(SNP)位点同时与哮喘和过敏性疾病存在关联,以及187 个基因座与强直性脊柱炎、克罗恩病、银屑病、原发性硬化性胆管炎和溃疡性结肠炎中至少两种疾病存在关联。一项研究基于英国生物银行(UKB)中探究基因座水平(SNP 和基因座)、网络水平[蛋白质 - 蛋白质相互作用(PPI)]、遗传总效应与共病的关联,证实经常聚集的共病模式更有可能共享遗传影响因素,并进一步发现 332 种疾病构成的 8 212 种共病模式中,3 766 种(46%)共享遗传因素,其中 147 种共病模式共享 SNP,1 463 种共享基因座,1 803 种共享 PPI,1 959 种共享遗传通路。共享的遗传效应主要富集于细胞免疫、蛋白质代谢和基因沉默。

二、生物标志物

高血压已被明确是多种慢性病的危险因素。既往一项前瞻性研究也发现血压与发生疾病的数量成正比。Bowling 等人发现类似的结果,该研究纳入 6 591 名老年高血压患者,发现血压稳定控制的患者共病进展速度较慢。此外,多余的能量消耗也可能反映疾病导致的机体稳态失调。巴尔的摩老龄化随访研究纳入了 695 名老年人,发现基础代谢率不仅与基线共病状态显著相关,也与随访期间新发共病的风险显著相关。

年龄是共病的首要影响因素,提示衰老相关生物标志物可能增加共病的患病风险。一项研究通过文献文本挖掘、全基因组关联研究和电子健康档案发现细胞间通讯改变、线粒体功能障碍、营养感知失调、细胞衰老和干细胞衰竭五个衰老特征在共病患者中更为常见。此外也有研究提示基因组失稳、端粒磨损、蛋白酶稳态丧失等因素同样导致共病,然而衰老特征相关的共病人群研究较少。美国健康与养老调查基于横断面研究设计发现端粒长度与纳入精神卫生类疾病的共病风险负相关,但仅在男性中观察到此关联。另一项横断面研究发现在444 名患有肌少症或衰弱的研究对象中,存在共病的患者的端粒较短。同时,该研究也发现相较于无共病的研究对象,共病患者对活性氧的总抗氧化能力较弱,但超氧化物歧化酶水平较高,即共病患者氧化应激水平较高。

目前有研究证据提示一系列血浆生物标志物影响共病的发生发展,如各种炎症反应指标。一项纳入 1 018 名老年人的前瞻性研究发现基线白介素 -6 水平高和随访期间白介素 -6 水平的增加均会增加共病风险。该研究也发现高水平的白介素 -1 受体拮抗,肿瘤坏死因子 α 受体 Ⅱ 和低水平的硫酸脱氢表雄酮与基线慢性病数量呈现正相关。Perez 等人纳入 2 596 名老年人的研究发现谷胱甘肽水平低与共病的发生风险呈现正相关。Schottker 等人基于纳入了 2 547 名老年人的前瞻性队列探究生物标志物与共病的关联。研究发现血脂异常、高血压、高水平的 C 反应蛋白、高水平的活性氧代谢物的衍生物显著增加共病的风险,且作用互相独立。近些年来,代谢组学的发展使研究者可以更为系统地探索共病发生发展的黑箱和发现能够有效识别共病高风险人群的生物标志物。一项纳入 11 936 名平均年龄为 60 岁的研究对象的研究分析了 1 014 种血浆代谢物与共病的关联,研究纳入 27 种慢性病。该研究发现其中 458 种(45.2%)代谢物与至少 1 种慢性病存在统计学显著的关联,420 种代谢物与至少 2 种慢性病存在统计学显著的关联,其中 N- 乙酰神经氨酸与 14 种疾病存在统计学显著的关联。研究也发现 30 种代谢物与共病的发病风险存在统计学显著的关联,每增加 1 个标准差的比值比(*OR*)在 0.82 到 1.29 之间。

三、生活方式

虽然既往研究已明确单一生活方式或生活方式组合与多种慢性病存在显著关联,但其与共病发生发展的前瞻性研究证据相对较少且结论不一致。

(一)单一生活方式

1. **吸烟和过量饮酒** 一项开展于马来西亚的社区随访研究发现无任何疾病的老年人中吸烟者新发共病的风险是未吸烟者的 3.26 倍。芬兰的一项对 32 972 名 25~64 岁参与者长达 10 年的前瞻性研究显示,在基线健康的人群中,男性吸烟者共病发病风险是不吸烟者的 2.68 倍,而女性吸烟者发病风险是不吸烟者的 2.55 倍。韩国老龄化随访研究纳入 1 967 名 65 岁及以上研究对象,发现戒烟者和戒酒者共病风险较高,对应的风险比(*HR*)和 95% 置信区间(*CI*)分别为 1.55(1.26~1.91)和 1.73(1.37~2.19)。然而另一项纳入 5 476 名社区老年人的英国老龄化随访研究,平均随访 3.5 年,并没有观察到吸烟与过量饮酒显著增加共病的发病风险。

2. **膳食** 膳食与共病发生风险的关联研究证据相对较少,且大多数来自横断面研究。加拿大的横断面研究纳入 1 196 名中老年人,发现女性中水果和蔬菜摄入不足与存在共病显著相关,但关联在男性中不显著。一项开展于中国北方的横断面研究纳入 6 706 名中老年人,发现与经常摄入新鲜水果相比,很少摄入新鲜水果与共病显著相关,相应的 *OR* (95% *CI*)为 2.33(1.90~2.85)。不过该研究未发现红肉、鱼、蛋类和豆类食物摄入与共病的关联。前文提及的英国老龄化随访研究发现水果和蔬菜摄入不足使女性发生共病的风险增加65%,但使男性的共病风险降低 40%,保护作用可能是由测量偏倚所致。

3. **体力活动** 体力活动能够降低机体炎症,改善血脂,提升血糖稳态和胰岛素敏感性,因此足量体力活动具有延缓共病发生发展的潜力。WHO 推荐 65 岁以上老年人每周进行 150 分钟以上的中等强度有氧体力活动或 75 分钟以上的高等强度有氧体力活动。英国一项纳入 15 688 名 50 岁以上老年人的前瞻性研究显示,体力活动水平与共病风险呈现反向的剂量反应关系,体力活动水平高强度组、中等强度组、低强度组,相对于体力活动水平最低组,共病风险分别降低 55%、39%、16%。类似地,英国老龄化随访研究也发现体力活动不足会增加 33% 的共病风险,当体力活动不足合并肥胖或吸烟时,共病风险增加 2~3 倍,当体力活动不足合并肥胖和吸烟时,共病风险增加 4 倍。中国健康与养老追踪调查 2011 年和 2015 年结果显示,与体力活动水平最高组比较,体力活动水平最低组发生共病的风险显著增加,对应的 *OR*(95% *CI*)为 1.46(1.16~1.84)。

4. 肥胖　肥胖是反映能量摄入与消耗平衡的指标,与营养不良和缺乏体力活动密切相关。肥胖可引起局部和全身的炎性反应,从而使心血管疾病、糖尿病、骨关节炎等多种疾病的发病风险增加。韩国老龄化随访研究发现肥胖使老年人新发共病的风险增加 51%。Kivimäki 等人基于两个荷兰队列研究(16~78 岁,114 657 人)和英国生物银行(38~73 岁,499 357 人)发现肥胖与 21 种疾病存在统计学显著的关联。在英国生物银行中,肥胖患者患有 27 种疾病中任何 1 种的风险、患有至少 2 种和患有至少 4 种疾病的风险分别是健康体重(BMI 18.5~24.9kg/m^2)研究对象的 1.88 倍、2.48 倍和 3.99 倍。肥胖与心血管代谢性共病的关联较强。新兴危险因素协作组汇总 16 个前瞻性队列研究,共纳入 120 813 名研究对象,中位随访 10.7 年。该研究发现超重研究对象发生心血管代谢性共病的风险是健康体重研究对象的 2 倍,而二级和三级肥胖研究对象的共病风险是健康体重研究对象的 14.5 倍。

5. 静坐和睡眠　除上述传统生活方式外,静坐、睡眠等新兴危险因素逐渐得到关注,但目前缺少前瞻性研究证据。一项横断面研究纳入 820 名 60 岁及以上老年人,发现静坐时间与共病呈正相关,相比于每天静坐时间 ≤2 小时,每天静坐时间 >4 小时对应的 *OR*(95% *CI*)在男性中为 1.76(1.10~2.80),在女性中为 1.82(1.15~2.89)。美国国家健康与营养调查 2005—2006 年数据显示静坐时间每增加 1 小时,共病的可能性增加 11%。两项研究均发现静坐时长的效应独立于体力活动。既往研究提示睡眠时间过长或过短均会增加共病的发病风险。一项基于中国健康与养老追踪调查的横断面研究显示,相比于睡眠时长 7~9 小时的中老年人,睡眠时长 <7 小时或 >9 小时的中老年人存在共病的可能性增加 53%。除睡眠时长,睡眠质量同样重要。瑞典国家老龄化和护理研究纳入 1 189 名无共病老年人,中位随访 9 年。研究发现存在中度或重度睡眠障碍的老年人所患疾病数量增加速度显著大于无睡眠障碍的老年人。

(二)生活方式个数

虽然单一生活方式与共病的关联结论多不一致,但多数研究均能观察到健康生活方式数量与共病风险的负向关联。加拿大一项横断面研究纳入 1 196 名 45 岁及以上研究对象,发现相比于具有 0~1 个不健康生活方式,男性和女性具有 4 个或 5 个不健康生活方式与存在 3 种或 3 种以上疾病的关联的 *OR*(95% *CI*)分别为 5.23(1.70~16.1)和 3.39(1.65~6.95)。英国老龄化随访研究分析吸烟、饮酒、体力活动、蔬菜和水果摄入以及体重指数与共病发生风险的关联。研究发现相比于无不健康生活方式,具有 2 个、3 个、4 个或以上不健康生活方式使研究对象发生共病的风险增加 42%、75%、115%。

四、药物

药物副作用导致在原发疾病的基础上继发其他疾病,从而导致特定共病模式的形成。如研究显示他汀类药物显著增加糖尿病的风险,从而增加心血管代谢性共病的风险。其可能的机制是他汀类药物影响胰岛 B 细胞电压门控钙离子通道功能,从而影响胰岛素分泌,以及降低外周组织胰岛素敏感性和影响葡萄糖代谢,进而增加糖尿病风险。此外,一系列精神类药物会导致肥胖、代谢综合征等,进而增加一系列躯体疾病,从而导致躯体疾病和精神卫生疾病的共病。可能机制为精神类药物通过影响血清素及其受体、阻断多巴胺受体等多个通路导致心血管和代谢性疾病风险增加。再者,既往研究发现艾滋病抗逆转录病毒药物会导致胰岛素抵抗、血脂异常、炎症等问题,进而增加心血管疾病和代谢性疾病的发病风险,从而导致慢性非传染性疾病与慢性传染病疾病共存。除了药物副作用,多重用药在老年共病患者中十分常见,药物之间和药物与疾病之间复杂的相互作用可能导致或加重共病。如联合使用非甾体抗炎药治疗关节炎和选择性血清素再摄取抑制剂治疗抑郁症会导致胃肠道出血。

五、其他

心理健康是 WHO 定义的健康的重要组成部分,也是健康老龄化的关键要素。乐观积极的心态使老年人在面对生活负性事件时具有更好的生理和心理弹性。瑞典一项纳入 2 293 名 60 岁及以上老年人的前瞻性队列研究发现生活幸福感和对未来健康状态的乐观态度能够显著降低疾病数量增加的速度,且该效应独立于社交网络和生活方式的效应。WHO 开展全球老龄化和成人健康研究纳入来自六个国家的 34 129 人,发现压力与存在共病显著相关。韩国老龄化随访研究也发现老年人社交较少增加共病风险。该现象一方面因为社交较少的老年人无法获取改变健康行为的信息,另一方面也因为缺少社交导致压力无法缓解。虽然共病常见于老年人,但研究发现生活早期暴露也会影响到老年人的共病风险。德国一项横断面研究发现,出生于二战后期的老年人存在共病的可能性约是出生于二战后无饥荒时期的老年人的 2 倍。

第四节　防治策略与措施

共病是公共卫生的一大挑战,如何科学高效地预防和管理共病是亟须解决的问题。共病防治策略制定难度大,难点简述如下:①共病异质性:由于构成共病的疾病不同,共病的影响因素、症状、严重程度和预后差异较大,因此所需预防和管理策略也截然不同。②共病防治研究证据不足:虽然共病日渐受到关注,但研究证据量仍远低于单病种研究。并且由于共病定义异质性大,研究证据的质无法保证,无法综合研究证据得出令人信服的结论。再者,现有的临床试验多排除共病患者和老年人,难以保证结论能够外推至老年共病患者。并且临床试验多关注生存或重大健康事件,缺少以机体功能、生活质量等老年人关注的健康指标为结局的研究。仅有的研究证据多来自高收入国家,中低收入国家证据缺乏。③缺乏共病预防和管理指南:制定预防、治疗和管理策略需要整合大量高质量研究证据的指南,然而仅有的一些指南多为基于有限证据的专家共识,其效果仍需大量实践来检验。虽然缺少高质量研究证据来助力防治措施的制定,现有证据仍提供了一些方向,下文将按照预防和管理两方面进行描述。

一、共病预防

预防或延缓共病发生,是提升患者生活质量、降低疾病负担,减轻卫生保健系统压力的根本举措。考虑到共病多由慢性病构成的情况,在缺乏预防共病的证据时,以预防构成常见共病模式的慢性病为目标不失为一种较好的选择。

在个人层面,应针对与多种慢性病存在因果关联的行为和代谢因素开展一级预防。常见危险因素包括吸烟、饮酒、不健康膳食、缺乏体力活动、肥胖、高血压、高血糖等。2019年慢性病造成的伤残调整寿命年中约2/3归因于上述因素。既往研究证实上述因素与多种慢性病存在因果关联,因此针对这些因素进行干预,可能事半功倍,产生指数级的收益。再者,精神卫生疾病患者可能由于药物副作用、不健康生活方式、应激性内分泌失调等因素增加并发其他慢性病的风险,进而发生躯体和精神疾病共病,极大程度降低生活质量。因此,加强对精神疾患的管理也是共病预防的关键要素,这一点对精神卫生保健发展较慢的中低收入国家尤为重要。最后,已有研究显示,生命早期不良因素同样会导致老年阶段的共病。因此,落实全生命周期预防策略对于老年共病预防同样具有积极意义。

在群体层面,同慢性病防控策略一样,防控应该是政府主导,卫生、金融、交通、教育、农业等多部门协作,全社会人民参与的系统工程,以解决病因链远端危险因素为目的,开展预防活动。如通过消除贫困、征收烟草税、构建良好的建成环境等措施来预防共病。相比于个人层面的干预措施,群体层面的干预措施更有利于促进医疗资源均衡分配。

传染病可能通过病毒的致病作用增加一系列慢性病风险,如HPV增加宫颈癌发病风险,乙肝病毒增加肝硬化和肝癌风险。传染病患者也可能因为服用药物间接增加一系列疾病风险,如抗HIV药物增加心血管代谢性疾病发病风险。因此相比于制定单一慢性病预防策略,预防传染病、强化传染病管理、构建传染病和慢性病协同管理同样重要,对于传染病负担较重的中低收入国家尤甚。

从健康到发生共病不是一蹴而就,而是一个长期的、连续的、多阶段的过程,因此制定共病的预防策略要从系统、连续的角度出发。预防共病一方面要预防或延缓无病人群出现第一种疾病,也要预防或延缓患有一种疾病的患者发生新的疾病。以单病种预防的角度来看,前者属于一级预防,后者属于三级预防。既往研究提示,相同因素在上述两个阶段存在差异,但仍缺乏相关研究,且已有研究结论不一致。明确不同因素在同一共病发生发展阶段的相对重要性和相同因素在共病发生发展不同阶段的作用及其作用强度的相对大小,有利于制定更加具有成本效益的预防策略。

二、共病管理

(一)随机对照试验

共病异质性强,治疗与管理难度均较大。近些年越来越多的研究尝试寻找最佳的管理方式,但总体而言证据仍十分有限。2021年一项系统综述汇总了2019年之前发表的16项针对共病人群的随机对照试验,共纳入4 753人,其中绝大多数为老年人。研究所采取的干预措施主要分为三类:①同时开展自我管理和护理协调(多学科团队、医患沟通与决策);

②自我管理;③药物管理。现有的研究证据尚无法证明干预能够有效改善共病患者健康相关的生活质量和精神卫生相关结局。虽然特定干预方式的效应模式尚不一致,但研究证据提示同时开展自我管理和护理协调能够提升患者护理体验,以及自我管理能够促进健康行为。相反,药物管理的效应尚不一致。鉴于现有随机对照研究证据量小,研究人群和干预措施均差异较大,证据缺少实践的指导意义。

(二)共病管理策略

研究证据不足阻碍了共病指南的出台,根据单病种指南对共病患者开展叠加式的管理,直接后果为每日服用大量药物,随之而来的是多重用药导致的不良结局和巨大的医疗开支。为了指导共病管理的开展,美国老年医学学会(AGS)于2012年发布首个应用于老年人的共病管理指南,提出5项指导原则:①制定医疗决策时要充分了解和考虑患者及其家庭和社会支持方的意愿;②理解和应用老年共病相关医学文献时要认识到相关研究证据的局限性;③制定临床管理决策时应系统考虑所采取措施的风险、负担、收益和预后;④制定临床管理决策时要考虑治疗方式的复杂程度和可接受程度;⑤选择收益最大、危害最小、能够提升患者生活质量的措施。2016年英国国家健康与临床优化研究所(NICE)发布共病指南——《共病:临床评估与管理》。该指南在强调AGS 2012年指南的基础上,细化共病管理方式和流程。指南定义共病管理的目标人群和发现目标人群的方式(具体方式详见下文),强调卫生专业人员与患者的沟通交流,从而全面评估患者生理和精神情况,了解患者的疾病负担和治疗负担以及患者主要关注的健康问题等后共同制定管理措施。指南推荐通过评估衰弱识别目标人群和评估治疗的风险与收益,并强调定期随访患者是共病个体化管理的重要组成。2019年AGS在2012年指南的基础上更新证据,提出共病管理的行动框架。行动框架以共同决策为核心,包括三步:①与患者沟通后,确定患者健康需求的优先级以及健康轨迹(未来几年死亡的可能性,以及机体功能和生活质量的变化模式),并将其纳入决策;②根据患者健康需求优先级、潜在收益、风险和健康轨迹来停止、开始或继续护理;③确保患者、护理员和其他学科临床医生对患者健康需求和轨迹的认识一致和对要实施的措施想法一致。

由于共病的临床异质性大,对于不同疾病构成的共病,具体的治疗与管理措施可能截然不同,因此上述指南仅规范相应的原则和流程,并未涉及具体的在特定情况下的详细的治疗和管理举措。鉴于针对每种共病模式均制定指南不切实际,从最常见共病模式入手制定临床指南将促进现有卫生保健体系从以疾病为中心向以患者为中心过渡。以心血管代谢性共病为例,2014年美国心脏病协会(AHA)、美国心脏学会(ACC)、美国卫生和公共服务部联合发布关于强化存在合并症的心血管疾病患者的临床实践指南的应用的指南。该指南强调未来AHA和ACC的指南应考虑心血管疾病患者最常见的合并症,并明确讨论现有推荐对合并其他常见并发症的患者的适用性与质量。除了心血管疾病,美国糖尿病协会(ADA)近些年的糖尿病指南同样为合并常见合并症的糖尿病患者的诊疗提供了详细的指导与建议。

(三)管理措施

在个人层面,通过健康教育和健康促进实现自我管理是核心。自我管理涵盖一切用于识别和管理身体健康状况的行动。一方面通过自我管理,使患者遵循健康生活方式,具有健康的心理状态;另一方面提升患者的健康素养,使个体有能力做出健康的选择,从而改善健康,增加卫生资源的合理使用。

在卫生服务层面,采取的措施应包括以下几步:

1. **基于临床诊疗过程的机会性筛查或基于电子健康档案识别能够受益于考虑共病的管理措施的患者** 这些患者应至少具备以下特征之一：①主动寻求共病管理措施；②难以维持现有治疗措施或日常生活存在困难；③已接受多个科室的照护和支持，但仍需要其他服务；④同时具有躯体和精神卫生疾患；⑤存在衰弱或曾跌倒；⑥经常因突发健康状况而入院；⑦存在多重用药。

2. **全面评估患者的健康情况、治疗措施和健康轨迹** 在患者及其家属和护理人员的参与下，全面收集患者的疾病史了解是否存在衰弱、精神障碍等健康问题和机体功能情况；全面收集患者的用药史，评估每种药物的风险与收益及其可能的相互作用和不良反应。综合上述信息评估患者的健康轨迹并与患者就此达成共识。

3. **了解患者意愿并制订治疗目标** 在与患者及其家属和护理人员的沟通下，了解患者需要改善的健康问题的优先级，如改善生活质量或提升机体功能；告知患者可能采取的治疗方案的风险与收益，从而引导患者表达偏好何种治疗方案。最终与患者共同制订其治疗目标。

4. **个体化管理** 根据患者的健康情况、健康轨迹和患者的治疗意愿制订相应的管理方案。制订方案时除了要尽可能降低风险、提升收益，也应同时考虑治疗负担、治疗措施复杂程度和可行性。应以多学科协作的形式制订共病管理方案，并指定主要负责人，通常为全科医生、老年医学医生或患者想要解决的主要健康问题的专科医生。

5. **随访监测** 定期随访患者的健康情况，评估方案效果，识别潜在的治疗副作用，并根据随访情况更新管理方案。

在国家层面，应构建有利于共病预防和管理的卫生保健支持体系。首先，应完善多学科护理协作。一方面是要形成包括全科医生、心理医生、营养师、药剂师、康复科医生、社会工作者及护士等人员的多学科团队，另一方面是构建高效的沟通渠道和决策方式。其次，建立一支能够胜任老年共病防治的人才队伍。一方面应大力发展全科医生团队，在英国、美国等发达国家，加强全科医生团队的建设被认为是解决老年人共病的重要方式；另一方面，加强对卫生专业工作者的培训，使其具有管理老年共病的理论知识和能力、与共病患者的沟通能力，以及让患者的家属参与到决策与照护之中的能力。再次，建立适当的激励制度促进专科医生等各岗位人员参与到共病患者的护理协作之中，将患者生活质量及机体功能改善情况纳入工作成果评定标准。最后，鼓励研究者尽快扩大共病防治的研究证据池，为循证医学的开展奠定基础。

共病在世界范围内广泛流行，目前已成为公共卫生的重大威胁。随着老龄化的不断深化，共病问题将愈发严重，然而绝大多数国家的卫生保健系统尚无法应对该危机。从共病定义到流行分布，再到影响因素和防治策略与措施，现有研究证据仍处于空白或稀缺状态，特别是缺少来自高质量前瞻性研究的研究证据以及来自中低收入国家的研究证据。之后的研究应首先进一步统一共病定义方式和纳入疾病范畴，从而保障共病证据的有效积累和保证研究间可比。其次，除了共病患病率，共病的趋势和模式有待探索。共病差异巨大，为产生具有指导意义的研究证据，应尝试以最常见、疾病负担最重的共病模式为切入点，探索其影响因素和最佳防治策略和措施。

（韩雨廷）

参考文献

［1］ United Nations, Department of Economic and Social Affairs, Population Division. World Population Prospects 2022 [R]. Geneva: United Nations, 2022.

［2］ VIOLAN C, FOGUET-BOREU Q, FLORES-MATEO G, et al. Prevalence, Determinants and Patterns of Multimorbidity in Primary Care: A Systematic Review of Observational Studies [J]. PLoS One, 2014, 9 (7): e102149.

［3］ ZHOU X, ZHANG D. Multimorbidity in the Elderly: A Systematic Bibliometric Analysis of Research Output [J]. Int J Environ Res Public Health, 2021, 19 (1): 353.

［4］ SKOU S T, MAIR F S, FORTIN M, et al. Multimorbidity [J]. Nat Rev Dis Primers, 2022, 8 (1): 48.

［5］ Academy of Medical Sciences. Multimorbidity: a priority for global health research [R]. London: Academy of Medical Sciences, 2018.

［6］ BRANDLMEIER P. Multimorbidity among elderly patients in an urban general practice [J]. ZFA, 1976, 52 (25): 1269-1275.

［7］ FEINSTEIN A R. The pre-therapeutic classification of co-morbidity in chronic disease [J]. J Chronic Dis, 1970, 23 (7): 455-468.

［8］ World Health Organization. World Report on Ageing and Health 2015 [R]. Geneva: World Health Organization, 2015.

［9］ HO I S, AZCOAGA-LORENZO A, AKBARI A, et al. Examining variation in the measurement of multimorbidity in research: a systematic review of 566 studies [J]. Lancet Public Health, 2021, 6 (8): e587-e597.

［10］ STIRLAND L E, GONZALEZ-SAAVEDRA L, MULLIN D S, et al. Measuring multimorbidity beyond counting diseases: systematic review of community and population studies and guide to index choice [J]. BMJ, 2020, 368: m160.

［11］ CHARLSON M E, POMPEI P, ALES K L, et al. A new method of classifying prognostic comorbidity in longitudinal studies: development and validation [J]. J Chronic Dis, 1987, 40 (5): 373-383.

［12］ LINN B S, LINN M W, GUREL L. Cumulative Illness Rating Scale [J]. J Am Geriatr Soc, 1968, 16 (5): 622-626.

［13］ AUBERT C E, SCHNIPPER J L, ROUMET M, et al. Best Definitions of Multimorbidity to Identify Patients With High Health Care Resource Utilization [J]. Mayo Clin Proc Innov Qual Outcomes, 2020, 4 (1): 40-49.

［14］ RAJOO S S, WEE Z J, LEE P S S, et al. A Systematic Review of the Patterns of Associative Multimorbidity in Asia [J]. Biomed Res Int, 2021, 2021: 6621785.

［15］ BUSIJA L, LIM K, SZOEKE C, et al. Do replicable profiles of multimorbidity exist？Systematic review and synthesis [J]. Eur J Epidemiol, 2019, 34 (11): 1025-1053.

［16］ PRADOS-TORRES A, CALDERÓN-LARRAÑAGA A, HANCCO-SAAVEDRA J, et al. Multimorbidity patterns: a systematic review [J]. J Clin Epidemiol, 2014, 67 (3): 254-266.

［17］ ABAD-DIEZ J M, CALDERON-LARRANAGA A, PONCEL-FALCO A, et al. Age and gender differences in the prevalence and patterns of multimorbidity in the older population [J]. BMC Geriatr, 2014, 14: 75.

［18］ ST SAUVER J L, BOYD C M, GROSSARDT B R, et al. Risk of developing multimorbidity across all ages in an historical cohort study: differences by sex and ethnicity [J]. BMJ Open, 2015, 5 (2): e006413.

［19］ HO I S, AZCOAGA-LORENZO A, AKBARI A, et al. Variation in the estimated prevalence of multimorbidity: systematic review and meta-analysis of 193 international studies [J]. BMJ Open, 2022, 12 (4): e057017.

［20］ HU R H, HSIAO F Y, CHEN L J, et al. Increasing age-and gender-specific burden and complexity of multimorbidity in Taiwan, 2003—2013: a cross-sectional study based on nationwide claims data [J]. BMJ Open, 2019, 9 (6): e028333.

［21］ LIN W Q, YUAN L X, SUN M Y, et al. Prevalence and patterns of multimorbidity in chronic diseases in Guangzhou, China: a data mining study in the residents'health records system among 31 708 community-dwelling elderly people [J]. BMJ Open, 2022, 12 (5): e056135.

［22］ HU X, HUANG J, LV Y, et al. Status of prevalence study on multimorbidity of chronic disease in China: systematic review [J]. Geriatr Gerontol Int, 2015, 15 (1): 1-10.

［23］ WANG X, YAO S, WANG M, et al. Multimorbidity among Two Million Adults in China [J]. Int J Environ Res Public Health, 2020, 17 (10): 3395.

［24］ YAO S S, MENG X, CAO G Y, et al. Associations between Multimorbidity and Physical Performance in Older Chinese Adults [J]. Int J Environ Res Public Health, 2020, 17 (12): 4546.

［25］ GUO X, ZHAO B, CHEN T, et al. Multimorbidity in the elderly in China based on the China Health and Retirement Longitudinal Study [J]. PLoS One, 2021, 16 (8): e0255908.

［26］ NGUYEN H, MANOLOVA G, DASKALOPOULOU C, et al. Prevalence of multimorbidity in community settings: A systematic review and meta-analysis of observational studies [J]. J Comorb, 2019, 9: 2235042x19870934.

［27］ FREID V M, BERNSTEIN A B, BUSH M A. Multiple Chronic Conditions Among Adults Aged 45 and Over: Trends Over the Past 10 Years [J]. NCHS Data Brief, 2012,(100): 1-8.

［28］ VAN OOSTROM S H, GIJSEN R, STIRBU I, et al. Time Trends in Prevalence of Chronic Diseases and Multimorbidity Not Only due to Aging: Data from General Practices and Health Surveys [J]. PLoS One, 2016, 11 (8): e0160264.

［29］ DHALWANI N N, O'DONOVAN G, ZACCARDI F, et al. Long terms trends of multimorbidity and association with physical activity in older English population [J]. Int J Behav Nutr Phys Act, 2016, 13: 8.

［30］ 孙至佳, 樊俊宁, 余灿清, 等. 中国 10 个地区成年人共病流行特征分析 [J]. 中华流行病学杂志, 2021, 42 (5): 8.

［31］ BARNETT K, MERCER S W, NORBURY M, et al. Epidemiology of multimorbidity and implications for health care, research, and medical education: a cross-sectional study [J]. Lancet, 2012, 380 (9836): 37-43.

［32］ ASOGWA O A, BOATENG D, MARZA-FLORENSA A, et al. Multimorbidity of non-communicable diseases in low-income and middle-income countries: a systematic review and meta-analysis [J]. BMJ Open, 2022, 12 (1): e049133.

［33］ YAO S S, CAO G Y, HAN L, et al. Prevalence and Patterns of Multimorbidity in a Nationally Representative Sample of Older Chinese: Results From the China Health and Retirement Longitudinal Study [J]. J Gerontol A Biol Sci Med Sci, 2020, 75 (10): 1974-1980.

［34］ WONG S Y, MERCER S W, WOO J, et al. The influence of multi-morbidity and self-reported socioeconomic standing on the prevalence of depression in an elderly Hong Kong population [J]. BMC Public Health, 2008, 8 (1): 119.

［35］ ALIMOHAMMADIAN M, MAJIDI A, YASERI M, et al. Multimorbidity as an important issue among women: results of a gender difference investigation in a large population-based cross-sectional study in West Asia [J]. BMJ Open, 2017, 7 (5): e013548.

［36］ PATHIRANA T I, Jackson C A. Socioeconomic status and multimorbidity: a systematic review and meta-analysis [J]. Aust N Z J Public Health, 2018, 42 (2): 186-194.

［37］ ZHOU B, CHEN K, WANG J, et al. Quality of Life and Related Factors in the Older Rural and Urban Chinese Populations in Zhejiang Province [J]. J Appl Gerontol, 2011, 30 (2): 199-225.

［38］ PARK J, LEE D-S, CHRISTAKIS N A, et al. The impact of cellular networks on disease comorbidity [J]. Mol Syst Biol, 2009, 5 (1): 262.

［39］ MELAMED R D, EMMETT K J, MADUBATA C, et al. Genetic similarity between cancers and comorbid Mendelian diseases identifies candidate driver genes [J]. Nat Commun, 2015, 6 (1): 7033.

［40］ ZHU Z, LEE P H, CHAFFIN M D, et al. A genome-wide cross-trait analysis from UK Biobank highlights the shared genetic architecture of asthma and allergic diseases [J]. Nat Genet, 2018, 50 (6): 857-864.

［41］ ELLINGHAUS D, JOSTINS L, SPAIN S L, et al. Analysis of five chronic inflammatory diseases identifies 27 new associations and highlights disease-specific patterns at shared loci [J]. Nat Genet, 2016, 48 (5): 510-518.

［42］ DONG G, FENG J, SUN F, et al. A global overview of genetically interpretable multimorbidities among common diseases in the UK Biobank [J]. Genome Med, 2021, 13 (1): 110.

［43］ STRANDBERG A Y, STRANDBERG T E, STENHOLM S, et al. Low midlife blood pressure, survival, comorbidity, and health-related quality of life in old age: the Helsinki Businessmen Study [J]. J Hypertens, 2014, 32 (9): 1797-1804.

［44］ FABBRI E, AN Y, SCHRACK J A, et al. Energy Metabolism and the Burden of Multimorbidity in Older Adults: Results From the Baltimore Longitudinal Study of Aging [J]. J Gerontol A Biol Sci Med Sci, 2015, 70 (11): 1297-1303.

［45］ FRASER H C, KUAN V, JOHNEN R, et al. Biological mechanisms of aging predict age-related disease co-occurrence in patients [J]. Aging Cell, 2022, 21 (4): e13524.

［46］ NIEDZWIEDZ C L, KATIKIREDDI S V, PELL J P, et al. Sex differences in the association between salivary telomere length and multimorbidity within the US Health & Retirement Study [J]. Age Ageing, 2019, 48 (5): 703-710.

［47］ BERNABEU-WITTEL M, GÓMEZ-DÍAZ R, GONZÁLEZ-MOLINA Á, et al. Oxidative Stress, Telomere Shortening, and Apoptosis Associated to Sarcopenia and Frailty in Patients with Multimorbidity [J]. J Clin Med, 2020, 9 (8): 2669.

［48］ HUGHES M J, MCGETTRICK H M, SAPEY E. Shared mechanisms of multimorbidity in COPD, atherosclerosis and type-2 diabetes: the neutrophil as a potential inflammatory target [J]. Eur Respir Rev, 2020, 29 (155): 190102.

［49］ FABBRI E, AN Y, ZOLI M, et al. Aging and the burden of multimorbidity: associations with inflammatory and anabolic hormonal biomarkers [J]. J Gerontol A Biol Sci Med Sci, 2015, 70 (1): 63-70.

［50］ PÉREZ L M, HOOSHMAND B, MANGIALASCHE F, et al. Glutathione Serum Levels and Rate of Multimorbidity Development in Older Adults [J]. J Gerontol A Biol Sci Med Sci, 2020, 75 (6): 1089-1094.

［51］ SCHÖTTKER B, SAUM K U, JANSEN E H, et al. Associations of metabolic, inflammatory and oxidative stress markers with total morbidity and multi-morbidity in a large cohort of older German adults [J]. Age Ageing, 2016, 45 (1): 127-135.

［52］ PIETZNER M, STEWART I D, RAFFLER J, et al. Plasma metabolites to profile pathways in noncommunicable disease multimorbidity [J]. Nat Med, 2021, 27 (3): 471-479.

［53］ HUSSIN N M, SHAHAR S, DIN N C, et al. Incidence and predictors of multimorbidity among a multi-ethnic population in Malaysia: a community-based longitudinal study [J]. Aging Clin Exp Res, 2019, 31 (2): 215-224.

［54］ WIKSTROM K, LINDSTROM J, HARALD K, et al. Clinical and lifestyle-related risk factors for incident multimorbidity: 10-year follow-up of Finnish population-based cohorts 1982—2012 [J]. Eur J Intern Med, 2015, 26 (3): 211-216.

［55］ LEE T W, CHUNG J, SONG K, et al. Incidence and predictors of multimorbidity among older adults in Korea: a 10-year cohort study [J]. BMC Geriatr, 2022, 22 (1): 565.

［56］ DHALWANI N N, ZACCARDI F, O'DONOVAN G, et al. Association Between Lifestyle Factors and the Incidence of Multimorbidity in an Older English Population [J]. J Gerontol A Biol Sci Med Sci, 2017, 72 (4): 528-534.

［57］ FORTIN M, HAGGERTY J, ALMIRALL J, et al. Lifestyle factors and multimorbidity: a cross sectional study [J]. BMC Public Health, 2014, 14: 686.

［58］ SHI J, GUO Y, LI Z, et al. Sociodemographic and behavioral influences on multimorbidity among adult residents of northeastern China [J]. BMC Public Health, 2022, 22 (1): 342.

［59］ World Health Organization. Global recommendations on physical activity for health [R]. Geneva: World Health Organization, 2010.

［60］ GURI A J, BASSAGANYA-RIERA J. Systemic effects of white adipose tissue dysregulation and obesity-related inflammation [J]. Obesity (Silver Spring), 2011, 19 (4): 689-700.

［61］ KIVIMÄKI M, STRANDBERG T, PENTTI J, et al. Body-mass index and risk of obesity-related complex multimorbidity: an observational multicohort study [J]. Lancet Diabetes Endocrinol, 2022, 10 (4): 253-263.

［62］ KIVIMAKI M, KUOSMA E, FERRIE J E, et al. Overweight, obesity, and risk of cardiometabolic multi-morbidity: pooled analysis of individual-level data for 120 813 adults from 16 cohort studies from the USA and Europe [J]. Lancet Public Health, 2017, 2 (6): e277-e285.

［63］ LOPRINZI P D. Sedentary behavior and medical multimorbidity [J]. Physiol Behav, 2015, 151: 395-397.

［64］ HE L, BIDDLE S J H, LEE J T, et al. The prevalence of multimorbidity and its association with physical activity and sleep duration in middle aged and elderly adults: a longitudinal analysis from China [J]. Int J Behav Nutr Phys Act, 2021, 18 (1): 77.

［65］ SINDI S, PÉREZ L M, VETRANO D L, et al. Sleep disturbances and the speed of multimorbidity development in old age: results from a longitudinal population-based study [J]. BMC Med, 2020, 18 (1): 382.

［66］ SATTAR N, PREISS D, MURRAY H M, et al. Statins and risk of incident diabetes: a collaborative meta-analysis of randomised statin trials [J]. Lancet, 2010, 375 (9716): 735-742.

［67］ THOMPSON P D, PANZA G, ZALESKI A, et al. Statin-Associated Side Effects [J]. J Am Coll Cardiol, 2016, 67 (20): 2395-2410.

［68］ DE HERT M, DETRAUX J, VAN WINKEL R, et al. Metabolic and cardiovascular adverse effects associated with antipsychotic drugs [J]. Nat Rev Endocrinol, 2011, 8 (2): 114-126.

［69］ BAVINGER C, BENDAVID E, NIEHAUS K, et al. Risk of cardiovascular disease from antiretroviral therapy for HIV: a systematic review [J]. PLoS One, 2013, 8 (3): e59551.

［70］ DALTON S O, JOHANSEN C, MELLEMKJAER L, et al. Use of selective serotonin reuptake inhibitors and risk of upper gastrointestinal tract bleeding: a population-based cohort study [J]. Arch Intern Med, 2003, 163 (1): 59-64.

［71］ BELLINGTIER J A, NEUPERT S D. Negative Aging Attitudes Predict Greater Reactivity to Daily Stressors in Older Adults [J]. J Gerontol B Psychol Sci Soc Sci, 2018, 73 (7): 1155-1159.

［72］ CALDERÓN-LARRAÑAGA A, VETRANO D L, WELMER A K, et al. Psychological correlates of multi-morbidity and disability accumulation in older adults [J]. Age Ageing, 2019, 48 (6): 789-796.

［73］ STUBBS B, VANCAMPFORT D, VERONESE N, et al. Multimorbidity and perceived stress: a population-based cross-sectional study among older adults across six low-and middle-income countries [J]. Maturitas, 2018, 107: 84-91.

［74］ ARSHADIPOUR A, THORAND B, LINKOHR B, et al. Impact of prenatal and childhood adversity effects around World War II on multimorbidity: results from the KORA-Age study [J]. BMC Geriatr, 2022, 22 (1): 115.

［75］ BOYD C, SMITH C D, MASOUDI F A, et al. Decision Making for Older Adults With Multiple Chronic Conditions: Executive Summary for the American Geriatrics Society Guiding Principles on the Care of Older Adults With Multimorbidity [J]. J Am Geriatr Soc, 2019, 67 (4): 665-673.

［76］ Nation Institute for Health and Care Excellence. Multimorbidity: clinical assessment and management [R]. Nation Institute for Health and Care Excellence, 2016.

［77］ American Geriatrics Society Expert Panel on the Care of Older Adults with Multimorbidity. Guiding principles for the care of older adults with multimorbidity: an approach for clinicians [J]. J Am Geriatr Soc, 2012, 60 (10): E1-E25.

［78］ 庞元捷, 余灿清, 郭彧, 等. 中国成年人行为生活方式与主要慢性病的关联: 来自中国慢性病前

瞻性研究的证据 [J]. 中华流行病学杂志 , 2021, 42 (3): 7.

［79］ MAKOVSKI T T, SCHMITZ S, ZEEGERS M P, et al. Multimorbidity and quality of life: Systematic literature review and meta-analysis [J]. Ageing Res Rev, 2019, 53: 100903.

［80］ BRAUER R, ALFAGEH B, BLAIS J E, et al. Psychotropic medicine consumption in 65 countries and regions, 2008-19: a longitudinal study [J]. Lancet Psychiatry, 2021, 8 (12): 1071-1082.

［81］ HEAD A, FLEMING K, KYPRIDEMOS C, et al. Multimorbidity: the case for prevention [J]. J Epidemiol Community Health, 2021, 75 (3): 242-244.

［82］ HAN Y, HU Y, YU C, et al. Lifestyle, cardiometabolic disease, and multimorbidity in a prospective Chinese study [J]. Eur Heart J, 2021, 42 (34): 3374-3384.

［83］ SINGH-MANOUX A, FAYOSSE A, SABIA S, et al. Clinical, socioeconomic, and behavioural factors at age 50 years and risk of cardiometabolic multimorbidity and mortality: A cohort study [J]. PLoS Med, 2018, 15 (5): e1002571.

［84］ ARNETT D K, GOODMAN R A, HALPERIN J L, et al. AHA/ACC/HHS strategies to enhance application of clinical practice guidelines in patients with cardiovascular disease and comorbid conditions: from the American Heart Association, American College of Cardiology, and U. S. Department of Health and Human Services [J]. J Am Coll Cardiol, 2014, 64 (17): 1851-1856.

［85］ American Diabetes Association. 4. Comprehensive Medical Evaluation and Assessment of Comorbidities: Standards of Medical Care in Diabetes-2021 [J]. Diabetes Care, 2021, 44 (Suppl 1): S40-S52.

［86］ MUTH C, BLOM J W, SMITH S M, et al. Evidence supporting the best clinical management of patients with multimorbidity and polypharmacy: a systematic guideline review and expert consensus [J]. J Intern Med, 2019, 285 (3): 272-288.

［87］ SMITH S M, WALLACE E, O'DOWD T, et al. Interventions for improving outcomes in patients with multimorbidity in primary care and community settings [J]. Cochrane Database Syst Rev, 2021, 1 (1): Cd006560.

第十四章

老年伤害流行病学

第一节　概　述

一、伤害的定义

WHO 对伤害的标准定义是：伤害是由机械能、热能、电能、化学能以及电离辐射等物质以超过机体耐受总程度的量或速率急性作用于机体所导致的，在某些情况下(例如溺水和冻伤)，伤害是由氧气或热能等生命基本物质的急性缺乏所导致的。需要强调的是，伤害发生的过程中，能量暴露与伤害出现的时间间隔是非常短暂的，长期小剂量的暴露导致的结果则被归类为疾病。因此，伤害不包含持续性压力的结果如腕管综合征、慢性背痛以及感染性中毒。此外，尽管有些精神障碍和慢性失能同样可能由机体伤害导致，但也被排除在伤害的含义之外。

最常见的可以导致伤害的情况有：①交通工具的碰撞；②体育运动、娱乐活动、在家中或在工作中发生的事故；③人与人之间的暴力和性虐待；④群体性暴力事件，包括战争、暴动和骚乱。

在伤害研究领域，还有一个"操作性定义"的概念。伤害的操作性定义是指在实际的研究过程中，根据需求在标准定义的框架内对伤害的具体定义，相当于"标准定义"的一个子集。我国伤害流行病学研究领域目前较为常用的伤害操作性定义是在满足标准定义之外，还须满足"经医疗单位诊断为某一类损伤或因损伤请假(休工、休学、休息)一日以上"。这一操作性定义是国内学者根据 2010 年中华预防医学会伤害预防与控制分会一届五次常委会上通过的关于伤害诊断标准的决议提出的。

二、伤害的分类

伤害可以从不同维度进行分类。根据伤害意图，伤害可以分为故意伤害和非故意伤害；根据伤害机制(或称为"伤害发生原因")，伤害可以分为道路交通伤害、跌倒、溺水、中毒等；根据伤害发生地点，伤害可以分为学校伤害、职业场所伤害等；根据伤害发生时的活动，伤害可以分为运动伤害、工伤等。以上都是比较常见的伤害分类方法，实际研究中可以根据研究目的进行分类。

在开展伤害研究,尤其是伤害监测和伤害流行病学调查时,为了便于与其他系统和研究的数据进行比较,通常会使用统一的分类和编码系统。目前国际上使用范围较广的伤害分类和编码系统有两个:一是《国际疾病分类》(International Classification of Diseases, ICD),现已更新至第十一次修订本(ICD-11);二是《国际伤害外部原因分类》(International Classification of External Causes of Injury,ICECI),全面记录和描述了伤害发生原因的分类体系。

目前我国最常用的伤害分类体系是《国际疾病分类》第十次修订本(ICD-10)。其中第十九章的特别扩展版"损伤、中毒和外因的某些其他后果"和第二十章"疾病和死亡的外因"分别根据伤害性质和发生原因对伤害进行了分类和编码,表 14-1 列举了按照发生原因进行分类后,各类型伤害的 ICD-10 编码范围。

表 14-1　按伤害发生原因分类 ICD-10 编码表

伤害发生原因	意图	ICD-10 编码
道路交通伤害	非故意	V01~V04,V06,V09~V17,V19~V27,V29~V37,V39~V47,V49~V57,V59~V67,V69~V77,V79,V80,V87,V89,V99
	故意自害	X82
	加害	Y03
	意图不确定	Y32
跌倒	非故意	W00~W19
	故意自害	X80
	加害	Y01
	意图不确定	Y30
钝器伤	非故意	W20~W24,W50~W52
	故意自害	X79
	加害	Y00,Y04
	意图不确定	Y29
锐器伤	非故意	W25~W31,W45,W60
	故意自害	X78
	加害	X99
	意图不确定	Y28
火器伤	非故意	W32~W34
	故意自害	X72~X74
	加害	X93~X95
	意图不确定	Y22~Y24
异物	非故意	W44

伤害发生原因	意图	ICD-10 编码
动物伤	非故意	W53~W59
溺水	非故意	W65~W74,X38,X37,X36
	故意自害	X71
	加害	X92
	意图不确定	Y21
窒息/悬吊	非故意	W75~W84
	故意自害	X70
	加害	X91
	意图不确定	Y20
烧烫伤	非故意	W39,W85~W87,X00~X19,X33
	故意自害	X76~X77
	加害	X97~X98
	意图不确定	Y26~Y27
中毒	非故意	X20~X29,X40~X49
	故意自害	X60~X69
	加害	X85~X90
	意图不确定	Y10~Y19
性侵	加害	Y05
其他	非故意	V05,V18,V28,V38,V48,V58,V68,V78,V81~V86,V88,V90~V98, W49,W64,W35~W38,W40~W43,W88~W99,X30~X32,X34~X35,X39, X50~X59,Y40~Y86,Y88,Y89.9
	故意自害	X81,X75,X83,Y87.0
	加害	Y02,X96,Y06~Y09,Y35,Y36,Y87.1,Y89.0,Y89.1
	意图不确定	Y31,Y25,Y33~Y34,Y87.2

三、老年伤害防控

伤害是可以预防或控制的,这一点已经经过了全球大量研究实践的证实,并已形成了行之有效的伤害防控策略和措施。伤害的防控策略有不同的分类方法。伤害防控策略可以根据作用时点分为三级预防:一级预防即预防伤害的发生,二级预防指降低伤害的严重程度,三级预防目的是减少伤害后残疾的发生频率和降低残疾的严重程度。根据干预对象,伤害防控策略可以分为一般干预(针对一般人群的干预措施)、选择性干预(针对具备伤害危险因素个体的干预措施)和特殊干预(针对已表现出危险行为个体的干预措施)。根据行为的主动性,伤害防控策略可以分为被动干预(不需要个体采取主动行为)和主动干预(需要个体的主动行为)。

开展伤害防控始于对问题的分析,以制定有效的干预策略和措施。伤害防控的经典策略包括"5E"策略、哈顿矩阵(Haddon matrix)和哈顿十项策略(Haddon's ten strategies)等。"5E"策略包括教育策略、强化执法策略、工程学策略、环境改善策略和评估策略。哈顿矩阵是 20 世纪 60 年代由美国工程师 William Haddon 提出的伤害分析模型,从不同时点(伤害发生前、发生时、发生后)对宿主、动因、社会环境和物理环境进行分析,探寻导致伤害发生和结局的因素。基于哈顿矩阵,Gordon 进一步提出了预防控制伤害发生和减少死亡的哈顿十项策略。不同类型伤害的发生机制差异较大,因此具体的防控措施差别也较大。防控措施的选择应遵循下列原则:已证明有效,实用,易获得,有成本效益且无不良影响。具体实施时则要根据实施场景的变换做适当的转化,即所谓"本土化"。

伤害的发生涉及很多组成成分,例如道路安全的组成成分包括路况、车辆和行人等,在开展伤害防控时,需要针对每个组成成分综合考虑可实施的干预措施。与此同时,虽然卫生部门承担着许多医疗问题的成本和资源需求问题,但伤害防控不仅仅是卫生部门单一部门的责任。卫生部门在搜集和监测伤害数据、应用流行病学技术定义卫生策略及提供优质的综合保健服务方面具有独特的地位。但是伤害防控策略和措施的具体实施通常需要包括公安、安监、教育、交通、农业等多个部门的通力合作,因此伤害防控需要多部门联合才能有效进行。

第二节　流行特征

一、全球老年人群伤害流行特征

(一) 伤害死亡情况

全球疾病负担研究数据显示,2019 年全球 60 岁及以上老年人群伤害死亡率为 139.20/10 万,其中男性伤害死亡率为 168.42/10 万,女性为 113.99/10 万。老年人群伤害死亡率随着年龄增加而升高,60~64 岁年龄组的伤害死亡率最低,为 75.59/10 万,80 岁及以上年龄组最高,为 357.20/10 万。60 岁及以上老年人群前三位伤害死因为跌倒(fall)、道路交通伤害(road traffic injury)和自杀(suicide)。不同年龄组的前三位伤害死因的顺位有所差异,其中 60~64 岁年龄组的前三位伤害死因为道路交通伤害、自杀和跌倒;65~69 岁年龄组为道路交通伤害、跌倒和自杀;70~74 岁、75~79 岁和 80 岁及以上年龄组均为跌倒、道路交通伤害和自杀(表 14-2)。

2019 年全球 60 岁及以上老年人群跌倒死亡率为 53.55/10 万,其中男性跌倒死亡率为 53.21/10 万,女性为 53.84/10 万。老年人群跌倒死亡率随着年龄增加呈现明显上升趋势,60~64 岁年龄组的跌倒死亡率最低,为 13.57/10 万,80 岁及以上最高,为 205.57/10 万。2019 年全球 60 岁及以上老年人群道路交通伤害死亡率为 27.60/10 万,其中男性道路交通伤害死亡率为 39.60/10 万，女性为 17.25/10 万。老年人群道路交通伤害死亡率随着年龄增加而升高，60~64 岁年龄组的道路交通伤害死亡率最低，为 22.96/10 万，80 岁及以上年龄组最高，为 37.47/10 万。2019 年全球 60 岁及以上老年人群自杀死亡率为 19.38/10 万，其中男性自杀死亡率为 27.85/10 万，女性为 12.06/10 万。老年人群自杀死亡率随着年龄增加而升高，60~64 岁年龄组的自杀死亡率最低，为 14.49/10 万，80 岁及以上年龄组最高，为 31.48/10 万（表 14-2）。

　　与 2015 年相比，全球 60 岁及以上老年总人群、男性、女性以及各年龄组的伤害死亡率均有不同程度的下降。前三位伤害死亡原因无变化，均为跌倒、道路交通伤害和自杀。各年龄组的前三位死亡原因也无变化（表 14-2）。

表 14-2　2015 年和 2019 年全球 60 岁及以上老年人不同性别、年龄组的总伤害、跌倒、道路交通伤害和自杀死亡率　　　　　　　　　　　　　单位：1/10 万

类别	2015 年				2019 年			
	总伤害	跌倒	道路交通伤害	自杀	总伤害	跌倒	道路交通伤害	自杀
合计	145.09	52.97	28.85	20.52	139.20	53.55	27.60	19.38
60~64 岁	82.80	14.15	24.86	15.72	75.59	13.57	22.96	14.49
65~69 岁	96.59	21.00	26.22	17.13	90.59	20.64	25.16	16.04
70~74 岁	125.43	36.99	28.89	20.28	118.56	36.43	27.82	19.38
75~79 岁	174.77	64.25	32.88	25.46	168.36	65.13	32.03	23.93
≥80 岁	363.16	202.92	38.51	32.75	357.20	205.57	37.47	31.48
男性	178.26	53.09	41.77	29.54	168.42	53.21	39.60	27.85
60~64 岁	116.93	18.79	36.24	22.44	106.26	17.91	33.22	20.82
65~69 岁	131.30	25.65	38.01	24.34	122.13	25.05	36.24	22.73
70~74 岁	162.53	42.33	40.94	28.73	152.50	41.58	39.23	27.34
75~79 岁	221.25	70.61	47.94	37.58	209.76	71.10	46.09	34.92
≥80 岁	429.34	205.85	60.15	53.42	413.11	205.57	57.59	51.01
女性	116.58	52.86	17.74	12.75	113.99	53.84	17.25	12.06
60~64 岁	50.46	9.76	14.08	9.34	46.50	9.46	13.22	8.48
65~69 岁	64.35	16.67	15.26	10.44	61.71	16.60	15.01	9.92
70~74 岁	92.63	32.26	18.23	12.80	88.35	31.86	17.66	12.30
75~79 岁	137.75	59.18	20.87	15.80	134.46	60.24	20.51	14.93
≥80 岁	321.83	201.09	25.00	19.85	321.67	205.57	24.69	19.06

（二）伤害发生情况

全球疾病负担研究数据显示，2019 年全球 60 岁及以上老年人群伤害发生率为 8 936.42/10 万，其中男性伤害发生率为 8 553.17/10 万，女性为 9 266.96/10 万。老年人群伤害发生率随着年龄增加而升高，60~64 岁年龄组的伤害发生率最低，为 7 228.11/10 万，80 岁及以上年龄组的最高，为 15 330.24/10 万。60 岁及以上老年人群伤害发生原因前三位为跌倒、道路交通伤害和暴露于无生命的机械力量（exposure to mechanical forces）。不同年龄组发生原因前三位有所差异，其中 60~64 岁、65~69 岁和 70~74 岁年龄组的伤害发生原因前三位均为跌倒、道路交通伤害和暴露于无生命的机械力量；75~79 岁年龄组为跌倒、道路交通伤害和医疗治疗副作用；80 岁及以上年龄组为跌倒、暴露于无生命的机械力量和道路交通伤害（表 14-3）。

表 14-3　2015 年和 2019 年全球 60 岁及以上老年人不同性别、年龄组的总伤害、跌倒、道路交通伤害和暴露于无生命的机械力量发生率　　单位：1/10 万

分类	2015 年				2019 年			
	总伤害	跌倒	道路交通伤害	暴露于无生命的机械力量	总伤害	跌倒	道路交通伤害	暴露于无生命的机械力量
合计	8 584.00	4 440.46	1 024.95	943.00	8 936.42	4 786.42	1 097.93	969.00
60~64 岁	6 971.59	2 560.53	1 234.51	1 126.60	7 228.11	2 690.61	1 323.76	1 178.39
65~69 岁	7 206.22	3 042.94	1 096.00	970.28	7 383.76	3 204.80	1 189.07	981.01
70~74 岁	7 836.41	3 862.62	944.05	827.43	8 164.59	4 197.33	1 012.49	863.04
75~79 岁	9 353.01	5 522.43	854.14	741.09	9 910.09	6 098.05	908.45	766.13
≥80 岁	14 722.78	1 0720.61	689.29	809.79	15 330.24	11 524.41	736.22	815.53
男性	8 255.38	3 411.23	1 246.07	1 236.66	8 553.17	3 689.33	1 343.27	1 253.77
60~64 岁	7 657.29	2 426.65	1 436.66	1 521.88	7 912.43	2 569.19	1 544.95	1 564.61
65~69 岁	7 453.01	2 644.51	1 285.20	1 276.87	7 642.39	2 803.22	1 399.13	1 277.19
70~74 岁	7 754.94	3 206.87	1 141.65	1 059.78	8 084.86	3 508.02	1 228.25	1 096.03
75~79 岁	8 649.23	4 247.74	1 055.97	924.56	9 147.35	4 711.49	1 162.44	939.39
≥80 岁	11 972.32	7 244.79	977.32	932.83	12 293.77	7 776.31	1 048.74	938.67
女性	8 866.54	5 325.38	834.83	690.51	9 266.96	5 732.60	886.33	723.40
60~64 岁	6 321.81	2 687.39	1 042.95	752.03	6 578.88	2 805.80	1 113.91	811.99
65~69 岁	6 977.02	3 412.97	920.29	685.54	7 146.88	3 572.61	996.66	709.74
70~74 岁	7 908.44	4 442.43	769.33	621.99	8 235.55	4 810.88	820.45	655.67
75~79 岁	9 913.69	6 537.92	693.36	594.93	10 534.76	7 233.62	700.42	624.23
≥80 岁	16 440.26	1 2891.04	509.43	732.95	17 259.99	13 906.42	537.60	737.28

2019 年全球 60 岁及以上老年人群跌倒发生率为 4 786.42/10 万，其中男性跌倒发生率为 3 689.33/10 万，女性为 5 732.60/10 万。老年人群跌倒发生率随着年龄增加呈现明显

上升趋势,60~64 岁年龄组的跌倒发生率最低,为 2 690.61/10 万,80 岁及以上年龄组最高,为 11 524.41/10 万。2019 年全球 60 岁及以上老年人群道路交通伤害发生率为 1 097.93/10 万,其中男性道路交通伤害发生率为 1 343.27/10 万,女性为 886.33/10 万。老年人群道路交通伤害发生率随着年龄增加而降低,60~64 岁年龄组的道路交通伤害发生率最高,为 1 323.76/10 万,80 岁及以上年龄组最低,为 736.22/10 万。2019 年全球 60 岁及以上老年人群暴露于无生命的机械力量发生率为 969.00/10 万,其中男性暴露于无生命的机械力量发生率为 1 253.77/10 万,女性为 723.40/10 万。老年人群暴露于无生命的机械力量发生率随着年龄增加总体呈现下降趋势,60~64 岁年龄组的暴露于无生命的机械力量发生率最高,为 1 178.39/10 万,75~79 岁年龄组最低,为 766.13/10 万。

与 2015 年相比,全球 60 岁及以上老年总人群、男性、女性以及各年龄组的伤害发生率均有不同程度的上升。伤害发生原因前三位无变化,均为跌倒、道路交通伤害和暴露于无生命的机械力量。各年龄组的伤害发生原因前三位类型无变化,但高年龄组的顺位有所差异(表 14-3)。

二、我国老年人群伤害流行特征

(一) 伤害死亡情况

全球疾病负担研究数据显示,2019 年中国 60 岁及以上老年人群伤害死亡率为 118.48/10 万,其中男性伤害死亡率为 139.79/10 万,女性为 98.83/10 万。老年人群伤害死亡率随着年龄增加而升高,60~64 岁年龄组的伤害死亡率最低,为 60.36/10 万,80 岁及以上年龄组最高,为 369.68/10 万。60 岁及以上老年人群前三位伤害死因为跌倒、道路交通伤害和自杀。不同年龄组的前三位伤害死因的顺位有所差异,其中 60~64 岁、65~69 岁和 70~74 岁年龄组的前三位伤害死因均为道路交通伤害、自杀和跌倒;75~79 岁年龄组为跌倒、道路交通伤害和自杀;80 岁及以上年龄组为跌倒、自杀和道路交通伤害(表 14-4)。

表 14-4　2015 年和 2019 年中国 60 岁及以上老年人不同性别、年龄组的总伤害、跌倒、道路交通伤害和自杀死亡率　　单位:1/10 万

类别	2015 年				2019 年			
	总伤害	跌倒	道路交通伤害	自杀	总伤害	跌倒	道路交通伤害	自杀
合计	125.68	38.32	32.82	24.98	118.48	39.19	29.64	22.86
60~64 岁	70.12	10.21	28.53	14.45	60.36	9.31	24.29	12.65
65~69 岁	83.19	13.45	30.88	18.35	72.71	12.54	26.83	15.97
70~74 岁	110.41	22.87	32.89	26.61	103.09	22.48	30.97	24.43
75~79 岁	160.03	46.70	36.57	36.52	149.35	46.12	33.75	33.28
≥80 岁	380.79	195.96	46.51	58.03	369.68	198.29	43.93	52.65
男性	131.73	28.96	32.52	24.60	139.79	39.33	41.14	27.31
60~64 岁	96.75	15.41	40.96	17.14	81.91	13.85	34.15	14.92
65~69 岁	110.75	18.60	43.41	21.99	95.35	17.22	37.07	18.91
70~74 岁	140.77	28.88	45.20	31.91	131.80	28.73	42.55	29.45

续表

类别	2015 年				2019 年			
	总伤害	跌倒	道路交通伤害	自杀	总伤害	跌倒	道路交通伤害	自杀
75~79 岁	200.23	54.42	51.65	44.78	185.88	53.98	47.44	40.62
≥80 岁	444.70	192.08	71.04	80.66	424.64	193.03	66.17	73.22
女性	144.98	55.96	33.43	25.39	98.83	39.05	19.04	18.77
60~64 岁	43.51	5.02	16.10	11.77	38.60	4.72	14.34	10.35
65~69 岁	55.82	8.32	18.43	14.74	50.88	8.03	16.96	13.14
70~74 岁	80.98	17.04	20.96	21.47	75.78	16.54	19.95	19.66
75~79 岁	123.37	39.67	22.73	29.10	116.47	39.05	21.44	26.68
≥80 岁	340.48	198.41	31.05	43.77	334.68	201.65	29.77	39.56

2019 年中国 60 岁及以上老年人群跌倒死亡率为 39.19/10 万,其中男性跌倒死亡率为 39.33/10 万,女性为 39.05/10 万。老年人群跌倒死亡率随着年龄增加呈现明显上升趋势,60~64 岁年龄组的跌倒死亡率最低,为 9.31/10 万,80 岁及以上最高,为 198.29/10 万。2019 年中国 60 岁及以上老年人群道路交通伤害死亡率为 29.64/10 万,其中男性道路交通伤害死亡率为 41.14/10 万,女性为 19.04/10 万。老年人群道路交通伤害死亡率随着年龄增加而升高,60~64 岁年龄组的道路交通伤害死亡率最低,为 24.29/10 万,80 岁及以上年龄组最高,为 43.93/10 万。2019 年中国 60 岁及以上老年人群自杀死亡率为 22.86/10 万,其中男性自杀死亡率为 27.31/10 万,女性为 18.77/10 万。老年人群自杀死亡率随着年龄增加而升高,60~64 岁年龄组的自杀死亡率最低,为 12.65/10 万,80 岁及以上年龄组最高,为 52.65/10 万(表 14-4)。

与 2015 年相比,除跌倒外,中国 60 岁及以上老年总人群、男性、女性以及各年龄组的伤害死亡率均有不同程度的下降。前三位伤害死亡原因类型无变化,均为跌倒、道路交通伤害和自杀。各年龄组的前三位死亡原因类型也无变化(表 14-4)。

(二)伤害发生情况

全球疾病负担研究数据显示,2019 年中国 60 岁及以上老年人群伤害发生率为 6 527.15/10 万,其中男性伤害发生率为 6 646.78/10 万,女性为 6 569.05/10 万。老年人群伤害发生率随着年龄增加总体上呈现上升趋势,65~69 岁年龄组的伤害发生率最低,为 5 572.92/10 万,80 岁及以上年龄组的最高,为 11 561.94/10 万。60 岁及以上老年人群总体及不同年龄组的伤害发生原因前三位均为跌倒、道路交通伤害和暴露于无生命的机械力量(表 14-5)。

2019 年中国 60 岁及以上老年人群跌倒发生率为 3 799.39/10 万,其中男性跌倒发生率为 3 541.84/10 万,女性为 4 264.92/10 万。老年人群跌倒发生率随着年龄增加呈现明显上升趋势,60~64 岁年龄组的跌倒发生率最低,为 2 477.79/10 万,80 岁及以上年龄组最高,为 9 419.18/10 万。2019 年中国 60 岁及以上老年人群道路交通伤害发生率为 1 138.14/10 万,其中男性道路交通伤害发生率为 1 323.68/10 万,女性为 959.56/10 万。老年人群道路交通伤害发生率随着年龄增加总体呈现下降趋势,60~64 岁年龄组的道路交通伤害发生率最高,为 1 318.58/10 万,75~79 岁年龄组最低,为 919.30/10 万。2019 年中国 60 岁及以上老年人群暴露于无生命的机械力量发生率为 483.53/10 万,其中男性暴露于无生命的机械力量发生率为 580.03/10 万,女性为 380.41/10 万。老年人群暴露于无生命的机械力量发生率随着年龄增加而降低,60~64 岁年龄组的暴露于无生命的机械力量发生率最高,为 647.66/10 万,80 岁及以上年龄组最低,为 282.93/10 万(表 14-5)。

　　与 2015 年相比,中国 60 岁及以上老年总人群、男性、女性以及各年龄组的伤害发生率均有不同程度的上升。伤害发生原因前三位无变化,均为跌倒、道路交通伤害和暴露于无生命的机械力量。各年龄组的伤害发生原因前三位类型无变化,但高年龄组的顺位有所差异(表 14-5)。

表 14-5　2015 年和 2019 年中国 60 岁及以上老年人不同性别、年龄组的总伤害、跌倒、道路交通伤害和暴露于无生命的机械力量发生率　　　　　　　　单位:1/10 万

分类	2015 年				2019 年			
	总伤害	跌倒	道路交通伤害	暴露于无生命的机械力量	总伤害	跌倒	道路交通伤害	暴露于无生命的机械力量
合计	5 299.54	2 920.31	975.20	436.01	6 527.15	3 799.39	1 138.14	483.53
60~64 岁	4 877.52	2 078.96	1 112.43	573.82	5 750.06	2 477.79	1 318.58	647.66
65~69 岁	4 713.04	2 273.91	1 008.14	461.68	5 572.92	2 741.78	1 184.88	511.76
70~74 岁	4 631.08	2 541.91	869.04	359.13	5 721.35	3 298.61	1 035.58	405.99
75~79 岁	5 543.93	3 682.04	790.86	265.22	7 009.77	4 876.72	919.30	312.69
≥80 岁	8 651.76	6 744.23	824.32	241.45	11 561.94	9 419.18	939.06	282.93
男性	5 338.25	2 548.30	1 142.58	536.15	6 646.78	3 541.84	1 323.68	580.03
60~64 岁	5 429.75	2 063.84	1 307.20	712.46	6 464.03	2 553.34	1 543.01	807.81
65~69 岁	4 971.70	2 126.87	1 166.87	559.40	5 938.36	2 646.79	1 369.33	622.70
70~74 岁	4 705.44	2 336.97	999.10	423.65	5 836.12	3 092.65	1 190.14	478.63
75~79 岁	5 222.43	3 189.30	897.46	298.44	6 557.80	4 217.39	1 050.06	352.10
≥80 岁	7 347.80	5 268.61	996.82	277.37	9 322.82	6 971.29	1 132.61	326.31
女性	5 263.42	3 267.49	818.99	342.56	6 569.05	4 264.92	959.56	380.41
60~64 岁	4 325.72	2 094.07	917.82	435.30	5 029.29	2 401.51	1 092.02	485.98
65~69 岁	4 456.18	2 419.93	850.51	364.65	5 220.63	2 833.35	1 007.07	404.82
70~74 岁	4 559.00	2 740.57	742.96	296.59	5 612.20	3 494.49	888.58	336.90
75~79 岁	5 837.06	4 131.31	693.65	234.92	7 416.48	5 470.03	801.63	277.23
≥80 岁	9 474.06	7 674.79	715.55	218.80	12 988.12	10 978.34	815.77	255.30

第三节 影响因素研究及进展

老年人是发生伤害的高危群体,影响老年人伤害发生的因素包括老年人自身生理、心理、行为、疾病等内因,以及物理环境、社会环境等外因。老年人伤害的发生通常不是由单一因素所致,而是多种因素综合作用的结果。不同类型老年人伤害的危险因素既有增龄所致的相同之处,也有内因和外因方面的不同之处。本节基于老年人伤害的常见类型,分别阐述其危险因素。

一、跌倒

(一) 生理心理因素

1. 年龄、性别和种族 增龄是跌倒的危险因素,增龄所导致的身体功能下降、日常生活能力受限可能是跌倒发生概率增加的主要原因。老年女性更容易发生跌倒,跌倒后更容易骨折,与女性绝经后雌激素水平下降导致骨质疏松及衰老过程中女性的骨骼肌肉系统问题更为严重有关。关于种族对跌倒的影响研究尚有很多空白,已有研究显示居住在美国的白人跌倒风险更高。

2. 感觉、神经、运动功能 老年人视觉、听觉、本体感觉、前庭功能的减退均会导致跌倒风险增加。神经系统功能衰退,大脑的信息处理能力和协同运动能力下降,导致老年人身体失去平衡时不能及时做出适宜的反应而跌倒。老年人骨骼、关节、韧带及肌肉的结构、功能损害和退化是引发跌倒的常见原因。平衡功能和步态异常是跌倒发生的重要危险因素。老年人的平衡和步态出现问题后,可能表现为身体姿势控制能力下降,机体定向反射功能下降,步高下降从而无法跨越障碍物,或者无法及时调整身体防止跌倒。

3. 疾病 不同疾病导致跌倒危险性增加的原因不同,如一些心脑血管疾病可能导致头晕,进而发生跌倒;白内障等眼部疾病影响了老年人对环境中危险因素的判别而导致跌倒。

4. 跌倒史 过去曾经发生过跌倒的老年人比未曾发生过跌倒的老年人发生跌倒的风险更大。跌倒事件造成一部分老年人在心理上产生了对跌倒的担心和害怕,这种害怕跌倒的心理可能导致老年人减少身体活动,而身体活动不足又加速了身体功能的衰老,导致跌倒风险变大。

5. 心理因素 沮丧、抑郁、焦虑、情绪不佳等心理问题均增加跌倒的风险。害怕跌倒的心理,也称恐惧跌倒,会增加老年人的跌倒风险,发生过和未发生过跌倒的老年人都可能存在害怕跌倒心理。

(二) 行为因素

1. 用药 药物可通过影响中枢神经系统功能、血压、步态、平衡、视觉等增加老年人跌倒风险,如精神类药物、心血管药物、降血糖药、抗组胺药等。各类药物引起跌倒的机制不尽相同,但老年人服用的药物种类和数量越多,跌倒的危险性越大。通常老年人自身疾病复杂,合并用药多,不合理用药的问题更为严重。不合理用药可引发不良反应,对与跌倒相关的感觉、运动、中枢系统功能产生影响,增加跌倒和跌伤风险。

2. **生活方式**　缺乏身体活动会导致骨骼肌肉、感觉等系统功能的退化,增加跌倒风险。研究证明,老年人规律、适度地进行中等强度的身体活动可以改善平衡功能,提高身体运动能力、缩短反应时间,可降低跌倒风险。过量饮酒可以增加老年人跌倒发生的风险,有研究表明每增加10g酒精摄入,跌倒风险增加1.29倍。老年人穿着不合适的鞋或裤子,进行超出身体运动能力范围的活动,或日常生活活动时体位变化太快,不顾周围环境或注意力不集中等行为,未正确使用或使用不合适的助行工具,这些都会增加跌倒风险。

（三）物理环境因素

1. **室内环境**　研究显示近一半的老年人跌倒发生在室内,室内环境特别是家居环境中的危险因素涉及地面、照明、障碍物、楼梯、家具、扶手等方面。例如,地面湿滑、不平,特别是在卫生间、浴室、厨房等容易有水造成湿滑的区域;家中使用的地垫和地毯不固定易错位、隆起或卷边;照明不足或过强;开关灯不方便;缺乏夜灯;室内的台阶、门槛、过道有杂物、电线等障碍物;楼梯坡度过大,台阶过高、过窄、破损;楼梯周围没有安全扶手,或者扶手不连贯、不稳定、高矮不合适;椅子、沙发等家具没有扶手,太矮,不易坐下和站起;座椅有轮子,不固定;家具摆放位置不合理,影响老年人在室内顺畅通行;门厅换鞋区域或洗浴的区域缺少椅子;卫生间、浴室缺少扶手等。

2. **室外环境**　室外环境的危险因素包括路面不平或湿滑、灯光昏暗、地面铺装不合理、缺乏扶手或公共休息设施、拥挤等。低温雨雪天气会增加老年人跌倒风险。穿过多的衣物会降低灵活性、延长反应时间,使老年人跌倒风险增加。降雨、降雪会引起路面湿滑,同时造成周围环境能见度下降,也会增加跌倒风险。

（四）社会经济环境因素

研究显示,增加老年人跌倒风险的社会经济环境因素包括低收入、缺乏教育、文盲/语言障碍、居住条件差、房屋安全性差、社会环境差、独自居住、缺乏支持网络和社会互动、社会服务和医疗服务不足等。社会经济环境因素往往不是影响老年人跌倒发生的直接因素,是影响老年人跌倒风险的宏观、深层次原因,其影响不应被忽视。

二、道路交通伤害

（一）生理心理因素

1. **年龄和性别**　老年人是道路交通出行中的弱势群体。我国道路交通事故数据显示,道路交通事故伤亡人员中,死亡比例最高的人群为65岁以上老年人,约占死亡总数的1/5,远高于该年龄组受伤人数占比,这可能与老年人生理功能,如视觉、听觉、注意力、反应和控制能力等下降有关。道路交通伤亡中男性占比更高,可能与男性的驾驶里程多于女性、出现危险驾驶行为的比例更高有关。

2. **感觉、神经、运动功能**　老年人感知觉系统功能、中枢神经系统功能、骨骼肌肉和运动功能的减退,均会导致道路交通伤害风险增加。视觉是影响道路交通安全最重要的生理功能,老年人视觉功能退化,对于近物的辨别能力和对车速与车距的判断能力下降,视野范围缩小,对左右来车不易察觉,目眩现象致使老年人对标志、标线信息难以准确判断,观察信号灯的反应时间有所增加。视力可分为静视力和动视力,年龄因素对驾驶人动态视觉特征的影响表现为负效应,即动态视觉特征衰退得比较早,而且衰退速度比较快。研究显示,在车辆高速行驶时老年人视力减退比年轻人严重。听觉功能的衰退使得老年人对于汽车的鸣笛声等交通环境中的重要声响反应减弱,增加其发生道路交通伤害的风险。中枢神经系统和运动功能衰退会导致老年人动作缓慢,状态不稳,运动障碍,注意力下降,反应能力减弱,驾驶能力降低等行动特征,在复杂或突发的交通环境中易发生错误判断和反应,增加道路交通伤害风险。老年人骨骼和肌肉的退化,致使其在道路交通事故中的损伤后果更为严重。

3. **疾病**　白内障、青光眼等眼部疾病会导致老年人视觉功能下降,增加道路交通伤害风险。老年驾驶人患有高血压、心脏病、脑卒中等慢性病的比例较高,日常交通中一旦出现突发症状,将严重干扰正常交通行为,极易引发道路交通事故。睡眠呼吸暂停综合征和睡眠障碍会影响老年驾驶人的注意力集中,增加道路交通伤害风险。

4. **心理因素**　老年人对社会和生活环境的适应能力减弱,对新事物的接受能力较低,心理安全感下降,较易出现急躁感、紧张感、恐惧感等,在复杂或突发的交通环境中易发生道路交通事故。过度自信和侥幸心理被认为是增加老年人道路交通伤害的危险因素之一。人格特质与交通安全、驾驶行为显著相关,有研究表明神经质维度的驾驶人与危险驾驶行为呈显著正相关,此结论是否适用于老年驾驶人,尚待进一步研究。

（二）行为因素

1. **步行行为**　虽然各国在交通出行方式和不同道路交通使用者死亡模式方面存在巨大差异,但步行者是老年人道路交通伤害中的高风险和高死亡人群。这除了与老年人生理心理功能衰退有关,还与老年人高估了自己安全过马路的能力、缺乏安全知识和技能、常年形成的交通行为习惯与社会快速机动化发展不相适应有关。不走斑马线横穿道路、闯红灯等危险行为在老年步行者中较为常见。老年人倾向于穿深色衣服,造成老年步行者的可见度降低,尤其是在冬天、夜晚等时间,会增加老年步行者的道路交通伤害风险。

2. **骑乘行为**　在道路交通伤害死亡率较低的国家,老年人自行车交通事故发生比例高于摩托车事故,在道路交通死亡率较高的国家与之相反。头颈部是老年人道路交通伤害受伤最多的部位,未正确佩戴安全头盔是增加骑乘者伤亡风险的重要危险因素。此外,逆行、闯红灯等危险行为在老年人骑行自行车、电动自行车事故中也有报道。

3. **驾驶行为**　老年人除了生理功能衰退和疾病因素对驾驶行为造成的影响外,药物使用会增加老年驾驶人发生道路交通伤害的风险。虽然任何年龄的驾驶人都可能因药物使用出现驾驶障碍,但老年人服用多种处方和非处方药物的比例更高,影响驾驶能力的风险更大。研究显示,老年人使用的总药物数量与较高的快速减速率显著相关,中枢神经系统药物与更多的超速行为相关,激素和胃肠药物与更多的快速减速行为相关。与其他年龄组人群相比,老年人酒驾危险行为比例较低,但老年人无证驾驶危险行为的比例高于其他年龄组人群。

（三）车辆和道路环境因素

1. **车辆因素**　当前汽车正朝着电动化、智能化方向发展,对驾驶人的反应和操纵提出了更高的要求,但老年人由于视觉、听觉、反应能力等机体功能衰退,驾驶操控的准确性、及时性等都受到影响,导致汽车对老年驾驶人的适配性和友好性下降,同时也会增加老年人驾驶机动车出行的事故风险。非法生产的"老年代步车"和超标电动自行车问题,是当前我国面临的重要老年道路交通安全问题。

2. **道路环境因素**　道路设计和交通管理设施的适老性不够会增加老年人道路交通伤害的风险。例如,路口交通信号灯设置时间较短,老年人在一个信号周期无法完成过街,道路中间未设置安全停靠区域,英国和美国研究显示,60 岁以上的人中只有 10% 的人步行速度足够快,可以及时通过人行横道过马路;合理连续的盲道、无障碍设施供给不足,给有视力障碍、运动障碍的老年人出行带来困难;标志标线设置位置、清晰度、亮度等难以满足老年人的视认需求,会影响老年人获取交通信息等。雨雪天气等自然环境导致路面湿滑、能见度不够也会增加老年人道路交通伤害风险。

(四) 社会经济环境因素

低收入、缺乏教育会增加老年人的不安全交通方式和不安全交通行为。社会经济发展水平直接影响道路设计和交通设施配置的适老化程度。道路交通管理政策的完善和执行程度影响着老年人所参与的交通体系的整体安全水平。

缺乏及时、正确的医疗救护会增加老年人道路交通伤害的损伤结果严重程度。与其他年龄人群相比,老年人道路交通伤害的致死率显著增高。除了院前急救的及时性因素,老年人由于生理和身体功能的衰退,在道路交通伤害中的损伤部位和机制与其他年龄人群并不完全一致,针对性的医疗救护技术研究尚不充分。

三、自杀

(一) 生理心理因素

1. **心理幼化** 老年人随着生理功能的减退,身心易产生"衰老感",会出现一些不必要的焦虑、不安和癔病倾向,从原来复杂的思维逐渐转变为简单化思维,对周围事物的认识能力降低,自身的心理防卫及心理适应能力亦减退。老年人在生理、心理、社会环境诸多因素的作用下,形成了一种特殊的心理趋势——"心理幼化",表现为心理上的脆弱,自控力下降,行为的反常等,一旦遇到某种挫折与刺激,就容易采取自杀等过激行为方式来逃避现实生活中出现的种种矛盾。

2. **疾病** 躯体疾病是老年人自杀的危险因素。研究发现,脑卒中、癌症、肝病与老年人自杀风险显著相关。另外,抑郁、精神分裂症等也是自杀的重要危险因素。

3. **药物与酒精** 一些药物的服用会导致自杀率的升高,如苯二氮平类,强效镇痛药等会增加老年人自杀的风险。饮酒者的自杀风险也较高,研究显示老年人自杀率与啤酒或者白酒的饮用量显著相关。酒精中毒与自杀行为关系密切,约 1/3 的自杀者有酒精依赖,酒精中毒患者自杀发生率较一般人群高 4 倍。

4. **自杀史** 过去的一次自杀经历往往是随后发生致死性自杀行为的最强有力的预示因素。在发生自杀未遂后,约有 1% 的人在一年内再次自杀身亡,大约 10% 的人最终完成自杀行为。

(二) 家庭和社区支持因素

失去健康、地位、社会角色、独立性、重要的人际关系等重大社会心理变化给老年人带来的压力不容忽视。随着社会人口构成的变化,家庭结构改变,独居老人增多,他们不仅容易感到孤独,而且常常缺乏照料。老年人由于身边缺乏子女照顾,缺少子女的亲情和精神慰藉,生活单调而产生孤独、寂寞感,特别是无养老金收入的老年人,自我感觉给子女和社会带来负担,加重了老年人的自我负罪感,这种情绪会导致老年人出现抑郁、行为能力降低、记忆力和判断力衰退,甚至自杀。

此外,家庭结构、家庭成员之间的关系、老年人在家庭中的地位是否受到尊重,对老年人的心理健康影响较大。在组合家庭中,老年人与配偶、子女之间的相互心理适应及心理协调,直接影响着老年人情绪及身心健康。丧偶、丧子、空巢等事件也会对老年人的精神状态产生严重的影响,会增加自杀风险。

(三) 社会经济环境因素

社会经济萧条、高失业率、低福利、劳动保护差、频繁破产都与自杀率有非常强的关联。社会舆论导向可以影响人们的知识、态度和行为,社会对老年人的歧视成为老年人自杀的重要危险因素,各种传媒对自杀的详细描述和渲染也可能对有自杀倾向的老年人产生提示。

及时有效地获得医疗救助有利于降低自杀的风险。许多地区的医疗机构资源有限,医疗可及性的问题对于当地人群的躯体健康或心理健康来说都是极大的挑战。与自杀未遂和精神障碍有关的病耻感进一步加剧了医疗服务的困难,导致不恰当的就医以及更高的自杀风险。

四、虐待

(一) 个体因素

1. **年龄**　虐待的风险随着年龄的增长而增加。研究表明美国 80 岁以上老年人受虐率为 19%,其中超过一半的老年人报告被忽视,一半左右的老年人报告经济虐待、身体虐待和心理虐待。在英国,85 岁以上的妇女遭受忽视更为普遍。

2. **性别**　女性受虐率高于男性。有研究显示,更多的老年男性遭受精神和经济虐待,更多的老年女性遭受性虐待和身体的伤害。

3. **失能**　48% 的受虐老年人存在无法自我照顾的问题。虐待发生率随老年人对他人的依赖程度和残疾程度的增加而升高。对于有残疾的老年人来说,对照顾者的要求增多、功能及能力的下降以及对疾病影响相关知识的缺乏会增加某些类型虐待的风险。

4. **认知障碍**　有认知障碍的老年人(如阿尔茨海默病以及其他形式的痴呆)比普通人群遭受更多的暴力,虐待流行率为 14%。美国国家老人虐待研究中心也发现认知障碍是老年人遭受虐待的一个危险因素。

5. **攻击性**　研究显示,挑衅和侵略行为频率越高的老年人,其遭受护理人员虐待的风险越大。照护人员报告遭受了社区老年人的攻击,这种行为可能成为照护人员虐待老年人的诱发因素。

(二) 社会因素

1. **社会隔离与缺乏社会支持**　社会隔离是家庭暴力特有的风险因素,家庭中受虐待老年人的社交关系匮乏。家庭关系不和谐也是造成老年人受虐待的重要原因。在护理机构中,那些缺乏亲人和访客少的老年人更容易遭受虐待。社区支持水平很低的老年人,与具有很高或中度社区支持的老年人相比,更可能报告躯体虐待、性虐待、精神虐待。研究表明缺乏社会支持的护理人员更有可能虐待老人,这可能与他们在照护过程中出现的倦怠相关。

2. **年龄歧视**　年龄歧视的社会文化使虐待老人被接受与允许。

3. **容忍暴力的文化规范**　老年人所在的家庭或社会如果容忍把使用暴力作为解决冲突的方式的态度,可能会加剧暴力行为的传播。

4. **低收入与低文化程度**　研究发现受教育水平是小学或以下的老年人,遭受虐待的风险比受教育水平是中学或以上的老年人增加了 2 倍以上。

第四节　防治策略与措施

随着对伤害问题认识的不断深入,"伤害不是意外,通过采取科学的措施,伤害可以预防"已经成为全球伤害预防控制领域的共识。国内外较成熟的伤害预防控制策略包括伤害三级预防策略、主动干预与被动干预策略、哈顿十项策略等。常用的伤害预防控制方法有公共卫生方法和利用哈顿矩阵分析、设计伤害预防控制策略措施等,这些策略、方法适用于包括老年人伤害在内的绝大多数伤害的预防控制。

一、预防策略

(一)三级预防策略

老年人伤害预防适用疾病的三级预防策略,以达到预防伤害发生、降低伤害严重程度、促进康复和功能恢复的目的。

1. **一级预防**　一级预防的目的是通过减少能量传递或暴露预防伤害事件的发生,其重点是在伤害尚未发生时针对伤害影响因素采取措施,是预防伤害的根本措施。例如,通过健康教育传播预防老年人跌倒相关知识、技能以降低跌倒发生风险。

2. **二级预防**　二级预防的目的是在伤害发生时降低伤害的严重程度。例如,乘车使用安全带、使用头盔、使用髋部保护装置等都属于二级预防。

3. **三级预防**　三级预防的目的是在伤害已经发生后,控制伤害造成的结果。老年人受伤后进行的现场急救,到医疗机构后进行的医学救治,以及后期的康复治疗都属于三级预防。

(二)主动干预与被动干预策略

1. **主动干预**　伤害预防的主动干预要求宿主采取措施使干预奏效,措施主要是宿主改变某种行为,通过采取正确、安全的行为,减少不安全行为,达到预防控制伤害的目的。例如,老年人通过锻炼太极拳预防跌倒,老年人在驾乘车辆时系好安全带、佩戴头盔等。主动干预需要人们的主动参与,依赖于行为的改变。

2. **被动干预**　伤害预防的被动干预不需要宿主的行动,多通过改变环境、致伤因子而发挥预防伤害的作用。例如,通过对环境进行适老化改造预防老年人跌倒发生,通过使用对人体低毒或无毒的农药预防老年人服农药自杀死亡。被动干预不要求个体采取行动,有自动提高安全性的特点。

由于改变人行为的复杂性,主动干预具有一定难度,有学者认为被动干预比主动干预更易达到预防控制伤害的目的,例如对某些类型的失火,自动喷淋装置比手提灭火器更能有效预防火灾。主动干预促进人行为的改变,有时会促进人主动对环境实施改造,主动购买更安全的产品等行为,进而落实了被动干预措施。这两种策略可联合使用,互相补充预防控制老年人伤害。

(三)哈顿十项策略

20世纪60年代,美国工程师 William Haddon 提出了预防控制伤害发生和减少死亡的哈顿十项策略(表14-6)。

表 14-6　哈顿十项策略及示例

序号	策略	示例
1	防止危险的产生和形成	禁止制造和销售不安全的产品
2	减少危险发生时所蕴藏的能量	降低车速、水温、农药中对人体有毒成分的浓度
3	预防危险的产生和能量的释放	预防抑郁患者自杀跳楼
4	从源头降低危险的发生率并改善其空间分布	使用安全带
5	从时间和空间上将危险、能量与人分离	设置专门的自行车道、人行道
6	通过放置障碍物将人与危险分开	走廊、窗户安装护栏;河边、水池边安装栅栏
7	改变危险的基本性质	对环境、家具中的尖角进行钝化
8	增强人对伤害的抵抗能力	预防治疗骨质疏松症,以降低跌倒后骨折风险
9	降低已发生伤害的严重程度	在伤害现场的急救处置
10	对伤者进行安抚、救治和康复	对伤害造成损伤的治疗、康复

(四) 伤害预防"5E"策略

针对伤害成因的多元性,研究者经过多年探索伤害预防控制,提炼总结了五项伤害预防基础性策略,即伤害预防"5E"策略,各策略可以单独实施,也可以任意组合,形成综合干预的策略模式进行伤害预防。

1. **教育策略(education)**　指在人群(包括一般人群和高危个体)中开展健康教育,使人们形成健康、正确的态度、信念和行为,以达到预防伤害的目的。其主要内容包括知识传播、技能培养等,最终目的往往在于改变人们的行为。有证据表明,预防伤害的健康教育是基础性的干预策略,但单一通过教育干预预防伤害往往效果差强人意,如将教育策略与其他策略共同实施,可以产生较好干预效果。

2. **强化执法策略(enforcement)**　指执法部门通过加强对已建立的法律法规、政策进行执法,确保人群维持某些行为和规范,也包括通过执法创造安全环境和确保安全产品的生产和销售。立法和执法被认为是预防控制伤害的有效措施之一,但应注意仅有立法而没有严格有效的执法,则干预措施可能无法达到预防伤害的目的。

3. **工程学策略(engineering)**　指设计制造安全性更高的产品和提供安全保护的产品。工程学策略既包括提高产品安全系数,如提高家具、车辆的安全性,也包括设计制造保护安全的产品,如设计制造髋部保护装备、跌倒预警设备等。

4. **环境改善策略(environmental modification)**　指通过减少环境危险因素、增加环境中保护性因素,从而降低个体受伤的可能性。例如,去除环境中不安全的台阶,更换不防滑的地面材料,给卫生间、淋浴间安装扶手等。环境改善策略多可以提供一种被动保护,对于一些身体机能较差、学习和行为改变较困难的老年人而言,在其他策略措施难以实施的情况下,环境改善策略可能起到一定的预防伤害的作用。

5. **评估策略(evaluation)**　指通过科学准确的方法判断预防伤害的干预措施、项目和政策的有效性和可行性,为研究者和政策制定者提供方法建议。评估能为伤害预防控制项目的设计、实施和效果评价提供依据,是科学开展伤害预防控制不可或缺的内容,应包含在伤害干预的整个过程中。

二、预防方法

（一）公共卫生方法

20 世纪 90 年代开始,研究者开始应用公共卫生方法(public health approach,PHA)预防控制伤害问题,目前公共卫生方法是 WHO 推荐的指导伤害预防的方法之一。公共卫生方法包括了 4 个步骤:确定问题、确定危险因素、确定干预方法和实施干预(图 14-1)。

1. **确定问题**　通过使用监测、调查等手段系统地收集伤害的发生、分布特征和后果等资料,全面揭示伤害流行特征。这些信息可以通过不同来源进行收集,如医院诊疗数据、健康体检数据、生命登记数据、保险数据、人群调查等。通过分析资料,明确待解决的伤害问题。

2. **确定危险因素**　通过收集、分析伤害影响因素相关资料,确定伤害问题的危险和保护因素,并且将它们和具体的伤害结果联系起来,从干预可行性、重要性、必要性等角度进行分析和优先性评价,确定重点干预的危险因素。

3. **确定干预方法**　基于已有伤害干预证据,通过适当地完善和创新,立足已有资源,设计针对前两个步骤确定的伤害问题和危险因素的干预策略和方法。

4. **实施干预**　确定干预方法后,应该根据计划实施干预。实施全程应注意对干预实施情况进行评价,包括对干预措施实施过程、效果、成本效益等的评估。

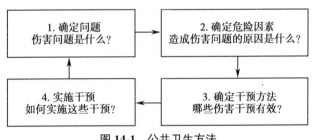

图 14-1　公共卫生方法

（二）哈顿矩阵

1. **哈顿矩阵**　20 世纪 60 年代,美国工程师 William Haddon 将伤害发生的不同阶段和基本流行病学模型结合起来,设计了一种系统性的二维矩阵分析模型——哈顿矩阵,用以探索和分析伤害发生、发展的原因和影响因素,从而为伤害预防控制策略措施的设计提供参考和依据。

哈顿矩阵为 3 行 4 列的二维矩阵,可呈现出伤害的发生和严重程度是由伤害事件发生、发展不同时间阶段的多因素共同作用的结果。将其作为框架,可以探索影响伤害发生、发展的诸多因素。

矩阵的第一个维度是根据时间概念将影响伤害发生、发展的因素划分为伤害发生前(伤害事件还未发生)、发生中(伤害事件正在发生时)和发生后(伤害事件结束后)3 个阶段。矩阵的第二个维度是根据流行病学模型,将影响伤害发生、发展的因素分为宿主、动因(致伤因子)、物理环境和社会经济环境 4 个因素。两个维度交叉就形成了一个 3 行 4 列共 12 个单元的矩阵形式(表 14-7)。

表 14-7　哈顿矩阵示意图

伤害发生阶段	宿主	动因（致伤因子）	物理环境	社会经济环境
伤害发生前				
伤害发生中				
伤害发生后				

2. **哈顿矩阵的应用**　哈顿矩阵主要用于分析伤害发生的影响因素，并根据这些影响因素设计、制订伤害预防干预策略和措施。确定老年人伤害发生的影响因素是制订有针对性的干预措施的前提。利用哈顿矩阵可以从老年人伤害发生 3 个阶段和 4 个主要影响因素对伤害事件进行系统、综合的探索和梳理。使用哈顿矩阵时，首先要明确需要解决的老年人伤害问题，例如老年人住院期间坠床、老年人通过服用农药的方式自杀、老年人骑行电动自行车发生道路交通伤害等。明确伤害问题后，逐一明确哈顿矩阵中每个单元格中的内容，即可完成对其影响因素的分析。在充分分析老年人伤害影响因素的基础上，可以从实施干预的角度进一步确定这些影响因素的优先等级，并针对影响因素制订干预策略和措施。1998 年 Runyan 在原有哈顿矩阵基础上补充了第三个维度——决策干预策略措施的标准，从而提出了三维哈顿矩阵模型，进一步丰富了哈顿矩阵模型（图 14-2）。

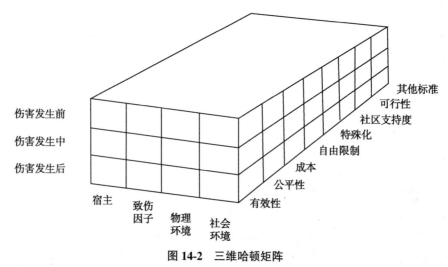

图 14-2　三维哈顿矩阵

资料来源：GIELEN A C，SLEET D A，DICLEMENTE R J.Injury and Violence Prevention：behavioral science theories，methods，and applications［M］.Sand Francisco：Jossey-Bass，2006.

三、常见老年人伤害的预防控制

（一）老年人跌倒

老年人跌倒预防控制的重点是预防跌倒发生。开展跌倒风险筛查，评估跌倒危险因素，针对危险因素进行干预是预防老年人跌倒的主要内容。

1. **跌倒风险筛查和分级管理**　通过了解老年人过去一年跌倒发生情况、跌倒造成损伤的严重程度，进行简单的平衡功能和身体活动能力测试，可以对老年人的跌倒风险进行一定估计。通常会将老年人跌倒风险划分为低风险、中风险、高风险等不同等级,进而对不同跌倒风险的老年人给予不同内容和强度的预防跌倒干预。

2. 跌倒危险因素评估　对老年人,尤其是跌倒高风险的老年人进行跌倒相关维度的影响因素评估,可以为跌倒预防和管理提供依据和建议。跌倒危险因素评估常包括步态和平衡功能、肌肉力量、视力、听力、认知能力、营养状况、跌倒相关疾病情况(例如心血管疾病、神经系统疾病、眩晕、肌肉骨骼疾病、足部疾患等)、药物使用情况、害怕跌倒、饮酒、尿失禁和疼痛、环境安全性、助行器使用情况、鞋的安全性等。

3. 跌倒的干预　针对跌倒相关危险因素,可以通过采取健康教育、运动锻炼、改善环境、管理用药、使用适老辅助器具、调整行为、提升跌倒后处置技能等措施进行干预。设计具体干预措施时应考虑到资源条件的可及性和干预措施的可行性,并充分考虑老年人的意愿和接受程度。应注意根据居家养老老年人、养老机构居住老年人和在医疗机构就诊/住院老年人的不同养老和照护模式、不同健康状态等针对性地设计和实施预防老年人跌倒的干预措施。

（二）老年人道路交通伤害

针对老年人以步行、骑车、驾车、乘车等不同角色参与道路交通的特点和影响因素,开展综合道路交通伤害预防控制。可以通过加强交通安全管理,加强老年人道路交通安全宣传教育,改进道路等基础设施的设计和建设,改进车辆安全性,完善老年人道路交通伤害相关立法和执法,加强针对老年人道路交通伤害的急救和医疗救治体系建设等策略措施防控老年人道路交通伤害。

（三）老年人自杀

老年人群自杀是心理特征、躯体疾病、社会隔离、神经认知功能等多因素互相作用的结果,需要多方面预防和干预。目前,对于我国老年人群自杀干预措施的研究十分有限。可从以下几个方面开展老年人群自杀干预。

1. 健康教育　对老年人及其照护者进行预防自杀的健康教育,提升公众预防自杀意识。

2. 预防控制抑郁等自杀意念危险因素　加强对抑郁、患有慢性病等老年人自杀意念的危险因素进行管理,进而降低自杀风险。

3. 预防控制老年人精神障碍　充分、及时治疗已患有自杀相关精神障碍或物质依赖的老年人。例如,对于某些存在抑郁等精神障碍的患者,可以选择药物如选择性 5- 羟色胺再摄取抑制剂改善抑郁情绪等,减少老年人群的自杀动机。

4. 心理干预　对于有自杀观念的老年人群,可以使用心理干预。研究证实,除支持疗法外,连续的假设问题解决疗法的应用可弱化重度抑郁和认知功能失衡的老年人的自杀观念。

5. 限制自杀工具的可及性　例如,用更安全的方法储存农药,减少剧毒农药的使用,严格限制处方药的使用,在楼顶、桥梁、铁轨旁设立护栏等,从而减少老年人获取自杀工具的可能性。

6. 提升媒体报道自杀事件的专业能力　引导媒体进行负责任的报道,预防媒体不恰当报道自杀消息而引起他人模仿。

7. 设立和完善老年人心理危机与干预热线电话咨询服务　通过专业人员与老年人进

行交谈、沟通,建立信任,使老年人的内心情绪、自杀想法和冲动得以表达,以缓解寻求自杀的冲动情绪。

8. 提供社会支持 促进老年人社会联系,对老年人养老、医疗、住房等给予经济方面的支持,培养老年人问题应对和解决的技能,制定减少有害饮酒的政策等措施都有助于预防控制老年人自杀。

9. 高风险人群干预 对于自杀高风险老年人应重点干预,根据不同情况可给予心理、药物、临床治疗等干预措施。

伤害是老年人面临的重要健康问题之一,其发生和死亡的主要原因为跌倒、道路交通伤害和自杀,且在不同性别和地区间存在差异。老年人发生伤害的危险因素包括老年人自身生理、心理、行为、疾病等内因,以及物理环境、社会环境等外因。老年人伤害的发生通常不是由单一因素所致,而是多种因素综合作用的结果。不同类型老年人伤害的危险因素既有增龄所致的相同之处,也有内因和外因方面的不同之处。国内外较成熟的伤害预防控制策略包括伤害三级预防策略、主动干预与被动干预策略、哈顿十项策略等。常用的伤害预防控制方法包括公共卫生方法、利用哈顿矩阵分析、设计伤害预防控制策略措施等。现阶段针对老年人群的高质量伤害预防控制研究较少,证据不足,相关研究亟待开展。

(段蕾蕾 汪媛 叶鹏鹏 邓晓 耳玉亮)

参考文献

[1] HOLDER Y, PEDEN M, KRUG E, et al. Injury surveillance guidelines [M]. Geneva: World Health Organization, 2001: 5.

[2] ROBERTSON LS. Injuries: causes, control strategies, and public policy [M]. Cambridge: Cambridge University Press, 1983.

[3] 王声湧. 伤害的流行病学界定标准(修改意见): 第三届全国伤害预防控制学术会议 [J]. 疾病控制杂志, 2005, 9 (1): 1.

[4] Institute for Health Metrics and Evaluation. GBD compare: data visualization [A/OL].(2023-01-10)[2023-05-01]. https://vizhub. healthdata. org/gbd-compare/.

[5] 中国疾病预防控制中心慢性非传染性疾病预防控制中心, 国家卫生健康委统计信息中心. 中国死因监测数据集 2019[M]. 北京: 中国科学技术出版社, 2020: 245-249.

[6] 中国疾病预防控制中心慢性非传染性疾病预防控制中心, 国家卫生和计划生育委员会统计信息中心. 中国死因监测数据集 2015[M]. 北京: 中国科学技术出版社, 2016: 244-248.

[7] 段蕾蕾, 耳玉亮. 社区老年人跌倒预防控制技术指南 [M]. 北京: 人民卫生出版社, 2021: 6-12.

[8] Organization WH. Step safely: strategies for preventing and managing falls across the life-course [M]. Geneva: World Health Organization, 2021: 18-37.

[9] PENG K, TIAN M, ANDERSEN M, et al. Incidence, risk factors and economic burden of fall-related injuries in older Chinese people: a systematic review [J]. Inj Prev, 2019, 25 (1): 4-12.

[10] 王田田, 郭爱敏. 老年人跌倒恐惧的研究进展 [J]. 中国护理管理, 2017, 17 (9): 1217-1221.

[11] MSC LJS, VAN DE GLIND EMM, DAAMS JG, et al. Original Study Fall-Risk-Increasing Drugs: A Systematic Review and Meta-analysis: III . Others. on behalf of the EUGMS Task and Finish Group on Fall-Risk-Increasing Drugs [J]. Journal of the American Medical Directors Association, 2018, 19 (4): 372. e1-372. e8.

［12］ BLAIN H, BOUSQUET J, BUCHT G, et al. Fall-Risk-Increasing Drugs: A Systematic Review and Meta-Analysis: II. Psychotropics [J]. Journal of the American Medical Directors Association, 2018, 19 (4): 371. e11-371. e17.

［13］ DE VRIES M, SEPPALA L J, DAAMS J G, et al. Fall-Risk-Increasing Drugs: A Systematic Review and Meta-Analysis: I. Cardiovascular Drugs [J]. Journal of the American Medical Directors Association, 2018, 19 (4): 371. e1-371. e9.

［14］ WHO. World report on road traffic injury prevention [M]. Geneva: World Health Organization, 2004: 72-83.

［15］ 王雪松 . 交通安全分析 [M]. 上海 : 同济大学出版社 , 2022: 33-40.

［16］ PARK K, RENGE K, NAKAGAWA Y, et al. Aging Brains Degrade Driving Safety Performances of the Healthy Elderly [J]. Frontiers in Aging Neuroscience, 2022, 13: 1-9.

［17］ YEE WY, CAMERON PA, BAILEY MJ. Road traffic injuries in the elderly [J]. Emergency Medicine Journal, 2006, 23: 42-46.

［18］ YASUSHI N. Analyzing accidents and developing elderly driver-targeted measures based on accident and violation records [J]. IATSS Research, 2015, 39 (1): 26-35.

［19］ PAIRE-FICOUT L, LAFONT S, HAY M, et al. Relationships Between Cognitive and Driving Self-aware-ness in Older Drivers [J]. Gerontol B Psychol Sci Soc Sci, 2021, 76 (6): 1077-1085.

［20］ ROSENBLOOM T, SAPIR-LAVID Y, PERLMAN A. Risk factors in road crossing among elderly pedes-trians and readiness to adopt safe behavior in socio-economic comparison [J]. Accident Analysis & Preven-tion, 2016, 93: 23-31.

［21］ AZAMI-AGHDASH S, AGHAEI MH, SADEGHI-BAZARGHANI H. Epidemiology of Road Traffic Injuries among Elderly People; A Systematic Review and Meta-Analysis [J]. Bulletin of Emergency & Trauma, 2018, 6 (4): 279-291.

［22］ ANG BH, CHEN WS, LEE S. Global burden of road traffic accidents in older adults: A systematic review and meta-regression analysis [J]. Archives of Gerontology & Geriatrics, 2017, 72: 32-38.

［23］ YUNG-CHING LIU, YING-CHAN TUNG. Risk analysis of pedestrians' road-crossing decisions: Effects of age, time gap, time of day, and vehicle speed [J]. Safety Science, 2014, 63: 77-82.

［24］ JASIŪNIENĖ V, ČYGAS D. Analysis of older pedestrian accident: a case study of Lithuania [J]. THE BALTIC JOURNAL OF ROAD AND BRIDGE ENGINEERING, 2020, 15 (1): 147-160.

［25］ WHO. Drug use and road safety: a policy brief [M]. Geneva: World Health Organization, 2016: 2-4.

［26］ HILL LL, ANDREWS H, LI G, et al. Medication use and driving patterns in older drivers: preliminary findings from the LongROAD study [J]. Injury Epidemiology, 2020, 7 (1): 1-11.

［27］ 邓晓 , 李镒冲 , 王丽敏 , 等 . 2010 年我国成人道路交通伤害行为危险因素流行特点 [J]. 中华疾病控制杂志 , 2013, 17 (10): 5-10.

［28］ WEBB EA, BELL S, LACEY RE, et al. Crossing the road in time: Inequalities in older people′s walking speeds [J]. Transp Health, 2017, 5: 77-83.

［29］ 段蕾蕾 , 王临虹 . 伤害与暴力预防控制理论与方法 [M]. 北京 : 人民卫生出版社 , 2020: 141-154.

［30］ ROD JE, OVIEDO-TRESPALACIOS O, SENSERRICK T, et al. Older adult pedestrian trauma: A system-atic review, meta-analysis, and GRADE assessment of injury health outcomes from an aggregate study sample of 1 million pedestrians [J]. Accid Anal Prev. 2021, 152: 105970.

［31］ 吕筠 , 李立明 . 老年伤害研究回顾 [J]. 中华疾病控制杂志 , 1999, 3 (4): 4-10.

［32］ VOAKLANDER DC, ROWE BH, DRYDEN DM, et al. Medical illness, medication use and suicide in seniors: a population-based case-control study [J]. Journal of Epidemiology & Community Health, 2008, 62 (2): 138-144.

［33］ SHER L. Relation between rates of geriatric suicide and consumption of alcohol beverages in European countries [J]. Scientificworldjournal, 2015, 6: 383-387.

［34］郭欣，曾光. 我国老年伤害现状及危险因素研究进展 [J]. 中国公共卫生，2006, 22 (4): 388-390.

［35］World Health Organization. Preventing Suicide: A Global Imperative [M]. Geneva: World Health Organization, 2014: 14-45.

［36］于普林. 老年医学 [M]. 北京：人民卫生出版社，2019.

［37］伍小兰，李晶. 中国虐待老人问题现状及原因探析 [J]. 人口与发展，2013, 19 (3): 85-91.

［38］PILLEMER K, BURNES D, RIFFIN C, et al. Elder Abuse: Global Situation, Risk Factors, and Prevention Strategies [J]. Gerontologist, 2016, 56 (2): 194-205.

［39］王声湧. 伤害流行病学 [M]. 北京：人民卫生出版社，2002: 259.

［40］李立明. 公共卫生与预防医学导论 [M]. 北京：人民卫生出版社，2017: 136.

［41］詹思延. 流行病学 [M] 8 版. 北京：人民卫生出版社，2017.

［42］DOLL L S, BONZO S E, MERCY J A, et al. Handbook of Injury and Violence Prevention [M]. Atlanta: Springer, 2007.

［43］GIELEN AC, SLEET DA, DICLEMENTE RJ. Injury and Violence Prevention: behavioral science theories, methods, and applications [M]. Sand Francisco: Jossey-Bass, 2006.

［44］HADDON W. A note concerning accident theory and research with special reference to motor vehicle accidents [J]. Ann N Y Acad Sci, 1963. 107: 635-646.

［45］HADDON W. Energy damage and the ten countermeasure strategies [J]. Hum Factors, 1973. 15 (4): 355-366.

［46］World Health Organization. WHO Global Report on Falls Prevention in Older Age [R]. Geneva: WHO Press, 2007.

［47］World Health Organization. TEACH-VIP 2 user's manual [M]. Geneva: World Health Organization, 2012.

［48］World Health Organization. Save LIVES-A road safety technical package [M]. Geneva: World Health Organization, 2017.

［49］World Health Organization. Step safely: strategies for preventing and managing falls across the life-course [M]. Geneva: World Health Organization, 2021.

［50］World Health Organization. Live life: an implementation guide for suicide prevention in countries [M]. Geneva: World Health Organization, 2021.

［51］季建林，赵静. 自杀预防与危机干预 [M] 上海：华东师范大学出版社，2007: 188.

［52］杨学平，何茹. 老年人群自杀的相关研究进展 [J]. 中国医学创新，2017, 14 (7): 142-145.

［53］MONTERO-ODASSO M, VAN DER V N, MARTIN F C, et al. World guidelines for falls prevention and management for older adults: a global initiative [J]. Age and Ageing, 2022, 51 (9): afac205.

第十五章

老年骨科疾病流行病学

我国人口老龄化问题日益严峻。人口寿命的普遍延长使得退行性疾病患病率增加,严重影响老年人群的生活质量以及身心健康。随着年龄的增加,老年人的骨骼强度和肌肉力量有不同程度的下降,引发肌肉骨骼系统的退行性疾病。其中,骨质疏松性骨折和骨性关节病是临床上老年人最常见的两类骨科疾病。

第一节　老年骨质疏松性骨折

一、概述

骨质疏松是老年人的一种常见病,累及全身骨骼,其特征是骨量减少,骨密度(bone mineral density,BMD)降低,骨组织微结构恶化,导致骨骼脆性增加,轻微外力即可造成骨折。1994 年,WHO 专家组将骨质疏松(osteoporosis)定义为骨密度小于正常同性别的青壮年骨密度均值的 2.5 倍标准差。

骨质疏松是一种对社会有重大影响的疾病。它的发病率随着年龄的增长而升高,目前影响到大多数已进入 80 岁的人口。骨质疏松的发病率已经跃居全球各类疾病的第七位。在我国,骨质疏松已成为 50 岁以上人群的重要健康问题,这一现象在中老年女性人群中更为严重。2018 年中国骨质疏松症流行病学调查报告显示,50 岁以上人群骨质疏松症患病率为 19.2%,其中男性为 6.0%,女性为 32.1%;65 岁以上人群骨质疏松症患病率达到 32.0%,其中男性为 10.7%,女性为 51.6%。

骨质疏松性骨折是指发生在轻微创伤(从站立高度或更低的高度坠落)或没有严重创伤情况下的骨折。骨质疏松性骨折的发生有多种因素,其中两大主要的因素分别为跌倒风险增加以及骨密度降低。骨质疏松性骨折发生的常见部位为脊柱椎体、髋部和前臂远端。

骨质疏松性骨折会导致死亡和残疾,对整个社会造成重大负担,并对经济产生巨大影响。世界各国都面临着骨质疏松性骨折的危机。据估计,到 2040 年,全世界 50 岁以上的成年人将有 3 亿人处于骨质疏松性骨折的高危状态。2017 年,仅在法国、德国、意大利、西班牙、瑞典和英国,就有 268 万新发骨质疏松性骨折,造成约 375 亿欧元的损失。这些数字预计还会上升,预计到 2030 年,同样的 6 个国家将有超过 330 万人发生新的骨折,与骨折相关的总成本约为 474 亿欧元。随着老龄化社会的到来,骨质疏松的危害将更加突出。可见,深入研究老年骨质疏松性骨折的流行特点和危险因素,探讨老年骨质疏松性骨折的防治措施,具有非常重要的意义。

二、流行特征

(一) 人群分布

1. **年龄和性别**　不同类型的骨质疏松性骨折在年龄分布上存在差异。Riggs 等人报告了老年人群中椎体、髋部和桡骨远端三种类型骨质疏松性骨折的发病率和年龄分布。结果显示,50 岁以上女性椎体压缩性骨折发生率随年龄增长而升高;40~70 岁髋部骨折发生率较低,75 岁以后急剧上升;髋部骨折的平均年龄约为 80 岁,75 岁以上的个体发生髋部骨折的比例超过 75%。桡骨远端骨折发生在相对年轻的年龄,其发病率在老年人中没有增加,表明骨质疏松可能不是桡骨远端骨折的主要原因。Amin 等人报道了每个不同部位的特定年龄和性别的骨折发生率。他们发现,除前臂近端、胫骨、腓骨、脚踝和足部外,其他部位骨折的发病率与年龄有关。

髋部骨折是骨质疏松性骨折中预后最差的一种,具有高发病率、高致死率的特点。在大多数人群中,髋部骨折的发病率随着年龄的增长呈指数增长。大多数髋部骨折发生在从站立高度坠落后。据估计,1990 年全世界有 166 万髋部骨折,其中女性 119.7 万人,男性 46.3 万人,到 2050 年,由于人口中老年人口的增加,这一数字将上升到 630 万人。在西方 50 岁以上的人群中,女性髋部骨折占多数,女性与男性的发病率比约为 2∶1。总体而言,98% 的髋部骨折发生在 35 岁以上人群中,80% 发生在女性身上。

2. **种族**　在世界范围内,髋部骨折的发生率因种族和民族而有很大差异。美国女性和男性在 50 岁时髋部骨折的终身风险分别为 15.8% 和 6.0%,而中国女性和男性分别为 2.4% 和 1.9%,西班牙裔女性和男性分别为 8.5% 和 3.8%。椎体骨折的种族差异相对于髋部骨折要小得多。例如,65 岁以上的女性中,白人女性椎体骨折的患病率为 70%,日本女性为 68%,墨西哥女性为 55%,非裔美国女性为 50%。

美国女性患骨折的风险差异体现了性别因素与种族因素之间的相互作用。美国的年度髋部骨折率最高的是白人女性(140.7/10 万),其次是亚洲裔女性(85.4 人/10 万)、非裔美国女性(57.3/10 万)和西班牙裔女性(49.7/10 万)。种族因素对于骨折发生的部位也会有一定影响。在美国医疗保险数据库中,与白人患者相比,非洲裔患者髋部骨折的骨折发生率比值为 0.46,椎体骨折为 0.25,桡骨远端骨折为 0.32。

(二) 地区分布

1. **国家间分布**　各个国家或地区髋部及椎体骨折的发病率存在较大的差异。2012 年一项基于 50 年的文献调查和联合国人口统计学数据的系统评价结果显示,全球不同国家及地区女性髋部骨折的年发病率为 <100/10 万至将近 600/10 万,椎骨骨折的年发病率为 <100/10 万至将近 1 400/10 万。年龄标准化的髋部骨折年发病率最高的是斯堪的纳维亚半岛:丹麦(574/10 万)、挪威(563/10 万)、瑞典(539/10 万)以及奥地利(501/10 万)。突尼斯(58/10 万)和厄瓜多尔(73/10 万)的发病率最低。西北欧、中欧、俄罗斯联邦和中东国家(伊朗、科威特、阿曼)、新加坡是髋部骨折的高危国家或地区。而低风险地区包括拉丁

美洲(阿根廷除外)、非洲和沙特阿拉伯。椎体骨折是最常见的单发骨质疏松性骨折类型,在 50 岁以上的人群中发生率据估计有 30%~50%。与髋部骨折相反,许多因素限制了椎体骨折相关流行病学信息的可用性:2/3~3/4 的脊柱骨折在临床上是无症状的,只有不到 10% 的椎体骨折需要住院治疗。椎体骨折的发生率在 T_{12} 和 L_1 最高,L_2 和 L_3 次之。根据文献报道,椎骨骨折发生率最高的地区是韩国和美国;斯堪的纳维亚地区明显高于其他欧洲国家。

2. **城乡分布**　在北欧和美国进行的流行病学调查发现髋部骨折发病率是城市高于农村。挪威奥斯陆 50 岁男性发病率为 454/10 万,女性发病率为 1 187/10 万,均高于 Sogn og Fjordane 县的发病率。美国明尼苏达州 Rochester 城区的年龄性别调整率比 Olmsted 县的农村地区高 36%,城市居民的体力活动少所导致的低骨密度是这种城乡差异的可能原因。我国学者朱汉民等调查了上海市区、乡镇老年人的骨折总发病率,也发现明显的城乡差别(城区发病率为 16.5%,农村为 6.9%)。这些城乡差别意味着我国快速的城市化进程很可能会伴随着骨质疏松性骨折的增加。

（三）时间分布

1. **长期趋势**　由于人口的逐渐老龄化,髋部骨折的总人数随着时间的推移而增加。根据保守估计,每年髋部骨折的数量将从 1990 年的 166 万例增加到 2050 年的 626 万例。在过去的 20 年里,许多发达国家的髋部骨折发生率似乎已趋于平稳或有所下降,而此前几年有所上升;在研究报告中,随着时间的推移,特定年龄和性别的髋部骨折发病率降低,可能的原因是更好的抗骨质疏松症药物的依从性,以及更多地补充维生素 D 和钙剂的,避免吸烟和酒精,以及更有效预防跌倒的策略。

然而,在发展中国家,按年龄和性别划分的发病率在许多地区仍在上升。我国北京地区 50 岁以上女性髋部骨折发病率在 1990—1992 年至 2002—2006 年间增长了 2.76 倍,男性则增长了 1.61 倍;在 70 岁以上的老年患者中,涨幅则更加明显,分别达到 3.37 倍和 2.01 倍。我国学者田发明和张柳通过查阅 15 家医院的医疗记录和 X 线片调查研究了 1994 年、2010 年和 2015 年唐山髋部骨折的发生率。在 1994 年、2010 年和 2015 年的报告中,50 岁以上男性的发病率分别为 64.9/10 万、96.3/10 万和 90.7/10 万;在女性中,这一比例分别为 50.2/10 万、126.1/10 万和 143.21/10 万。从 1994 年到 2010 年,男女几乎所有年龄段的发病率都明显上升。然而,从 2010 年到 2015 年,男性的髋部骨折发病率下降 5.04%,女性发病率的增加也减缓。这一结果提示国内髋部骨折的发病率即将达到平台期或呈下降趋势。这些变化反映了近年来国内开展的预防跌倒和骨质疏松的项目取得了成功。

椎体骨折长期以来被认为是骨质疏松的最常见表现,占骨质疏松性骨折的近 50%。但由于椎体骨折具有无症状的临床特征,目前其流行病学特征远未完全被认识。各类研究报道的椎体骨折患病率之间有一定差异性。我国学者夏维波报告了 2017 年北京 7 个社区居住的绝经后女性椎体骨折的患病率,结果显示 80 岁以上女性可达 58%。这项研究得到的椎体骨折患病率要远高于徐苓 20 年前进行的同样针对北京老年人的研究结果(80 岁以上女性椎体骨折的患病率约为 37%)。这也远高于 2012 年(75 岁以上女性患病率 15%)和 2013 年(80 岁以上女性患病率 22%)在香港地区研究中报道的数据,但与 2011 年报道的患病率(80 岁以上女性患病率 68%)相当。

2. **季节性**　髋部骨折发病率的分布具有季节性,在温带国家的冬季会上升,且主要发生在室内,这表明在结冰的道路上打滑并不是髋部骨折的主要原因。髋部骨折的冬季高发这一现象可能与冬季神经肌肉反射减弱以及阳光照射水平较低有关。

三、影响因素研究及进展

(一)身体状况

1. 骨密度 多项研究表明,骨密度降低一个标准差相当于骨折风险增加 1.5~3 倍。大多数骨折发生在骨量减少的患者。然而,骨折风险不仅与骨密度有关。比如尽管 2 型糖尿病患者的骨密度通常比健康人高 5%~10%,但他们发生骨折的风险更高。研究表明,对于同样骨密度值和年龄的研究对象,2 型糖尿病患者的骨折风险高于没有 2 型糖尿病的人。

2. 既往骨折病史以及骨折家族史 既往发生过骨折,无论其发病部位如何,都是进一步骨折的重要危险因素,并且独立于骨密度。进一步骨折的风险随着既往骨折数量的增加而增加:有 3 次或 3 次以上骨折病史的患者发生骨折的风险是从未发生过骨折的人的 10 倍。家族史独立于骨密度影响骨折风险。父母有髋部骨折病史与后代发生髋部骨折的风险显著相关,而与其他类型的骨质疏松性骨折有较小程度上的相关。

3. 合并症及药物 多种基础合并症增加个体发生骨折的风险。在某些情况下,骨折风险的增加由骨密度降低引起,但也涉及其他机制,如慢性炎症、健康状况普遍受损、活动能力降低、骨量减少、跌倒风险增加等。部分药物会增加骨折的风险。最重要的一类药物是糖皮质激素,它对骨骼有负面影响,导致骨量迅速丢失和骨密度下降。此外,激素阻断治疗(女性乳腺癌患者术后使用芳香酶抑制剂和男性前列腺癌患者使用的促性腺激素释放激素激动剂)也能导致骨密度下降,但速度较慢。其他涉及的药物包括质子泵抑制剂、抗惊厥药、部分利尿剂、抗凝血剂、过量甲状腺激素和抗逆转录病毒治疗药物。

4. 跌倒 约 1/3 的老年人每年至少跌倒一次且有 10% 的人会因此发生骨折。据估计,95% 的髋部骨折是由跌倒造成的。认知或视觉障碍、眩晕等可能会进一步降低防跌倒能力。经常跌倒的人的生理变化包括本体感觉和运动能力受损,视力受损,脚踝背屈受限,反应变慢和身体摇摆增加。骨质疏松患者合并某些症状将会增加跌倒的风险,从而增加骨折的风险。这些症状包括肌肉无力、协调性差、动作笨拙和保护反应不足、兴奋、头晕、短暂晕厥、帕金森综合征、酒精中毒和疲劳等。部分药物,如抗抑郁药物或催眠药也可以引起部分上述症状。

(二)营养状况

1. 钙 钙是骨骼的主要成分之一,占人体总质量的 1%~2% 且 99% 以上存在于牙齿和骨骼中。其余 1% 的钙在血浆中循环,或存在于肌肉细胞、细胞外液和其他组织中。钙也是肌肉收缩、矿物质动态平衡甚至激素合成的重要媒介。钙的摄入量是在生长发育过程中峰值骨量和减少老年骨丢失的一个重要的可调节因素。研究表明,只有当钙摄入量超过 1 000mg/d 时,体力活动才能对骨骼健康产生积极作用。有研究肯定了钙具有保护作用,其中之一是在钙平均摄入只有 171mg/d 的香港居民中进行的研究。另一项病例对照研究发现在男性中钙摄入量最高组的髋部骨折发生的危险性最低。Holbrook 等随访加州白人社区的 957 名研究对象 14 年,发现髋部骨折的年龄调整相对危险度与基线时的钙摄入量呈负相关,钙摄入量超过 800mg/d 的老年人髋部骨折的危险性下降 50%。总之,低钙是骨质疏松的一个重要危险因素,但只有在缺钙人群中大剂量补充钙剂才有预防骨质疏松和骨折的明显效果。

2. **维生素 D** 维生素 D 可直接影响肠道和肾脏对钙的吸收,因此它对骨骼健康至关重要。在缺乏 1,25- 二羟维生素 D 的情况下,钙的吸收会被限制在总膳食摄入量的 12.5%。当血清中 25- 羟维生素 D 水平等于或超过 75nmol/L 时,预计有 30% 的钙可以被吸收。维生素 D 的饮食来源主要为牛奶、谷类产品、油性鱼类、鸡蛋和肉类。常规饮食中维生素 D 的来源有限,因此骨骼健康和骨质疏松症基金会建议 50 岁以上的成年人每天摄入 800~1 000 国际单位的维生素 D。长期以来,维生素 D 被认为是骨质疏松预防的重要基石。然而关于维生素 D 和骨质疏松关系的观察性流行病学研究的结果并不一致。最近一项随机化临床试验的 Meta 分析表明单纯补充维生素 D 对健康成年人的骨密度几乎没有促进,仅显示股骨颈骨密度略有改善。另一项 Meta 分析也未发现单纯补充维生素 D 可以延缓骨质疏松的发生。可见钙剂和维生素 D 的联合使用,或者仅仅是钙剂有预防骨质疏松的作用。

3. **钾** 钾是细胞内液的主要阳离子,在体内参与神经和肌肉细胞的膜电位和电激发,维持体内的酸碱平衡。最近发现,饮食中的钾摄入量对老年骨质疏松和骨折的部分危险因素有显著影响。据推测,钾对骨骼健康的作用与其对酸碱平衡的影响有关,碳酸氢钾的摄入已被证实可以增加尿钙的滞留,从而防止骨吸收。此外,韩国最近的一项研究发现,饮食中钾摄入量较高的成年女性在进入老年时会出现骨密度增加和骨质疏松风险降低的情况。有学者认为其潜在机制可能是钾离子对肾小管钙的重吸收有直接影响。

(三)体型

多项研究结果显示,身高和髋部骨折呈正相关。据报道,相较于无髋部骨折的女性,发生髋部骨折的女性拥有更高的平均身高,但身高对男性髋部骨折的发病率没有影响。其潜在的机制可能是:较高的老年人跌倒时着地速度较快;髋轴长度与身高呈正相关。

体重和体重指数(body mass index,BMI)与骨密度呈正相关,与骨质疏松和骨折发生率呈负相关。在绝经后女性中,肥胖和骨折之间的关系是部位相关的。肥胖对髋部和骨盆骨折具有保护作用,但与增加的肱骨近端骨折风险有关。在老年男性中,肥胖与临床脊柱、髋部、骨盆和手腕 / 前臂骨折的风险降低有关,但与多发性肋骨骨折的风险增加有关。一项 Meta 分析总结了 12 个前瞻性研究,包括大约 60 000 名研究对象,估计了 BMI 对骨折的效应大小。BMI 每增加 1 个单位,对应着任何部位骨质疏松性骨折的风险降低 3%,髋部骨折风险降低 7%。

体重与骨折风险之间的关联部分依赖于体重和骨密度的关系。多项研究表明,体重或 BMI 与一个或多个部位骨骼的骨密度呈正相关。一项包含 1 600 名受试者的研究结果表明,体重每增加 1kg,腰椎骨密度增加 0.004g/cm^2,股骨颈的骨密度增加 0.005g/cm^2。体重减轻与髋部和腰椎的骨丢失率增加有关。每年体重下降超过 1% 可能会显著增加骨密度降低的风险。在一项大型队列研究中,体重下降超过 5% 的患者的骨丢失率大约是体重保持稳定者的 2 倍。

(四)遗传因素

峰值骨量和骨量丢失是由基因决定的。双生子研究表明,遗传因素可以解释高达 80% 的骨密度差异。维生素 D 和雌激素受体基因等基因座是骨量的重要遗传决定因素,虽然骨质疏松的分子基础仍不明确。目前认为,基因 - 基因和基因 - 环境的相互作用是骨密度和骨质疏松风险的重要决定因素。骨质疏松性骨折受遗传因素的影响较骨密度小。由于骨折是骨密度、骨转换率、身体大小和形态、肌肉功能和跌倒风险等多种因素作用的最终结果,而所有这些因素都受不同的遗传途径控制,因此很难解开骨折的潜在遗传学基础。然而,遗传学可以影响骨骼代谢,例如通过单核苷酸多态性和各种单倍型影响甲状旁腺素信号通路,在部分人群中独立地与骨密度与骨折风险相关。患者的家族史也必须考虑在内。研究证实,家族史是美国女性骨质疏松的一个重要风险因素。此外,存在骨骼发育障碍的患者易患有骨质疏松和骨质疏松性骨折。

(五) 生活方式

1. 体力活动和体育锻炼　缺乏运动是危害骨骼健康和导致骨质疏松的一个关键危险因素。进行体力活动和体育锻炼不仅可以维持骨量,而且还可在增加骨量方面发挥重要作用。美国运动医学院和英国皇家骨质疏松症协会均发表立场声明,强调了锻炼对维持骨量以及骨骼健康的重要性。体育锻炼预防骨质疏松和骨折的机制除了增加骨量外,还有减缓由绝经导致的骨骼流失,改善平衡和增强肌肉力量,最终有助于降低跌倒的风险。

对早期绝经后女性的研究表明,力量训练导致了骨密度微小但显著的变化;一项包含16项试验699名受试者的Meta分析显示,与不锻炼组相比,锻炼组的腰椎椎体骨密度改善了2%。虽然运动对骨密度的影响相对温和,但较大程度降低发生骨质疏松性骨折的风险。一项Meta分析得出结论,运动可以改善腰椎椎体和股骨颈骨密度,使发生骨质疏松性骨折的风险降低约10%。这种现象可能的解释是运动对于跌倒风险的降低可能比对骨密度的影响更重要,因为大约95%的髋部骨折是由跌倒引起的。家庭和集体锻炼计划都可以减少跌倒;提高平衡能力和躯干肌肉力量的锻炼可以较大程度地降低跌倒的风险。

2. 吸烟　吸烟被认为是骨质疏松的危险因素,并与骨量损失和骨质疏松性骨折风险增加有关。据报道,吸烟者的桡骨、股骨颈和全身骨密度低于不吸烟者。甲状旁腺激素和维生素 D 在调节骨代谢和钙稳态中起着至关重要的作用,有研究证实吸烟导致循环中 1,25- 二羟维生素 D 和甲状旁腺激素水平下降。多项 Meta 分析的结果表明,与不吸烟的人相比,吸烟的人患骨质疏松性骨折的风险更高。此外,吸烟与促卵泡激素和黄体生成素的增加有关,而促卵泡激素和黄体生成素会导致雌激素水平下降,导致骨质迅速流失。

3. 饮酒　长期大量饮酒可能对骨骼有直接的影响,还可造成营养不良,体重下降,影响维生素 D 代谢,从而影响骨量,造成骨质疏松。一项基于 18 项前瞻性队列研究的 Meta 分析显示,饮酒与髋部骨折风险之间存在非线性关联。少量饮酒与髋部骨折风险呈显著负相关,而重度饮酒与髋部骨折风险增加相关,具体的原因还有待深入研究。有研究表明,酒精摄入可能会对男性桡骨远端皮质和骨小梁质量产生负面影响,类似结果在酒精摄入较低的女性的骨小梁和胫骨远端骨小梁中也观察到了,这表明避免饮酒可能对骨骼健康有利。

四、防治策略与措施

(一) 一级预防

一级预防是针对病因和危险因素采取的预防对策和措施,主要包括以下内容。

1. 生活方式的改变　坚持健康的生活方式;多饮用牛奶,少饮用咖啡和碳酸饮料;多晒太阳,适当户外运动;富钙、低盐饮食;戒烟、限酒。

2. 进行适量的体育锻炼　运动可以预防骨质疏松。运动不仅可以改善骨骼的血液循环,提高骨密度,减少骨量丢失,还可以提高肌肉力量,降低跌倒的风险。运动要遵循循序渐进的原则,不宜过劳。老年骨质疏松人群应避免过度剧烈的运动,以防止发生骨折。骨质疏松患者在进行较大强度的体育锻炼前应进行相应的风险评估。运动过程中应该避免高爆发性、高冲击力的动作。

3. 补充充足的钙和维生素 D 钙在骨骼的正常生长和维持中起着至关重要的作用。充足的膳食钙摄入量对于达到骨量峰值和减少与年龄相关的骨丢失至关重要,不同的生命阶段对膳食钙摄入量的需求也不同。绝经后女性和老年人每日元素钙的摄入量应为 1 000~1 200mg,国人每日饮食中元素钙摄入量约为 400mg,故每日额外补充的元素钙量应为 600~800mg。

维生素 D 有助于调节钙水平,对钙的吸收和骨骼形成非常重要。老年人和骨质疏松人群是维生素 D 缺乏的高危人群,尤其是髋部骨折患者。对于 50 岁以上的较高风险人群,维生素 D 的推荐剂量为 800~1 000IU/d;一些高危患者如髋部骨折患者可补充 1 000~2 000IU/d 剂量的维生素 D。

(二) 二级预防

骨质疏松的二级预防主要指采用骨密度测量技术,早期筛查出骨量低的人,以便及时给予治疗。有多种测量骨量的方法,其中双能 X 线吸收法是测定骨密度的准确方法。

治疗骨质疏松的药物主要包括基础治疗药物、抗骨吸收药物、促骨形成药物以及其他抗骨质疏松药物如锶盐等。此外,还有一些新型的抗骨质疏松药物正在临床试验中,例如硬化蛋白 SOST 单抗等。钙剂和维生素 D 是骨质疏松的基础用药,可以和其他的任何一种骨质疏松药物合用。最常用的是抗骨吸收药物(双膦酸盐类、RANKL 抑制剂 Denosumab、雌激素类、雌激素受体调节剂和降钙素)和促骨形成药物(特立帕肽)。其他的骨质疏松的药物不建议联合使用。

(三) 三级预防

骨质疏松的三级预防主要是针对已经发生骨质疏松性骨折的患者,尤其是卧床患者,采取积极的治疗措施,提供优质的护理服务,以帮助患者尽快康复并提高患者生活质量。

第二节 老年骨性关节病

一、概述

骨性关节病是一种慢性、退行性关节疾病,主要表现为关节软骨的退行性改变和继发性的骨质增生,又称为骨关节炎、老年性关节炎等。随着年龄的增加,骨关节炎的患病率在升高。目前约有 1/3 的老年人患有骨关节炎,女性较男性更容易患有关节炎。骨关节炎的危险因素包括年龄、肥胖、关节损伤、遗传、性别以及与关节形状和力线对位等有关的解剖结构异常等。

骨关节炎的病理改变主要是透明软骨软化退变,骨赘形成,并继发滑膜、关节囊、肌肉的变化。随着骨关节炎的发展,软骨基质的连续性随着关节表面的改变而丧失,从而导致软骨的生物力学性质的改变和关节的破坏。近年来研究证实,炎性细胞因子在骨关节炎的发展中起着重要的作用。当机械刺激传导到软骨时,由于软骨细胞基质产生的变化,各种炎性细胞因子和酶被分泌出来。软骨基质主要由Ⅱ型胶原和蛋白多糖组成,它们被细胞因子和酶破坏,导致水分含量下降。因此,关节变得容易受到负荷的影响。基质金属蛋白酶降解软骨基质并导致关节软骨不可逆地纤维形成。软骨细胞在软骨基质的降解和修复之间保持平衡,但随着关节软骨的降解,软骨细胞的分解代谢能力超过合成代谢活性,导致体内平衡的丧失,发生骨关节炎。

根据全球疾病、伤害和风险因素负担研究,有症状的髋关节和膝关节骨关节炎的年龄标化年发病率在1990—2017年间上升了8.2%。据估计,2019年有超过5亿人患有骨关节炎,约占全球人口的7%。在这些患者中,近70%的人患有膝关节骨关节炎,相比之下,6%的人患有髋关节骨关节炎,27%的人患有手部骨关节炎。从以人群为基础的研究来看,40岁以上人群中的骨关节炎患病率约为22%。

骨关节炎是老年人致残的主要原因,给老年人的身体健康和晚年生活带来很大的危害。有数据表明,2005—2015年与1990—2005年相比,骨关节炎是导致全球残疾人口增加最主要的原因之一。骨关节炎导致了巨大的社会经济成本。在美国5 400万患有骨关节炎的人群中,43%的人在日常活动中出现骨关节炎相关的功能受限。骨关节炎造成的工资损失达650亿美元,直接医疗费用超过1 000亿美元。膝关节骨关节炎患者一生中平均花费约15 000美元的直接医疗费用用于治疗骨关节炎。骨关节炎导致了老年患者的死亡率增加。骨关节炎患者通常伴有多种合并症,据估计,31%的骨关节炎患者同时患有多于5种的并发症。有研究报道,与年龄匹配的对照组相比,髋关节和膝关节骨关节炎患者的死亡率高出约20%。

骨关节炎严重影响了全世界数亿患者的健康,具有沉重的社会负担。针对骨关节炎,目前尚没有可靠或绝对有效的预防和治疗办法。因此,深入研究骨关节炎的流行特点和危险因素,探讨骨关节炎的防治措施,具有非常重要的意义。

二、流行特征

(一) 人群分布

1. **性别和年龄**　在老年患者中,骨关节炎在女性中更为常见。一项Meta分析的研究结果显示,男性膝关节骨关节炎(相对危险度$RR=0.63$)和手部骨关节炎($RR=0.81$)的患病率显著低于女性,而髋关节骨关节炎和整体骨关节炎的患病率与女性相比无统计学意义的差别。暴露于骨关节炎危险因素存在的性别差异可能导致女性骨关节炎的发病率和患病率高于男性。在绝经前后的女性中,骨关节炎的发病率有所上升。因此,许多研究调查了雌激素水平对骨关节炎风险的潜在影响。在肌肉力量、机械关节负荷、骨量/骨转换、代谢因素和营养方面的系统性性别差异也可能导致女性症状性骨关节炎的发病率和患病率高于男性。财政资源、社会支持方面的性别差异,以及在获得骨关节炎诊断和治疗方面的性别偏见也可能导致这些差异。

骨关节炎的患病率随着年龄的增长而升高,并在70~79岁达到高峰。15岁及以上人群膝关节骨关节炎的总患病率为16.0%,40岁及以上人群则为22.9%。一项关于中国40岁及以上人群骨关节炎患病率的Meta分析结果显示,40~49岁的患病率为8.83%,50~59岁为17.55%,60~69岁为25.49%,70岁及以上则为37.68%。

2. **种族和移民研究**　骨关节炎的发生存在种族差异。与高加索人相比,中国男性和女性的手部骨关节炎、有症状的手部骨关节炎和髋关节骨关节炎的患病率均较低。研究发现，社会经济地位较低的美国人和非裔美国人比美国白人在骨关节炎上有更高的发病率、患病率和严重程度。一项纵向研究发现，随着时间的推移，非裔美国男性比非裔美国女性和白种人有更高的膝关节内侧间隙宽度损失风险，但通过控制其他已知的膝关节骨关节炎风险因素会减弱这些人群差异。疼痛和功能受限在非裔美国人中也比在患有膝关节骨关节炎的高加索人中更常见，这些现象可以用体重指数和抑郁症状等因素来解释。

（二）地区分布

膝关节和髋关节骨关节炎的患病率和严重程度存在地理差异。这种差异可能反映了个体水平的风险差异，例如肥胖、缺乏运动和关节损伤，以及获得医疗保健及护理等方面的差异。

1. **国家间分布**　根据 2010 年全球疾病负担研究，年龄标化的骨关节炎患病率在全球估计为 3.8%。高收入国家的骨关节炎的患病率高于低收入国家。骨关节炎患病率存在区域差异，亚太高收入区域、大洋洲和北非/中东的骨关节炎患病率最高，美国和欧洲的患病率处于中等水平，南亚的患病率最低。美国 2017 年的年龄标化骨关节炎患病率较高（每 100 000 人中有 6 128.1 人），在 1990 年至 2017 年期间经历了最大的增长（23.2%）。

有证据表明，在一些亚洲地区，膝关节骨关节炎的患病率更高。一项系统性综述结果显示，有影像学改变的膝关节骨关节炎的总体患病率在荷兰为 6.5%，而在日本则为 70.8%。有症状的膝关节骨关节炎在全球范围的患病率略低，其中最低的是意大利（5.4%）和希腊（6.3%），最高的是韩国（24.2%）。最近，第五次韩国国家健康和营养调查（KNHANES 2010—2012）发现，在 50 岁以上人群中，女性膝关节骨关节炎的患病率为 44.6%，男性为 20.9%，而女性症状性膝关节骨关节炎的患病率为 19.2%，男性为 4.4%。有学者提出，亚洲地区膝关节骨关节炎患病率的增加可能是由于大量的体力劳动，如耕种和捕鱼。

2. **地区分布**　由于我国不同地理区域在社会经济发展、环境条件、生活方式和医疗保健水平方面的显著不平衡，中老年人群中膝关节骨关节炎的发生率存在较大差异。我国学者谭波等人调查了中国不同省份症状性膝关节骨关节炎的累积发病率，结果显示中国西部地区（13.2%）和中部地区（8.1%）症状性膝关节骨关节炎的累积发病率高于东部地区（5.2%）。

3. **城乡分布**　骨关节炎在农村和城市人群中的患病率不同。在美国，生活在以农村为主地区的成年人中，1/3 的人患有骨关节炎，而在大城市地区，这一比例为 1/5。在以城市中心为基础的 Framingham 区域骨关节炎研究中，有症状的膝关节骨关节炎的患病率据报道为 7%，而在以农村 Johnston 县为主的区域这一患病率则为 17%。与城市地区相比，农村社区的社会经济状况普遍较差，教育程度较低，收入较低，而不活动和身体肥胖者较多，所有因素都与骨关节炎有关。我国学者林剑浩等人关于武汉农村地区 59 岁以上人群的研究结果显示，膝关节骨关节炎（女性 36%，男性 20%）和症状性膝关节骨关节炎（女性 27%，男性 13%）具有较高的患病率，而北京城市地区的症状性膝关节骨关节炎患病率仅为女性 18%，男性 7%。国内骨关节炎患病率的城乡差异性与国外研究报道结果类似。

三、影响因素研究及进展

骨关节炎发病危险因素的研究大多集中在膝关节或髋关节，涉及其他常见部位包括脊柱、手部和足部的骨关节炎发病危险因素的研究相对较少。骨关节炎的危险因素可大致分为系统性因素（包括年龄、性别和种族）、力学因素（包括关节结构/排列、创伤、体力活动和职业）、膳食因素（维生素 D、脂肪酸）和遗传因素。

（一）系统性因素

已经报道了一系列导致骨关节炎发展的系统性危险因素。年龄、性别和种族对骨关节炎发生的影响早有研究。环境危险因素，包括体重指数（body mass index，BMI）、吸烟和营养，也都与骨关节炎有关。

1. **体重指数**　超重（BMI 25~29kg/m²）或肥胖（BMI ≥ 30kg/m²）是膝关节骨关节炎发生的强危险因素。最近的一项 Meta 分析报告显示，相比正常体重者，超重者发生膝关节骨关节炎的优势比（odds ratio，OR）为 1.98，如果肥胖，则 OR 为 2.66，表明随着体重的增加，发生膝关节骨关节炎的风险增加。同样，体重减轻与膝关节骨关节炎发病风险的降低有关。Framingham 研究报告显示，BMI 降低 2 个或更多单位会显著降低患膝关节骨关节炎的风险（OR=0.46）。BMI 增加与髋关节骨关节炎之间的关联尚不清楚。一些研究报告显示没有关联，而另一些研究结果则显示存在统计显著性，但比髋关节骨关节炎更弱的关联。BMI 增加导致膝关节骨关节炎患病风险增加的部分原因是它影响了膝关节的机械负荷。然而，有研究显示 BMI 的增加也与手部非负重区域的骨关节炎的发展有一定的相关性，这表明 BMI 的增加可能通过全身因素增加发生骨关节炎的风险，包括超重或者肥胖引起的全身炎症。

2. **生活方式**　吸烟似乎与降低的膝关节骨关节炎风险有关。最近的一项 Meta 分析报告显示，吸烟者患膝关节骨关节炎的相对风险为 0.80，在男性中的影响比女性更明显。在另一项 Meta 分析中，吸烟者膝、髋、手、脊柱等部位的骨关节炎整体发病率降低（OR=0.87）。吸烟降低骨关节炎风险的机制尚不清楚，部分可能是由于吸烟者的 BMI 通常比不吸烟者更低。

3. **性激素水平**　除了性别差异，性激素水平也可能改变发生骨关节炎的风险。在女性中，较早的月经初潮与接受全膝关节或髋关节置换的风险增加有关，严重的骨关节炎是到目前为止关节置换最常见的指征，这提示年轻时过早接触雌激素会增加患有严重骨关节炎的风险。此外有研究表明，在绝经前后发生手部骨关节炎的风险增加。产次会增加发生膝关节骨关节炎的风险，在英国的百万女性研究中，每多妊娠一次，髋关节置换的相对风险增加 2%，膝关节置换的相对风险增加 8%。目前产次增加与骨关节炎和关节置换发生的可能性增加之间的相关机制尚不确定，可能与激素水平以及生物力学因素有关。

外源性性激素补充在骨关节炎发病机制中的作用尚不清楚。含有雌激素的口服避孕药的使用与膝关节韧带松弛的改变有关，有研究显示它能降低前交叉韧带损伤的风险，因此也可能影响发生骨关节炎的风险。此外，有研究报道，雌激素替代疗法与降低膝关节、髋关节或脊柱骨关节炎的风险有关。目前评估口服避孕药的使用与全膝关节置换术风险之间关系的研究得出了相互矛盾的结果，具体联系有待深入的研究。

睾酮水平对男性发生骨关节炎风险的影响此前未见报道。睾酮水平与肌肉力量不足和高 BMI 等已知的骨关节炎危险因素相关。睾酮在骨关节炎发病机制中的潜在作用值得进一步研究。

4. **骨密度**　骨密度增加与髋关节、膝关节、手和脊柱的骨关节炎呈正相关。一项前瞻性纵向研究已经证实高骨密度与膝关节和髋关节骨关节炎之间的联系。在多中心骨关节炎研究中，股骨颈骨密度最高 1/4 的患者与股骨颈骨密度最低的 1/4 的患者相比，30 个月随访期间发生膝关节骨关节炎的 *OR* 为 2.3。高骨密度增加骨关节炎风险的机制尚不完全清楚，可能包括局部生物力学因素。

（二）力学因素

局部关节结构改变将导致关节内生物力学改变，从而导致异常负荷、组织成分改变和力学改变，进一步导致骨关节炎的发生。

1. **关节结构与错位**　关节结构异常可能增加发生骨关节炎的风险。据报道，股骨头形状的变化会显著增加发生髋关节骨关节炎的风险，膝关节也有类似的观察结果。关节排列不良也是发生骨关节炎的一个重要危险因素。在一项多中心骨关节炎试验中，膝关节内翻与内侧胫股骨关节炎的进展相关。发育异常，如髋关节发育不良，也被认为是发生骨关节炎的一个重要风险因素。

2. **创伤**　关节创伤，包括手术，可能导致骨关节炎的发病，通常被称为创伤后骨关节炎（post-traumatic osteoarthritis，PTOA）。PTOA 的发生机制可能是损伤过程中关节组织的急性超负荷，从而导致不可修复的组织损伤。在创伤后，关节也可能有长期的结构变化，从而导致生物力学的改变。美国的一项调查研究表明，导致 PTOA 的创伤约占所有症状性骨关节炎的 12%。创伤作为危险因素对骨关节炎发生的贡献因关节而异，例如，在踝关节，约有 90% 的骨关节炎是由创伤引起的，而这个比例在髋关节和膝关节骨关节炎中只有 2%~10%。

3. **体育运动**　运动与膝关节骨关节炎之间的关系已经在多项队列研究中进行了评估。这些研究包括评估普通人群和休闲跑步者等特定群体的研究，目前没有研究表明在进行适度体力活动的人群中发生骨关节炎的风险增加。与此形成对比的是，在 Framingham 区域的骨关节炎研究中，自我报告的剧烈体力活动会增加患膝关节骨关节炎的风险。与不参加剧烈体力活动的对照组相比，每天从事剧烈体力活动超过 4 小时的人患膝关节骨关节炎的风险更高。对于髋关节，瑞典病例对照研究的数据发现，与低活动量组相比，50 岁前参与高水平运动的人患髋关节骨关节炎的风险增加。总的来说，高强度的体力活动可能会增加患髋关节或膝关节骨关节炎的风险。

4. **肌肉力量**　目前普遍认为有症状的膝关节和髋关节骨关节炎患者的邻近肌肉群，如股四头肌或髋外展肌群的肌力降低，即使在疾病早期也存在这种情况。传统上，这被认为是一种继发性现象，与骨关节炎相关的关节症状导致活动水平降低、相关肌肉出现萎缩。然而，最近研究表明，肌肉无力早于膝关节骨关节炎的发病，膝关节伸肌无力显著增加了发生症状性骨关节炎的风险。肌肉无力在膝关节骨关节炎进展中的作用尚不清楚。

5. **职业**　职业活动也可能与骨关节炎的发展有关。据报道，职业体育运动员如足球运动员和举重运动员，患膝关节骨关节炎的风险增加。同样，在棒球投手中，肘关节骨关节炎更常见。这表明关节的重复负荷可能与骨关节炎的发病有关。类似的模式也出现在更常规的职业中，需要重复跪下和蹲下动作的工作，如矿工和木匠，与患膝、髋关节骨关节炎的概率增加有关。在工作需要反复夹紧的磨坊工人的手中也有类似的观察结果，他们的远侧指间关节骨关节炎的患病率更高。目前更具体的职业角色对发生骨关节炎风险的影响需要进一步研究。

（三）遗传因素

双生子研究表明，遗传因素独立于环境因素，对膝关节和手部骨关节炎产生 39%~65%

的影响,对髋关节骨关节炎产生高达 60% 的影响。遗传改变包括单基因紊乱,表现为早发性骨关节炎,到多个影响轻微的遗传变异,多表现为晚发性骨关节炎。近期,Warne 等人的综述指出,目前全基因组关联研究(genome-wide association study,GWAS)已经确定了 21 个来自不同种族、性别和患病关节的骨关节炎独立易感性位点。我国一项研究发现,乙醛脱氢酶 2 型抗体基因中的单核苷酸多态性 rs4238326 与膝关节骨关节炎患病风险相关。

(四) 膳食因素

1. **维生素 D**　研究表明,维生素 D 对关节软骨有积极作用。低维生素 D 饮食加重大鼠软骨侵蚀,促进基质金属蛋白酶 -9 和基质金属蛋白酶 -13 的表达,而补充维生素 D 通过转化生长因子 -β1 调节 Ⅱ 型胶原代谢来抵消这种影响。补充维生素 D 可能是控制膝关节骨关节炎患者症状和结构改善的一种可行且经济有效的策略。一项纳入涉及 1 136 名患者的 4 项随机对照试验的 Meta 分析结果表明,补充维生素 D 可以有效降低骨关节炎患者 WOMAC 疼痛评分和功能评分。

2. **脂肪酸**　过去 40 年内,西方国家膳食的特点是脂肪摄入量增加,而这似乎与骨关节炎患病率的增加有关。2015 年,Chia-Lung Wu 等证明了脂肪酸在小鼠骨关节炎模型中的致病作用。一项研究首次评估了 n-6 和 n-3 多不饱和脂肪酸水平与膝关节磁共振成像结构改变的关系,发现总 n-3 多不饱和脂肪酸水平与髌骨软骨丢失呈负相关,但与胫骨软骨丢失或滑膜炎无关;n-6 多不饱和脂肪酸、花生四烯酸与滑膜炎呈正相关。一项前瞻性队列研究招募了 2 082 名年龄在 45~79 岁的中度膝关节骨关节炎患者,报告称总脂肪和不饱和脂肪酸摄入量与膝关节定量关节间隙宽度损失呈显著正相关。

四、防治策略与措施

(一) 一级预防

一级预防主要是指在未发生骨关节炎时采取措施预防。骨关节炎可在早期进行预防和治疗。目前针对关节病的防治有以下策略:保持健康的体重、进行一些适度的有氧运动可以维持关节功能;进行针对神经肌肉和生物力学因素的干预以避免运动相关的创伤;减少运动中一侧膝关节的过量负荷。

鉴于肥胖是骨关节炎的一个关键危险因素,因此需要保持健康的体重。如果超重,则随着时间的推移慢慢减轻体重。保持健康的体重是一项关键的预防策略,特别是考虑到肥胖也是糖尿病、心血管疾病和癌症的主要危险因素。

虽然骨关节炎的病因各有不同,但严重的关节创伤是关键的危险因素之一。因此,应避免体育运动过程中关节上的过度应力和任何高冲击轴向载荷。然而,虽然避免创伤和关节损伤以及保持肌肉功能是可行的一级预防策略,但有数据表明,跑步可能对降低骨关节炎的发病率有好处,这可能是由于跑步促进了体重减轻。确保膝关节周围肌肉的力量将有助于避免关节上的过度应力。

(二) 二级预防

二级预防是指骨关节炎早期患者应及时就诊,以获得有效治疗,避免骨关节炎进一步发展。干细胞疗法在骨关节炎的二级预防方面显示出了一些希望,但这种治疗的成本较高且尚需要进一步的研究提供理论支持。目前骨关节炎的二级预防措施集中在限制疾病的发展和缓解骨关节炎的症状上。对于那些确诊为早期骨关节炎的患者,疼痛、体力活动和体重之间复杂的相互作用需要关注。因此,体力活动和疼痛控制在二级预防中有着重要作用。骨关节炎患者应当保持必要活动,防止体重增加,并通过物理治疗等非药物途径减轻疼痛。此外,也可使用非甾体抗炎药等药物减轻疼痛。其他治疗方法包括关节内注射透明质酸以改善关节的润滑性。膝关节和髋关节骨关节炎患者在健身步行、有氧运动和力量训练后功能得到改善。以运动疗法为中心的方法通过向患者开出各种类型组合的运动处方,并进行监督,可使患者显著减少疼痛,增加髋屈肌群、内收肌群和外展肌群整体力量。全关节置换手术被认为是晚期骨关节疾病的经济有效的治疗方法,在缓解疼痛和增加活动度方面非常有效。

(三) 三级预防

骨关节炎的三级预防主要是针对已经发生骨关节炎的患者,根据患者身体状况及疾病严重程度,选择恰当有效的治疗措施,防止骨关节炎导致残疾,提高患者生活质量。

(张里程)

参考文献

［1］ KANIS J A. Assessment of fracture risk and its application to screening for postmenopausal osteoporosis: synopsis of a WHO report. WHO Study Group [J]. Osteoporos Int, 1994, 4 (6): 368-381.

［2］ YU F, XIA W. The epidemiology of osteoporosis, associated fragility fractures, and management gap in China [J]. Archives of Osteoporosis, 2019, 14 (1): 32.

［3］ BORGSTRÖM F, KARLSSON L, ORTSÄTER G, et al. Fragility fractures in Europe: burden, management and opportunities [J]. Archives of Osteoporosis, 2020, 15 (1): 59.

［4］ HERNLUND E, SVEDBOM A, IVERGÅRD M, et al. Osteoporosis in the European Union: medical management, epidemiology and economic burden. A report prepared in collaboration with the International Osteoporosis Foundation (IOF) and the European Federation of Pharmaceutical Industry Associations (EFPIA)[J]. Archives of Osteoporosis, 2013, 8: 136.

［5］ AMIN S, ACHENBACH S J, ATKINSON E J, et al. Trends in fracture incidence: a population-based study over 20 years [J]. J Bone Miner Res, 2014, 29 (3): 581-589.

［6］ CUMMINGS S R, MELTON L J. Epidemiology and outcomes of osteoporotic fractures [J]. Lancet, 2002, 359 (9319): 1761-1767.

［7］ SILVERMAN S L, MADISON R E. Decreased incidence of hip fracture in Hispanics, Asians, and blacks: California Hospital Discharge Data [J]. American Journal of Public Health, 1988, 78 (11): 1482-1483.

［8］ TAYLOR A J, GARY L C, ARORA T, et al. Clinical and demographic factors associated with fractures among older Americans [J]. Osteoporos Int, 2011, 22 (4): 1263-1274.

［9］ KANIS J A, ODÉN A, MCCLOSKEY E V, et al. A systematic review of hip fracture incidence and probability of fracture worldwide [J]. Osteoporos Int, 2012, 23 (9): 2239-2256.

［10］ ENSRUD K E, SCHOUSBOE J T. Clinical practice. Vertebral fractures [J]. The New England Journal of Medicine, 2011, 364 (17): 1634-1642.

［11］ BALLANE G, CAULEY J A, LUCKEY M M, et al. Worldwide prevalence and incidence of osteoporotic vertebral fractures [J]. Osteoporos Int, 2017, 28 (5): 1531-1542.

［12］ ZHANG L, CHENG A, BAI Z, et al. Epidemiology of cervical and trochanteric fractures of the proximal femur in 1994 in Tangshan, China [J]. Journal of Bone and Mineral Metabolism, 2000, 18 (2): 84-88.

［13］ TIAN F M, ZHANG L, ZHAO H Y, et al. An increase in the incidence of hip fractures in Tangshan, China [J]. Osteoporos Int, 2014, 25 (4): 1321-1325.

［14］ TIAN F M, SUN X X, LIU J Y, et al. Unparallel gender-specific changes in the incidence of hip fractures in Tangshan, China [J]. Archives of Osteoporosis, 2017, 12 (1): 18.

［15］ CUI L, CHEN L, XIA W, et al. Vertebral fracture in postmenopausal Chinese women: a population-based study [J]. Osteoporos Int, 2017, 28 (9): 2583-2590.

［16］ KWOK A W, GONG J S, WANG Y X, et al. Prevalence and risk factors of radiographic vertebral fractures in elderly Chinese men and women: results of Mr. OS (Hong Kong) and Ms. OS (Hong Kong) studies [J]. Osteoporos Int, 2013, 24 (3): 877-885.

［17］ TSANG S W, BOW C H, CHU E Y, et al. Clinical risk factor assessment had better discriminative ability than bone mineral density in identifying subjects with vertebral fracture [J]. Osteoporos Int, 2011, 22 (2): 667-674.

［18］ CURTIS E M, MOON R J, HARVEY N C, et al. The impact of fragility fracture and approaches to osteoporosis risk assessment worldwide [J]. Bone, 2017, 104: 29-38.

［19］ CHEUNG E Y N, TAN K C B, CHEUNG C L, et al. Osteoporosis in East Asia: Current issues in assessment and management [J]. Osteoporosis and Sarcopenia, 2016, 2 (3): 118-133.

［20］ XIA W B, HE S L, XU L, et al. Rapidly increasing rates of hip fracture in Beijing, China [J]. J Bone Miner Res, 2012, 27 (1): 125-129.

［21］ FERRARI S L, ABRAHAMSEN B, NAPOLI N, et al. Diagnosis and management of bone fragility in diabetes: an emerging challenge [J]. Osteoporos Int, 2018, 29 (12): 2585-2596.

［22］ MANOUSAKI D, FORGETTA V, KELLER-BARUCH J, et al. A Polygenic Risk Score as a Risk Factor for Medication-Associated Fractures [J]. J Bone Miner Res, 2020, 35 (10): 1935-1941.

［23］ YU E W, BAUER S R, BAIN P A, et al. Proton pump inhibitors and risk of fractures: a meta-analysis of 11 international studies [J]. The American Journal of Medicine, 2011, 124 (6): 519-526.

［24］ NGAMRUENGPHONG S, LEONTIADIS G I, RADHI S, et al. Proton pump inhibitors and risk of fracture: a systematic review and meta-analysis of observational studies [J]. The American Journal of Gastroenterology, 2011, 106 (7): 1209-1218.

［25］ CARBONE L D, JOHNSON K C, ROBBINS J, et al. Antiepileptic drug use, falls, fractures, and BMD in postmenopausal women: findings from the women's health initiative (WHI)[J]. J Bone Miner Res, 2010, 25 (4): 873-881.

［26］ COOPER C, COLE Z A, HOLROYD C R, et al. Secular trends in the incidence of hip and other osteoporotic fractures [J]. Osteoporos Int, 2011, 22 (5): 1277-1288.

［27］ HOLBROOK T L, BARRETT-CONNOR E, WINGARD D L. Dietary calcium and risk of hip fracture: 14-year prospective population study [J]. Lancet, 1988, 2 (8619): 1046-1049.

［28］ LEBOFF M S, GREENSPAN S L, INSOGNA K L, et al. The clinician's guide to prevention and treatment of osteoporosis [J]. Osteoporos Int, 2022.

［29］ DIPART (Vitamin D Individual Patient Analysis Of Randomized Trials) GROUP. Patient level pooled analysis of 68 500 patients from seven major vitamin D fracture trials in US and Europe [J]. BMJ, 2010, 340: b5463.

［30］ REID I R, BOLLAND M J, GREY A. Effects of vitamin D supplements on bone mineral density: a systematic review and meta-analysis [J]. Lancet, 2014, 383 (9912): 146-155.

［31］ SEBASTIAN A, HARRIS S T, OTTAWAY J H, et al. Improved mineral balance and skeletal metabolism in postmenopausal women treated with potassium bicarbonate [J]. The New England Journal of Medicine, 1994, 330 (25): 1776-1781.

［32］ LANHAM-NEW S A, LAMBERT H, FRASSETTO L. Potassium [J]. Advances in Nutrition, 2012, 3 (6):

820-821.

[33] MARTINIAKOVA M, BABIKOVA M, MONDOCKOVA V, et al. The Role of Macronutrients, Micronu-trients and Flavonoid Polyphenols in the Prevention and Treatment of Osteoporosis [J]. Nutrients, 2022, 14 (3): 523.

[34] DE LAET C, KANIS J A, ODÉN A, et al. Body mass index as a predictor of fracture risk: a meta-analysis [J]. Osteoporos Int, 2005, 16 (11): 1330-1338.

[35] WEAVER C M, GORDON C M, JANZ K F, et al. The National Osteoporosis Foundation's position statement on peak bone mass development and lifestyle factors: a systematic review and implementation recommendations [J]. Osteoporos Int, 2016, 27 (4): 1281-1386.

[36] KELLEY G A, KELLEY K S, KOHRT W M. Effects of ground and joint reaction force exercise on lumbar spine and femoral neck bone mineral density in postmenopausal women: a meta-analysis of randomized controlled trials [J]. BMC Musculoskeletal Disorders, 2012, 13: 177.

[37] AL-BASHAIREH A M, HADDAD L G, WEAVER M, et al. The Effect of Tobacco Smoking on Muscu-loskeletal Health: A Systematic Review [J]. Journal of Environmental and Public Health, 2018, 2018: 4184190.

[38] STROZYK D, GRESS T M, BREITLING L P. Smoking and bone mineral density: comprehensive anal-yses of the third National Health and Nutrition Examination Survey (NHANES III)[J]. Archives of Osteo-porosis, 2018, 13 (1): 16.

[39] SHEN G S, LI Y, ZHAO G, et al. Cigarette smoking and risk of hip fracture in women: a meta-analysis of prospective cohort studies [J]. Injury, 2015, 46 (7): 1333-1340.

[40] ZHANG X, YU Z, YU M, et al. Alcohol consumption and hip fracture risk [J]. Osteoporos Int, 2015, 26 (2): 531-542.

[41] MAUREL D B, BOISSEAU N, BENHAMOU C L, et al. Alcohol and bone: review of dose effects and mechanisms [J]. Osteoporos Int, 2012, 23 (1): 1-16.

[42] GLOBAL BURDEN OF DISEASE STUDY 2013 COLLABORATORS. Global, regional, and national incidence, prevalence, and years lived with disability for 301 acute and chronic diseases and injuries in 188 countries, 1990—2013: a systematic analysis for the Global Burden of Disease Study 2013 [J]. Lancet, 2015, 386 (9995): 743-800.

[43] VAN DEN BOSCH M H J, VAN LENT P L E M, VAN DER KRAAN P M. Identifying effector molecules, cells, and cytokines of innate immunity in OA [J]. Osteoarthritis and Cartilage, 2020, 28 (5): 532-543.

[44] JONES I A, TOGASHI R, WILSON M L, et al. Intra-articular treatment options for knee osteoarthritis [J]. Nature Reviews Rheumatology, 2019, 15 (2): 77-90.

[45] SAFIRI S, KOLAHI A A, SMITH E, et al. Global, regional and national burden of osteoarthritis 1990—2017: a systematic analysis of the Global Burden of Disease Study 2017 [J]. Annals of the Rheumatic Diseases, 2020, 79 (6): 819-828.

[46] CUI A, LI H, WANG D, et al. Global, regional prevalence, incidence and risk factors of knee osteoarthritis in population-based studies [J]. EClinicalMedicine, 2020, 29-30: 100587.

[47] HUNTER D J, BIERMA-ZEINSTRA S. Osteoarthritis [J]. Lancet, 2019, 393 (10182): 1745-1759.

[48] BARBOUR K E, HELMICK C G, BORING M, et al. Vital Signs: Prevalence of Doctor-Diagnosed Arthritis and Arthritis-Attributable Activity Limitation-United States, 2013—2015 [J]. MMWR Morbidity and Mortality Weekly Report, 2017, 66 (9): 246-253.

[49] LOSINA E, PALTIEL A D, WEINSTEIN A M, et al. Lifetime medical costs of knee osteoarthritis manage-ment in the United States: impact of extending indications for total knee arthroplasty [J]. Arthritis Care & Research, 2015, 67 (2): 203-215.

[50] PRIETO-ALHAMBRA D, JUDGE A, JAVAID M K, et al. Incidence and risk factors for clinically diag-

nosed knee, hip and hand osteoarthritis: influences of age, gender and osteoarthritis affecting other joints [J]. Annals of the Rheumatic Diseases, 2014, 73 (9): 1659-1664.

［51］CALLAHAN L F, CLEVELAND R J, ALLEN K D, et al. Racial/Ethnic, Socioeconomic, and Geographic Disparities in the Epidemiology of Knee and Hip Osteoarthritis [J]. Rheumatic Diseases Clinics of North America, 2021, 47 (1): 1-20.

［52］CROSS M, SMITH E, HOY D, et al. The global burden of hip and knee osteoarthritis: estimates from the global burden of disease 2010 study [J]. Annals of the Rheumatic Diseases, 2014, 73 (7): 1323-1330.

［53］LEE S, KIM S J. Prevalence of knee osteoarthritis, risk factors, and quality of life: The Fifth Korean National Health And Nutrition Examination Survey [J]. International Journal of Rheumatic Diseases, 2017, 20 (7): 809-817.

［54］REN Y, HU J, TAN J, et al. Incidence and risk factors of symptomatic knee osteoarthritis among the Chinese population: analysis from a nationwide longitudinal study [J]. BMC Public Health, 2020, 20 (1): 1491.

［55］BORING M A, HOOTMAN J M, LIU Y, et al. Prevalence of Arthritis and Arthritis-Attributable Activity Limitation by Urban-Rural County Classification-United States, 2015 [J]. MMWR Morbidity and Mortality Weekly Report, 2017, 66 (20): 527-532.

［56］JOHNSON V L, HUNTER D J. The epidemiology of osteoarthritis [J]. Best Practice & Research Clinical Rheumatology, 2014, 28 (1): 5-15.

［57］JIANG L, XIE X, WANG Y, et al. Body mass index and hand osteoarthritis susceptibility: an updated meta-analysis [J]. International Journal of Rheumatic Diseases, 2016, 19 (12): 1244-1254.

［58］KONG L, WANG L, MENG F, et al. Association between smoking and risk of knee osteoarthritis: a systematic review and meta-analysis [J]. Osteoarthritis and Cartilage, 2017, 25 (6).

［59］HUI M, DOHERTY M, ZHANG W. Does smoking protect against osteoarthritis ? Meta-analysis of observational studies [J]. Annals of the Rheumatic Diseases, 2011, 70 (7): 1231-1237.

［60］FELSON D T, ZHANG Y. Smoking and osteoarthritis: a review of the evidence and its implications [J]. Osteoarthritis and Cartilage, 2015, 23 (3): 331-333.

［61］HELLEVIK A I, NORDSLETTEN L, JOHNSEN M B, et al. Age of menarche is associated with knee joint replacement due to primary osteoarthritis (The HUNT Study and the Norwegian Arthroplasty Register)[J]. Osteoarthritis and Cartilage, 2017, 25 (10): 1654-1662.

［62］WISE B L, NIU J, ZHANG Y, et al. The association of parity with osteoarthritis and knee replacement in the multicenter osteoarthritis study [J]. Osteoarthritis and Cartilage, 2013, 21 (12): 1849-1854.

［63］HERZBERG S D, MOTU'APUAKA M L, LAMBERT W, et al. The Effect of Menstrual Cycle and Contraceptives on ACL Injuries and Laxity: A Systematic Review and Meta-analysis [J]. Orthopaedic Journal of Sports Medicine, 2017, 5 (7): 2325967117718781.

［64］HUSSAIN S M, WANG Y, GILES G G, et al. Female Reproductive and Hormonal Factors and Incidence of Primary Total Knee Arthroplasty Due to Osteoarthritis [J]. Arthritis & Rheumatology, 2018, 70 (7): 1022-1029.

［65］NEOGI T, BOWES M A, NIU J, et al. Magnetic resonance imaging-based three-dimensional bone shape of the knee predicts onset of knee osteoarthritis: data from the osteoarthritis initiative [J]. Arthritis and Rheumatism, 2013, 65 (8): 2048-2058.

［66］DELCO M L, KENNEDY J G, BONASSAR L J, et al. Post-traumatic osteoarthritis of the ankle: A distinct clinical entity requiring new research approaches [J]. Journal of Orthopaedic Research, 2017, 35 (3): 440-453.

［67］ØIESTAD B E, JUHL C B, EITZEN I, et al. Knee extensor muscle weakness is a risk factor for development of knee osteoarthritis. A systematic review and meta-analysis [J]. Osteoarthritis and Cartilage, 2015,

23 (2): 171-177.

［68］ CULVENOR A G, RUHDORFER A, JUHL C, et al. Knee Extensor Strength and Risk of Structural, Symptomatic, and Functional Decline in Knee Osteoarthritis: A Systematic Review and Meta-Analysis [J]. Arthritis Care & Research, 2017, 69 (5): 649-658.

［69］ VALDES A M, SPECTOR T D. Genetic epidemiology of hip and knee osteoarthritis [J]. Nature Reviews Rheumatology, 2011, 7 (1): 23-32.

［70］ VAN MEURS J B J. Osteoarthritis year in review 2016: genetics, genomics and epigenetics [J]. Osteoarthritis and Cartilage, 2017, 25 (2): 181-189.

［71］ WARNER S C, VALDES A M. Genetic association studies in osteoarthritis: is it fairytale？ [J]. Current Opinion in Rheumatology, 2017, 29 (1): 103-109.

［72］ CHU M, ZHU X, WANG C, et al. The rs4238326 polymorphism in ALDH1A2 gene potentially associated with non-post traumatic knee osteoarthritis susceptibility: a two-stage population-based study [J]. Osteoarthritis and Cartilage, 2017, 25 (7): 1062-1067.

［73］ LI S, NIU G, WU Y, et al. Vitamin D prevents articular cartilage erosion by regulating collagen Ⅱ turnover through TGF-β1 in ovariectomized rats [J]. Osteoarthritis and Cartilage, 2016, 24 (2): 345-353.

［74］ GAO X R, CHEN Y S, DENG W. The effect of vitamin D supplementation on knee osteoarthritis: A meta-analysis of randomized controlled trials [J]. International Journal of Surgery, 2017, 46: 14-20.

［75］ WU C L, JAIN D, MCNEILL J N, et al. Dietary fatty acid content regulates wound repair and the pathogenesis of osteoarthritis following joint injury [J]. Annals of the Rheumatic Diseases, 2015, 74 (11): 2076-2083.

［76］ BAKER K R, MATTHAN N R, LICHTENSTEIN A H, et al. Association of plasma n-6 and n-3 polyunsaturated fatty acids with synovitis in the knee: the MOST study [J]. Osteoarthritis and Cartilage, 2012, 20 (5): 382-387.

［77］ LU B, DRIBAN JB, XU C, et al. Dietary Fat Intake and Radiographic Progression of Knee Osteoarthritis: Data From the Osteoarthritis Initiative [J]. Arthritis Care & Research, 2017, 69 (3): 368-375.

［78］ ROOS E M, ARDEN N K. Strategies for the prevention of knee osteoarthritis [J]. Nature Reviews. Rheumatology, 2016, 12 (2): 92-101.

［79］ TIMMINS K A, LEECH R D, BATT M E, et al. Running and Knee Osteoarthritis: A Systematic Review and Meta-analysis [J]. The American Journal of Sports Medicine, 2017, 45 (6): 1447-1457.

第十六章

老年肌少症流行病学

第一节 概　　述

　　肌少症(sarcopenia)一词由 Irwin Rosenberg 于 1988 年在新墨西哥州的一次会议上首次提出,指的是老年人出现的肌肉萎缩。从那以后,研究者们对其定义、疾病特点和治疗方法进行了深入的研究。目前,国际共识建议通过将肌肉量减少与肌肉功能的减退相结合来重新定义肌少症。根据临床表现的特点,肌少症又被分为以下三个阶段:肌少症前期、肌少症和重度肌少症。肌少症前期的特点是肌肉量低,但对肌肉力量或身体运动表现没有显著影响。这个阶段只能通过准确测量肌肉量并参考标准人群的技术来识别。肌少症阶段的特点是肌肉量低,并且出现肌肉力量下降或身体机能减退。重度肌少症是指同时满足定义的三个标准(低肌肉量、低肌肉力量和低体能)。流行病学研究发现,肌少症的患病率随年龄增加而上升。同时,全球的患病人数也在逐年增加。随着科学研究的不断深入,肌少症的定义也在不断变化。最初,肌少症被用来描述与年龄增加相关的肌肉量严重减少及其潜在的风险。而这种仅依靠肌肉量来进行定义的方法忽视了肌少症的许多关键方面,比如肌肉量和肌肉功能(如肌肉力量和肌肉爆发力)之间的关系等。2010 年,欧洲老年人肌少症工作组(The European Working Group on Sarcopenia in Older People,EWGSOP)将肌少症定义为一种以骨骼肌质量和力量进行性和全身性丧失为特征的综合征,具有出现身体残疾、生活质量下降和死亡率增加等不良后果的风险。同时,EWGSOP 还建议将肌少症分为几类(原发性、年龄相关性和继发性肌少症),并根据肌少症的严重程度进行分期。2016 年肌少症成为具有 ICD-10-CM 代码的独立疾病,同时该疾病的第一个临床指南发布。2018 年,EWGSOP在更具影响力的学术会议上对原有的肌少症定义进行了修订,并更新了诊断标准和治疗策略,这一新的共识被称为 EWGSOP2,其中指出肌肉力量低、肌肉量减少或肌肉能力减退的人可以被诊断为肌少症。当肌少症损害身体表现时,可称为严重的肌少症。肌少症被认为是一种器官(骨骼肌)衰竭或功能不全,可能出现急性或慢性的病程。但是目前对于肌少症的定义没有考虑到脂肪和骨骼之间的关系。同时,与肌少症密切相关的其他疾病(如骨质疏松症)是否应当与之合并称为一种新的疾病还存在争议。因此,对于肌少症的研究还应继续。

目前该病尚未建立统一的诊断标准,不同的诊断临界值可能得出不同的诊断结果。美国国立卫生研究院基金会(the Foundation for the National Institutes of Health,FNIH)与肌少症定义和结果联盟(the Sarcopenia Definition and Outcomes Consortium,SDOC)均使用了流行病学方法,从大量受试者中积累数据,并尝试研究出该疾病详细的诊断方法。根据EWGSOP 提出的标准,肌少症的诊断需要低肌肉量、低肌肉力量和 / 或低身体机能的证明。现阶段,已提出的一些肌少症的诊断方法大多分为三个部分,分别是肌肉力量、肌肉量和运动能力。肌肉力量可以用握力法、等距扭矩法进行测量,而椅子站立测试可用于测量腿部肌肉(股四头肌群)力量。肌肉量可以通过多种技术估算,并且可以根据身高或体重指数(BMI)对结果进行调整。现阶段,磁共振成像(MRI)和计算机断层扫描(CT)被认为是无创评估肌肉数量和质量的黄金标准,双能 X 射线吸收法(DXA)是一种更广泛使用的确定肌肉量的无创技术。身体机能测试则常常包括步态速度和平衡测试。但是不同的测试方法、仪器品牌、诊断标准可能会给出不同的评定结果,统一的检测方法和诊断标准还需进一步研究。

现阶段,还没有被批准用于治疗肌少症的药物问世。体育运动和营养补充是肌少症临床试验主要的治疗策略。循证临床指南推荐将体育锻炼作为肌少症的主要治疗方法,同时,增加老年人群的蛋白质摄入量可以改善老年人肌肉衰退的现象。而睾酮、二甲双胍和全身电击刺激等治疗方法则采用较少。虽然开发新药物新疗法的进展并非一帆风顺,但是一些药物已经进入临床试验阶段,如选择性雄激素受体调节剂和肌肉生长抑制素抗体等。

此外,对于肌少症的研究还面临许多困难与挑战。一方面,肌少症常合并其他疾病。比如,骨质疏松症与肌少症共存会增加跌倒以及其他不良结果的风险。是否应当根据身体组成(即低肌肉量和低骨骼质量)或肌肉功能将这两种疾病进行合并定义,仍存在争议。此外,肌少症和肥胖症在所谓的少肌型肥胖症中也经常共存,肌肉脂肪和体重的增加对大多数估计骨骼肌质量的方法的准确性有很大影响。另一方面,肌少症的表现不够典型。虚弱、恶病质和营养不良与肌少症在临床表现上有许多共同点:它们在老年时很常见,预示不良后果,并且在某种程度上均会出现低肌肉量。在肌肉功能正常的情况下出现低肌肉量可能表明存在营养不良,当然这也很可能是营养不良相关的肌少症的开始。肌少症的这些特点给疾病的定义、诊断与鉴别诊断造成了一定困难。

第二节　流　行　特　征

一、人群分布

(一)年龄、性别

1. **肌肉量**　肌肉量随年龄的增长而减少是肌少症最主要的特点之一。Janssen 等人观察到人在 30 岁时出现肌肉量的减少,但直到 50 岁才出现肌肉量的显著减少。而 30 岁也被部分研究者认为是肌肉量出现减少的转折点。来自意大利、澳大利亚、印度、日本和美国的横断面研究数据一致表明,随着年龄的增长,肌肉尺寸会下降。与女性相比,随着年龄的增长,男性肌肉尺寸的下降幅度更大。另一研究显示,在 4 年的研究过程中,男性和女性的四肢骨骼肌质量分别下降了 1.59% 和 2.02%。另一方面,骨骼肌横截面积(非单根肌纤维横截面积)的下降也从侧面反映出肌肉量的减少。一项研究使用超声检查和 CT 成像系统评估了年轻人和老年人大腿前侧肌肉,发现年轻组的肌肉厚度和肌肉横截面积明显高于老年组。这些数据都表明,随着年龄的增加,骨骼肌量会进行性下降。

此外,肌肉量的差异也存在于不同性别之间。一项来自明尼苏达州罗切斯特市的横断面分析显示,男性的去脂体重和骨骼肌质量显著高于女性(56.9kg ± 7.8kg vs 37.7kg ± 5.4kg)。在另一项纳入 468 名美国男性和女性的研究中使用全身 MRI 也发现了类似的结果。另一方面,Janssen 等人发现,男性肌肉量随年龄增加而减少的速率显著大于女性,且体重较小的受试者肌肉量减少更快。研究发现,在男性中,睾酮通过激活卫星细胞增殖进而促进肌肉再生。但是在衰老过程中,男性的睾酮水平每年下降约 1%,这会对肌肉量和脂肪分布产生负面影响,从而导致肌少症的发生。而女性在衰老和更年期过渡期间,也会发生渐进性肌肉退化(即肌肉量减少和肌肉功能下降)。研究表明,这种肌肉功能障碍是由肌肉卫星细胞增殖减少、炎症标志物水平升高和性激素水平改变引起的,使女性的肌少症的发病率升高。

2. **肌肉力量**　整体而言,肌肉力量随年龄增加先上升后下降。且有充分数据表明,与肌肉量相比,肌肉力量随着年龄的增长而下降的速度更快。英国几项队列研究数据显示,整个生命过程中握力分为三个阶段,成年早期达到峰值,维持到中年然后开始下降。一项研究在对比了 20~29 岁和 85 岁及以上的男性肌肉力量后发现,年长组男性的平均肌力为 72 瓦,约为年轻组的 1/4,且膝关节伸展扭矩和手握力较年轻组降低了约 50%。且有研究发现,出生体重和早年喂养对晚年的肌肉力量有潜在的影响。统计发现,出生体重每增加 1kg,肌肉力量增加 0.86kg。一项队列研究发现,较长的母乳喂养时间与老年男性较高的握力有关。

许多研究也报告了肌肉力量存在性别差异,在每个年龄组中,男性的平均力量均高于女性,这种差异从青春期开始就很明显。有数据表明,在考虑到基线时男性的初始力量更大后,相对健康的 70~79 岁老年男性的腿部力量年下降率为 3.6%,而女性则为 2.8%。在其他人群中也发现了类似的结果,表明肌肉力量基线较大者往往比基线较小者经历更快的力量下降。

3. **运动表现**　有研究表明,骨骼肌质量的下降和肌肉力量的丧失是老年人身体机能下降的重要原因。在大多数身体机能测试中,年轻受试者的身体机能高于年长者。一项研究指出,68~82 岁健康女性的身体机能在 3 年内平均下降 11%,男性则为 9.6%。在步行速度方面,女性的下降速度也比男性快,与肌肉力量的变化趋势相一致。

(二)种族

1. **肌肉量**　与白人和黑人相比,亚洲人的肌肉量相对较低,中央分布的体脂较高。一项来自波士顿地区的健康和骨骼调查显示,黑人和西班牙裔男性的瘦体重指数高于白人男性。美国第三次全国健康和营养调查也发现,黑人女性的去脂体重(fat-free mass,FFM)和去脂体重指数(fat-free mass index,FFMI)显著高于白人女性。

2. **肌肉力量**　健康 ABC 研究(Health,Aging and Body Composition Study)指出,黑人的肌肉力量低于白人,但是他们拥有更高的瘦体重。而与白人受试者相比,黑人的肌肉力量随年龄下降幅度更大。对于受试的中国人,握力下降速度比四肢骨骼肌质量和步态速度下降更快。在随访的 2 年内,65 岁及以上的老年女性握力下降了 10.0%,而相同年龄段的老年男性握力则下降了约 3.85%。与其他种族相同年龄段的老年人群相比,亚裔老年人的肌肉力量下降速度要快得多。

3. **运动表现** 在某些种族群体中,更高的肌肉量并不意味着更强的身体机能。与白人男性相比,拥有较高的瘦体重的黑人和西班牙裔男性却并未表现出更强的身体机能。在其他研究中也观察到不同种族之间身体机能的显著差异。在美国,与墨西哥裔美国人和非西班牙裔白人相比,非西班牙裔黑人的体能综合得分最低。一项研究在对比了亚洲人群运动表现数据后发现,不同种族之间存在很大的异质性。65 岁及以上的日本人的步行速度明显大于中国人(1.38m/s vs 1.09m/s)。且相较于日本老年人,椅子站立测试的表现随年龄增加而下降的幅度在香港地区的中国老年人中更加明显。这种差异可能由不同种族之间的生活习惯差异,如日本人习惯于坐在地板上,以及老年人体质等差异导致。可见,种族和运动能力之间的关系受到生活习惯、社会经济地位、健康和医疗等多种因素的显著影响。

二、地区分布

虽然不同研究对于肌少症的患病率估计存在高度异质性,但肌少症在 60 岁及以上老年人群中的患病率约为 10%。就世界范围而言,非亚洲国家的肌少症患病率高于亚洲人。大洋洲的患病率最高,而欧洲的患病率最低。在中国,与居住在社区的中国老年人相比,住院或长期居住疗养院的老年人的肌少症患病率更高。表 16-1 和表 16-2 分别是世界各个国家或区域以及中国各地区的肌少症患病率。

表 16-1 各国家或区域肌少症患病率

国家 / 区域	年龄 / 岁	患病率 /%
美国	65+	42.9
美国(男性)	60+	35.4
美国(女性)	60+	75.5
智利	60+	19.1
墨西哥	65+	16.7
德国	70+	42.0
意大利	27+	7.50
波兰	65+	12.6
俄罗斯	65+	14.0
西班牙	65+	13.8
瑞士(男性)	75+	26.3
瑞士(女性)	75+	28.0
英国(男性)	未注明	4.60
英国(女性)	未注明	7.90

续表

国家 / 区域	年龄 / 岁	患病率 /%
中国	65+	15.0
印度	65+	17.5
日本（男性）	65+	11.5
日本（女性）	65+	16.7
韩国（男性）	65+	30.8
韩国（女性）	65+	10.2
新加坡	21+	6.70
泰国	60+	28.2
加纳	65+	13.6
南非	65+	12.9
欧盟	全年龄段	11.1
全球（家庭）	未注明	15.0
全球（社区）	未注明	33.0

表 16-2　中国各地区肌少症患病率

地区	年龄 / 岁	患病率 /%
北京	60+	19.0
四川	60+	12.0
云贵川及新疆地区	60+	19.3
天津	60~87	24.2
浙江	60+	7.0
上海	60+	7.0
台湾（南部地区）	65+	7.10
南京	60~86	10.8
深圳	60+	12.0

三、时间分布

整体而言，人口老龄化是 21 世纪各个国家和地区共同面临的艰巨挑战。由于全球预期寿命增加和由此导致的人口老龄化不断加剧，老年人群中骨关节疾病发病率不断升高。前瞻性研究表明近几十年来肌少症的发病率也在不断上升。在此背景下，随着老龄人口的增多，肌少症的患病人数也在逐年增加。

有研究者尝试从发病率和流行率数据库（the Incidence and Prevalence Database，IPD）中取得肌少症的发病率或流行率，然后将其与每个历史时期或预测年份的相应年龄段人口相结合,得出每年的患病人数并且对未来几年的数值进行预测。2013年,中国65岁以上的老年人中约1900万人患有肌少症,而同时期同年龄段的美国患病人数则约为680万。各国家男性与女性的患病人数之间也存在差异。2020年,美国60岁以上的女性肌少症患者约为1200万人,而男性则更多,约2100万人。但是在瑞士和日本,统计数字显示肌少症女性患者远多于男性患者。随着世界人口不断增加、人口老龄化不断加剧,肌少症的患病人数可能会继续增加。预测到2035年,中国65岁以上的肌少症患者人数将增加约1倍,达到4300万人。这无疑会对医疗行业乃至整个社会产生巨大压力,但是,随着发病人数的增多,更多的患者群体以及临床样本也给科学研究提供了更多的机会,同时,越来越多的国家也会更加关注并且重视肌少症的研究与治疗。

第三节 影响因素研究及进展

肌少症是一种进行性和全身性骨骼肌疾病,其不良后果包括跌倒、骨折、身体残疾甚至死亡。作为与年龄相关的疾病,肌少症患者的症状随着年龄的增长而逐渐加重。但事实上,大多数人的生理系统会随着年龄的增长而退化,与是否有疾病影响无关,有研究显示,在30~70岁之间平均每年线性损失0.34%~1.28%的生理功能。对于运动员来说也是如此,虽然他们持续进行体育锻炼并且运动水平远高于久坐不动的成年人,但随着年龄的增长,他们的瘦肉组织仍会下降。除了内在的、与年龄相关的过程之外,许多外在或行为因素会加剧肌少症的进展,例如缺乏体力活动、营养不良、慢性炎症和其他疾病。

一、年龄与肥胖

大量研究表明,肌少症的患病率随年龄增加而增加。衰老往往导致体型与身体结构的重大变化,尤其是肌肉量减少、身高下降和脂肪量增加。老年人瘦体重的减少经常被脂肪量的增加所抵消,故通常表现为稳定的体重和BMI。欧洲的一项调查研究表明,腹部肥胖与老年人力量的下降有关。Baumgartner等人首次将肌少症定义为肌肉减少和肥胖症共同存在。脂肪的积累和骨骼肌质量的减少之间可能存在恶性循环,因为它们相互影响。肌少症会减少体力活动,进而减少能量消耗并增加肥胖的风险。此外,内脏脂肪的增加会诱发炎症,从而促进肌少症的发展。

二、缺乏运动

老年人久坐的时间更长且普遍缺乏运动。有证据表明,健康状况不佳或在住院期间长期卧床使得老年人损失大量肌肉,这种现象往往导致老年人生活质量下降以及并发症的发生。一项研究发现,久坐不动的受试者的握力下降率明显高于在整个随访期间保持身体活动的受试者。同时,也有大量研究表明,抗阻运动比有氧运动更有益于提高老年人的肌肉力量。其他系统研究也描述了阻力训练对肌肉力量的有益影响,这些评价特别强调了在更高强度下进行阻力训练具有益处。

三、营养不足

较低的食物摄入量与衰老有关,通常是由于生理、社会和心理因素的综合作用。这种减少的摄入量会使老年人难以达到某些营养素的推荐摄入量。以大量食用水果、蔬菜、全麦谷物和高脂肪鱼类为特征的"更健康"饮食已被证明有助于提高老年人的握力。此外,蛋白质对于维持肌肉量也十分重要。在许多流行病学研究中,蛋白质摄入不足与肌肉量减少有关。一些团体建议,成人每日推荐的蛋白质摄入量为 0.8g/kg 体重,约 1/3 的老年人难以达到这个标准。且由于针对老年人的营养学研究较为匮乏,老年人难以得到科学有效的营养摄入指导。

四、2 型糖尿病

在一项对中国居民进行的横断面研究显示,2 型糖尿病患者的肌少症或肌少症前期的患病率明显高于健康人群,患有 2 型糖尿病的老年人发生肌少症、肌少症前期和骨骼肌指数低的风险更高。在 70 岁及以上人群中,2 型糖尿病患者发生肌少症的风险较非糖尿病患者增加了 2.3 倍。2 型糖尿病与肌少症之间的机制还需进一步探究,也许与糖尿病相关的胰岛素抵抗、炎性细胞因子、氧化应激和线粒体功能障碍等有关。

五、吸烟

目前吸烟与肌少症发生率之间的关系尚不明确。有研究报告指出,吸烟者的四肢骨骼肌相对质量指数低于不吸烟者。与不吸烟的人相比,吸烟者患肌少症的风险高出 2.36 倍。此外,吸烟的人患严重肌少症的风险增加了 2.68 倍。每增加 1 根香烟会导致 5 年内患肌少症的风险增加 5%,发生严重肌少症的风险上升 6%。

六、过量饮酒

有证据表明过量饮酒会通过导致骨骼肌蛋白质代谢受损的直接或间接机制加剧肌少症的风险。比如,长期过量饮酒可能会导致肠道菌群失调和自噬诱导的高氨血症,微生物组成改变、肠道通透性增加和循环内毒素等因素会增加肝损伤的风险,而肝损伤可能会逐渐引起全身炎症和胰岛素抵抗,最终促使肌肉蛋白质分解和抑制肌肉蛋白质合成。高氨血症会使骨骼肌蛋白质稳态失调,从而增加肌少症的患病风险。

七、其他疾病

许多慢性病的存在,如慢性阻塞性肺疾病、心血管疾病和癌症已被证明与肌肉量的损失有关。与慢性病相关的肌肉萎缩被称为恶病质,可发生在任何年龄,但随着年龄的增长更为常见。尽管某些合并症与肌肉量、力量和功能之间的关联已得到证实,但值得注意的是,这些关系可能是由许多因素介导的,例如较低水平的体力活动和较高的炎症标志物。

第四节 防治策略与措施

一、一级预防

由于治疗肌少症的特效药物及方法还处在研究阶段,预防该病发生就显得尤为重要。目前,世界上众多发达国家和少数发展中国家正面临人口老龄化的严重挑战,慢性病与老年人中多系统疾病的增加无疑加重了预防的困难。在这种情况下,人们不应仅仅聚焦于一种或几种疾病的预防,而应该从整体上改变不良生活习惯,学习并实践健康生活方式。为预防肌少症以及其他会造成身体机能下降的疾病,良好的营养、适量的运动和充足的休息是大有裨益的。越来越多的证据表明缺乏适当的活动是许多慢性病(如糖尿病、癌症、肥胖症、高血压、肌肉骨骼疾病和抑郁症)的危险因素。事实上,对各年龄段人群来说(包括老年人),定期体育锻炼已成为预防慢性病和机体功能障碍的重要方式。然而,其有效性在很大程度上取决于个人对自己的健康的关注程度,以及是否愿意遵循有关健康生活方式的建议。

二、二级预防

通过早期发现和早期诊断进而早期治疗,有可能逆转病情,减缓其进展,预防或减少并发症,并减少残疾的发生,提升患者生活质量。随着对肌少症的病理生理学的不断探索,更可视、更全面、更准确的测量手段不断被应用于临床,例如 CT、MRI 被认为是无创评估肌肉数量/质量的黄金标准,或者在临床常规实践中常用的超声技术。DXA 是一种更广泛使用的无创确定肌肉量的技术,但不同的 DXA 仪器品牌可能会给出不一致的结果。随着患者群体不断扩大,临床样本不断增多,诊断标准也会变得越来越具体且准确。

三、三级预防

对于肌肉减少的老年人,药物、营养或运动干预可以通过提高活动能力和独立生活能力来提高生活质量。

(一) 运动

2018 年发布的循证临床指南推荐将体育锻炼作为肌少症的主要治疗方法。为了获得更大的健康益处,建议每天进行 30 分钟的适度体育锻炼。根据强度(负荷或阻力、重复次数、系列次数)、持续时间、频率和类型(举重、步行或跑步、骑自行车等)等,可以采用多种方式进行体育锻炼。对于体弱的老年人,建议进行抗阻运动干预,重点是逐渐增加运动负荷。此外,应实施功能性和平衡性训练,以改善日常活动能力。也可以考虑多模式运动和血流限制阻力训练,但是具体的训练方式和训练计划还需依照个人情况科学制订。

(二) 营养

骨骼肌质量在青年到中年的成年期相对恒定,肌肉生成与代谢处于平衡状态。然而,健康肌肉中的这种平衡随着年龄的增长而逐渐被破坏。有研究表明,通过饮食摄入必需和非必需氨基酸可以刺激肌肉蛋白质的合成。与年轻人相比,老年人的这种刺激作用明显减弱。但是可以通过增加蛋白质的摄入在一定程度上抵消这种能力上的不足。对老年人群(56~80

岁)的氮平衡研究表明,与年轻人每日所需 0.8g/kg 相比,老年人需要更多的蛋白质(1.14g/kg)。此外,蛋白质的质量和来源也很重要。因此,老年人应当根据具体情况进行营养方案的选择,并且随着年龄的增长增加蛋白质摄入量。

维生素 D 最近被认为是一种可能的肌少症预防药物。随着年龄的增长,皮肤无法有效合成维生素 D,肾脏将维生素 D 转化为活性激素形式的能力也降低。有研究表明,老年人发生维生素 D 不足的风险增加,维生素 D 水平低的老年人可能需要额外补充以对抗肌少症、功能衰退和跌倒风险。如果条件允许,每周摄入 250μg(10 000IU)维生素 D_3,可能对某些患者更适宜。

(三) 抗氧化剂

在过去的几十年中,氧化损伤过程和抗氧化剂一直是研究者们的关注点。理论上,抗氧化剂可以通过正常饮食获得,故这种特定的营养支持可以预防与年龄相关的疾病,如肌少症。然而,没有大规模的研究明确定义这些抗氧化剂与肌少症之间的联系,数据匮乏,甚至相互矛盾。因此,虽然理论上似乎可行,但目前还没有关于摄入抗氧化剂来预防肌少症的建议。

肌少症的特征是与年龄相关的,由多种原因导致的肌肉量减少、肌肉力量下降和肌肉功能减退,可导致老年人跌倒和住院的发生率增加,死亡率升高。目前,对于肌少症的诊断和治疗方法还不十分明确。但是对于诊断标准的研究,各个国家都未停下脚步,他们通过流行病学、病理生理学等研究不断进行探索,以求进一步完善肌少症的诊断标准。此外,随着研究的进展,一些新的治疗方法也渐渐浮出水面。比如,干细胞疗法可能成为缓解肌少症的一种新型干预措施,因为它具有再生能力和产生抗炎性细胞因子的能力,从而将微环境改变为促进神经再生和肌肉再生的微环境。但是还需进一步研究。近年来外泌体由于多样化的病理和治疗作用,受到了科学界的更多关注。外泌体由骨骼肌细胞分泌并携带 microRNA 和其他因子,可作为骨骼肌功能的重要调节剂,并可能在肌少症的研究策略中发挥潜力。这些细胞治疗的新方法可能是未来解决肌少症治疗难题的关键。该领域还有很多亟待解决的问题,需要更多的研究予以完善。

(尹鹏滨 常非凡 姜矞恒)

参考文献

[1] CRUZ-JENTOFT A J, SAYER A A. Sarcopenia [J]. The Lancet, 2019, 393 (10191): 2636-2646.

[2] PETERMANN-ROCHA F, BALNTZI V, GRAY S R, et al. Global prevalence of sarcopenia and severe sarcopenia: a systematic review and meta-analysis [J]. J Cachexia Sarcopenia Muscle, 2022, 13 (1): 86-99.

[3] ALFONSO J. CRUZ-JENTOFT, JOHN E. MORLEY. Sarcopenia [M]. 2nd ed. UK: John Wiley & Sons Ltd, 2021.

[4] CRUZ-JENTOFT A J, BAHAT G, BAUER J, et al. Sarcopenia: revised European consensus on definition and diagnosis [J]. Age and Ageing, 2019, 48 (1): 16-31.

[5] COLL P P, PHU S, HAJJAR S H, et al. The prevention of osteoporosis and sarcopenia in older adults [J]. J Am Geriatr Soc, 2021, 69 (5): 1388-1398.

[6] SHAW S C, DENNISON E M, COOPER C. Epidemiology of Sarcopenia: Determinants Throughout the

Lifecourse [J]. Calcif Tissue Int, 2017, 101 (3): 229-247.

［7］ JANSSEN I, HEYMSFIELD S B, WANG Z M, et al. Skeletal muscle mass and distribution in 468 men and women aged 18-88 yr [J]. J Appl Physiol (1985), 2000, 89 (1): 81-88.

［8］ WATANABE Y, IKENAGA M, YOSHIMURA E, et al. Association between echo intensity and attenuation of skeletal muscle in young and older adults: a comparison between ultrasonography and computed tomography [J]. Clin Interv Aging, 2018, 13: 1871-1878.

［9］ YEAP B B. Are declining testosterone levels a major risk factor for ill-health in aging men？[J]. Int J Impot Res, 2009, 21 (1): 24-36.

［10］ GERACI A, CALVANI R, FERRI E, et al. Sarcopenia and Menopause: The Role of Estradiol [J]. Front Endocrinol (Lausanne), 2021, 12: 682012.

［11］ AUYEUNG T W, LEE S W J, LEUNG J, et al. Age-associated decline of muscle mass, grip strength and gait speed: a 4-year longitudinal study of 3018 community-dwelling older Chinese [J]. Geriatr Gerontol Int, 2014, 14 Suppl 1: 76-84.

［12］ TIELAND M, TROUWBORST I, CLARK B C. Skeletal muscle performance and ageing [J]. J Cachexia Sarcopenia Muscle, 2018, 9 (1): 3-19.

［13］ GOODPASTER B H, PARK S W, HARRIS T B, et al. The loss of skeletal muscle strength, mass, and quality in older adults: the health, aging and body composition study [J]. J Gerontol A Biol Sci Med Sci, 2006, 61 (10): 1059-1064.

［14］ PAYETTE H, GUEYE N D R, GAUDREAU P, et al. Trajectories of physical function decline and psychological functioning: the Quebec longitudinal study on nutrition and successful aging (NuAge)[J]. J Gerontol B Psychol Sci Soc Sci, 2011, 66 Suppl 1: i82-i90.

［15］ WU Y H, HWANG A C, LIU L K, et al. Sex differences of sarcopenia in Asian populations: The implications in diagnosis and management [J]. Journal of Clinical Gerontology and Geriatrics, 2016, 7 (2): 37-43.

［16］ WOO J, ARAI H, NG T P, et al. Ethnic and geographic variations in muscle mass, muscle strength and physical performance measures [J]. Eur Geriatr Med, 2014, 5 (3): 155-164.

［17］ SHAFIEE G, KESHTKAR A, SOLTANI A, et al. Prevalence of sarcopenia in the world: a systematic review and meta-analysis of general population studies [J]. Journal of Diabetes and Metabolic Disorders, 2017, 16: 21.

［18］ SHAFIEE G, KESHTKAR A, SOLTANI A, et al. Prevalence of sarcopenia in the world: a systematic review and meta-analysis of general population studies [J]. J Diabetes Metab Disord, 2017, 16: 21.

［19］ LO J H, U K P, YIU T, et al. Sarcopenia: Current treatments and new regenerative therapeutic approaches [J]. J Orthop Translat, 2020, 23: 38-52.

［20］ SANFORD A M, MORLEY J E, BERG-WEGER M, et al. High prevalence of geriatric syndromes in older adults [J]. PLoS One, 2020, 15 (6): e0233857.

［21］ BATSIS J A, MACKENZIE T A, BARRE L K, et al. Sarcopenia, sarcopenic obesity and mortality in older adults: results from the National Health and Nutrition Examination Survey Ⅲ [J]. Eur J Clin Nutr, 2014, 68 (9): 1001-1007.

［22］ CHOO Y J, CHANG M C. Prevalence of Sarcopenia Among the Elderly in Korea: A Meta-Analysis [J]. J Prev Med Public Health, 2021, 54 (2): 96-102.

［23］ TYROVOLAS S, KOYANAGI A, OLAYA B, et al. Factors associated with skeletal muscle mass, sarcopenia, and sarcopenic obesity in older adults: a multi-continent study [J]. Journal of Cachexia, Sarcopenia and Muscle, 2016, 7 (3): 312-321.

［24］ GINGRICH A, VOLKERT D, KIESSWETTER E, et al. Prevalence and overlap of sarcopenia, frailty, cachexia and malnutrition in older medical inpatients [J]. BMC Geriatr, 2019, 19 (1): 120.

［25］ VOLPATO S, BIANCHI L, CHERUBINI A, et al. Prevalence and clinical correlates of sarcopenia in community-dwelling older people: application of the EWGSOP definition and diagnostic algorithm [J]. J Gerontol A Biol Sci Med Sci, 2014, 69 (4): 438-446.

［26］ WEARING J, KONINGS P, DE BIE R A, et al. Prevalence of probable sarcopenia in community-dwelling older Swiss people-a cross-sectional study [J]. BMC Geriatr, 2020, 20 (1): 307.

［27］ PATEL H P, SYDDALL H E, JAMESON K, et al. Prevalence of sarcopenia in community-dwelling older people in the UK using the European Working Group on Sarcopenia in Older People (EWGSOP) definition: findings from the Hertfordshire Cohort Study (HCS)[J]. Age and Ageing, 2013, 42 (3): 378-384.

［28］ HAN P, KANG L, GUO Q, et al. Prevalence and Factors Associated With Sarcopenia in Suburb-dwelling Older Chinese Using the Asian Working Group for Sarcopenia Definition [J]. J Gerontol A Biol Sci Med Sci, 2016, 71 (4): 529-535.

［29］ KITAMURA A, SEINO S, ABE T, et al. Sarcopenia: prevalence, associated factors, and the risk of mortality and disability in Japanese older adults [J]. Journal of Cachexia, Sarcopenia and Muscle, 2021, 12 (1): 30-38.

［30］ KIM Y-S, LEE Y, CHUNG Y-S, et al. Prevalence of sarcopenia and sarcopenic obesity in the Korean population based on the Fourth Korean National Health and Nutritional Examination Surveys [J]. J Gerontol A Biol Sci Med Sci, 2012, 67 (10): 1107-1113.

［31］ PANG B W J, WEE S-L, LAU L K, et al. Prevalence and Associated Factors of Sarcopenia in Singaporean Adults-The Yishun Study [J]. J Am Med Dir Assoc, 2021, 22 (4): 885. e1-885. e10.

［32］ THERAKOMEN V, PETCHLORLIAN A, LAKANANURAK N. Prevalence and risk factors of primary sarcopenia in community-dwelling outpatient elderly: a cross-sectional study [J]. Scientific Reports, 2020, 10 (1): 19551.

［33］ ETHGEN O, BEAUDART C, BUCKINX F, et al. The Future Prevalence of Sarcopenia in Europe: A Claim for Public Health Action [J]. Calcified Tissue International, 2017, 100 (3): 229-234.

［34］ NIELSEN B R, ABDULLA J, ANDERSEN H E, et al. Sarcopenia and osteoporosis in older people: a systematic review and meta-analysis [J]. Eur Geriatr Med, 2018, 9 (4): 419-434.

［35］ CRUZ-JENTOFT A J, LANDI F, SCHNEIDER S M, et al. Prevalence of and interventions for sarcopenia in ageing adults: a systematic review. Report of the International Sarcopenia Initiative (EWGSOP and IWGS)[J]. Age and Ageing, 2014, 43 (6): 748-759.

［36］ 江涛, 王新航, 张露艺, 等. 中国老年人肌少症患病率的 Meta 分析 [J]. 海南医学, 2022, 33 (1): 116-123.

［37］ 李冬辉, 田喜凤, 马偲铭, 等. 天津市社区老年人肌少症患病率调查及影响因素分析 [J]. 中国疗养医学, 2022, 31 (6): 633-637.

［38］ WU C H, CHEN K T, HOU M T, et al. Prevalence and associated factors of sarcopenia and severe sarcopenia in older Taiwanese living in rural community: the Tianliao Old People study 04 [J]. Geriatr Gerontol Int, 2014, 14 Suppl 1: 69-75.

［39］ 陈姝俞, 狄文娟, 林蔚, 等. 南京市社区老年肌少症流行病学调查及其影响因素分析 [J]. 实用老年医学, 2020, 34 (8): 793-796.

［40］ CHEN X, HOU L, ZHANG Y, et al. Analysis of the Prevalence of Sarcopenia and Its Risk Factors in the Elderly in the Chengdu Community [J]. J Nutr Health Aging, 2021, 25 (5): 600-605.

［41］ WANG T, FENG X, ZHOU J, et al. Type 2 diabetes mellitus is associated with increased risks of sarcopenia and pre-sarcopenia in Chinese elderly [J]. Sci Rep, 2016, 6: 38937.

［42］ LOCQUET M, BRUYERE O, LENGELE L, et al. Relationship between smoking and the incidence of sarcopenia: The SarcoPhAge cohort [J]. Public Health, 2021, 193: 101-108.

［43］ PROKOPIDIS K, WITARD O C. Understanding the role of smoking and chronic excess alcohol consumption on reduced caloric intake and the development of sarcopenia [J]. Nutr Res Rev, 2021: 1-10.

［44］ PACIFICO J, GEERLINGS M A J, REIJNIERSE E M, et al. Prevalence of sarcopenia as a comorbid disease: A systematic review and meta-analysis [J]. Exp Gerontol, 2020, 131: 110801.

［45］ NASCIMENTO C M, INGLES M, SALVADOR-PASCUAL A, et al. Sarcopenia, frailty and their prevention by exercise [J]. Free Radic Biol Med, 2019, 132: 42-49.

［46］ NASEEB M A, VOLPE S L. Protein and exercise in the prevention of sarcopenia and aging [J]. Nutr Res, 2017, 40: 1-20.

［47］ CHEN Z, LI W Y, HO M, et al. The Prevalence of Sarcopenia in Chinese Older Adults: Meta-Analysis and Meta-Regression [J]. Nutrients, 2021, 13 (5): 1441.

［48］ CHOI K M. Sarcopenia and sarcopenic obesity [J]. Korean J Intern Med, 2016, 31 (6): 1054-1060.

［49］ LI Y, CHEN M, ZHAO Y, et al. Advance in Drug Delivery for Ageing Skeletal Muscle [J]. Front Pharmacol, 2020, 11: 1016.

［50］ YIN P, JIANG Y, FANG X, et al. Cell-based therapies for degenerative musculoskeletal diseases [J]. Adv Sci (Weinh), 2023, 10 (21): e2207050.

第十七章

老年眼科疾病流行病学

随着社会发展与进步,眼科疾病谱变迁,眼科流行病学已经不局限于对传染性眼病如沙眼、流行性出血性结膜炎等的研究,而是更多地关注对非传染性的、严重的致盲性眼病如白内障、青光眼、老年性黄斑变性、糖尿病视网膜病变(diabetic retinopathy,DR)、遗传性视神经视网膜疾病等的研究。老年眼科疾病流行病学则是研究好发于老年人群的各种老年眼病在发生、发展和分布上的规律,以及制定预防、控制和消灭这些疾病的对策与措施的科学。

本章从最常见的老年眼科疾病入手,将老年性白内障、青光眼、老年性黄斑变性(senile macular degeneration,SMD)、糖尿病视网膜病变、视网膜静脉阻塞(retinal vein occlusion,RVO)的全球流行病学特点做了初步呈现。本章主要回顾总结了各种常见老年眼科疾病的患病率、发病特点、危险因素、防治策略,旨在帮助大家在学习老年流行病学时对眼科部分有一定认识。期望通过合理应用流行病学的研究方法,更好地了解眼科疾病的流行病学特点,能够为眼科疾病的防治与决策提供科学依据,在流行病学专家和眼科专家的共同努力下,更好地开展防盲、治盲工作,为人民群众的眼健康保驾护航。

第一节 概　　述

老年眼科疾病指老年人群好发的眼部疾病,主要包括老年性白内障、原发性青光眼、老年性黄斑变性等眼部原发性疾病,以及糖尿病、高血压等全身疾病相关的眼部表现如糖尿病视网膜病变、视网膜静脉阻塞等。这些常见的老年眼科疾病往往导致可逆或不可逆的盲和不同程度的视力损害,影响老年人群的生活质量。

为了解我国人群盲和视力损伤的变化趋势,我国于 2006 年和 2014 年两次开展覆盖东部、中部和西部的九省眼病调查。通过以人群为基础的横断面调查发现,2014 年和 2006 年九省 50 岁及以上人群中,盲患病率分别为 1.48% 和 2.08%。尽管患病率有所下降,50 岁以上人群中仍有较大绝对数的盲患病者。与 2006 年数据相比,2014 年盲的原因中白内障占首位,但呈下降趋势;其次为视网膜病,呈增长趋势;第三位为屈光不正。这些结果表明,白内障和视网膜病已经成为老年人群的主要致盲和视力损伤原因。

在社会人口老龄化的大趋势下,开展老年眼科疾病的流行病学研究,及时发现疾病、预防疾病进展、合理干预控制,对于提高老年人群的眼部健康状态、减少老年人群的因病致盲率,具有重要意义。

第二节 老年性白内障

老年性白内障是世界上多数国家致盲的主要原因,也是我国老年人群致盲的首要原因。随着我国人口老龄化问题日益突出,老年性白内障的发病率必将随着老龄人口的增加而增高。这不仅对个人及家庭产生巨大影响,也给整个社会带来巨大的经济负担,是重要的公共卫生和社会问题。

一、白内障调查诊断标准

目前我国大多数地区的老年性白内障调查的诊断标准为:①年龄≥50岁;②晶状体混浊,包括空泡、水隙、轮辐状混浊、楔形混浊、核硬化及后囊下混浊等,不包括少数不影响视力的点状混浊;③矫正视力<0.7,并剔除引起视力下降的白内障以外的其他原因;④排除眼部及全身病变所致的并发性白内障;⑤无晶状体者及人工晶状体植入者,根据病史能确定属于老年性白内障者,应计入老年性白内障。

二、流行特征

老年性白内障的患病率因地理环境、经济发展状况及医疗卫生条件的不同而不同,调查所采用的诊断标准及方法的不同也使结果存在较大差异。我国在20世纪70年代以前没有较大样本量的白内障调查资料,调查时所采用的诊断标准也不一致,所以鲜有具有代表性的可供比较的白内障流行病学调查资料。

根据WHO估计,2014年全球约有9 500万人由白内障导致视力损伤。多个基于人群的大规模调查发现,随着年龄增长白内障患病率呈增长趋势,55~64岁人群老年性白内障患病率为3.9%,而80岁以上人群的老年性白内障患病率可高达92.6%。2019年的一项纳入了45项研究共161 947人的全球白内障患病率回顾与荟萃分析中,老年性白内障的年龄标化综合患病率(95% CI)估计为17.2%(13.39%~21.01%),其中皮质性白内障、核性白内障和后囊下型白内障分别为8.05%(4.79%~11.31%)、8.22%(4.93%~11.52%)和2.24%(1.41%~3.07%)。

过去20多年来,随着技术的进步和白内障手术率的提高,白内障患病率呈下降趋势。但是,白内障患者仍占到低收入国家和中等收入国家致盲人群的50%,白内障显著降低了人群的生活质量,而这一数据在发达国家则仅为5%。到2020年,每年全球约有超过3 000万人接受白内障手术。

自20世纪80年代以来,我国开展了大量的不同人群、不同方式的流行病学调查。1987年根据WHO盲与低视力的标准在全国范围内对视力残疾进行了分层随机抽样调查,样本量为1 579 316人。结果显示,双眼矫正视力<0.3的白内障患者共7 336人,患病率为0.46%,其中男性患病率为0.29%,女性为0.64%,女性高于男性(P<0.05)。双眼矫正视力<0.05的白内障患者2 803人,患病率为0.18%。

1985 年,北京协和医院以视力<0.7、晶状体混浊为标准,在北京郊区抽样调查 9 646 人,白内障患病率 5.99%;其中男性患病率为 5.28%,女性为 6.78%,女性高于男性($P<0.001$)。视力>0.7 而晶状体混浊者 430 人,与视力<0.7 者合并计算共 1 008 人,患病率 10.45%;其中男性患病率为 9.63%,女性为 11.14%,女性高于男性($P<0.02$)。

1997 年,北京协和医院与美国国立卫生研究所合作,对北京郊区年龄 ≥50 岁、双眼视力<0.1 的人群抽样调查 5 084 人,白内障的患病率为 2.22%。同年,郑宏等对北京、上海、广州、成都、西安、沈阳 6 城市 8 252 名 ≥60 岁常住老年人的白内障情况进行横断面流行病学调查。结果显示白内障总患病率 46.8%,标化率为 42.8%,但既往诊断率较低,仅为 19.7%,为现患率的 42.1%。60~、65~、70~、75~、80~ 岁年龄组的患病率分别为 27.9%、41.3%、53.2%、67.5%、68.0%,白内障患病率随着年龄的增长而升高(趋势检验 $P<0.01$)。白内障患病率存在明显的地区差异,城市以广州地区最高(77.9%),农村以北京地区最高(67.3%)。白内障患病率也存在着性别差异,女性标化率(49.1%)高于男性(35.6%)($P<0.01$)。

2004—2010 年,赵明贵等在山东省日照市岚山区对 ≥50 岁的 15 791 人白内障患病率、手术覆盖率和手术效果进行流行病学调查,结果显示白内障患病率为 28.05%,以双眼日常生活视力<0.1 为盲的标准,盲率为 0.87%,白内障手术覆盖率为 47.96%。我国一项关于2000—2010 年白内障患病率的系统评价研究显示,2010 年,全国 45~89 岁年龄段白内障患病率为 21.96%。我国 2006 年全国九省调查中,北京市白内障的患病率为 15.57%,中部地区的江西省吉安市为 23.11%,西部地区的云南省泸西县为 22.4%。

目前,全国各地区的调查方法不一,群体分布不同,但大量老年性白内障流行病学调查结果为我国白内障流行病学调查提供了很多有价值的信息。可以肯定的是,老年性白内障患病率随年龄增长而升高。以相同年龄组为研究对象的调查结果显示,白内障发生存在明显的地区差异,低纬度地区、高原地区、日照时间长地区的白内障患病率明显高于其他地区;女性白内障患病率普遍高于男性。

三、影响因素研究及进展

老年性白内障与其他慢性病类似,受众多因素影响,环境因素和遗传因素都在其中发挥重要作用,且影响因素间交互作用明显、因果关系复杂、致病机制不完全明确,这一系列问题让老年性白内障的防治工作更加困难。目前已经证实的白内障危险因素主要包括:高龄、吸烟、女性、紫外线暴露、糖尿病、高血压、遗传等;同时,不同地区的亚环境、亚文化、特有行为与风俗习惯对白内障的患病具有重要的影响作用。了解白内障患病的危险因素,对于控制白内障的发生、发展具有重要意义。

1. **个人因素**　高龄是老年性白内障的主要危险因素,与各型晶状体混浊均有明显的相关性。女性发生皮质混浊的危险性较男性大,且发病年龄低于男性,这可能与不同性别激素代谢差异有关。有研究发现,体重指数(BMI)是核和皮层混浊的独立危险因素,与核混浊呈负相关,与皮质混浊呈正相关。此外,遗传因素同样被认为是白内障的重要危险因素。

2. **地理环境**　海拔、户外暴露时间、纬度等影响紫外线辐射的因素对白内障的发生发展具有一定的影响。在中国南部低纬度地区(如广东的患病率为 0.69%),尤其高原地带(如西藏的患病率为 1.04%),老年性白内障患病率明显高于北方高纬度地区(如黑龙江的患病率为 0.26%)。对一组年龄 ≥40 岁的人群进行白内障患病率的比较研究发现,海拔高、日照时间长的地区白内障患病率明显增高。紫外线的波长越长穿透力越强,长波紫外线可以穿透角膜,被晶状体吸收,造成晶状体氧化而混浊。

3. **生活方式**　对大量的队列研究、病例对照研究和横断面研究进行系统分析发现,吸烟者存在更高的白内障风险,尤其是核性白内障。吸烟者白内障患病率明显高于不吸烟者。在西方人群的研究中,常用的多种维生素/矿物质补充剂被认为在老年性白内障中发挥一定的保护作用。

四、防治策略与措施

老年性白内障导致的盲属于可逆性盲,患者可以通过手术实现复明,因此及时的筛查检出以及白内障手术的推广可以有效降低老年性白内障的致盲率。通过合理充分的流行病学调查研究,掌握不同地区老年性白内障流行现状,对于合理配置医疗资源、切实解决经济欠发达地区尤其是农村地区人民群众眼健康问题,对于实现人民群众对美好生活向往、构建健康中国策略具有重要的现实意义。

夏庆华等选择居住在上海市长宁区的老年性白内障患者830例,对过去1年的伤害发生情况和可能与伤害有关的危险因素进行调查,结果显示老年性白内障患者在过去1年里伤害发生率为12.3%,其中54.5%的人发生多次伤害,81.8%的伤害为跌倒。受伤者中23.2%的人发生骨折,30.3%的人到医院就诊,10.1%的人需要住院治疗。对于老年性白内障可能带来的跌倒等次生灾害,应通过及时的筛查发现,并通过手术解决视力损害问题,逆转严重的视力下降或者眼盲,构建切实有效的白内障防治体系,实现老年性白内障患者视觉功能的改善。

随着我国人口老龄化进程逐步加快,老年性白内障仍是我国首位的致盲眼病,也是首要的可逆性的致盲性眼病。老年性白内障的流行病学研究也在不断发展,以适应人民群众日益增长的多样化医疗卫生服务需求。随着全国人口预期寿命的延长,每年将会有40万~120万例新的白内障发生。因此,老年性白内障的筛查和及时的干预处理具有重要意义。

第三节　青　光　眼

青光眼是一组以眼压升高为主要表现,继发视神经损害和视野缺损的常见眼病,也是导致不可逆性视力损害的最重要原因之一。青光眼病因复杂多样,其发病机制、临床表现、治疗效果也不尽相同,但基本可分为原发性、继发性和先天性青光眼三大类,其中以原发性青光眼最为常见。继发性和先天性青光眼相对发病更早,病因更为明确,也更容易被发现。原发性青光眼相对隐匿,主要发生于中老年人群,其中不少患者直至失明都未曾意识到是青光眼所致,也从未得到有效的诊治。因此,开展原发性青光眼的流行病学调查,可以为青光眼的早期发现、科学研究与预防工作提供科学依据,对于青光眼的及时诊治、降低青光眼的致盲率具有重要意义。

一、流行特征

青光眼是全球主要致盲性眼病之一,在 2010 年,全球 3 240 万盲人中有 210 万人为青光眼患者,占 6.5%。由于青光眼与增龄相关,人口年轻化的国家与地区青光眼患病率明显低于人口老龄化的高收入国家。在 40~80 岁人群中,全球青光眼患病率约为 3.5%,其中原发性开角型青光眼(primary open-angle glaucoma,POAG)约为 3.1%,远高于原发性闭角型青光眼(primary angle-closure glaucoma,PACG)的 0.5%。在 2013 年,全球 40~80 岁的青光眼患者约有 6 430 万,2020 年约达到 7 600 万,预计到 2040 年该数字可高达 1.12 亿。

POAG 在非洲地区患病率最高,约为 4.2%;而亚洲地区的 PACG 患病率最高,约为 1.1%。在英国,青光眼患病的主要类型为 POAG,在 40 岁以上人群中约占 2%,在 75 岁以上人群中则高达 10%,尤其高发于非裔加勒比人;PACG 患病率在 40 岁以上人群中仅为 0.17%,且以东亚裔为主。

自 1980 年以来,我国青光眼学者先后在北京、上海、哈尔滨以及安徽省、广东省、河北省、内蒙古自治区、云南省等地区开展了一系列青光眼流行病学调查研究,为揭示中国青光眼的患病特点和分布情况,制定青光眼的防治措施奠定了重要基础。

20 世纪末,在北京、安徽、拉萨、广东等多地开展的全人群流行病学调查结果显示,全人群原发性青光眼患病率为 0.38%~0.64%,其中 40 岁以上人群患病率为 0.19%~1.40%,50 岁以上组患病率为 0.83%~2.07%,随年龄增长患病率呈增高趋势。拉萨地区的青光眼患病率明显低于其他地区,可能与该地区人群的眼部生理特征有关。到 21 世纪初,北京眼病研究报道北京地区 40 岁以上人群青光眼的患病率为 3.67%。该调查采用的是国际地域性及眼科流行病学协会(International Society of Geographical and Epidemiological Ophthalmology,ISGEO)制定的青光眼流行病学分类新体系,此后中国的青光眼流行病学调查研究多采用此分类体系,使各个调查研究的结果更具有可比性。

广州市荔湾区眼病研究发现,该地区 50 岁以上人群青光眼的患病率为 3.8%。邯郸市眼病研究结果显示,该地区 30 岁以上人群青光眼的患病率为 2.2%,40 岁以上和 50 岁以上人群的青光眼患病率分别为 3.0% 和 3.6%。同期,哈尔滨市一项 40 岁以上居民的青光眼流行病学调查显示原发性青光眼的患病率为 2.3%。另一项内蒙古自治区开鲁县眼病调查显示,40 岁及以上蒙古族人群原发性青光眼的患病率为 2.9%。2010 年,云南白族人群眼病调查结果显示,当地 50 岁以上居民青光眼的患病率为 2.2%。同年,上海市浦东新区 50 岁以上居民的 POAG 的患病率为 2.85%。

综合近 20 年的青光眼流行病学调查数据(2000 年以后的调查研究均采用 ISGEO 分类体系),我国 40 岁以上人群青光眼的总患病率为 2.3%~3.0%;50 岁以上人群的青光眼总患病率为 2.2%~3.8%。与西方研究数据不同,在我国的原发性青光眼中,POAG 的患病率低于 PACG,但近年来在临床上占比有所上升,可能与近视尤其是高度近视人数增多、卫生保健和临床诊断水平提高有关。

尽管已有大量流行病学数据,由于各研究样本人口结构不同,所得患病率未进行标准化,故患病率不能进行直接比较;而且青光眼调查是一种抽样调查,患病率存在一个区间范围,样本量小,区间范围大,因此不能简单机械地比较患病率的高低。

二、影响因素研究及进展

尽管原发性青光眼的发病机制尚未完全明确,但有一些因素与其发病密切相关,这些因素既包括全身的危险因素,也包括眼部的危险因素。POAG 和 PACG 的危险因素存在一些差异,以下进行总体阐述,并对部分差异点加以明确。

1. **全身因素** ①性别:在国内的大量文献报道中,都比较一致地认为女性是原发性急性闭角型青光眼(acute PACG,APACG)的危险因素。在以色列的一项研究中,发现女性 APACG 的发病率是男性的 2.1 倍;而在中国香港地区的调查中,女性 APACG 的发病率是男性的 3.8 倍。新加坡的研究计算了性别对于 APACG 的相对危险度(RR),女性相比男性的 RR 值为 2.4。与之相反,在开角型青光眼的患病率调查中,有报道称男性比女性有更高的患病比例(OR=1.36)。总的来说,女性在闭角型青光眼中相对更为高危,而开角型青光眼则没有明确定论。②年龄:几乎所有的以人群为基础的流行病学研究都证实,年龄是青光眼(包括 POAG 和 PACG)发生和发展的重要危险因素,甚至有研究指出 60 岁以上或 70 岁以上人群中,青光眼的发病率显著升高。年龄增长导致青光眼发生和发展的原因包括:小梁网内黏多糖物质沉积导致房水外排受阻、眼压升高;血管、血液流变学异常导致视网膜和视神经营养缺乏;视网膜和视神经的氧化损伤累积以及组织的损伤修复能力下降;糖尿病等其他全身病因年龄增长而发病率升高等。此外,对 PACG 而言,晶状体的缓慢增厚、前移也是其发病率随年龄增加而升高的原因之一。③地区和种族差异:青光眼的发病率在不同地区和种族中也存在一定差异。非洲地区 POAG 发病率最高,而 PACG 的发病率亚洲居首。在亚洲地区,又以日本和中国的发病率最高。这些差异一方面和社会经济有关,另一方面也和不同种族人群的眼球解剖结构差异等存在关联。④其他:除了上述提到的主要因素,糖尿病、高血压、甲状腺功能减退等也被认为是青光眼的危险因素。也有文献报道,心理压力可能是 PACG 的危险因素。此外,全身或眼部应用糖皮质激素均可导致眼压升高,是继发青光眼的危险因素。

2. **眼部因素** 眼部解剖因素与闭角型青光眼的发生关系密切,眼前段光学成像技术的进展帮助我们更好地了解青光眼患者的眼部解剖特征。研究表明,相对于慢性 PACG 患者,APACG 患者前房更浅,晶状体拱高更高,证实浅前房和晶状体位置前移是发生急性房角关闭的主要解剖因素。高度近视则被认为是 POAG 的危险因素。

3. **遗传因素** 大多数原发性青光眼均有遗传倾向,青光眼阳性家族史是明确的青光眼危险因素。在我国,PACG 和 POAG 的家族史阳性率分别为 25% 和 21.5%,第一代亲属患病的危险性是对照组的 8 倍以上。有家族史的患者发病年龄显著低于无家族史者,而患者的同胞兄弟姐妹以及母亲的 POAG 患病率更高。

总而言之,原发性青光眼的发病机制非常复杂,遗传、生理和环境因素均参与其发病,但这些危险因素在发病中所占比重尚有待于进一步研究确定。

三、青光眼诊断覆盖率情况

由于多数原发性青光眼在发作之前较为隐匿,必然存在一定比例的患者长期未能获得诊断,也无法获得及时的治疗。青光眼诊断覆盖率(glaucoma coverage rate,GCR)是衡量一个国家或地区眼保健服务水平的重要指标。在西方国家,POAG 的诊断覆盖率一般在

30%~50% 以上,我国青光眼的诊断覆盖率为 18%~45%。广州市荔湾区眼病研究结果显示,当地原发性青光眼的未诊断率高达 82%,北京眼病研究结果提示未诊断率达 79.7%。即便在我国眼科医疗资源聚集的北京和广州等城市地区,原发性青光眼诊断覆盖率依然很低,仅为 18%~20.3%;PACG 诊断覆盖率不到 40%,而 POAG 的诊断覆盖率不到 10%。

我国诊断覆盖率低与我国的医疗就诊模式密切相关。城市地区虽然眼科医疗资源丰富,但医疗服务体系只用于有症状后主动就诊的患者,而非主动走向相对早期的无症状人群。PACG 的未诊断率在 35.0%~66.7%,低于 POAG,这与其存在急性发作表现有关。但是,北京和广州的青光眼未诊断率高于其他农村地区,这可能与其闭角型青光眼的类型有关,在城市地区慢性闭角型青光眼更多见,而农村则是急性闭角型青光眼更为多见。

基于我国目前的诊断覆盖率情况,我国青光眼的防治策略应当有所改变,防治重心下沉和前移,从医院内防治走向社区防治应该是大势所趋。当然,随着初级眼保健体系的建立,机会性眼病筛查的增加,预期未来 10 年我国临床青光眼的诊断覆盖率将明显升高,患者总量将增加 3~5 倍。

四、青光眼致盲率

青光眼是全球首位的不可逆性致盲眼病,青光眼患者若无法获得及时合理的干预可以致盲,并出现行动能力及独立生活能力大幅度下降。PACG 的双眼致盲率要高于 POAG,提示前者的预后可能更差。在我国超过 50 岁的人群中,青光眼的患病率可达 2.0%。与此同时,许多 POAG 和 PACG 患者早期毫无症状,难以及早诊断,当病情进展至出现视力下降、视野缩小时已是青光眼晚期,失去了有效治疗时机。许多患者初诊时已有较严重的视神经和视野损害,此时病情难以逆转。1996 年,在北京市顺义县进行的调查显示,64% 的青光眼患者(其中 80% 为 PACG)的视功能有一定程度或严重损害,其中双眼盲为 16%,单眼盲为 17%。2003 年,在陕西省农村进行的青光眼流行病学调查显示,50 岁以上人群中 55.26% 的青光眼患者存在不同程度的视力损伤,其中单眼低视力、双眼低视力、单眼盲、双眼盲分别为 18.42%、5.26%、18.42%、13.16%。调查发现,青光眼未诊断率达到 71.05%,而在另外 28.95% 确诊青光眼患者中,只有 54.55% 的患者接受过治疗。在北京的特定人群 PACG 调查中发现,农村 PACG 的新发率和致盲率均高于城市,而接受手术及激光治疗率(25.0%)则明显低于城市(38.2%)。

我国 PACG 的双眼致盲率为 6.0%~14.1%,远高于 POAG 的双眼致盲率(0~8.2%)。单眼致盲率的变异较大,但总的趋势仍然是 PACG 远高于 POAG,各研究中 PACG 的单眼致盲率是 POAG 的 1.6~15.0 倍。青光眼不仅给患者本身带来极大的痛苦,而且还将给社会带来巨大的经济损失和负担。

五、防治策略与措施

基于人群的流行病学研究证实,年龄是青光眼发生和发展的重要危险因素。因此,国外学者认为 40 岁以上人群应每 5 年筛查 1 次,50 岁以上者应每 2 年筛查 1 次。年龄>60 岁、有青光眼家族史、糖尿病、高度近视者等均为青光眼易发的高危人群。为提高青光眼筛查的效率,可侧重在 50 岁以上的人群中进行筛查。

青光眼虽是严重的不可逆性致盲眼病,但也属于可避免盲。对于开角型青光眼,合理降眼压可延缓疾病进展;对于浅前房、窄房角的可疑房角关闭者,早期激光干预可明显减少闭角型青光眼的发生,从而避免或降低盲的风险。但是,目前我国的疾病防治模式普遍较为被动,常是患者出现明显症状后就医,或通过体检或筛查发现疾病后就医。原发性青光眼早期症状隐匿,不易被发现,被动的疾病防治模式导致青光眼的检出率较低,青光眼患者因不适至医院就医时多已出现视力损伤,75% 的就医患者已发展至中晚期青光眼,错过了治疗的最佳时期。

从全球青光眼防治来看,提高青光眼的检出率是青光眼防治的关键。筛查是早发现、早诊断青光眼的重要手段,但美国、英国和芬兰等国家的研究结果显示,青光眼筛查成本较高,不适宜在人群中大规模实施,因而不推荐使用。公共卫生决策受各地区卫生社会条件的影响巨大,应结合本国国情制定。在我国临床青光眼类型中,高致盲的闭角型青光眼所占比例高,就医时单眼盲比例高达 40%~50%,加上闭角型青光眼诊断相对容易,防治手段明确,效果明显,早期筛查联合及时治疗,能有效减少致盲可能,获得良好效益;此外,我国人口密度大,而且具备较为完备的县乡村行政和医疗保健体系,开展人群筛查效率相对较高。因此,适时制定符合我国国情的青光眼筛查方案,具有社会效益。近年来,我国部分地区的积极筛查实践也表明,通过人群筛查检出的青光眼患者视野损伤程度(MD 值)比自然就诊的青光眼患者平均轻约 10dB。研究还运用马尔科夫决策模型,对中国青光眼筛查工作进行了系统的卫生经济学评价。结果显示,在中国农村实施闭角型青光眼筛查,挽回 1 个质量调整生命年所增加的费用为 1 969.1 元,挽回 1 个盲年所增加的费用为 4 549.3 元;实施闭角型和开角型青光眼联合筛查,挽回 1 个质量调整生命年所增加的费用为 3 863.5 元,挽回 1 个盲年所增加的费用为 8 691.2 元;在城市实施闭角型青光眼和开角型青光眼联合筛查,能获得更大效益。在我国实施闭角型青光眼和开角型青光眼联合筛查的成本低于 3 倍人均国内生产总值,具备较好的成本效益比。

第四节　老年性黄斑变性

老年性黄斑变性(senile macular degeneration,SMD)好发于 50 岁以上人群,是老年人最常见的眼底病变之一。该病常常双眼先后发病或同时发病,造成进行性的视力损害,对老年人的生活质量产生严重影响,是西方国家 50 岁以上人群致盲的主要原因。近年来,我国的 SMD 患病率亦呈逐年上升趋势。人口老龄化趋势下的老年人口大幅度增长将会进一步明显增加 SMD 的患病率。SMD 的机制至今尚未完全明确,可能与环境因素、氧化应激、免疫炎症、遗传调控等多种因素相关。开展 SMD 的流行病学研究,一方面可以了解 SMD 在不同国家、地区、人群中的患病情况,另一方面可以对 SMD 的发病危险因素进行系统梳理和总结。

一、流行特征

SMD 是全球 50 岁以上老年人群的主要致盲性病因之一。由于人口的老龄化和临床诊断水平的不断提高,SMD 的检出率日趋提高。据统计,不同国家、不同种族间发病率差异较大。亚洲 40~79 岁人群中,早期 SMD 患者达 6.8%,晚期 SMD 患者达 0.56%。美国不同程度的 SMD 患者约有 1 100 万,患病率为 3%~5%,其中 75 岁以上人群的患病率高达 28%。近年来,我国北京、上海、重庆、宁夏等地区均进行了以人群为基础的相关研究,发现 SMD 的患病率为 3.1%~15.5%。

全球疾病负担研究报道,45~85 岁人群中的 SMD 患病率为 8.69%,其中早期 SMD 患病率为 8.01%,晚期 SMD 患病率为 0.37%。欧洲人群早期 SMD 患病率(11.2%)明显高于亚洲人群(6.8%)。总体来说,欧洲人群的 SMD 患病率(12.3%)也高于亚洲人群(7.4%)。与之相比,非洲人群不论是早期、晚期还是总体 SMD 患病率均要低于欧洲人群。该研究也指出,各类型 SMD 均无显著性别差异。

如果将 SMD 区分为地图样萎缩(geographic atrophy,GA)与新生血管性 SMD(neovascular SMD),后者也称渗出性 SMD(exudative SMD)或湿性 SMD(wet SMD),可以发现欧洲人群的 GA 患病率明显高于其他人群,但渗出性 SMD 则无明显种族差异。随着年龄增长,SMD 的患病率并非呈线性增长,而是在 75 岁以上呈现更为显著的快速增长。

1990 年,SMD 患者占所有致盲性眼病患病人群的 4.9%,到 2010 年该比例已经增长到 6.6%,疾病负担进一步加重。到 2015 年,SMD 已经成为全球第四大常见致盲性眼病。2020 年,SMD 患者总数大约为 1.96 亿,到 2040 年患病人数可能增加到 2.88 亿。按照地区划分,亚洲患病人数最多,可达 1.13 亿,其次为欧洲 6 900 万,再次为非洲、拉丁美洲、北美等地。

二、影响因素研究及进展

SMD 的病因和发病机制至今尚未完全明确,目前多认为 SMD 是遗传和环境等多种因素共同作用的复杂性眼病。除了年龄和遗传外,其他可能的因素包括吸烟、全身疾病、饮食习惯等,对于 SMD 流行病学危险因素的认识,可以帮助我们更好地开展早期干预。

1. **个体因素** ①年龄:年龄是 SMD 最主要的危险因素,SMD 患病率、发病率和各种形式的进展危险都随着年龄增加而升高。研究发现,在 55~64 岁年龄组中,SMD 患病率为 0.20%;在大于 85 岁的人群中上升为 13.00%。其中,渗出性 SMD 患病率从 0.71% 上升到 5.80%。单纯性 GA 患病率从 0.04% 上升到 4.20%。②性别:性别是否为 SMD 的危险因素尚有争论。尽管有学者调查发现女性渗出性 SMD 发病率高于男性,但也有学者得出了相反的结论,种族、环境、调查对象等差异造成了结论的不确定性。③种族与遗传:多数研究认为 SMD 在白人中有较高患病率。研究发现,美国白人渗出性 SMD 发病率是黑人的 5~6 倍。而在一项 171 名有早期 SMD 特征患者的 6.8 年随访研究中发现,与非英国撒克逊人相比,英国撒克逊人 SMD 有明显进展倾向。当然,不同种族眼底色素差异可导致早期 SMD 诊断产生误差,最终影响研究结果。年龄相关性眼病研究(age-related eye disease studies,AREDS)以早期或中等严重 SMD 患者为调查对象,发现黑人进展为渗出性 SMD 的风险远高于白色人种。SMD 早期表现在黑人和白人中比较普遍,但较重类型的 SMD 在白人中患病率为高。种族的 SMD 发病率差异提示,潜在基因或遗传成分、皮肤颜色的深浅可能是造成这种结果的原因。此外,SMD 的发病有一定的家族遗传性。一项 840 对双胞胎发生 SMD 的情况调查发现,遗传作用在发生 SMD 的危险因素中占 46.00%,在发生严重 SMD 的危险因素中,遗传可能性占到 71.00%,远高于环境因素的影响。患某种形式 SMD 的人,其兄弟姐妹发生同类型 SMD 的危险性增加,说明 SMD 存在家族遗传性。其中,单卵双胞胎 SMD 发病率一致性要远高于双卵双胞胎。由于 SMD 在老年人中才有典型表现,此时患者父母大多已死亡,子女尚未发病,在适当年龄范围内只有一代人能作为研究对象,这增加了研究 SMD 家族遗传性的困难。④受教育状况:研究表明,SMD 的发病率与受教育程度有关。AREDS 发现,有较大玻璃膜疣或广泛性中等玻璃膜疣、GA 和渗出性 SMD 者在学校生活的时间较短,受教育程度相对较低。教育程度较高者受日光照射时间较少,光氧化损伤较轻;经济条件较好,抗氧化剂和新鲜蔬菜摄入较多;吸烟者比例较低。这些因素或许是高受教育程度者 SMD 患病率较低的原因。

2. **眼部因素** ①虹膜色素:研究发现,棕色虹膜者发生 SMD 的风险低于蓝色虹膜者,这可能与虹膜颜色的保护作用有关。棕色虹膜者有更多的组织黑色素,防止视网膜暴露在光下,减少直接光损伤,进而减少了 SMD 的发生。白人 SMD 患病率高于其他有色人种也可说明这一点。②晶状体混浊:多数研究者认为晶状体混浊与 SMD 相关。核性白内障可增加早期 SMD 危险性;白内障患者早期 SMD 及 SMD 发生进展的危险性增加,接受白内障手术者同样存在晚期 SMD 及 SMD 进展的危险性增加。国外学者提出,白内障术后脉络膜厚度发生改变与 SMD 可能存在一定相关性,白内障术后脉络膜厚度变化后眼内的一系列反应,包括炎症因子等改变均可能影响 SMD 的发病及病情进展。此外,白内障手术后眼底清晰,容易发现 SMD 病变也可能造成流行病调查误差。③远视:远视患者发生 SMD 的风险增加。向远视方向每增加 1 个屈光度,SMD 患病率增加 1.09 倍,发病率增加 1.05 倍。远视与 SMD 发病之间的关系需要进一步研究。④巩膜硬度:巩膜硬度增加也被认为是 SMD 的危险因素。巩膜硬度随年龄增长而增加,眼球顺应性下降,使涡静脉充盈受阻、脉络膜静脉扩张和毛细血管萎缩,进而导致视网膜色素上皮(retinal pigment epithelium,RPE)萎缩;脉络膜静脉压力增加使毛细血管渗出增多,导致 RPE 脱离和玻璃膜疣发生,在血管生长因子作用下发生 RPE 下新生血管。

3. **全身因素** ①心血管疾病及相关因素:研究发现心血管疾病是 SMD 的危险因素,有缺血性心脏病史者 SMD 发病率增加到 2.9 倍。各种类型的动脉硬化症、颈动脉壁增厚、高血压特别是收缩压升高等都增加 SMD 的发病风险。血脂水平与 SMD 的关系尚无定论。②生殖和相关因素:女性雌激素或许是 SMD 的危险因素。绝经期较晚者 GA 风险增高,女性高水平的血清脱氢表雄酮(DHEA)能增加玻璃膜疣的患病率,但机制还不明确。SMD 发病的性别差异可能和雌激素水平有关。③糖尿病:部分研究发现糖尿病患者 GA 患病率较高,但渗出性 SMD 与早期 SMD 发病率没有变化。它们的关系有待于进一步研究。④ BMI 和腰臀比:高 BMI 可增加发生严重 SMD 的风险,与 BMI 小于 $25kg/m^2$ 者相比,BMI 大于 $30kg/m^2$ 者 SMD 患病风险增加 1.35 倍,BMI 处于 25~29kg/m² 者 SMD 患病风险增加 1.32 倍。高腰臀比可使 SMD 发生进展的风险增加 84%,而腰臀比降低 3% 或更多的中年人患 SMD 的风险降低。由于心血管疾病能增加 SMD 发病风险,作为心血管疾病危险因素的 BMI 增高同样可引起 SMD 发病。

4. **环境因素** ①吸烟:多数研究认为吸烟可增加严重 SMD 的患病率,吸烟年数越长 SMD 危险性越大。吸烟年数每增加 1 年,渗出性 SMD 危险性增加 2.00%。AREDS 最近研究表明,与每年吸烟小于 10 包者相比,大量吸烟者发生渗出性 SMD 的危险性增加到 1.55 倍,发生中心性 GA(central GA,CGA)的危险性增加到 1.82 倍。吸烟可减少血浆抗过氧化物质,导致视网膜动脉硬化,能够直接促使视网膜下新生血管生长,从而促进 SMD 的发生。作为唯一直接可控的因素,戒烟能够降低 SMD 发病风险。②饮酒:有研究认为适量饮酒可降低 SMD 的发病率,但最近的流行病学研究证明 SMD 患病率随着酒精摄入的增加而升高,大量饮白酒能显著提高渗出性 SMD 的发病率,大量饮用啤酒可显著提高严重 SMD 的发病率。③营养因素:抗氧化剂摄入较少者,SMD 患病率升高。有研究发现摄入水果较多者发生渗出性 SMD 的风险降低。但给健康者每天补充维生素 E 500IU,并不能降低 SMD 患病率。摄入较多脂肪可增加 SMD 进展风险,可能和此类人群 BMI 较高,高血压、心血管疾病发病较多,血脂较高等有关,后者可增加 SMD 的发病风险。④阳光暴露:研究发现阳光暴露与 SMD 之间呈正相关。暴露在正常环境阳光下 SMD 的发病率没有改变,但长期暴露在夏日阳光下早期 SMD 的发病率升高。这可能主要是蓝光的影响,而与紫外线无关。

三、防治策略与措施

SMD 的发病机制尚不完全明确,多种全身、眼局部因素参与其发生,环境因素同样在 SMD 中发挥特定作用。大量流行病学研究表明,SMD 的确定危险因素包括年龄、种族、遗传和吸烟等,可能的危险因素包括虹膜色素、脂肪摄入、高 BMI、阳光暴露、饮酒等。随着人口老龄化,SMD 患病人数必然增加。探讨合适的防治策略,降低人群患病率,减轻社会与家庭负担,是公共卫生领域的重要研究方向。

目前,湿性 SMD 的治疗处于抗血管内皮生长因子(anti-vascular endothelial growth factor,anti-VEGF)药物治疗时代,较既往的激光治疗、光动力治疗(photodynamic therapy,PDT)有了重大进步。及时开展抗血管内皮生长因子药物治疗可以很大程度延缓湿性 SMD 患者的视力下降,改善预后,甚至可以让一部分患者获得非常好的视力。因此,进行积极的宣传和科普,适时开展特定人群的筛查,提高中老年人群对于 SMD 的认识,引导及时就医,可以有效降低 SMD 的致盲率,改善老年人群的视觉功能,减轻家庭和社会负担。

另一方面,对于 SMD 发病危险因素的干预也具有重要意义。尤其是对于吸烟、饮酒、脂肪摄入、阳光暴露等人为可控因素进行必要的干预和控制,在预防 SMD 的发生、降低患病率和降低严重 SMD 的比例上,具有可行的重要意义。

第五节　其他老年眼科疾病

老年性白内障、青光眼、老年性黄斑变性是最常见的老年眼科疾病,其影响人群广,应重点关注。除此之外,老年人群还容易发生全身疾病密切相关的糖尿病视网膜病变、视网膜静脉阻塞等疾病。因篇幅所限,不做逐一展开,本节仅对糖尿病视网膜病变和视网膜静脉阻塞做简要概述。老视是老年人群最常见的眼部生理退行性改变,但由于其严格意义上不属于疾病范畴,本节不做阐述。

一、糖尿病视网膜病变

近几十年来,糖尿病已经从一种主要发生在发达国家人群中的疾病进展为世界范围内的流行病,并且患病人数以惊人的速度增加。预计到 2025 年,全球约有 3 亿人患有糖尿病,将占到世界总人口的 5.4%。据国际糖尿病联合会估计,2021 年中国约有 1.4 亿人患有糖尿病,到 2045 年这一数字将上升到 1.74 亿人。与高收入和低收入国家相比,中等收入国家的糖尿病患病率显著升高。

糖尿病视网膜病变(diabetic retinopathy,DR)作为糖尿病的主要眼部并发症,其发病率也呈逐年上升趋势。DR 是 50 岁以上患者重要的致盲原因,在西方更是主要致盲原因。因其对视功能的损害具有相对不可逆转的特性,常给患者的生活与工作造成极大困扰。在各型糖尿病患者中,DR 的患病率为 24.0%~70.0%。在美国糖尿病患者中,DR 的患病率为 40.0%。糖尿病病程在 10 年以上者,有 60.0% 会出现 DR,15 年以上者的患病率更可高达 80.0%。病程在 15 年以上的 1 型和 2 型糖尿病患者 DR 的患病率分别为 98% 和 78%。

国内一组调查数据显示,病程在 10 年以上的糖尿病患者,眼底病变发生率明显增高。病程 10~14 年的糖尿病患者 26% 发生 DR,病程 15 年以上者则高达 63%。在我国糖尿病患者中,DR 患病率达 44.0%~51.3%。从糖尿病发病年龄和发生 DR 的病程来看,DR 的主要影响群体为中老年人群,并将给患者带来严重的视力损害、经济负担和生活质量影响。

DR 的发病机制复杂,至今未能完全阐明,主要包括周细胞减少、基底膜增厚和内皮细胞增生、炎症因子增多和血管内皮生长因子生成增多等机制。DR 的危险因素则主要有糖尿病病程、胰岛素使用和血糖控制不佳等。

在著名的眼科流行病学研究——威斯康星 DR 流行病学研究(Wisconsin epidemiologic study of diabetic retinopathy,WESDR)中,给出了 DR 患病率的长期队列数据。该研究数据显示,DR 与糖尿病的病程有关,<5 年者为 28.8%,>15 年者可达 77.8%。

目前多数糖尿病患者对自身疾病认识不全,对 DR 的认识度低,导致很多患者不能及时地采取措施防治。因 DR 在早期并不影响中心视力,患者往往错过最佳治疗时机,晚期就诊患者治疗效果不佳,一旦发生出血和视网膜脱离,就会造成视力严重损害,因此及早发现 DR 并积极预防 DR 的发展显得尤为重要。对人群进行 DR 的筛查、危险因素控制和及时治疗是降低 DR 致盲的最佳手段。

二、视网膜静脉阻塞

视网膜静脉阻塞(retinal vein occlusion,RVO)是仅次于 DR 的常见视网膜血管性疾病,也是严重威胁患者眼视力的常见老年眼病,影响患者的生活质量。高龄、高血压、糖尿病、系统性血管疾病等多种全身因素都可能导致视网膜动静脉管壁结构改变、血流动力学及血液成分改变,与 RVO 的发生存在相关性。

RVO 的患病率报道多数来自医院的临床资料,以人群为基础的研究相对较少。目前以人群为基础的研究报道 RVO 的患病率为 0.6%~1.6%,5 年发病率为 0.6%~1.2%。在著名的蓝山眼科研究和 Beaver Dam 眼科研究中报道的 10 年和 15 年发病率分别为 1.6% 和 2.3%。研究发现 RVO 的患病率随年龄增长而逐渐升高,但在性别、眼别上无显著差异。对于不同种族间的 RVO 患病率差异,目前尚存争议。

RVO 的危险因素主要包括系统性危险因素、眼局部危险因素和环境因素。年龄是目前较为公认的 RVO 主要系统性危险因素,规律运动、饮酒适度及血浆高密度脂蛋白含量增加是 RVO 发病减少的重要因素,而高血压、高脂血症、糖尿病、高 BMI、吸烟、雌激素应用等被认为是 RVO 发病的重要危险因素。眼局部来看,青光眼、高眼压症患者的 RVO 患病率增高,这可能和高眼压状态下的机械压迫及随之发生的血管内膜增生导致视网膜血管壁结构改变有关,后者可能导致了 RVO 的发生。也有学者提出远视、眼轴短可能与 RVO 发生相关,但尚存在争议。在环境因素中,有学者提出环境温度、季节等可能和 RVO 发病有关,但并没有非常一致的结论。

(金恩忠)

参考文献

[1] 李凤鸣, 谢立信. 中华眼科学 [M]. 3 版. 北京:人民卫生出版社, 2014.

[2] 娄尚. 我国老年性白内障流行病学的调查研究 [J]. 南昌大学学报 (医学版), 2012, 52 (6): 98-99.

[3] 赵家良. 我国防盲治盲工作的进展 [J]. 中华眼科杂志, 2005, 41 (8): 697-701.

[4] 胡铮. 北京市顺义县白内障流行病学调查 [J]. 中华眼科杂志, 1989, 25: 360-364.

[5] ZHAO JL, LI JJ, SUI RF, et al. Prevalence of blindness and cataract surgery in Shunyi county, China [J]. Am J Ophthalmol, 1998, 126 (4): 506-514.

[6] 郑宏, 于普林, 洪依舒, 等. 我国城乡老年人白内障的患病情况调查 [J]. 中华流行病学杂志, 2001, 22 (6): 446-448.

[7] 赵明贵, 张士红, 王乐新. 日照市岚山区农村 50 岁以上人群白内障流行病学调查报告 [J]. 中国社区医师 (医学专业), 2011, 13 (14): 311-312.

[8] SONG P, WANG H, THEODORATOU E, et al. The national and subnational prevalence of cataract and cataract blindness in China: a systematic review and meta-analysis [J]. Journal of Global Health, 2018, 8 (1): 010804.

[9] ZHAO J, ELLWEIN L B, CUI H, et al. Prevalence of vision impairment in older adults in rural China: the China Nine-Province Survey [J]. Ophthalmology, 2010, 117 (3): 409-416.

[10] LIU YC, WILKINS M, KIM T, et al. Cataracts [J]. Lancet, 2017, 390 (10094): 600-612.

[11] HASHEMI H, PAKZAD R, YEKTA A, et al. Global and regional prevalence of age-related cataract: a comprehensive systematic review and meta-analysis [J]. Eye (Lond), 2020, 34 (8): 1357-1370.

[12] YU X, LYU D, DONG X, et al. Hypertension and risk of cataract: a meta-analysis [J]. PLoS One, 2014, 9 (12): e114012.

[13] KRISHNAIAH S, VILAS K, SHAMANNA B R, et al. Smoking and its association with cataract: results of the Andhra Pradesh eye disease study from India [J]. Invest Ophthalmol Vis Sci, 2005, 46 (1): 58-65.

[14] LEE D S, HAN K, KIM H A, et al. The Gender-Dependent Association between Obesity and Age-Related Cataracts in Middle-Aged Korean Adults [J]. PLoS One, 2015, 10 (5): e124262.

[15] BELTRAN-ZAMBRANO E, GARCIA-LOZADA D, IBANEZ-PINILLA E. Risk of cataract in smokers: A meta-analysis of observational studies [J]. Arch Soc Esp Oftalmol (Engl Ed), 2019, 94 (2): 60-74.

[16] ROBMAN L, TAYLOR H. External factors in the development of cataract [J]. Eye, 2005, 19 (10): 1074-1082.

[17] RAMAN R, PAL S S, ADAMS J S, et al. Prevalence and risk factors for cataract in diabetes: Sankara Nethralaya Diabetic Retinopathy Epidemiology and Molecular Genetics Study, report no. 17 [J]. Invest Ophthalmol Vis Sci, 2010, 51 (12): 6253-6261.

[18] MYLONA I, DERMENOUDI M, ZIAKAS N, et al. Hypertension is the Prominent Risk Factor in Cataract Patients [J]. Medicina (Kaunas), 2019, 55 (8): 430-436.

[19] 李军琪, 曲超, 钟守国. 长波紫外线与核性白内障相关性研究 [J]. 眼外伤职业眼病杂志, 2010, 32

(5): 397-400.

［20］ DOLIN P J. Ultraviolet radiation and cataract: a review of the epidemiological evidence [J]. Br J Ophthalmol, 1994, 78 (6): 478-482.

［21］ ZHAO L Q, LI L M, ZHU H, et al. The effect of multivitamin/mineral supplements on age-related cataracts: a systematic review and meta-analysis [J]. Nutrients, 2014, 6 (3): 931-949.

［22］ 李燕, 郝燕生, 惠延年, 等. 与年龄相关的白内障病例对照研究 [J]. 眼科研究, 1992, 10 (2): 58-60.

［23］ 夏庆华, 姜玉, 周鹏, 等. 社区老年白内障患者伤害流行病学特征及影响因素分析 [J]. 中国慢性病预防与控制, 2015, 23 (7): 537-539.

［24］ 张士元. 我国白内障的流行病学调查资料分析 [J]. 中华眼科杂志, 1999, 35 (5): 336.

［25］ 梁远波, 江俊宏, 王宁利. 中国青光眼流行病学调查研究回顾 [J]. 中华眼科杂志, 2019, 55 (8): 634-639.

［26］ JONAS JB, AUNG T, BOURNE RR, et al. Glaucoma [J]. Lancet, 2017, 390 (10108): 2183-2193.

［27］ IMRIE C, TATHAM AJ. Glaucoma: the patient's perspective [J]. Br J Gen Pract, 2016, 66 (646): e371-e373.

［28］ 胡铮, 赵家良, 董方田, 等. 北京市顺义县盲和低视力流行病学调查 [J]. 中华眼科杂志, 1988, 24 (6): 322-326.

［29］ 高宗峰. 安徽省桐城县青光眼流行病学调查 [J]. 中华眼科杂志, 1995, 31 (2): 149-151.

［30］ 赵家良, 胡天圣, 胡铮, 等. 西藏原发性闭角型青光眼流行病学调查 [J]. 中华眼科杂志, 1990, 26 (1): 47-50.

［31］ 于强, 许京京, 朱斯平, 等. 广东省斗门县原发性闭角型青光眼流行病学调查 [J]. 中华眼科杂志, 1995, 31 (2): 118-121.

［32］ 赵家良, 睢瑞芳, 贾丽君, 等. 北京市顺义县 50 岁及以上人群中青光眼患病率和正常眼眼压的调查 [J]. 中华眼科杂志, 2002, 38 (6): 335-339.

［33］ WANG YX, XU L, YANG H, et al. Prevalence of glaucoma in North China: the Beijing eye study [J]. Am J Ophthalmol, 2010, 150 (6): 917-924.

［34］ HE M, FOSTER PJ, GE J, et al. Prevalence and clinical characteristics of glaucoma in adult Chinese: a population-based study in Liwan District, Guangzhou [J]. Invest Ophthalmol Vis Sci, 2006, 47 (7): 2782-2788.

［35］ LIANG YB, FRIEDMAN DS, ZHOU Q, et al. Prevalence of primary open angle glaucoma in a rural adult Chinese population: the Handan eye study [J]. Invest Ophthalmol Vis Sci, 2011, 52 (11): 8250-8257.

［36］ LIANG YB, FRIEDMAN DS, ZHOU Q, et al. Prevalence and characteristics of primary angle-closure diseases in a rural adult Chinese population: the Handan eye study [J]. Invest Ophthalmol Vis Sci, 2011, 52 (12): 8672-8679.

［37］ QU W, LI Y, SONG W, et al. Prevalence and risk factors for angle-closure disease in a rural Northeast China population: a population-based survey in Bin County, Harbin [J]. Acta Ophthalmol, 2011, 89 (6): e515-e520.

［38］ SUN J, ZHOU X, KANG Y, et al. Prevalence and risk factors for primary open-angle glaucoma in a rural northeast China population: a population-based survey in Bin County, Harbin [J]. Eye (Lond), 2012, 26 (2): 283-291.

［39］ ZHONG H, LI J, LI C, et al. The prevalence of glaucoma in adult rural Chinese populations of the Bai nationality in Dali: the Yunnan Minority eye study [J]. Invest Ophthalmol Vis Sci, 2012, 53 (6): 3221-3225.

［40］ HE J, ZOU H, LEE RK, et al. Prevalence and risk factors of primary open-angle glaucoma in a city of Eastern China: a population-based study in Pudong New District, Shanghai [J]. BMC Ophthalmol, 2015, 15 (10): 134.

［41］绳伟东 . 内蒙古扎兰屯市中老年人群中原发性闭角型青光眼流行病学调查 [J]. 中国实用医药 , 2014, 9 (24): 261-263.

［42］LIANG YB, ZHANG Y, MUSCH DC, et al. Proposing new indicators for glaucoma healthcare service [J]. Eye Vis (Lond), 2017, 4 (3): 6.

［43］李建军 , 徐亮 . 青光眼筛查的意义及方法评价 [J]. 国外医学 (眼科学分册), 2003, 27 (5): 265-270.

［44］任百超 , 何媛 , 杨建刚 , 等 . 陕西省农村人群青光眼的流行病学调查 [J]. 国际眼科杂志 , 2005, 5 (5): 1037-1042.

［45］徐亮 , 杨桦 , 赵秀军 , 等 . 青光眼快速筛查的初步研究 [J]. 中华眼科杂志 , 2001, 37 (1): 16-20.

［46］王玲 , 张兴儒 , 胡金巧 , 等 . 上海市普陀区双眼盲流行病学调查 [J]. 临床眼科杂志 , 2006, 14 (6): 513-515.

［47］刘爱英 , 孙述兰 , 孙厚壮 , 等 . 山东省荣成市眼病及盲目流行病学调查 [J]. 临床眼科杂志 , 2002, 10 (2): 134-136.

［48］张婷珍 , 蒋燕 , 唐俊 , 等 . 沙湾县 45 岁及以上人群盲与低视力流行病学调查与治疗 [J]. 中国实用眼科杂志 , 2004, 2 (10): 934-936.

［49］徐亮 , 张莉 , 夏翠然 , 等 . 北京农村及城市特定人群原发性闭角型青光眼的患病率及其影响因素 [J]. 中华眼科杂志 , 2005, 41 (1): 8-14.

［50］郝云鹤 , 赵欣 . 我国中老年人群青光眼诊治状况调查 [J]. 国际眼科杂志 , 2010, 10 (6): 1095-1099.

［51］LIANG Y, JIANG J, OU W, et al. Effect of community screening on the demographic makeup and clinical severity of glaucoma patients receiving care in urban China [J]. Am J Ophthalmol, 2018, 195 (11): 1-7.

［52］BURR JM, MOWATT G, HERNÁNDEZ R, et al. The clinical effectiveness and cost-effectiveness of screening for open angle glaucoma: a systematic review and economic evaluation [J]. Health Technol Assess, 2007, 11 (41): 1-190.

［53］VAAHTORANTA-LEHTONEN H, TUULONEN A, ARONEN P, et al. Cost effectiveness and cost utility of an organized screening programme for glaucoma [J]. Acta Ophthalmol Scand, 2007, 85 (5): 508-518.

［54］U. S. Preventive Services Task Force. Screening for glaucoma: recommendation statement [J]. Ann Fam Med, 2005, 3 (2): 171-172.

［55］TANG J, LIANG Y, O'NEILL C, et al. Cost-effectiveness and cost-utility of population-based glaucoma screening in China: a decision-analytic Markov model [J]. Lancet Glob Health, 2019, 7 (7): e968-e978.

［56］KONG X, CHEN Y, CHEN X, et al. Influence of family history as a risk factor on primary angle closure and primary open angle glaucoma in a Chinese population [J]. Ophthalmic Epidemiol, 2011, 18 (5): 226-232.

［57］GRAMER G, WEBER BH, GRAMER E. Results of a patient-directed survey on frequency of family history of glaucoma in 2170 patients [J]. Invest Ophthalmol Vis Sci, 2014, 55 (1): 259-264.

［58］林思耕 , 林舟桥 , 梁远波 , 等 . 原发性急性闭角型青光眼的发病率、危险因素及致盲率 [J]. 国际眼科纵览 , 2018, 42 (2): 73-77.

［59］沈丹妮 , 丁琳 . 原发性青光眼的危险因素 [J]. 国际眼科纵览 , 2019, 43 (3): 194-199.

［60］吴仁毅 , 黄昌泉 . 青光眼的全身性危险因素 [J]. 眼科 , 2014, 23 (6): 429-431.

［61］PROKOFYEVA E, ZRENNER E. Epidemiology of major eye diseases leading to blindness in Europe: a literature review [J]. Ophthalmic Res, 2012, 47 (4): 171-188.

［62］YANG K, LIANG YB, GAO LQ, et al. Prevalence of Age-Related Macular Degeneration in a Rural Chinese Population: The Handan Eye Study [J]. Ophthalmology, 2011, 118 (7): 1395-1401.

［63］World Health Organization and Tufts University. School of Nutrition and Policy [M]. Geneva: Switzerland, 2002.

［64］CHAKRAVARTHY U, WONG TY, FLETCHER A, et al. Clinical risk factors for age-related macular degeneration: a systematic review and meta-analysis [J]. BMC Ophthalmology, 2010, 10 (1): 31.

［65］管宇，杨梅，康丽华，等．江苏省阜宁县农村50岁及以上人群年龄相关性黄斑变性的流行病学调查 [J]. 国际眼科杂志，2018, 18 (1): 133-136.

［66］CHEUNG CM, TAI ES, KAWASAKI R, et al. Prevalence of and risk factors for age-related macular degeneration in a multiethnic Asian cohort [J]. Arch Ophthalmol, 2012, 130 (4): 480-486.

［67］ROSEN ES. Age-related macular degeneration and cataract surgery [J]. J Cataract Refract Surg, 2014, 40 (2): 173-174.

［68］王皓，刘苏．年龄相关性黄斑变性相关危险因素的研究进展 [J]. 中华眼科医学杂志（电子版），2018, 8 (2): 92-96.

［69］马敏旺，陈松．老年性黄斑变性流行病学研究进展 [J]. 中华眼底病杂志，2006, 22 (5): 357-360.

［70］MITCHELL P, LIEW G, GOPINATH B, et al. Age-related macular degeneration [J]. Lancet, 2018, 392 (10153): 1147-1159.

［71］JONAS JB, CHEUNG CMG, PANDA-JONAS S. Updates on the Epidemiology of Age-Related Macular Degeneration [J]. Asia Pac J Ophthalmol (Phila), 2017, 6 (6): 493-497.

［72］DENG Y, QIAO L, DU M, et al. Age-related macular degeneration: Epidemiology, genetics, pathophysiology, diagnosis, and targeted therapy [J]. Genes Dis, 2021, 9 (1): 62-79.

［73］WONG WL, SU X, LI X, et al. Global prevalence and burden of age-related macular degeneration: a meta-analysis and disease burden projection for 2020 and 2040 [J]. Lancet Global Health, 2014, 2 (2): e106-e116.

［74］PEETERS A, MAGLIANO DJ, STEVENS J, et al. Changes in abdominal obesity and age-related macular degeneration: the Atherosclerosis Risk in Communities Study [J]. Arch Ophthalmol, 2008, 126 (11): 1554-1560.

［75］MATTHEWS DR, STRATTON IM, ALDINGTON SJ, et al. Risks of progression of retinopathy and vision loss related to tight blood pressure control in type 2 diabetes mellitus: UKPDS 69 [J]. Arch Ophthalmol, 2004, 122 (11): 1631-1640.

［76］美国眼科学会．眼科临床指南 [M]. 2版．赵家良，译．北京：人民卫生出版社，2013.

［77］KLEIN R, KLEIN BEK, MOSS SE, et al. The wisconsin epidemiologic study of diabetic retinopathy Ⅲ. Prevalence and risk factors of diabetic retinopathy when age at diagnosis Is 30 years of more [J]. Arch Ophthalmol, 1984, 102 (4): 527-532.

［78］CHEN MS, KAO CS, CHANG CJ, et al. Prevalence and risk factors of diabetic retinopathy among noninsulin-dependent diabetic subjects [J]. Am J Ophthalmol, 1992, 114 (6): 723-730.

［79］KEMPEN JH, O'COLMAIN BJ, LESKE MC, et al. The prevalence of diabetic retinopathy among adults in the United States [J]. Arch Ophthalmol, 2004, 122 (4): 552-563.

［80］周金琼，徐亮，王爽．视网膜静脉阻塞的流行病学研究现状 [J]. 国际眼科纵览，2011, 35 (6): 374-378.

［81］EHLERS JP, FEKRAT S. Retinal vein occlusion: beyond the acute event [J]. Surv Ophthalmol, 2011, 56 (4): 281-299.

［82］KLEIN R, KLEIN BE, MOSS SE, et al. The epidemiology of retinal vein occlusion: the Beaver Dam Eye Study [J]. Trans Am Ophthalmol Soc, 2000, 98: 133-141.

第十八章

老年口腔疾病流行病学

第一节 概　　述

截至 2023 年,我国共进行过四次全国口腔健康流行病学调查,其中的第二次、第三次和第四次分别在 1995 年、2005 年和 2015 年进行,都包括了 65~74 岁的老年人。各次调查结果均显示龋病、牙周病、牙齿缺失、口腔卫生差、治疗率低是老年人中普遍存在的口腔健康问题。

老年人大多缺乏口腔健康维护的意识,也没有养成定期口腔检查的习惯,就医行为较差。第四次全国口腔健康流行病学调查结果显示,65~74 岁的老年人中,每天刷牙的有80.9%,但每天刷牙两次的只有 30.1%,有 45.7% 的人使用含氟牙膏,30.1% 的人每天使用牙签,仅 0.8% 的人每天使用牙线。有三成多老年人从未看过牙,在过去 12 个月内只有两成人看过牙,其中九成以上是因为需要治疗。

老年人的口腔疾病通常是慢性进行性、累积性的,常常比较严重。牙周病造成牙根暴露,根面龋发生率升高,更容易嵌塞食物,清洁难度加大,继而导致牙周病和根面龋进一步加重,形成恶性循环。口腔疾病影响着老年人的饮食、营养摄入、睡眠、心理状态等,从而影响生活质量。口腔健康和全身健康的相互关系在老年人群体现得尤为明显。

第二节 流 行 特 征

根据第四次全国口腔健康流行病学调查结果,龋病和牙周病是我国老年人最主要的口腔疾病。在 2005—2015 年的 10 年间,65~74 岁年龄组的牙周健康率明显下降,牙龈出血、深牙周袋的检出率明显上升(表 18-1)。牙周病引起的牙龈退缩导致牙根暴露,继而引发了根面龋。龋病和牙周病导致缺牙后,造成了牙列不完整,甚至无牙颌。尽管在 2005—2015年的 10 年间老年人口腔内存留牙数明显增加,无牙颌率下降了 34.02%,但是,有四至五成人缺牙后并没有进行修复治疗。

表 18-1 2005—2015 年 65~74 岁年龄组口腔健康状况变化趋势

时间 / 年	牙周健康率 /%	牙龈出血		深牙周袋（≥6mm）		无牙颌率 /%	存留牙数 / 颗
		检出率 /%	检出牙数 / 颗	检出率 /%	检出牙数 / 颗		
2005	14.1	68.0	6.18	11.4	0.20	6.82	20.97
2015	9.3	82.6	11.25	14.7	0.33	4.50	22.50

一、龋病

我国 55~64 岁年龄组恒牙患龋率为 95.6%，城乡差别不明显，女性高于男性；人均有 8.69 颗龋齿，农村高于城市，女性高于男性；有 16.9% 的龋齿进行了治疗，治疗率城市高于农村，女性高于男性。恒牙根面龋的患病率为 51.0%，人均有 1.66 颗牙有根面龋，农村均高于城市，女性均高于男性（表 18-2）。

表 18-2 2015 年全国 55~64 岁年龄组患龋率、龋均、龋补充填比、根面龋患病率及龋均

	受检人数 / 人	患龋率 /%	龋均 / 颗	龋补充填比 /%	根面龋患病率 /%	根面龋龋均 / 颗
城市	2 342	95.4	8.36	23.8	47.3	1.43
农村	2 281	95.7	9.03	10.9	54.8	1.90
男	2 292	94.5	8.35	14.9	49.6	1.52
女	2 331	96.7	9.03	18.4	52.4	1.81
合计	4 623	95.6	8.69	16.9	51.0	1.66

我国 65~74 岁年龄组恒牙患龋率为 98.0%，城市略高于农村，女性略高于男性；人均有 13.33 颗龋齿，城市略低于农村，女性略高于男性；有 12.8% 的龋齿进行了治疗，城市高于农村，女性高于男性。恒牙根面龋的患病率为 61.9%，农村略高于城市，女性高于男性；人均有 2.64 颗牙有根面龋，城市低于农村，女性高于男性（表 18-3）。

表 18-3 2015 年全国 65~74 岁年龄组患龋率、龋均、龋补充填比、根面龋患病率及龋均

	受检人数 / 人	患龋率 /%	龋均 / 颗	龋补充填比 /%	根面龋患病率 /%	根面龋龋均 / 颗
城市	2 247	98.4	12.71	18.8	60.1	2.37
农村	2 184	97.7	13.96	6.9	63.9	2.93
男	2 222	97.8	12.87	10.7	59.2	2.44
女	2 209	98.3	13.78	14.3	64.7	2.85
合计	4 431	98.0	13.33	12.8	61.9	2.64

二、牙周病

我国 55~64 岁年龄组的牙龈出血检出率为 88.4%，人均有牙龈出血的牙数为 13.87 颗，农村略高于城市，男性略高于女性。牙石检出率为 96.4%，人均有牙石的牙数为 19.46 颗，

城乡差别不明显,男性高于女性。人均有 6mm 及以上牙周袋的牙数为 0.36 颗,检出率为
15.1%,城市高于农村,男性高于女性。人均有 4mm 及以上附着丧失的牙数为 5.17 颗,检出
率为 69.9%,农村略高于城市,男性高于女性(表 18-4)。

表 18-4　2015 年全国 55~64 岁年龄组牙周健康率、牙龈出血、牙石、牙周袋、附着丧失情况

	牙龈出血		牙石		牙周袋 ≥ 6mm		附着丧失 ≥ 4mm	
	检出牙数/颗	检出率/%	检出牙数/颗	检出率/%	检出牙数/颗	检出率/%	检出牙数/颗	检出率/%
城市	13.54	87.8	19.01	96.5	0.41	16.3	4.88	67.4
农村	14.22	89.1	19.91	96.2	0.31	13.9	5.47	72.5
男	13.93	88.4	20.56	97.0	0.52	19.6	6.30	76.4
女	13.82	88.5	18.38	95.8	0.21	10.7	4.06	63.6
合计	13.87	88.4	19.46	96.4	0.36	15.1	5.17	69.9

我国 65~74 岁年龄组牙龈出血检出率为 82.6%,农村高于城市,男女差别不明显。人均有
牙龈出血的牙数为 11.25 颗,城乡、男女差别不明显。牙石检出率为 90.3%,人均有牙石的
牙数为 15.57 颗,城市略高于农村,男性略高于女性。人均有 6mm 及以上牙周袋的牙数为
0.33 颗,检出率为 14.7%,城市高于农村,男性高于女性。人均有 4mm 及以上附着丧失的牙
数为 5.63 颗,检出率为 74.2%,农村略高于城市,男性高于女性(表 18-5)。

表 18-5　2015 年全国 65~74 岁年龄组牙周健康率、牙龈出血、牙石、牙周袋、附着丧失情况

	牙龈出血		牙石		牙周袋 ≥ 6mm		附着丧失 ≥ 4mm	
	检出牙数/颗	检出率/%	检出牙数/颗	检出率/%	检出牙数/颗	检出率/%	检出牙数/颗	检出率/%
城市	11.17	81.9	15.63	90.6	0.37	15.9	5.46	73.7
农村	11.33	83.2	15.52	90.1	0.28	13.6	5.82	74.6
男	11.33	82.5	16.29	90.5	0.38	16.6	6.53	77.6
女	11.16	82.6	14.86	90.1	0.27	12.9	4.73	70.7
合计	11.25	82.6	15.57	90.3	0.33	14.7	5.63	74.2

三、牙齿缺失

我国 55~64 岁年龄组人均存留牙数为 26.27 颗,人均存留牙对数(形成咬合关系一对上
下牙)为 10.53 对,城市略高于农村,女性略高于男性;无牙颌(全口无牙)率为 1.1%(表 18-6)。
33.8% 的人牙列完整(不包括第三磨牙),38.9% 的人有未修复的缺失牙,24.6% 的人有固定义
齿,13.6% 的人有可摘局部义齿,1.9% 的人有全口义齿,0.1% 的人有种植义齿,9.6% 的人有非

正规义齿。

表 18-6　2015 年全国 55~64 岁年龄组人均存留牙数、牙对数和无牙颌率

	受检人数 / 人	人均存留牙数 / 颗	人均存留牙对数 / 对	无牙颌率 /%
城市	2 342	26.46	10.79	0.8
农村	2 281	26.08	10.26	1.4
男	2 292	26.14	10.41	1.1
女	2 331	26.40	10.65	1.1
合计	4 623	26.27	10.53	1.1

我国 65~74 岁年龄组人均存留牙数为 22.50 颗,城市高于农村,男女差别不明显。人均存留牙对数为 8.04 对,城市高于农村,女性略高于男性;无牙颌率为 4.5%(表 18-7)。18.3% 的人牙列完整(不包括第三磨牙),47.7% 的人有未修复的缺失牙,26.3% 的人有固定义齿,20.4% 的人有可摘局部义齿,5.3% 的人有全口义齿,0.3% 的人有种植义齿,13.1% 的人有非正规义齿。

表 18-7　2015 年全国 65~74 岁年龄组人均存留牙数、牙对数和无牙颌率

	受检人数 / 人	人均存留牙数 / 颗	人均存留牙对数 / 对	无牙颌率 /%
城市	2 247	23.01	8.48	3.8
农村	2 184	21.96	7.60	5.2
男	2 222	22.49	8.03	4.5
女	2 209	22.50	8.06	4.4
合计	4 431	22.50	8.04	4.5

四、口腔黏膜病

我国 55~64 岁年龄组和 65~74 岁年龄组的口腔黏膜异常检出率分别为 6 792/10 万和 6 455/10 万,其中,55~64 岁年龄组的口腔黏膜异常检出率农村高于城市,男性高于女性,65~74 岁年龄组的口腔黏膜异常检出率城市高于农村,男性高于女性。恶性肿瘤检出率分别为 43/10 万和 23/10 万(表 18-8、表 18-9)。

表 18-8　2015 年全国 55~64 岁年龄组口腔黏膜异常检出率　　单位:1/10 万

	受检人数 / 人	口腔黏膜异常	恶性肿瘤	白斑	扁平苔藓	溃疡	念珠菌病	脓肿	其他
城市	2 342	6 746	0	512	640	2 263	0	1 491	1 964
农村	2 281	6 839	88	219	833	1 885	44	1 973	1 885
男	2 292	7 417	87	698	873	1 963	44	1 527	2 400
女	2 331	6 178	0	43	601	2 188	0	1 931	1 459
合计	4 623	6 792	43	368	735	2 077	22	1 730	1 925

表 18-9　2015 年全国 65~74 岁年龄组口腔黏膜异常检出率　　　　　单位:1/10 万

	受检人数 / 人	口腔黏膜异常	恶性肿瘤	白斑	扁平苔藓	溃疡	念珠菌病	脓肿	其他
城市	2 247	6 631	45	312	712	1 513	1	2 270	1 914
农村	2 184	6 273	0	458	595	1 877	0	1 786	1 969
男	2 222	6 706	45	495	630	1 395	1	1 890	2 295
女	2 209	6 202	0	272	679	1 992	0	2 173	1 584
合计	4 431	6 455	23	384	654	1 693	1	2 031	1 941

五、口腔疾病对老年人生活质量的影响

我国 65~74 岁年龄组老年人有 42.9% 的人认为自我牙齿及口腔健康一般,26.4% 的人认为较差,6.6% 的人认为很差,仅有 4.4% 的人认为自我牙齿及口腔健康很好,有 19.7% 的人认为较好。口腔问题对生活的影响主要包括限制食物数量和种类,咀嚼困难,冷、热、甜敏感,用药缓解不适等(图 18-1)。

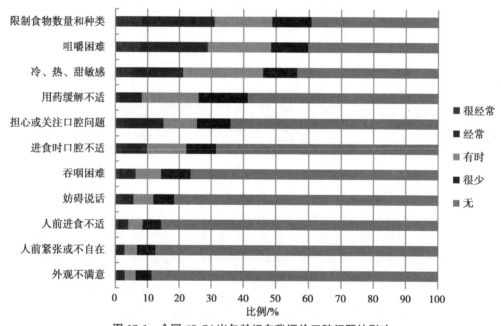

图 18-1　全国 65~74 岁年龄组自我评价口腔问题的影响

第三节　影响因素研究及进展

一、根面龋

根面龋是老年人常见的口腔疾病之一,是龋病的一种特殊类型,其危险因素满足龋病的

"四联因素论"。

（一）细菌

细菌主要通过在牙面形成牙菌斑发挥其致龋作用。菌斑中的细菌进行复杂的代谢活动产酸，使局部环境的 pH 值下降至 4.5~5.0，最终导致牙齿脱矿。口腔中的致龋菌主要为变异链球菌，其次为放线菌属和乳杆菌。内氏放线菌和黏性放线菌在根面龋中占明显优势，故被认为可能与根面龋的发生有关。

（二）食物

细菌可以利用食物（主要是糖类中的蔗糖）代谢产酸，使牙体硬组织脱矿。粗制食物及纤维性的食物，如蔬菜等，因在咀嚼过程中需要更大的咀嚼力和更长的时间，增加了与牙面的摩擦，具有一定的自洁作用。老年人由于咀嚼能力和消化功能的下降，偏向于食用细软精制的、黏性较大的食物，这些食物更易黏附于牙面而被牙菌斑利用，加速龋病的发生与进展。

（三）宿主

宿主是指牙齿对龋病的易感程度。牙齿的抗龋力主要包括其抗酸和抗细菌黏附的能力，涉及多个方面，如牙的形态、结构、排列，唾液的流速、流量、成分，牙周组织及全身健康状况等。

佩戴活动义齿的老年人活动义齿与牙之间容易形成菌斑滞留区而不易清洁。老年人牙龈退缩，导致牙根暴露，而牙周袋的形成也会促使细菌在牙根表面堆积。与牙釉质相比，牙根表面的矿物质占比更少，更易发生脱矿，由于牙骨质很薄，病变很容易进展到牙本质形成根面龋。

唾液的流量多、流速快，则清洁牙面、缓冲酸的能力就强一些，有助于防龋。反之，老年人由于增龄性变化，唾液腺功能衰退，或因干燥综合征、颌面部放射治疗等情况导致唾液腺功能受损，唾液分泌减少，其清洁、缓冲能力下降，更易患龋。此外，老年人由于有全身系统性疾病，有时需服用导致唾液流量、成分改变的药物，或服用导致骨代谢异常的药物，均对龋病易感性产生一定影响。

（四）时间

龋病的发生需要一定的过程，当致龋菌、适宜的环境和易感宿主同时存在一定时间后，牙齿才会发生龋坏。

系统综述显示，根面龋的发生与年龄、既往根面龋经历、牙龈退缩和烟草使用呈正相关，而与社会经济地位、良好的口腔卫生和氟化物使用呈负相关。年龄较大、既往患有根面龋、社会经济地位较低或吸烟的人，以及牙龈退缩和口腔卫生差的人患根面龋的风险更高。

二、牙周病

老年人最常见的牙周疾病是牙周炎。牙周炎发生的始动因素为菌斑生物膜，这是一种附着在牙面、牙间或修复体表面的软而未矿化的细菌性团体，不能被水冲去或漱掉。多种口腔细菌被证明可能与牙周炎的发生发展有关，包括牙龈卟啉单胞菌、中间普氏菌、福赛坦氏菌、具核梭杆菌等。牙周炎的危险因素主要分为局部促进因素和全身易感因素两部分。

（一）局部促进因素

口腔内的局部促进因素主要通过促进菌斑滞留、降低牙周组织防御能力及异常咬合力加速牙周破坏等几方面来影响牙周健康。

1. **牙石**　牙石是沉积在牙面或修复体上的已钙化或正在钙化的菌斑及沉积物。牙石可以促进局部菌斑沉积,其多孔结构也可以吸收大量的细菌毒素从而加重牙周组织的炎症。

2. **牙齿解剖形态异常**　如畸形舌侧沟、磨牙牙根颈部的釉突或釉珠等,此处结合上皮不易附着,易形成菌斑滞留区。磨牙根柱过短,易发生根分叉病变。磨牙根分叉角度小,增加了牙周治疗时器械进入的难度,不易控制炎症。

3. **牙齿位置异常**　牙齿过于拥挤、错位、扭转等可导致局部菌斑堆积,易引起牙周组织破坏。如果牙齿在牙列中的位置过于偏唇颊侧,可能导致牙槽骨骨开窗或骨开裂,从而易引起牙龈退缩或出现牙周袋。

4. **膜龈异常**　角化龈宽度不足的位置易发生牙龈退缩和附着丧失;系带附着位置过于靠近牙龈缘,在唇颊运动时牙龈被牵拉离开牙面,从而增加了局部菌斑滞留和牙龈退缩的风险。

5. **食物嵌塞**　嵌塞的食物对于局部牙龈是一种不良机械刺激,同时也增加了菌斑滞留风险。

6. **医源性因素**　不良的牙体、修复、正畸治疗均会对牙周健康产生不良影响。充填体悬突可对牙周组织形成机械刺激,增加清除菌斑的难度。修复体的边缘位置、密合度、光滑度、轴面凸度等均对牙周组织健康有一定影响。

7. **𬌗创伤**　单纯的𬌗创伤不会直接导致附着丧失,但可以促进炎症,加剧牙周组织的破坏。

8. **不良习惯**　口呼吸者的牙龈表面因外露而干燥,牙面缺乏自洁作用,可使菌斑堆积而产生牙龈炎。吐舌习惯、咬唇(颊)习惯、咬指甲、吮指等可对唇颊、牙周膜、骨、牙体及𬌗关系造成一定影响。刷牙方法不当、不正确地使用牙线及牙签等工具可引起牙齿软硬组织的损伤。

（二）全身疾病和状态

牙周炎是牙周组织的一种炎症状态,与机体免疫功能相关的全身疾病和状态也会影响牙周疾病的进展。

1. **遗传因素**　老年人对牙周炎的易感性受到遗传因素的影响,临床常见某些重度牙周炎患者存在家族聚集性。有研究提示,编码某些炎症因子的基因多态性会提高宿主对牙周炎的易感性。

2. **吸烟**　已有大量研究证实,吸烟是牙周炎的明确危险因素。吸烟者的牙周炎患病率及严重程度均较非吸烟者高,且对牙周治疗的反应较非吸烟者差,而戒烟者的牙周状况则介于吸烟者与非吸烟者之间。

3. **全身系统性疾病**　糖尿病、艾滋病、骨质疏松症等多种全身疾病会增加牙周炎的患病风险。近年来许多研究提示,糖尿病患者的牙周炎患病率及牙周组织破坏程度都比非糖尿病患者高。艾滋病患者机体免疫力下降会加速牙周疾病的进展。骨质疏松症患者全身骨骼的骨密度降低与牙槽骨的破坏相关。

4. **精神压力**　精神压力可以增加激素和各种免疫介质的释放,从而影响宿主免疫系统的功能。

三、牙齿缺失

研究表明,牙齿缺失与多种全身系统性疾病密切相关,影响生存质量。年龄、性别、吸烟、受教育水平、经济状况、牙科就诊经历、蔬菜和甜食进食频率、看电视时间等与老年人牙齿缺失风险相关。

80 岁及以上老年人牙齿缺失的发生率是 60~69 岁老年人的 1.893 倍,年龄较大是无牙颌的可靠预测因素(55~64 岁人群 OR=3.81;65~74 岁人群 OR=11.22;75 岁及以上人群 OR=24.05)。女性牙齿缺失发生率是男性的 1.210 倍,且女性(OR=1.25)与无牙颌呈正相关。有吸烟史且现已戒烟的人牙齿脱落的风险与从不吸烟的人相当;与已戒烟的人相比,持续吸烟状态的人牙齿脱落的风险更高。农村居住为无牙颌的危险因素,受教育程度较高和经济状况较好为无牙颌的保护因素。从没看过牙的老年人牙齿缺失的风险是曾看过牙的老年人的 8.033 倍。受教育年限 ≤6 年及从事重体力劳动也是牙齿缺失的危险因素。看电视时间超过 1.5h/d、进食蔬菜频率低于 2 次 /d、近 12 个月饮酒是牙齿缺失的危险因素。蔬菜进食频率<2 次 /d 的老年人缺失牙的患病风险是 ≥2 次 /d 的 1.2 倍,甜食进食频率 ≥7 次 / 周是 ≤2 次 / 周的 2.1 倍,看电视时间 ≥2h/d 是 <2h/d 的 1.309 倍。

四、口腔黏膜病

口腔黏膜病变与年龄的关系已有报道,由于老年人免疫反应降低,DNA 修复能力受损,致癌物代谢受损,口腔组织尤其是口腔上皮和唾液腺萎缩,口腔黏膜病往往在老年人群中发生得更为频繁。

国内外研究均发现,年龄大、义齿使用时间长、有吸烟习惯和有吸烟史的人及男性口腔黏膜病的发生概率增加,喜食辛辣食物、烫食、烟熏食物也是危险因素。吸烟习惯也会增加患白斑的风险。义齿使用时间长、不良的义齿卫生习惯、患有糖尿病是义齿性口炎的危险因素。

烟草和酒精被认为是口腔癌发生发展中最关键的因素。吸烟人群口腔癌的发生率较非吸烟人群高 2~12 倍。咀嚼槟榔等可引起口腔黏膜上皮基底细胞分裂活动增加,使口腔癌发病率上升。酒精具有促癌作用,可作为致癌物的溶剂使其更容易进入口腔黏膜。口腔卫生差及局部慢性刺激也与口腔癌的发生有一定关系。牙根、锐利的牙尖、不合适的义齿长期刺激口腔黏膜,会引起慢性溃疡乃至癌变。目前有研究证实,某些病毒也可在口腔癌的发生中起作用,尤其是人乳头瘤病毒(HPV)。在排除其他因素干扰的情况下,口腔 HPV 感染者发生癌变的概率较未感染者高 3.7 倍。

第四节　防治策略与措施

一、正确刷牙,使用含氟牙膏

彻底清除牙菌斑是预防和控制龋病和牙周病的基础。刷牙是去除牙菌斑、软垢和食物残渣,保持口腔清洁,预防口腔疾病的最重要最简便的手段。

每天早晚各刷一次牙,每次 2~3 分钟。氟化物可以有效预防龋病,老年人应该使用含氟牙膏刷牙。睡前刷牙后不能再进食。

除了做到每天刷牙外,掌握正确的刷牙方法也很重要。刷牙方法不正确,不仅无法有效地清洁牙面,还可能损伤牙齿,造成楔状缺损,继而引起龋病。有能力的老年人可以学习水平颤动拂刷法。具体方法为:将牙刷毛指向牙龈方向,放到与牙齿侧面呈大约45°角的位置(图18-2),也就是说,刷上牙朝上,刷下牙朝下,轻微按压,让部分牙刷毛进入牙和牙龈之间的沟缝(龈沟),部分牙刷毛在牙龈上。沿牙齿排列的方向,轻轻地短距离、水平颤动牙刷5次左右(图18-3)。注意颤动时要保持牙刷毛角度和位置基本不变,不要离开牙龈沟缝。转动牙刷柄,用牙刷毛沿着牙齿长出的方向,轻轻刷牙侧面,也就是刷上牙向下转(图18-4),刷下牙向上转(图18-5),这个动作叫拂刷。在同一位置先颤动5次后再拂刷牙面1次,重复一遍,再移到下一颗牙。刷完外侧牙面后,再刷内侧牙面,方法相同(图18-6)。由于牙弓有一定的弧度,刷前牙内侧面时,可以将刷柄竖起,用刷头前部或后部的刷毛接触牙龈,进行拂刷,下牙向上刷(图18-7),上牙向下刷(图18-8)。刷牙齿的咬合面时稍用力前后来回刷即可(图18-9)。另外,最后一颗牙的远端牙面也要刷,张大口,尽量将刷柄竖起,使刷头从最后一颗牙的内侧面,沿着牙龈缘,转过这颗牙的远端牙面,到达外侧面,或从最后一颗牙的外侧面,沿着牙龈缘,转过这颗牙的远端牙面,到达内侧面(图18-10)。刷完后可以用舌尖沿着牙龈边缘舔过每个牙面,若牙面是光滑的,就说明刷干净了。

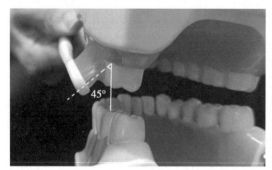
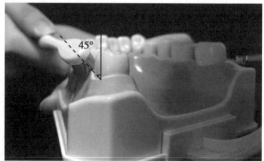

图 18-2　放置牙刷的位置

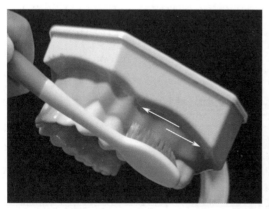
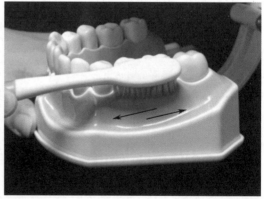

图 18-3　水平颤动的方式

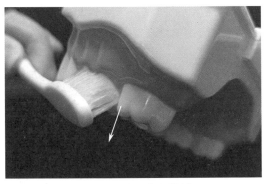

图 18-4　上牙向下拂刷

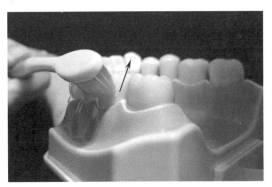

图 18-5　下牙向上拂刷

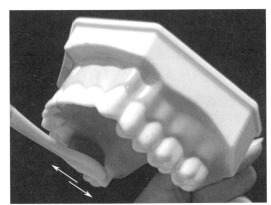

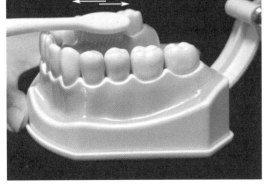

图 18-6　刷后牙内侧面

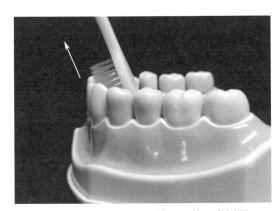

图 18-7　刷头竖起向上拂刷下前牙内侧面

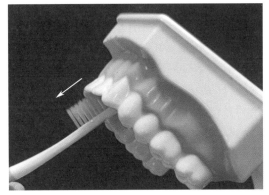

图 18-8　刷头竖起向下拂刷上前牙内侧面

　　刷牙时,建议选择小头的软毛牙刷,牙刷柄形态要便于把握,长度、宽度适中,最好有防滑的橡胶,保证握持方便、舒适。牙刷应至少每 3 个月更换一次。当出现牙刷毛外翻或倒毛时应随时更换。刷牙后,要牙刷头向上放在口杯里。

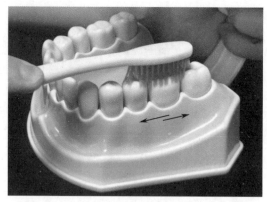

图 18-9　牙刷毛指向咬合面稍用力前后来回刷

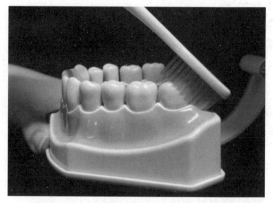

图 18-10　注意刷最后一颗牙的远端牙面

二、使用牙线、牙间隙刷、牙签、冲牙器清洁牙间隙

除了刷牙以外,使用牙线、牙间隙刷、牙签、冲牙器等邻面清洁工具清洁牙齿之间的缝隙对预防根面龋和牙周病至关重要。老年人由于牙龈退缩导致牙缝较大,进食后容易有食物嵌塞,餐后应使用这些工具把嵌塞在牙缝里的食物清理掉。

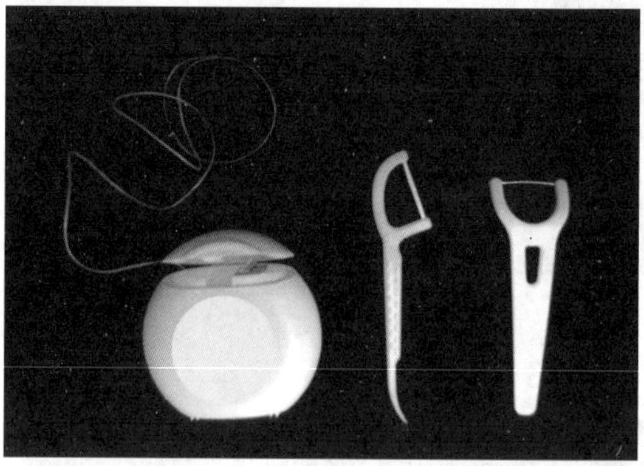

牙线由棉、麻、丝、尼龙或涤纶制成,可以顺利地通过牙间隙而无需担心损伤牙齿和牙龈,起到清洁牙齿邻面的作用。我们使用的牙线主要有两种,分别是卷轴牙线和牙线棒(图 18-11)。卷轴牙线适合学习能力强的老年人学习使用,也可以由看护人帮助老年人使用。牙线棒则适合所有老年人学习使用。两种牙线的使用方法分别如下。

图 18-11　卷轴牙线(左)、前牙牙线棒(中)及后牙牙线棒(右)

(一)卷轴牙线

取一段 20~25cm 长的牙线(图 18-12),两端打结形成一个圈(图 18-13),或将两端分别缠绕在双手的中指上(图 18-14),用双手的拇指和食指绷住牙线,中间留出 1~1.5cm 长的一段(图 18-15)。将牙线轻轻地用里外拉锯式动作从咬合面通过两颗牙齿之间(图 18-16),紧贴住一侧牙面,滑至牙龈沟缝的底部,呈 C 形包绕牙面,上下轻轻提拉(图 18-17),重复 4~6 次,然后紧贴另一侧牙面重复这个动作。换一段干净的牙线,清洁下一个牙间隙。清洁完一个区域后漱口。

(二)牙线棒

手持牙线棒的柄部,将牙线轻轻地用里外拉锯式动作从咬合面通过两颗牙齿之间,紧贴住一侧牙面,滑至牙龈沟缝的底部,呈 C 形包绕牙面,上下轻轻提拉,重复 4~6 次,然后紧贴另一侧牙面重复这个动作。清洗牙线棒,然后清洁下一个牙间隙。如果牙线变粗糙,则需更换一个新的牙线棒。清洁完一个区域后漱口。后牙区域使用 Y 形牙线棒更为合适(图 18-18)。

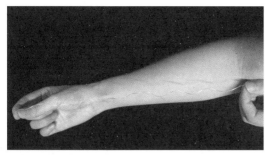

图 18-12　取一段长 20~25cm 的牙线

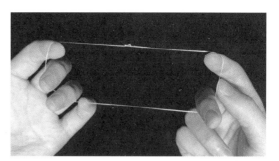

图 18-13　两端打结形成线圈

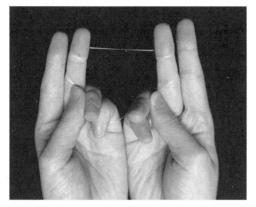

图 18-14　两端各缠绕在双手中指上

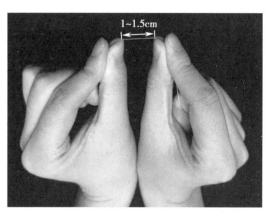

图 18-15　双手拇指和食指将牙线绷紧,中间留出 1~1.5cm 长的一段

如果牙线进入牙间隙时没有阻力,说明牙缝稍大不适合用牙线了,需要使用牙间隙刷进行清洁。牙间隙刷的使用方法为:清洁上牙时,刷头微微倾斜向下,清洁下牙时,刷头微微倾斜向上,将刷毛插入两颗牙齿之间,贴近牙根和牙龈边缘,来回轻刷 3~4 次。使用时,需要根据牙缝大小挑选合适尺寸的牙间隙刷,既可以轻易整个插进牙缝,恰好填满,移动时又不会有较大阻力的感觉。同一个人可能需要两个或以上不同尺寸的牙间隙刷清洁所有牙间隙。使用牙间隙刷时,不必使用牙膏。当刷毛出现分叉、松弛或金属丝弯曲较大时,应尽早更换。

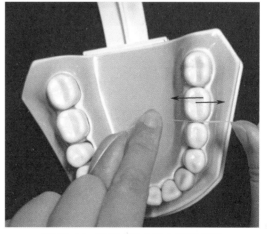

图 18-16　拉锯式动作进入牙齿间隙

与牙间隙刷相同,使用牙签时,也要避免牙签的尖端刺伤牙龈。牙签的使用方法是:清洁上牙时,牙签尖端微微倾斜向下,清洁下牙时,牙签尖端微微倾斜向上,进入牙间隙后紧贴牙根,做里外拉动,然后漱口。

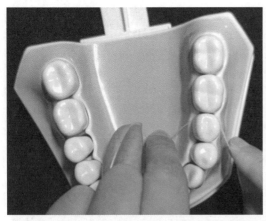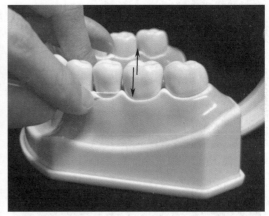

图 18-17　呈 C 形包绕牙面上下提拉

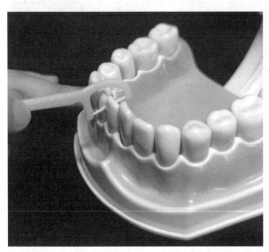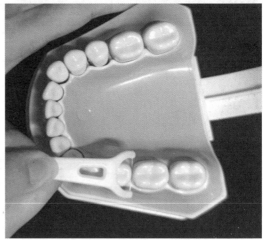

图 18-18　左侧用牙线棒清洁前牙,右侧用牙线棒清洁后牙

冲牙器尤其适合无法掌握牙间隙刷使用方法的老年人使用,操作相对简便,具体方法为:将冲牙器喷头放入口中垂直于牙面放置,使喷头与牙齿及牙龈保持一定距离,沿着牙齿排列的方向移动,在每个牙间隙保持 5~6 秒。

三、漱口水

餐后漱口可以去除口腔内的食物残渣和部分软垢,保持口腔清洁。老年人多有食物嵌塞的问题,又因没有及时清洁诱发根面龋和牙周病。因此,建议老年人在餐后漱口,一般用清水即可。推荐既往龋齿较多的老年人使用含氟漱口水。

漱口时将少量漱口液含入口内,紧闭嘴唇,上下牙稍微张开,使液体通过牙间隙区轻轻加压,然后鼓动两颊及唇部,使溶液能在口腔内充分地接触牙面、牙龈及黏膜表面,同时运动舌,使漱口水能自由地接触牙面与牙间隙区。使水流前后左右流动,反复几次冲洗滞留在口腔各处的碎屑和食物残渣,然后将漱口水吐出。通常含漱一次漱口液用量为 5~10ml。

四、义齿维护

我国两成左右的缺牙老年人佩戴活动义齿,义齿的清洁对维护这些老年人的口腔健康十分重要。义齿清洁不到位,会导致义齿基牙的龋病、牙周病,并可能因此导致相应基牙无法保留需要拔除,义齿也无法继续使用;还会导致白念珠菌感染,引起义齿性口炎,给老年人日常生活造成困扰。

义齿的表面粗糙不光滑,容易导致细菌堆积,每次进食后都应该摘下并用清水冲洗。在刷牙的同时,用软毛牙刷或专用的义齿刷清洁义齿,包括义齿的所有表面和金属附件。但不可与刷牙共用同一只牙刷,也无须使用牙膏。

每晚都应摘下义齿浸泡在清水中,绝不可佩戴义齿过夜。可以使用温水浸泡,不可使用热水,切勿使用开水、酒精或含有次氯酸钠成分的液体。使用义齿清洁剂浸泡义齿时,应严格按照说明书,不可过长时间浸泡。浸泡前、后都需要使用流水彻底冲洗干净,尤其是浸泡后应冲洗干净后再佩戴。

五、特殊老年人的口腔卫生维护

失智、无自理能力的、手部行动不便的老年人需要看护人帮助或协助进行口腔清洁,包括刷牙和邻面清洁。需要看护人帮助清洁的,如老年人可以配合,可以采取老年人坐姿、看护人站姿,看护人站在老年人身后,将老年人的头部固定在看护人的身体上,看护人采取给自己刷牙的姿势和手法帮助老年人刷牙。如老年人无法顺利配合刷牙动作,也可以使用指套牙刷,看护人站在老年人身后,或与老年人面对面,为老年人简单清洁牙面。

需要看护人协助清洁的老年人可以使用电动牙刷,在看护人的协助下将电动牙刷放在正确的位置,按顺序移动电动牙刷即可。老年人可以自己刷牙,但因手部不灵活无法握持普通牙刷时,也可以对牙刷柄进行改良,如将牙刷柄插在网球等球体上或帮助进食的辅助工具上。

随着我国人口老龄化进程加剧,老年人的身体健康逐渐成为社会关注的又一重要课题。老年人的口腔健康与全身健康息息相关、互相影响。正确认识老年人常见的口腔疾病及其危险因素,帮助老年人树立健康的口腔卫生维护观念,建立起正确的口腔卫生维护习惯,对老年人的口腔健康至关重要。

（郑树国　王思斯　刁　婧）

参考文献

[1] 王兴. 第四次全国口腔健康流行病学调查报告 [M]. 北京:人民卫生出版社, 2018.
[2] 徐韬, 郑树国. 预防口腔医学 [M]. 3 版. 北京:北京大学医学出版社, 2021.
[3] 李果. 老年人根面龋相关危险因素的研究进展 [J]. 中国实用口腔科杂志, 2021, 14 (6): 734.
[4] ZHANG J, SARDANA D, WONG M C M, et al. Factors Associated with Dental Root Caries: A Systematic Review [J]. JDR Clin Trans Res, 2020, 5 (1): 13-29.
[5] ZHANG J, LEUNG K C M, SARDANA D, et al. Risk predictors of dental root caries: A systematic review [J].

J Dent, 2019, 89: 103166.

［6］ 栾庆先, 欧阳翔英. 临床牙周病学 [M]. 3 版. 北京 : 北京大学医学出版社 , 2023.

［7］ QU X, ZHANG J, WANG Q, et al. Edentulism and select chronic diseases among adults aged>/=45 years in China, 2011—2018: A longitudinal study [J]. Community Dent Oral Epidemiol, 2021, 49 (6): 533.

［8］ FELTON D A. Complete Edentulism and Comorbid Diseases: An Update [J]. Journal of Prosthodontics, 2015, 25 (1): 5.

［9］ PENGPID S, PELTZER K. The prevalence of edentulism and their related factors in Indonesia, 2014/15 [J]. BMC Oral Health, 2018, 18 (1): 118.

［10］ AL-RAFEE M A. The epidemiology of edentulism and the associated factors: A literature Review [J]. J Family Med Prim Care, 2020, 9 (4): 1841.

［11］ REN C, MCGRATH C, YANG Y. Edentulism and associated factors among community-dwelling middle-aged and elderly adults in China [J]. Gerodontology, 2017, 34 (2): 195-207.

［12］ 李静. 南京市老年人缺失牙状况及其生活方式影响因素 [J]. 中华老年口腔医学杂志 , 2022, 20 (2): 6.

［13］ SOUTO M L S, ROVAI E S, VILLAR C C, et al. Effect of smoking cessation on tooth loss: a systematic review with meta-analysis [J]. BMC Oral Health, 2019, 19 (1): 245.

［14］ 朱晓姝. 生活方式对中国老年人口腔缺失牙影响 [J]. 中国公共卫生 , 2020, 36 (5): 5.

［15］ BOZDEMIR E, YILMAZ H H, ORHAN H. Oral mucosal lesions and risk factors in elderly dental patients [J]. J Dent Res Dent Clin Dent Prospects, 2019, 13 (1): 24-30.

［16］ 单杰波. 老年人口腔黏膜健康状况调查及相关危险因素分析 [J]. 现代实用医学 , 2021, 33 (1): 3.

［17］ EVREN B A, ULUDAMAR A, ISERI U, et al. The association between socioeconomic status, oral hygiene practice, denture stomatitis and oral status in elderly people living different residential homes [J]. Arch Gerontol Geriatr, 2011, 53 (3): 252.

［18］ 冯海兰. 老年患者的口腔修复治疗 [M]. 北京 : 北京大学医学出版社 , 2014.

［19］ HARRIS N O. Primary Preventive Dentistry [M]. 8th ed. Upper Saddle River, NJ: Pearson Education, 2014.

第十九章

老年睡眠流行病学

睡眠与觉醒呈周期性交替出现,是人类生命活动的基本生理现象,对人类健康有重要决定作用。良好的睡眠可以恢复体力、消除疲劳、补充精力,而不良的睡眠可引发焦虑、抑郁等负面情绪,并促进心脑血管疾病、糖尿病、癌症等疾病的发病和进展,成人每日平均睡眠时间被纳入国务院 2019 年印发的《健康中国行动(2019—2030 年)》的主要指标之一。随着年龄的增加,睡眠模式也发生改变,加上生理、心理、社会等诱发因素,老年人群的睡眠问题尤为突出。本章将从衰老相关正常睡眠变化特点切入,介绍老年人常见睡眠问题的流行分布情况,讨论老年睡眠问题的影响因素,最后介绍老年睡眠健康问题的防治策略与措施。

第一节 概 述

一、衰老相关睡眠变化及特点

了解睡眠模式的年龄变化特征是了解老年群体睡眠问题的基础。人体在正常衰老的过程中发生许多生理变化,睡眠模式也随年龄增长而变化,例如夜间睡眠时间缩短、维持睡眠的能力下降(觉醒次数增加和夜间觉醒时间延长)、睡眠效率降低、深度睡眠(慢波睡眠)减少、昼夜节律提前及睡眠相关激素变化等。在健康状况良好的老年人中,与年龄相关的睡眠变化大多在 60 岁之后保持稳定。

(一)衰老相关睡眠结构变化

从儿童时期到成年时期,总睡眠时间(total sleep time,TST)和睡眠维持能力随着年龄的增长而逐渐下降,并在进入老年后趋于稳定。来自系统综述和 Meta 分析的研究结果发现,在 60 岁之前,年龄与 TST 降低呈线性相关,年龄每增加 10 岁 TST 约减少 10 分钟,女性的关联强度高于男性,而在 60 岁以上的老年人中,这一趋势减弱甚至消失。根据美国国家睡眠基金会专家组建议,新生儿的适宜睡眠时间为 14~17 小时,学龄儿童为 9~11 小时,青少年为 8~10 小时,年轻人和成年人为 7~9 小时,而老年人则需要 7~8 小时睡眠。

在睡眠维持能力方面,老年人主要表现为觉醒次数增加和入睡后觉醒时间(wake after sleep onset,WASO)延长。Ohayon 等人的 Meta 分析报告显示,30~60 岁之间成年人中,年龄每增加10岁,WASO稳定增加10分钟,而在60岁后基本保持不变。

此外,随着年龄的增长,睡眠启动能力稍有下降。Meta分析的结果表明,睡眠潜伏期随着年龄增长而延长,但变化幅度很小。大多数研究证据表明睡眠潜伏期和夜间醒来后重新入睡的能力在60岁之后基本不变。对于健康老年人而言,虽然觉醒次数较年轻人更多,但老年人保持了重新开始睡眠的能力,与年轻人一样可以迅速重新入睡。与TST等睡眠参数不同,睡眠效率(总睡眠时间与卧床时间之比)随着年龄增长而持续缓慢下降,且在女性中下降更为明显。

根据脑电、眼动和肌电图的变化,睡眠可分为两种状态:快速眼动(rapid eye movement,REM)睡眠和非快速眼动(NREM)睡眠。一般而言根据睡眠深度不同,NREM可进一步分为四个阶段,四阶段睡眠深度逐渐加深,其中阶段Ⅰ、Ⅱ称为浅NREM睡眠,阶段Ⅲ、Ⅳ称为深NREM睡眠,深NREM睡眠阶段又称慢波睡眠(slow wave sleep,SWS)。如图19-1所示,成年人的慢波睡眠和REM随年龄增长而减少,相应的浅NREM睡眠随年龄增长而增多,但在60岁以后变化不大。慢波睡眠的比例在60岁之前约以每10年变化2%的速度线性下降,而REM的比例从19岁到75岁约以每10年变化0.6%的速度线性下降。相较年轻人而言,老年人的睡眠结构中深睡眠比例减少,浅睡眠比例增多,这使得老年人出现夜间失眠、日间思睡等睡眠问题的可能性增加。

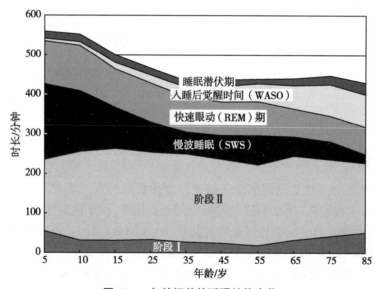

图 19-1　年龄相关的睡眠结构变化

资料来源:OHAYON M M,CARSKADON M A,GUILLEMINAULT C,et al.Meta-analysis of quantitative sleep parameters from childhood to old age in healthy individuals:developing normative sleep values across the human lifespan[J].Sleep,2004,27(7):1255-1273.

除了夜间睡眠之外,老年人午睡行为比年轻人更为普遍,午睡频率随着年龄的增长而增加。实验室研究表明,青年、中年和老年人的午睡时长没有差异,但白天午睡的次数随着年龄的增长而增加。一项对日本7 664名20~99岁的代表性样本的研究表明,老年人经常日间小憩(>4d/周)的比例为27.4%,高于年轻人(11.9%)和中年人(14.4%)。同时,老年人与年轻人白天小憩的时间不同,老年人更有可能在傍晚打盹,而年轻人则更多地在下午打盹。老年人日间小憩频率增加可能源于生理和生活方式/社会角色的共同变化,一方面白天小憩可以恢复精力、弥补夜间睡眠不足,另一方面老年人的白天时间更加自由,有更多小憩的机会。

在睡眠质量方面,研究发现老年人主观报告和客观测量的睡眠质量可能存在较大差异,健康老年人倾向于报告良好的睡眠质量,而报告睡眠状况不佳的老年人大多合并其他疾病。一项研究对 150 名自报无睡眠问题的健康老年人进行睡眠情况的客观测量,发现其中 33% 的女性和 16% 的男性客观测量睡眠受损,这可能是由于老年人对睡眠质量预期发生变化,从而调整了对睡眠问题的接受程度,将其作为正常衰老的一部分。

(二)老年昼夜节律变化

昼夜节律系统调节着多种人体生理功能,例如体温、心率、血压、激素、骨骼、睡眠 - 觉醒节律等。随着年龄的增长,视交叉上核功能下降,人体昼夜节律系统的稳健程度下降,睡眠稳态发生变化,通常表现为昼夜节律提前、昼夜节律幅度降低和时相变化适应能力下降。

老年人昼夜节律发生相位提前,通常夜晚更早睡着,清晨更早醒来。睡眠 - 觉醒周期、体温节律,以及褪黑素、皮质醇的分泌比年轻人提前 1 小时左右。同时,老年人昼夜节律幅度降低、睡眠稳态下降。睡眠稳态调节清醒和睡眠,并根据清醒时间产生睡眠压力,睡眠压力在清醒和睡眠剥夺时增加,在睡眠时降低。随着年龄的增长,昼夜节律幅度和睡眠压力的降低增加夜间觉醒次数,并部分导致 TST 的减少和睡眠效率的下降。另外,老年人时相变化适应能力下降,在面对倒班工作和时差调整时更加困难,需要更长的时间进行恢复,表现出更多的睡眠中断和日间功能障碍。

(三)老年睡眠相关激素变化

随着年龄增长,睡眠相关激素的分泌也会发生变化,并与衰老过程中睡眠质量和睡眠结构的改变有关。现有研究大多将老年人作为单独的年龄组与青中年比较,而较少有研究比较 60 岁以上不同年龄组的睡眠相关激素变化情况。

众多激素的分泌影响慢波睡眠和昼夜节律,例如垂体生长激素、促肾上腺皮质激素和/或皮质醇、促甲状腺激素、催乳素、褪黑素等。研究发现垂体分泌的生长激素与慢波睡眠相互影响。生长激素的分泌在青春期达到高峰,在青壮年和中年时期呈指数级迅速减少,而后在中老年时期缓慢下降,这与慢波睡眠随年龄的变化模式相似。夜间生长激素分泌减少可能是慢波睡眠减少的部分原因。皮质醇分泌也具有明显的昼夜节律模式,其在早晨醒来后不久达到峰值,日间逐渐下降,并在傍晚达到最低点,然后继续向清晨增加,睡眠期间皮质醇分泌的增加可能导致觉醒。衰老过程中昼夜节律幅度降低,夜间皮质醇水平升高,可能是导致老年人夜间睡眠期间慢波睡眠减少和频繁觉醒的原因。褪黑素水平主要受到光线和睡眠 - 觉醒周期的调节,通常在白天稳定保持在低水平,晚上(睡前 2 小时)开始逐渐增加,在睡眠中期保持高水平,帮助夜间睡眠的维持,并在早晨逐渐下降。褪黑素整体分泌水平随着年龄的增长而减少,老年人白天的褪黑素分泌水平变化较小(基础水平较低),而夜间褪黑素分泌水平明显减少,从而导致老年人睡眠中断增加。

二、老年人睡眠问题

睡眠问题在各个年龄段均可出现,但在老年群体中尤为突出。睡眠障碍是指睡眠的量或质的异常,或是睡眠时出现某些异常症状。越来越多的证据表明,睡眠障碍不仅损害生活质量,还是老年人多种躯体、精神不良健康结局的危险因素,并增加死亡风险。一项对 29 个队列 160 万名成年人的 Meta 分析结果表明,入睡困难和无效睡眠与全因死亡和心血管疾病死亡风险增加相关,入睡困难分别增加 13% 的全因死亡和 20% 的心血管疾病死亡风险,无效睡眠分别增加 23% 的全因死亡和 48% 的心血管疾病死亡风险。同时,睡眠障碍还可能是潜在精神或躯体疾病的早期症状之一,促进抑郁、焦虑等精神疾病的发生。

根据 2003 年美国国家睡眠基金会睡眠调查的结果,36%~69% 的老年人报告睡眠障碍。在一项对美国 3 个社区 9 000 多名 65 岁以上(平均年龄 74 岁)老年人的研究中,超过半数老年人抱怨存在睡眠问题,7%~15% 的老年人在早上醒来后很少或从未感到获得充分休息,42% 的老年人存在入睡或维持睡眠困难。另一项对巴西 6 961 名 60 岁以上社区老年人的横断面调查显示,自报的睡眠障碍总体患病率为 33.7%,女性患病率(37.2%)高于男性(27.4%)。

一项对我国睡眠障碍患病情况的 Meta 分析报告显示,我国老年人睡眠障碍患病率为 46%。女性、居住地为农村、华中地区、无配偶、受教育程度为初中及以下、患慢性病的老年人睡眠障碍患病风险高。该研究显示,男性和女性睡眠障碍患病率分别为 40.0% 和 49.4%,年龄 60~70 岁、71~80 岁、>80 岁组睡眠障碍患病率分别为 35.1%、46.1%、44.4%。另外,按论文发表年份分组,老年人睡眠障碍患病率变化不大,2000—2010 年老年人睡眠障碍患病率为 46.4%,2011—2021 年老年人睡眠障碍患病率为 46.0%。

第二节 老年常见睡眠问题及分布特征

由美国睡眠医学会(American Academy of Sleep Medicine,AASM)主编的国际睡眠障碍分类(*International Classification of Sleep Disorders*,ICSD)目前已发表至第 3 版,是诊断睡眠疾病的重要指南。ICSD-3 中将睡眠障碍分为 7 个主要类别:①失眠症;②睡眠呼吸障碍(sleep disordered breathing,SDB);③中枢性嗜睡;④昼夜节律相关睡眠 - 觉醒障碍;⑤异态睡眠;⑥睡眠相关运动障碍;⑦其他睡眠障碍。其中失眠症、睡眠呼吸障碍及睡眠相关运动障碍中的不宁腿综合征(restless legs syndrome,RLS)在老年群体中较为常见。

一、失眠症

失眠是老年人中最常见的睡眠障碍主诉,主要表现为睡眠起始或维持困难,常常伴随夜间长时间觉醒、睡眠不充足或睡眠质量差,导致白天疲劳、情绪低落、认知损害、跌倒、易怒等症状。老年人失眠症的具体症状、诱发持续因素与青中年有所不同。青年人群以睡眠起始困难和无效睡眠症状为主,而老年人中更常见睡眠维持困难、清晨过早觉醒和白天嗜睡症状,且睡眠不满意度可能比年轻人更低。

需要注意的是,由于失眠定义、评估工具等差异,不同研究中一般人群的失眠症患病率差异很大。一项对西方国家失眠人群的系统综述提示,使用《精神障碍诊断与统计手册 -IV》(*Diagnostic and Statistical Manual of Mental Disorders*,DSM-IV)标准诊断失眠症患病率较低(6%),而使用失眠症状定义的失眠症患病率可高达 30%~48%,因此需要谨慎看待不同研究之间失眠症患病率的差异。

（一）人群分布

1. **年龄**　失眠可发生于任何年龄,由于衰老相关睡眠特点的变化、合并症的增加、药物使用等原因,失眠症在老年人中更为常见。欧美国家 65 岁以上老年人中失眠症的患病率高达 50% 左右。根据研究人群和失眠症定义不同,我国老年人群中失眠症患病率为21.9%~49.7%。研究结果显示,失眠症诊断流行率在 15~44 岁保持相对稳定,45 岁之后随年龄增长逐渐升高,并在老年时期基本不变。但根据一项对我国 17 项研究 115 988 名研究对象的 Meta 分析结果,我国青年失眠症患病率高于中老年人群:43.7 岁(研究对象年龄中位数)以上人群失眠症的汇总患病率为 11.6%,而 43.7 岁以下人群失眠症的汇总患病率为20.4%,这可能是由于在快速城市化和工业化的背景下,青年人的工作压力较大、睡眠不规律和电子屏幕使用时间增加。

2. **性别**　女性失眠症的患病率约为男性的 1.4 倍,女性更容易报告失眠症状、低睡眠满意度,并更多地被诊断为失眠症。由于更年期等生理心理变化,性别差异随着年龄的增加而增加,45 岁以上人群中女性失眠症的患病率约为男性的 1.7 倍。一项汇总 14 项我国人群失眠症患病率研究的 Meta 分析显示,女性失眠症患病率为 18.5%,男性为 14.2%,但两者之间患病率差异无统计学意义。

3. **种族**　研究结果报告失眠症在少数族裔群体中更为常见。横断面研究报告相比于其他种族群体,黑人的主观报告睡眠时间较短、主观睡眠质量较低。关于老年人中失眠症种族差异的研究较少,一项对美国 22 252 名 50 岁以上的非西班牙裔白人、非西班牙裔黑人、西班牙裔和其他种族/族裔老年人的调查结果显示,西班牙裔老年人的失眠症比非西班牙裔白人更为明显。

（二）地区分布

老年人失眠症患病率具有较大地区差异,无论是全人群还是老年人群,亚洲地区失眠症患病率低于欧美国家。我国全人群失眠症患病率约为 15%,与日本(15.3%)、新加坡(17.3%)等亚洲国家相似,低于波兰(50.5%)、法国(37.2%)、美国(27.7%)、意大利(27.1%)等西方国家。

失眠症患病率的城乡差异尚具有一定争议,部分研究报告城市居民失眠症患病率高于农村,而部分研究发现农村地区失眠症患病率高。

（三）时间分布

老年人失眠症的患病率随时间的推移呈逐渐增高趋势。美国一项对 2002—2012 年成年人失眠情况变化趋势的调查结果显示,调整年龄后的成年人失眠症患病率随时间不断升高,从 2002 年的 17.4% 增加到 2012 年的 18.8%,而 65 岁以上老年人群失眠症患病率呈先升高后降低的时间趋势,从 2002 年的 19.5% 增加到 2007 年的 23.0%,再稍回落至 2012 年的 21.0%。来自英国、芬兰等国家的横断面研究也显示一般人群中失眠症的患病率逐渐上升。虽然对我国人群失眠患病率的 Meta 分析结果显示跨时间段的患病率差异未见统计学意义,但 2006 年(研究年份中位数)之后的失眠症患病率(15.6%)稍高于 2006 年之前的患病率(12.7%)。

二、睡眠呼吸障碍

睡眠呼吸障碍(sleep disordered breathing,SDB)在老年人中非常普遍,其主要特点为睡眠时的呼吸异常,主要分为 4 类,包括中枢性睡眠呼吸暂停(central sleep apnea,CSA)、阻塞性睡眠呼吸暂停(obstructive sleep apnea,OSA)、睡眠相关的通气不足(hypoventilation)及睡眠相关低氧血症(hypoxemia)。SDB 的主要临床症状包括睡眠打鼾、白天嗜睡、记忆力下降,临床症状的严重程度与睡眠觉醒或微觉醒的频率和时间有关。

越来越多的研究表明,老年人的 SDB 增加脑卒中、心力衰竭、心房颤动、2 型糖尿病等心脑血管代谢性疾病,以及白天过度嗜睡和早期认知能力下降等不良健康结局的风险。另外,现有研究结果中关于 SDB 是否增加老年人死亡风险和高血压、缺血性心脏病的发病风险仍具有一定争议,同时缺乏研究证据表明 SDB 影响老年人生活质量和增加交通事故的发生。

（一）人群分布

社区人群的大样本流行病学研究结果显示,60 岁以上人群的 SDB 患病率为 27%~80%。上述 SDB 患病率差异很大程度取决于如何定义睡眠相关呼吸事件及频率、研究人群和疾病的诊断标准。一般来说,疗养院老年人患病率高于社区老年人,Ancoli-Israel 等研究者估计社区老年人 SDB 患病率为 27%,而疗养院老年人患病率为 42%。

1. **年龄** SDB 的患病率随着年龄增长逐渐升高,中老年人群的 SDB 患病率约为年轻人群的 2 倍,并在进入老年期后变化不大。对于 CSA,若以中央呼吸暂停指数 ≥2.5 为标准,CSA 的患病率由中年组(45~64 岁)的 1.7% 升高到老年组(65~100 岁)的 12.1%。CSA 伴陈 - 施呼吸(Cheyne-Stokes breathing,又称潮式呼吸)多见于 60 岁以上老年人中。对于 OSA 的研究也发现,20~44 岁、45~64 岁和 65~100 岁的男性中,OSA［呼吸暂停低通气指数(apnea-hypopnea index,AHI)≥10］的患病率分别为 3.2%、11.3% 和 18.1%。

2. **性别** 多项研究表明,男性患 SDB 的可能性是女性的 2 倍甚至更多。一项对 60 岁以上健康老年人的调查结果显示,22.4% 的男性老年人 AHI ≥10,而女性仅 5.4%。在基于临床样本的研究中,SDB 患病率的男女比约为 10∶1。其中 CSA 的性别差异更加明显,女性老年人中 CSA 患病率很低,65 岁以上女性的 CSA 患病率仅为 0.3%,而男性为 7.8%。

SDB 患病率在不同年龄段的变化规律也具有性别差异。调查结果显示男性 OSA 的患病率在 50~59 岁达峰,而女性 OSA 的患病率在 60~69 岁达峰,女性相对于男性达峰年龄的延迟可能与更年期激素变化有关。研究表明,雌、孕激素对女性 OSA 的发病具有保护作用,在绝经过渡期和绝经后,女性雌二醇水平下降,促卵泡激素水平明显升高,表现为更多的起始和维持睡眠困难,以及更高的呼吸障碍发生率。研究发现,未经激素替代疗法治疗的绝经后女性的 SDB 患病率(2.7%)明显高于接受激素替代疗法的绝经后女性(0.5%)和绝经前女性(0.6%),激素替代疗法与更低的 SDB 患病风险相关。

3. **种族和民族** SDB 患病率具有一定的种族差异,但不同研究结果仍具有一定争议。Ancoli-Israel 等研究者对 65 岁以上的社区老年人进行家庭监测,发现在控制了年龄、性别和体重指数(BMI)后,非洲裔美国人中 AHI ≥30 的可能性是白种美国人的 2.5 倍。而对 5 615 名 40~98 岁社区老年人进行的多中心睡眠心脏健康研究发现,在调整了年龄、性别和 BMI 后,非洲裔美国人的 SDB 患病率并不高于白种人,打鼾症状在西班牙裔中比在白人中更常见。一项对 1 611 名来自马来西亚 30~70 岁社区人群的研究结果显示,与马来西亚人相比,华人或印度人表现出更多的习惯性打鼾症状。应注意的是,上述研究并未控制不同种族之间社会经济地位和医疗保健可及性等因素,同时少数族裔人群中肥胖等合并症的患病率一般也较高,提示未来的研究应更加谨慎地探索不同种族之间 OSA 患病率的差异,或从遗传背景的角度探讨种族差异。对我国广西壮族自治区 8 个县市 10 819 名城乡人口的调查结果显示,14 岁以上汉族人群的 OSA 患病率高于壮族和其他少数民族,分别为 6.0%、3.2% 和 3.3%,但在调整了教育程度、BMI 和城乡居住地因素后民族之间的患病率差异消失。不同种族之间 SDB 易感性差异部分源于颅面部解剖结构的差异。一项对中国人和白人之间的跨种族比较研究表明,在控制 BMI 和颈围后,与白人相比,中国 OSA 患者的上气道更加拥挤,并且有相对更加后缩的下颌。此外,研究还发现亚洲人颅底更短、颅底曲度更大,这些颅面特征与疾病易感性的升高有关。

(二) 地区分布

既往研究显示,虽然亚洲人的肥胖程度低于西方人,但是北美、欧洲、澳大利亚和亚洲的中青年人群 SDB 患病率未见明显差异。研究发现,相同年龄、性别和 BMI 的人群中,亚洲人的疾病严重程度高于西方人,其中部分差异与亚洲人和西方人颅面特征的种族差异有关。另外,在我国,城市居民 OSA 患病率高于农村。根据来自我国广西壮族自治区 10 819 名样本的数据,城市居民的 OSA 患病率为 6.6%,而农村仅为 2.5%,其中高教育水平和高 BMI 是 OSA 的危险因素。

(三) 时间分布

近 20 年来,30~70 岁成年人群中男女性不同年龄组 SDB 的患病率增加幅度为 14%~55% 不等。同时,肥胖作为 SDB 的主要危险因素,其患病率呈不断增高的流行趋势。因此,老年 SDB 患病率也将随着肥胖流行而不断升高。

三、不宁腿综合征

睡眠相关性运动障碍是指一系列干扰正常睡眠和入睡的、简单的、无目的性的、刻板的运动。其中不宁腿综合征(restless legs syndrome,RLS)是老年人中常见的睡眠相关运动障碍。不宁腿综合征也称为 Willis-Ekbom 病,是一种神经系统感觉运动障碍性疾病,主要表现为夜间睡眠时或处于安静状态下,双下肢出现极度的不适感,迫使患者不停活动下肢或下地行走,当患者回到休息状态时症状常常再次出现,因而严重干扰患者的睡眠,导致入睡困难、睡眠中觉醒次数增多等。大约 80% 的 RLS 患者存在周期性肢体运动症状。基于临床和一般人群的多项研究表明,RLS 患者中情绪障碍、焦虑障碍等精神疾病的患病率升高,且抑郁/焦虑的严重程度与 RLS 严重程度呈正相关。

(一) 人群分布

1. **年龄**　RLS 可见于任何年龄。欧美国家的研究结果显示,RLS 患病率随年龄增长逐渐升高,并在 60~70 岁时趋于平稳。一项对欧美国家 RLS 流行病学调查的 Meta 分析结果表明,年轻人的患病率为 1.2%~16.1%,而 60~70 岁老年人的患病率为 5.0%~32.5%。1996 年肯塔基州行为风险因素监测调查发现 18~29 岁、30~79 岁、80 岁及以上人群中报告每月至少 5 晚出现不宁腿症状的比例分别为 3%、10%、19%。但大多数来自亚洲的研究结果未见 RLS 患病率随年龄的明显变化规律。来自我国台湾地区 4 011 名成年人的数据显示,年龄为 50~59 岁、60~69 岁、70 岁及以上人群的 RLS 患病率分别为 2.13%、1.93%、1.49%,相对于青壮年稍稍增高(1.31%~1.52%),但未见明显变化趋势。我国辽宁省大连市 966 名 65 岁及以上老年人中 65~74 岁、75~84 岁、≥85 岁 3 个年龄组 RLS 患病率分别为 3.18%、4.05% 和 2.94%。

2. **性别**　研究结果一致显示 RLS 在女性中更为常见,女性患病率约为男性的 2 倍。来自日本 65 岁以上老年人的数据显示,老年女性的 RLS 患病率为 1.23%,而男性仅为 0.46%。我国辽宁省大连市 65 岁以上老年人中女性患病率为 5.43%,而男性患病率仅为 1.91%。一项对 23 项欧美 RLS 流行病学调查的 Meta 分析报告显示,女性与男性 RLS 患病率之比为 1.61±0.35。

3. 种族 目前关于 RLS 患病率种族差异的研究较少,尚不清楚 RLS 患病率是否具有种族差异。一项针对美国医生队列和护士队列的研究报告白种人的 RLS 患病率高于其他种族。然而,一项针对 1 028 名巴尔的摩成年人的调查未发现白种人和非洲裔美国人的 RLS 患病率存在明显差异。在对北卡罗来纳州 1 934 名成年人的研究中,研究者发现白人和黑人之间 RLS 患病率没有差异,但拉丁裔人种的 RLS 患病率明显较低,但这一结果可能部分由于不同调查对象人种间的年龄分布差异。

（二）地区分布

RLS 患病率具有明显的地区差异。RLS 在欧美国家较为常见,成人患病率为 4%~29%;而亚洲人群中 RLS 患病率较低,仅为 0.1%~3.0%。我国各地区老年人 RLS 患病率为 0.7%~4.6%。另外,由于 RLS 评估主要基于自我报告而很大程度上受到文化和语言因素的影响,因此地区文化差异可能是导致研究结果异质性的原因之一。

第三节 老年睡眠问题的影响因素

年龄和性别是影响睡眠障碍的重要因素,除此之外老年睡眠健康还受到躯体/精神合并症、生活方式、社会参与等生物、心理、社会文化多方面多因素的共同作用。

一、疾病因素

研究表明,绝大多数老年人的睡眠问题合并躯体/精神疾病。除了原发性睡眠障碍之外,多种类型的睡眠障碍可继发于躯体疾病(如胃食管反流)或精神疾病(如抑郁症),同时,睡眠障碍反过来也会对躯体/精神疾病产生负面影响。

约有 67% 的老年人同时患有如骨关节炎、心血管疾病、胃食管反流、肺部疾病等多种躯体疾病,这些躯体疾病是老年睡眠问题的重要影响因素。躯体疾病引起的不适、医疗处理及其带来的情绪困扰容易促使老年人夜间睡眠问题和日间过度嗜睡的发生。调查结果显示,31% 的关节炎患者、33% 的糖尿病患者、45% 的胃食管反流病患者以及 66%~85% 的慢性疼痛患者抱怨睡眠起始和保持困难。研究发现疼痛程度较高患者的失眠症状更为严重,慢性疼痛不仅产生疲劳感和带来负面情绪,还可能降低睡眠质量,诱发睡眠障碍,甚至导致焦虑、抑郁等精神疾病的出现。

精神疾病也是老年患者睡眠障碍的常见影响因素。通常认为,睡眠障碍是抑郁症的常见症状之一,多数研究一致认为抑郁、焦虑情绪可能导致碎片化睡眠加重,并与未来更差的睡眠质量相关。但越来越多的研究证据表明情绪障碍与睡眠障碍之间具有很强的双向关联,睡眠障碍也可以先于抑郁症的发生,并增加抑郁症的患病风险,导致精神疾病的发展和恶化。

研究结果显示,约有 90% 的 65 岁及以上老年人服用处方药治疗慢性病,其中超过 1/3

的人经常服用的药物超过 5 种。而其中的部分药物可能导致睡眠障碍加重和日间过度嗜睡、增加日间记忆障碍和跌倒的风险，例如部分抗组胺药、镇吐药和部分抗抑郁药可能引发或加剧 RLS 症状。同时，老年患者对药物引发的睡眠障碍可能更加敏感，长期使用催眠药更可能诱发药物相关性失眠，产生药物依赖和日间遗留效应，导致日间睡眠增加、睡眠周期进一步破坏、注意力和记忆力下降，甚至导致精神运动功能受损。

二、生活方式因素

（一）超重肥胖

超重肥胖是 OSA 和 RLS 的危险因素。OSA 患者中约有 70% 处于超重肥胖状态，据估计，大约 60% 的中度至重度 OSA 是由肥胖引起的。观察性和干预性研究结果表明，体重增加 / 减轻与睡眠呼吸障碍严重程度增加 / 减少密切相关。威斯康星州睡眠队列研究结果显示，BMI 每增加 1 个标准差，OSA 患病可能性增加 4 倍。睡眠心脏健康研究、威斯康星州睡眠队列研究和克利夫兰家庭研究的纵向研究结果表明，体重增加将加速 OSA 的进展并增加发展为中重度 OSA 的可能。另外，关于减重的干预性研究也表明，无论通过热量控制还是减肥手术，减轻体重均可以降低许多 OSA 患者的疾病严重程度，并且在某些患者中可能完全治愈。

超重肥胖也与 RLS 患病风险增加有关。一项纳入 15 项研究 197 204 名研究对象的系统综述和 Meta 分析表明，超重和肥胖分别增加 29% 和 44% 的 RLS 患病可能性，肥胖女性患 RLS 的可能性约为肥胖男性的 1.42 倍。同时，Ozdas 等研究者发现减肥手术可以改善RLS 症状，大约 86% 的 RLS 患者可在减肥手术 12 个月后停药。

近年来，我国老年人超重肥胖率呈持续增长趋势。根据国家国民体质监测中心发布的《第五次国民体质监测公报》，2020 年我国 60 岁及以上老年人超重率和肥胖率分别为 41.7%和 16.7%，较 2014 年分别增长了 0.1 和 2.8 个百分点。超重肥胖可通过增加咽旁脂肪沉积而导致上气道变窄、改变维持气道通畅的神经代偿机制、影响胸壁的顺应性等多种原因引起或加重睡眠呼吸暂停，以及通过降低脑内多巴胺 D_2 受体功能增加 RLS 的风险，因此应特别注意老年人群的体重控制，预防超重肥胖相关睡眠障碍的发生与发展。

（二）吸烟和饮酒

研究结果表明，吸烟与睡眠结构紊乱独立相关。与从不吸烟者相比，吸烟者有较长的睡眠潜伏期、较短的总睡眠时长和更浅的睡眠（更多的第一阶段睡眠和更少的慢波睡眠），而曾经吸烟者和从不吸烟者的睡眠结构没有明显差异。过度饮酒可引起多种睡眠障碍，如睡眠潜伏期延长，碎片化睡眠增加，通过减弱或推迟褪黑素分泌高峰导致昼夜节律相关睡眠 - 觉醒障碍，增加鼻咽阻力和上气道塌陷性诱发阻塞性呼吸暂停和呼吸不足等。同时，越来越多的研究表明失眠与酒精滥用之间存在双向关系，部分被调查者在酒精滥用之前即报告出现失眠的症状，这可能是将酒精用于失眠症的自我治疗的结果。

（三）体力活动

目前关于体力活动是否改善老年睡眠情况仍存在一定争议。一些研究认为体力活动有益于老年人睡眠质量，低体力活动水平是未来睡眠问题的独立预测因素，即使是低强度的社交和体力活动（如轻柔的伸展运动和棋盘游戏）也能改善老年人的主观和客观睡眠质量。一项对传统健身运动的 Meta 分析结果表明，以太极和气功为代表的传统健身运动能够改善老年人的总体睡眠质量,降低老年人焦虑水平,但对睡眠时间和日间功能障碍等指标无明显改善。另外,一项研究报告体力活动对睡眠的保护作用仅存在于无其他疾病的老年人中。尽管现有研究结果仍存在争议,但体力活动带来的身体素质提高有益于改善睡眠质量,减少抑郁症状,增强骨密度、协调性和肌肉力量等。

三、社会环境因素

随着年龄的增长,社会角色发生转变,随之而来的生活环境变化也是导致老年人出现睡眠问题的因素之一。一方面,进入退休阶段的老年人往往具有更灵活而更不规律的睡眠时间,更多的日间小憩机会和减少的社交活动都会影响到睡眠稳态和昼夜节律调节,从而导致睡眠障碍。另一方面,由于生活能力或设施便利性等原因,许多老年人可能搬迁至新的居住环境或长期护理机构,生活环境的改变、不适宜的睡眠环境(如噪声过大、温度过高/过低、光线过亮等)也可能影响到睡眠质量。此外,老年人的情绪压力也是睡眠问题的重要影响因素之一。研究发现低婚姻质量、孤独情绪、较低经济地位与老年人低睡眠质量相关。家人、朋友的离开以及晚年生活的重大生活事件可能导致生理和心理压力,给老年人带来难以排解的情绪困扰和孤独感,从而导致睡眠问题的产生。

第四节　老年睡眠问题的防治策略与措施

老年人中睡眠问题发生率高、危害大、影响因素复杂,从公共卫生的角度对老年睡眠问题进行有效防治十分重要。改善老年睡眠质量需要从多方位、多层次开展综合防治。首先,现有的防治策略以睡眠障碍患者为主,对健康中老年人的睡眠卫生教育和健康生活方式科普不足。其次,目前大量老年睡眠障碍患者并未得到及时诊断,应加强对睡眠问题的重视,以及对医务人员睡眠障碍相关知识的培训,尽早筛查和诊断老年人群睡眠障碍。最后,对于睡眠障碍患者,应积极治疗原发病、合并症,减轻或消除危险因素,并予以老年人充分的心理关怀和社会支持。

一、一级预防

睡眠卫生教育在老年睡眠问题的防治中发挥着非常重要的作用,与其他方法相比,睡眠卫生教育为控制睡眠质量及睡眠问题的影响因素提供指导,具有可及性高、成本低、实用性强等优点。2001年全球睡眠和健康计划将每年的3月21日定为"世界睡眠日"(World Sleep Day),普及和传播睡眠科学知识,帮助人们养成良好的睡眠习惯、重建适宜的睡眠模式。对良好的睡眠卫生习惯叙述如下:①规律的作息时间和固定的睡眠环境:控制睡眠刺激,将床/卧室与睡眠建立关联,尽量仅在困倦的时候上床睡觉,不在床/卧室进行睡眠以外的其他活动。②营造适宜的睡眠环境:保持睡眠环境安静、光线暗淡、温度凉爽适宜,并选择符合舒适度的床垫和床上用品。③饮食习惯:睡前2小时内尽量避免大量进食、饮水或饮酒,不在睡前饮浓茶、咖啡及其他含有咖啡因的饮料。④在白天和傍晚增加光线的照射:老年人,特别是疗养院和住院老年人,接受的光照明显减少,减少的光照可能影响昼夜节律从而促使睡眠问题的产生。⑤慎用催眠药。

另外,如前所述,生活方式是睡眠障碍的重要影响因素。超重肥胖是睡眠呼吸障碍影响因素中效应最强的可干预因素。前文已经提到控制体重增长和减重能有效降低 OSA 发病风险和疾病进展,正如将减重作为社区人群预防高血压、心脏疾病、部分癌症和糖尿病风险的措施,减重也应作为预防睡眠呼吸障碍发病的干预措施之一。同时,戒烟、限酒等健康生活方式的推广同样重要,应鼓励老年人增加体育锻炼和社交娱乐活动,减少精神压力和孤独感,重视朋友、亲人、社区等社会支持的作用。

二、二级预防

大多数睡眠障碍均可得到有效治疗,但目前大量老年睡眠障碍患者并未得到及时诊断。研究表明,超过 80% 的男性和 93% 的女性重度睡眠呼吸暂停患者以及大量需要进行外科手术的 OSA 患者并未得到及时诊断。在一项关于 RLS 的跨国研究中,只有 6.2% 的有频繁、中重度 RLS 症状的患者得到了正确诊断,尽管其中有超过 80% 的患者曾就其症状咨询过医生。尽早筛查和诊断睡眠障碍有助于降低患者医疗支出和减少术后并发症,医务工作者应加强对睡眠障碍的重视,尽量做到早发现、早诊断、早治疗。

筛查诊断老年人睡眠障碍的基础是仔细的病史采集,同时还可采用睡眠日记、主观睡眠问卷等方法。睡眠日记对个体睡眠和觉醒模式进行大约 2 周的跟踪记录,详细记录内容可包括就寝时间、入睡时间、夜间觉醒次数、觉醒时间、觉醒持续时间、下床时间、白天小睡时间与时长、睡眠质量、药物 / 咖啡因 / 酒精使用等,从而识别睡眠模式与可能的睡眠问题。睡眠问卷包括晨起睡眠问卷、失眠评估量表、思睡评估标准、快速眼动睡眠期行为紊乱问卷、睡眠呼吸暂停综合征问卷、不宁腿综合征量表等。匹兹堡睡眠质量指数(Pittsburgh sleep quality index,PSQI)是常用的睡眠质量评估工具,由美国匹兹堡大学精神科医生 Buysse 等人于 1989 年编制。该量表可测量一般人群、睡眠障碍患者、精神障碍患者的睡眠质量,并已在中国农村老年人群中证明具有良好的信度和效度。STOP-BANG 量表是筛查评估 OSA 的常用工具,该问卷共包含打鼾(snoring)、疲乏(tiredness)、观察到的呼吸暂停(observed apneas)、高血压(high blood pressure)、BMI、年龄(age)、颈围(neck circumference)、性别(gender)8 项内容,用于评估 OSA 患病风险,并已在老年患者中得到验证。此外,常用的睡眠问卷还有评估老年人嗜睡的艾普沃斯嗜睡量表(Epworth sleepiness scale,ESS)等。

初级保健机构是对睡眠障碍实施"三早"预防的关键。未来需要特别加强初级保健机构医疗服务人员睡眠障碍知识的教育培训,使其适应老龄化社会的需要,完善和丰富睡眠相关知识,定期评估老年人的睡眠健康,识别老年睡眠障碍患者,帮助患者建立对睡眠的正确认知和良好的睡眠卫生习惯,实现老年人睡眠障碍的"早发现、早诊断、早治疗"。尽管 2004 年出版的卫生部规划教材、全国高等学校教材《神经病学》(第 5 版)中首次增加了"睡眠障碍"一章,现有的医学教育仍对睡眠障碍重视和认识不足。同时,社区人群的教育也十分必要,科普宣传睡眠障碍的临床表现可以帮助患者自己或家庭成员识别相关症状,促进病例的及时发现和早期干预。

三、三级预防

睡眠障碍治疗的目标是改善患者睡眠质量并减少睡眠对日间正常生活的影响。睡眠障碍的治疗一般分为药物治疗和非药物治疗,对于老年人群的治疗需要特别考虑衰老相关变化特点,如共病增加、多种药物同时使用、药效和药代动力学改变、社会环境和心理状态的影响等,针对睡眠障碍的原因,减轻或消除危险因素,积极治疗原发病。

由于老年患者睡眠障碍常与其他慢性病并存,因此在治疗睡眠障碍的同时还应对原发病及合并症进行积极治疗。研究表明,睡眠问题与多种疾病具有双向促进的关系,如精神疾病既是睡眠问题的病因也是睡眠问题的后果,两者也可能是相同潜在神经生物学过程的不同表现。成功的抗精神障碍治疗能够缓解睡眠障碍,对睡眠问题的早期诊断和有效治疗也有助于精神障碍的改善。

此外还应特别注意老年睡眠障碍患者的心理健康,应给予老年睡眠障碍患者充分的心理关怀和社会支持,倾听老年人的睡眠问题,减少睡眠障碍给患者心理健康带来的负面影响。尤其在疗养院、医院等特殊环境下,诸如仪器设备噪声、陪护人员噪声、夜间查房、光线等环境因素,疼痛、躯体不适等病理生理因素以及焦虑、经济负担等心理因素使得老年人更加容易受到睡眠问题的不良影响,其睡眠问题往往更加严重,因此应特别增加对疗养院、医院等特殊环境下的老年睡眠障碍的关注和重视。

随着年龄的增长,睡眠模式也发生正常衰老变化。但失眠等睡眠问题并非衰老过程的正常生理变化,且尚未得到包括患者自身、医务工作者和学界的充分重视。老年人群中睡眠问题发生率较高,睡眠问题不仅影响老年人的生活质量,还是躯体、精神疾病等诸多不良健康结局的危险因素,增加死亡风险。

失眠症、SDB 和 RLS 是老年人中较为常见的睡眠障碍,并在不同年龄、性别、种族、地区等人群之间具有不同的分布情况,随着时间的推移患病率有逐渐增加的趋势。睡眠问题的影响因素众多而复杂,除了年龄和性别之外,睡眠问题受到躯体 / 精神疾病、药物使用、超重肥胖、社会环境和睡眠环境等全方位多因素的共同影响,应开展具有针对性的多层次综合防治。

需要特别注意的是,目前老年睡眠问题诊断和教育不足,未来应进一步动员全社会参与,推广睡眠卫生和睡眠知识教育,落实支持性环境建设,加强睡眠相关学术研究与知识转化,倡导健康生活方式,强调患者自身、家庭、社区、医疗机构、医学院校、专业机构、企业等各个方面的共同努力。

(陈媛媛　余灿清)

参考文献

[1] OHAYON M M, CARSKADON M A, GUILLEMINAULT C, et al. Meta-analysis of quantitative sleep parameters from childhood to old age in healthy individuals: developing normative sleep values across the human lifespan [J]. Sleep, 2004, 27 (7): 1255-1273.

[2] KLERMAN E B, DAVIS J B, DUFFY J F, et al. Older people awaken more frequently but fall back asleep at the same rate as younger people [J]. Sleep, 2004, 27 (4): 793-798.

[3] FLOYD J A, JANISSE J J, MEDLER S M, et al. Nonlinear components of age-related change in sleep initiation [J]. Nurs Res, 2000, 49 (5): 290-294.

[4] CAMPBELL S S, MURPHY P J. The nature of spontaneous sleep across adulthood [J]. J Sleep Res, 2007, 16 (1): 24-32.

[5] FURIHATA R, KANEITA Y, JIKE M, et al. Napping and associated factors: a Japanese nationwide general population survey [J]. Sleep Med, 2016, 20: 72-79.

[6] STONE K L, ANCOLI-ISRAEL S. Napping in older adults. [J] Geriatric sleep medicine, 2008.

[7] VITIELLO M V, LARSEN L H, MOE K E. Age-related sleep change: Gender and estrogen effects on the subjective-objective sleep quality relationships of healthy, noncomplaining older men and women [J]. J Psychosom Res, 2004, 56 (5): 503-510.

[8] GOONERATNE N S, VITIELLO M V. Sleep in older adults: normative changes, sleep disorders, and treatment options [J]. Clin Geriatr Med, 2014, 30 (3): 591-627.

[9] KIM S J, BENLOUCIF S, REID K J, et al. Phase-shifting response to light in older adults [J]. J Physiol, 2014, 592 (1): 189-202.

[10] T. M. B. Neuroendocrine and homeostatic changes in the elderly [M]//PANDI-PERUMAL S R, MONTI J M, MONJAN A A. Principles and Practice of Geriatric Sleep Medicine. New York: Cambridge University Press, 2010: 85-96.

[11] PANDI-PERUMAL S R, ZISAPEL N, SRINIVASAN V, et al. Melatonin and sleep in aging population [J]. Exp Gerontol, 2005, 40 (12): 911-925.

[12] GE L, GUYATT G, TIAN J, et al. Insomnia and risk of mortality from all-cause, cardiovascular disease, and cancer: Systematic review and meta-analysis of prospective cohort studies [J]. Sleep Med Rev, 2019, 48: 101215.

[13] FOLEY D J, MONJAN A A, BROWN S L, et al. Sleep complaints among elderly persons: an epidemiologic study of three communities [J]. Sleep, 1995, 18 (6): 425-432.

[14] 王振杰, 赵蔓, 陈婷蔚, 等. 中国老年人睡眠障碍患病率的 Meta 分析 [J]. 中国全科医学, 2022, 25 (16): 2036-2043.

[15] 赵忠新. 睡眠医学 [M]. 北京: 人民卫生出版社, 2016.

[16] OHAYON M M. Epidemiology of insomnia: what we know and what we still need to learn [J]. Sleep Med Rev, 2002, 6 (2): 97-111.

[17] TSOU M-T. Prevalence and risk factors for insomnia in community-dwelling elderly in northern Taiwan [J]. Journal of Clinical Gerontology and Geriatrics, 2013, 4 (3): 75-79.

[18] 张赛赛. 河北省老年人睡眠 - 觉醒障碍流行病学调查 [D]. 济宁: 济宁医学院, 2021.

[19] YANG J J, CAI H, XIA L, et al. The Prevalence of Depressive and Insomnia Symptoms, and Their Association With Quality of Life Among Older Adults in Rural Areas in China [J]. Front Psychiatry, 2021, 12: 727939.

[20] CAO X L, WANG S B, ZHONG B L, et al. The prevalence of insomnia in the general population in China: A meta-analysis [J]. PLoS One, 2017, 12 (2): e0170772.

[21] HALE L, DO D P. Racial differences in self-reports of sleep duration in a population-based study [J]. Sleep, 2007, 30 (9): 1096-1103.

[22] KAUFMANN C N, MOJTABAI R, HOCK R S, et al. Racial/Ethnic Differences in Insomnia Trajectories Among U. S. Older Adults [J]. Am J Geriatr Psychiatry, 2016, 24 (7): 575-584.

[23] ZHENG W, LUO X N, LI H Y, et al. Regional differences in the risk of insomnia symptoms among patients from general hospital outpatient clinics [J]. Neuropsychiatr Dis Treat, 2018, 14: 3307-3315.

[24] TANG J, LIAO Y, KELLY B C, et al. Gender and Regional Differences in Sleep Quality and Insomnia: A General Population-based Study in Hunan Province of China [J]. Sci Rep, 2017, 7: 43690.

[25] FORD E S, CUNNINGHAM T J, GILES W H, et al. Trends in insomnia and excessive daytime sleepiness among U. S. adults from 2002 to 2012 [J]. Sleep Med, 2015, 16 (3): 372-378.

[26] CALEM M, BISLA J, BEGUM A, et al. Increased prevalence of insomnia and changes in hypnotics use in England over 15 years: analysis of the 1993, 2000, and 2007 National Psychiatric Morbidity Surveys [J].

Sleep, 2012, 35 (3): 377-384.

[27] KRONHOLM E, PARTONEN T, HARMA M, et al. Prevalence of insomnia-related symptoms continues to increase in the Finnish working-age population [J]. J Sleep Res, 2016, 25 (4): 454-457.

[28] HOCH C C, REYNOLDS C F 3rd, MONK T H, et al. Comparison of sleep-disordered breathing among healthy elderly in the seventh, eighth, and ninth decades of life [J]. Sleep, 1990, 13 (6): 502-511.

[29] BIXLER E O, VGONTZAS A N, HAVE T T, et al. Effects of age on sleep apnea in men: I. Prevalence and severity [J]. Am J Respir Crit Care Med, 1998, 157 (1): 144-148.

[30] DURAN J, ESNAOLA S, RUBIO R, et al. Obstructive sleep apnea-hypopnea and related clinical features in a population-based sample of subjects aged 30 to 70 yr [J]. Am J Respir Crit Care Med, 2001, 163 (3 Pt 1): 685-689.

[31] ANCOLI-ISRAEL S, KRIPKE D F, KLAUBER M R, et al. Sleep-disordered breathing in community-dwelling elderly [J]. Sleep, 1991, 14 (6): 486-495.

[32] MCMILLAN A, MORRELL M J. Sleep disordered breathing at the extremes of age: the elderly [J]. Breathe (Sheff), 2016, 12 (1): 50-60.

[33] American Academy of Sleep Medicine. International Classification of Sleep Disorders [M]. 3rd ed. American Academy of Sleep Medicine, 2014.

[34] BIXLER E O, VGONTZAS A N, LIN H M, et al. Prevalence of sleep-disordered breathing in women: effects of gender [J]. Am J Respir Crit Care Med, 2001, 163 (3 Pt 1): 608-613.

[35] VGONTZAS A N, TAN T L, BIXLER E O, et al. Sleep apnea and sleep disruption in obese patients [J]. Arch Intern Med, 1994, 154 (15): 1705-1711.

[36] LIN C M, DAVIDSON T M, ANCOLI-ISRAEL S. Gender differences in obstructive sleep apnea and treatment implications [J]. Sleep Med Rev, 2008, 12 (6): 481-496.

[37] ANCOLI-ISRAEL S, KLAUBER M R, STEPNOWSKY C, et al. Sleep-disordered breathing in African-American elderly [J]. Am J Respir Crit Care Med, 1995, 152 (6 Pt 1): 1946-1949.

[38] YOUNG T, SHAHAR E, NIETO F J, et al. Predictors of sleep-disordered breathing in community-dwelling adults: the Sleep Heart Health Study [J]. Arch Intern Med, 2002, 162 (8): 893-900.

[39] KAMIL M A, TENG C L, HASSAN S A. Snoring and breathing pauses during sleep in the Malaysian population [J]. Respirology, 2007, 12 (3): 375-380.

[40] LIU J, WEI C, HUANG L, et al. Prevalence of signs and symptoms suggestive of obstructive sleep apnea syndrome in Guangxi, China [J]. Sleep Breath, 2014, 18 (2): 375-382.

[41] LAM B, IP M S, TENCH E, et al. Craniofacial profile in Asian and white subjects with obstructive sleep apnoea [J]. Thorax, 2005, 60 (6): 504-510.

[42] LI K K, KUSHIDA C, POWELL N B, et al. Obstructive sleep apnea syndrome: a comparison between Far-East Asian and white men [J]. Laryngoscope, 2000, 110 (10 Pt 1): 1689-1693.

[43] BEARPARK H, ELLIOTT L, GRUNSTEIN R, et al. Snoring and sleep apnea. A population study in Australian men [J]. Am J Respir Crit Care Med, 1995, 151 (5): 1459-1465.

[44] KIM J, IN K, KIM J, et al. Prevalence of sleep-disordered breathing in middle-aged Korean men and women [J]. Am J Respir Crit Care Med, 2004, 170 (10): 1108-1113.

[45] PEPPARD P E, YOUNG T, BARNET J H, et al. Increased prevalence of sleep-disordered breathing in adults [J]. Am J Epidemiol, 2013, 177 (9): 1006-1014.

[46] MONTPLAISIR J, LAPIERRE O, WARNES H, et al. The treatment of the restless leg syndrome with or without periodic leg movements in sleep [J]. Sleep, 1992, 15 (5): 391-395.

[47] INNES K E, SELFE T K, AGARWAL P. Prevalence of restless legs syndrome in North American and Western European populations: a systematic review [J]. Sleep Med, 2011, 12 (7): 623-634.

[48] PHILLIPS B, YOUNG T, FINN L, et al. Epidemiology of restless legs symptoms in adults [J]. Arch Intern

Med, 2000, 160 (14): 2137-2141.

［49］CHEN N H, CHUANG L P, YANG C T, et al. The prevalence of restless legs syndrome in Taiwanese adults [J]. Psychiatry Clin Neurosci, 2010, 64 (2): 170-178.

［50］徐媛. 老年人不宁腿综合征的流行病学及不宁腿综合征相关功能障碍研究 [D]. 大连：大连医科大学, 2015.

［51］徐媛, 钱进, 李良媛, 等. 老年人不宁腿综合征的流行病学现况 [J]. 中国老年学杂志, 2015, 35 (24): 7187-7189.

［52］TSUBOI Y, IMAMURA A, SUGIMURA M, et al. Prevalence of restless legs syndrome in a Japanese elderly population [J]. Parkinsonism Relat Disord, 2009, 15 (8): 598-601.

［53］GAO X, SCHWARZSCHILD M A, WANG H, et al. Obesity and restless legs syndrome in men and women [J]. Neurology, 2009, 72 (14): 1255-1261.

［54］LEE H B, HENING W A, ALLEN R P, et al. Race and restless legs syndrome symptoms in an adult community sample in east Baltimore [J]. Sleep Med, 2006, 7 (8): 642-645.

［55］ALATTAR M, HARRINGTON J J, MITCHELL C M, et al. Sleep problems in primary care: a North Carolina Family Practice Research Network (NC-FP-RN) study [J]. J Am Board Fam Med, 2007, 20 (4): 365-374.

［56］MA J F, XIN X Y, LIANG L, et al. Restless legs syndrome in Chinese elderly people of an urban suburb in Shanghai: a community-based survey [J]. Parkinsonism Relat Disord, 2012, 18 (3): 294-298.

［57］WILCOX S, BRENES G A, LEVINE D, et al. Factors related to sleep disturbance in older adults experiencing knee pain or knee pain with radiographic evidence of knee osteoarthritis [J]. J Am Geriatr Soc, 2000, 48 (10): 1241-1251.

［58］KLINK M, QUAN S F. Prevalence of reported sleep disturbances in a general adult population and their relationship to obstructive airways diseases [J]. Chest, 1987, 91 (4): 540-546.

［59］KAUFMAN D W, KELLY J P, ROSENBERG L, et al. Recent patterns of medication use in the ambulatory adult population of the United States: the Slone survey [J]. JAMA, 2002, 287 (3): 337-344.

［60］ONDO W G. Restless legs syndrome [J]. Curr Neurol Neurosci Rep, 2005, 5 (4): 266-274.

［61］GUILLEMINAULT C, PARTINEN M, HOLLMAN K, et al. Familial aggregates in obstructive sleep apnea syndrome [J]. Chest, 1995, 107 (6): 1545-1551.

［62］YOUNG T, PALTA M, DEMPSEY J, et. al. The occurrence of sleep-disordered breathing among middle-aged adults [J]. N Engl J Med, 1993, 328: 1230-1235.

［63］PEPPARD P E, YOUNG T, PALTA M, et al. Longitudinal study of moderate weight change and sleep-disordered breathing [J]. JAMA, 2000, 284 (23): 3015-3021.

［64］NEWMAN A B, FOSTER G, GIVELBER R, et al. Progression and regression of sleep-disordered breathing with changes in weight: the Sleep Heart Health Study [J]. Arch Intern Med, 2005, 165 (20): 2408-2413.

［65］TISHLER P V, LARKIN E K, SCHLUCHTER M D, et al. Incidence of sleep-disordered breathing in an urban adult population: the relative importance of risk factors in the development of sleep-disordered breathing [J]. JAMA, 2003, 289 (17): 2230-2237.

［66］FRITSCHER L G, MOTTIN C C, CANANI S, et al. Obesity and obstructive sleep apnea-hypopnea syndrome: the impact of bariatric surgery [J]. Obes Surg, 2007, 17 (1): 95-99.

［67］LIN S, ZHANG H, GAO T, et al. The association between obesity and restless legs syndrome: A systemic review and meta-analysis of observational studies [J]. J Affect Disord, 2018, 235: 384-391.

［68］OZDAS S, ONER R I. Influence of Obesity Surgery on Restless Leg Syndrome [J]. J Coll Physicians Surg Pak, 2019, 29 (4): 309-312.

［69］WANG G J, VOLKOW N D, LOGAN J, et al. Brain dopamine and obesity [J]. Lancet, 2001, 357 (9253):

354-357.

［70］ ZHANG L, SAMET J, CAFFO B, et al. Cigarette smoking and nocturnal sleep architecture [J]. Am J Epidemiol, 2006, 164 (6): 529-537.

［71］ CHAKRAVORTY S, CHAUDHARY N S, BROWER K J. Alcohol Dependence and Its Relationship With Insomnia and Other Sleep Disorders [J]. Alcohol Clin Exp Res, 2016, 40 (11): 2271-2282.

［72］ KANEITA Y, UCHIYAMA M, TAKEMURA S, et al. Use of alcohol and hypnotic medication as aids to sleep among the Japanese general population [J]. Sleep Med, 2007, 8 (7-8): 723-732.

［73］ CHESSON A L Jr, ANDERSON W M, LITTNER M, et al. Practice parameters for the nonpharmacologic treatment of chronic insomnia. An American Academy of Sleep Medicine report. Standards of Practice Committee of the American Academy of Sleep Medicine [J]. Sleep, 1999, 22 (8): 1128-1133.

［74］ 吴炜炜，兰秀燕，邝惠容，等. 传统健身运动对老年人睡眠质量影响的 Meta 分析 [J]. 中华护理杂志，2016, 51 (2): 216-224.

［75］ INOUE S, YORIFUJI T, SUGIYAMA M, et al. Does habitual physical activity prevent insomnia？ A cross-sectional and longitudinal study of elderly Japanese [J]. J Aging Phys Act, 2013, 21 (2): 119-139.

［76］ YANG H C, SUH S, KIM H, et al. Testing bidirectional relationships between marital quality and sleep disturbances: a 4-year follow-up study in a Korean cohort [J]. J Psychosom Res, 2013, 74 (5): 401-406.

［77］ PHELAN C H, LOVE G D, RYFF C D, et al. Psychosocial predictors of changing sleep patterns in aging women: a multiple pathway approach [J]. Psychol Aging, 2010, 25 (4): 858-866.

［78］ GUREJE O, OLADEJI B D, ABIONA T, et al. The natural history of insomnia in the Ibadan study of ageing [J]. Sleep, 2011, 34 (7): 965-973.

［79］ YOUNG T, EVANS L, FINN L, et al. Estimation of the clinically diagnosed proportion of sleep apnea syndrome in middle-aged men and women [J]. Sleep, 1997, 20 (9): 705-706.

［80］ SINGH M, LIAO P, KOBAH S, et al. Proportion of surgical patients with undiagnosed obstructive sleep apnoea [J]. Br J Anaesth, 2013, 110 (4): 629-636.

［81］ ALLEN R P, WALTERS A S, MONTPLAISIR J, et al. Restless legs syndrome prevalence and impact: REST general population study [J]. Arch Intern Med, 2005, 165 (11): 1286-1292.

［82］ 杨曦，梁红亮. 老年住院病人脂肪肝的流行病学特征及危险因素 [J]. 中国老年学杂志，2017, 37 (14): 3542-3545.